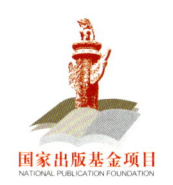

"十二五"国家重点图书出版规划项目

协和手术要点难点及对策 丛书

总主编／赵玉沛 王国斌

国家出版基金项目

脊柱外科手术
要点难点及对策

主编 杨 操 杨述华

科学出版社
龍門書局
北京

内 容 简 介

本书系《协和手术要点难点及对策丛书》之一，全书共24章。内容包括脊柱外科各主要手术，基本按照适应证、禁忌证、术前准备、手术要点、难点及对策，术后监测与处理，术后常见并发症的预防与处理的顺序予以介绍，最后对该手术的临床效果给出评价。临床上，外科医生的主要"武器"是手术，而手术成功的关键在于手术难点的解决，同样的手术，难点处理好了就成功了大半。本书作者均有着丰富的手术经验，且来自于全国，所介绍的手术方式及技巧也来源于临床经验的总结。全书紧密结合临床工作实际，重点介绍手术要点、难点及处理对策，具有权威性高、实用性强，内容丰富、重点突出、图文并茂的特点，可供各级医院脊柱外科低年资医师和具有一定手术经验的中高年资医师参考使用。

图书在版编目（CIP）数据

脊柱外科手术要点难点及对策 / 杨操，杨述华主编. —北京：科学出版社，2017.9

（协和手术要点难点及对策丛书 / 赵玉沛，王国斌总主编）

"十二五"国家重点图书出版规划项目

ISBN 978-7-03-053310-4

Ⅰ.①脊… Ⅱ.①杨… ②杨… Ⅲ.①脊柱病-外科手术 Ⅳ.① R681.5

中国版本图书馆 CIP 数据核字（2017）第 130683 号

责任编辑：戚东桂 / 责任校对：何艳萍
责任印制：肖 兴 / 封面设计：黄华斌

版权所有，违者必究。未经本社许可，数字图书馆不得使用。

科学出版社 龙门书局 出版
北京东黄城根北街16号
邮政编码：100717
http://www.sciencep.com

北京利丰雅高长城印刷有限公司 印刷
科学出版社发行 各地新华书店经销

*

2017年9月第 一 版　开本：787×1092 1/16
2017年9月第一次印刷　印张：22
字数：494 000
定价：158.00元
（如有印装质量问题，我社负责调换）

《协和手术要点难点及对策丛书》编委会

总 主 编 赵玉沛 王国斌

编　　委（按姓氏汉语拼音排序）

蔡世荣	中山大学附属第一医院
陈莉莉	华中科技大学同济医学院附属协和医院
陈有信	北京协和医院
陈振兵	华中科技大学同济医学院附属协和医院
池　畔	福建医科大学附属协和医院
董念国	华中科技大学同济医学院附属协和医院
杜晓辉	中国人民解放军总医院
房学东	吉林大学第二医院
高志强	北京协和医院
顾朝辉	郑州大学第一附属医院
郭和清	中国人民解放军空军总医院
郭朱明	中山大学附属肿瘤医院
何晓顺	中山大学附属第一医院
洪光祥	华中科技大学同济医学院附属协和医院
胡建昆	四川大学华西医院
胡俊波	华中科技大学同济医学院附属同济医院
黄　韬	华中科技大学同济医学院附属协和医院
姜可伟	北京大学人民医院
揭志刚	南昌大学第一附属医院
孔维佳	华中科技大学同济医学院附属协和医院
兰　平	中山大学附属第六医院
李　莹	北京协和医院
李单青	北京协和医院
李国新	南方医科大学南方医院

李毅清	华中科技大学同济医学院附属协和医院
李子禹	北京大学肿瘤医院
刘　勇	华中科技大学同济医学院附属协和医院
刘昌伟	北京协和医院
刘存东	南方医科大学第三附属医院
刘国辉	华中科技大学同济医学院附属协和医院
刘金钢	中国医科大学附属盛京医院
路来金	吉林大学白求恩第一医院
苗　齐	北京协和医院
乔　杰	北京大学第三医院
秦新裕	复旦大学附属中山医院
桑新亭	北京协和医院
邵新中	河北医科大学第三医院
沈建雄	北京协和医院
孙家明	华中科技大学同济医学院附属协和医院
孙益红	复旦大学附属中山医院
汤绍涛	华中科技大学同济医学院附属协和医院
陶凯雄	华中科技大学同济医学院附属协和医院
田　文	北京积水潭医院
王　硕	首都医科大学附属北京天坛医院
王春友	华中科技大学同济医学院附属协和医院
王国斌	华中科技大学同济医学院附属协和医院
王建军	华中科技大学同济医学院附属协和医院
王任直	北京协和医院
王锡山	哈尔滨医科大学附属第二医院
王晓军	北京协和医院
王泽华	华中科技大学同济医学院附属协和医院
卫洪波	中山大学附属第三医院
夏家红	华中科技大学同济医学院附属协和医院
向　阳	北京协和医院
徐文东	复旦大学附属华山医院
许伟华	华中科技大学同济医学院附属协和医院

杨　操	华中科技大学同济医学院附属协和医院
杨述华	华中科技大学同济医学院附属协和医院
姚礼庆	复旦大学附属中山医院
余可谊	北京协和医院
余佩武	第三军医大学西南医院
曾甫清	华中科技大学同济医学院附属协和医院
张　旭	中国人民解放军总医院
张保中	北京协和医院
张美芬	北京协和医院
张明昌	华中科技大学同济医学院附属协和医院
张顺华	北京协和医院
张太平	北京协和医院
张忠涛	首都医科大学附属北京友谊医院
章小平	华中科技大学同济医学院附属协和医院
赵洪洋	华中科技大学同济医学院附属协和医院
赵继志	北京协和医院
赵玉沛	北京协和医院
郑启昌	华中科技大学同济医学院附属协和医院
钟　勇	北京协和医院
朱精强	四川大学华西医院

总编写秘书　舒晓刚

《脊柱外科手术要点难点及对策》编写人员

主　　　审　邱贵兴
主　　　编　杨　操　杨述华
副 主 编　邵增务　沈建雄　郑　东
编　　　者　（以姓氏汉语拼音为序）
　　　　　　陈　超　华中科技大学同济医学院附属协和医院
　　　　　　邓享誉　华中科技大学同济医学院附属协和医院
　　　　　　郜　勇　华中科技大学同济医学院附属协和医院
　　　　　　韩艳久　华中科技大学同济医学院附属协和医院
　　　　　　康　亮　华中科技大学同济医学院附属协和医院
　　　　　　雷　鸣　华中科技大学同济医学院附属协和医院
　　　　　　李　帅　华中科技大学同济医学院附属协和医院
　　　　　　刘建湘　华中科技大学同济医学院附属协和医院
　　　　　　邵增务　华中科技大学同济医学院附属协和医院
　　　　　　沈建雄　北京协和医院
　　　　　　王佰川　华中科技大学同济医学院附属协和医院
　　　　　　吴　强　华中科技大学同济医学院附属协和医院
　　　　　　吴星火　华中科技大学同济医学院附属协和医院
　　　　　　吴永超　华中科技大学同济医学院附属协和医院
　　　　　　夏　天　华中科技大学同济医学院附属协和医院
　　　　　　肖宝钧　华中科技大学同济医学院附属协和医院
　　　　　　熊蠡茗　华中科技大学同济医学院附属协和医院
　　　　　　杨　操　华中科技大学同济医学院附属协和医院
　　　　　　杨述华　华中科技大学同济医学院附属协和医院
　　　　　　余可谊　北京协和医院

曾宪林　华中科技大学同济医学院附属协和医院
张宇坤　华中科技大学同济医学院附属协和医院
张志才　华中科技大学同济医学院附属协和医院
郑　东　华中科技大学同济医学院附属协和医院
郑启新　华中科技大学同济医学院附属协和医院

《协和手术要点难点及对策丛书》序

庄子曰:"技进乎艺,艺进乎道。"外科医生追求的不仅是技术,更是艺术,进而达到游刃有余、出神入化"道"的最高境界。手术操作是外科的重要组成部分之一,是外科医生必不可少的基本功,外科技术也被称为天使的艺术。如果把一台手术比喻成一个战场,那么手术中的难点和要点则是战场中的制高点;也是外科医生作为指挥者面临最大的挑战和机遇;同时也是赢得这场战争的关键。

手术的成功要有精准的策略作为指导,同时也离不开术者及其团队充分的术前准备,对手术要点、难点的精确把握,以及对手术技术的娴熟运用。外科医生需要在手术前对患者的病情有全面细致的了解,根据患者病情制定适合患者的详细手术治疗策略,在术前就必须在一定程度上预见可能在术中遇到的困难,并抓住主要矛盾,确定手术需要解决的关键问题。在保证患者生命安全的前提下,通过手术使患者最大获益,延长生存期,提升生活质量。在医疗理论和技术迅猛发展的今天,随着外科理论研究的不断深入,手术技术、手术器械、手术方式等均在不断发展;同时随着精准医疗理念的提出,针对不同患者进行不同的手术策略制定、手术要点分析及手术难点预测,将会成为外科手术的发展趋势,并能从更大程度上使患者获益。

百年协和,薪火相传。北京协和医院与华中科技大学同济医学院附属协和医院都是拥有百年或近百年历史的大型国家卫计委属(管)医院,在百年历史的长河中涌现出了大量星光熠熠的外科大师。在长期的外科实践当中,积累了丰富的临床经验,如何对其进行传承和发扬光大是当代外科医生的责任与义务。本丛书的作者都是学科精英,同时也是全国外科领域的翘楚,他们同国内其他名家一道,编纂了本大型丛书,旨在分享与交流对手术的独到见解。

众所周知,外科学涉及脏器众多,疾病谱复杂,手术方式极为繁多,加之患者病情各不相同,手术方式也存在着诸多差异。在外科临床实践中,准确掌握各种手术方式的要点、全面熟悉可能出现的各种难点、充分了解手术策略的制定、尽可能规避手术发生危险、提高手术安全性、减少术后并发症、努力提高手术治疗效果并改善患者预后，是每一位外科医师需要不断学习并提高的重要内容。古人云："操千曲而后晓声，观千剑而后识器。"只有博览众家之长，才能达到"端州石工巧如神，踏天磨刀割紫云"的自如境界。

"不兴其艺，不能乐学。"如何在浩瀚如海的医学书籍中寻找到自己心目中的经典是读者的一大困惑。编者在丛书设计上也是独具匠心，丛书共分为20个分册，包括胃肠外科、肝胆外科、胰腺外科、乳腺甲状腺外科、血管外科、心外科、胸外科、神经外科、泌尿外科、创伤骨科、关节外科、脊柱外科、手外科、整形美容外科、小儿外科、器官移植、妇产科、眼科、耳鼻咽喉-头颈外科及口腔颌面外科。内容涵盖常见病症和疑难病症的手术治疗要点、难点，以及手术策略的制定方法。本丛书不同于其他外科手术学参考书，其内容均来源于临床医师的经验总结：在常规手术方式的基础上，结合不同患者的具体情况，详述各种手术方式的要点和危险点，并介绍控制和回避风险的技巧，对于特殊病情的手术策略制定亦有详尽的描述。丛书内容丰富，图文并茂，展示了具体手术中的各种操作要点、难点及对策：针对不同病情选择不同策略；运用循证医学思维介绍不同的要点及难点；既充分体现了精准医疗的理念，也充分体现了现代外科手术的先进水平。

"荆岫之玉，必含纤瑕，骊龙之珠，亦有微隙"。虽本丛书编者夙夜匪懈、殚精竭思，但囿于知识和经验的不足，缺陷和错误在所难免，还望读者不吝赐教，以便再版时改进。

中国科学院院士　北京协和医院院长

赵玉沛

华中科技大学同济医学院附属协和医院院长

王国斌

2016 年 9 月

前　　言

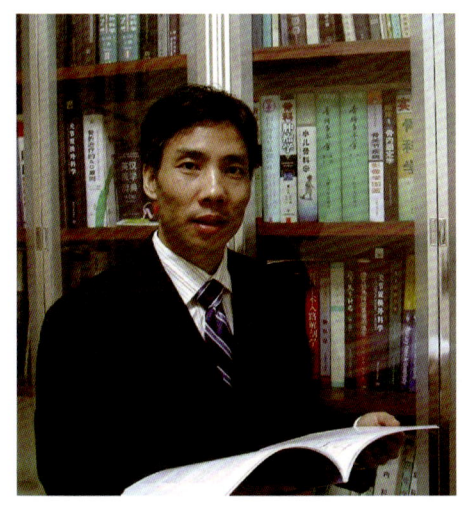

目前骨科领域内不乏各种教材和参考书，但对大多数临床工作者，尤其是临床一线的年轻医生和医务工作者来说，仅有外科学教材中骨科部分内容，显然是不够的，且针对性较差；理论知识相对贫乏的骨科研究生需更进一步了解和掌握骨科相关知识，尤其是对于在医改体制下攻读临床型研究生学位的医学生来说，在规范化培训的这3年中，需要一部对于脊柱外科手术要点、难点及对策有针对性指导的参考书；年轻的骨科医生们，同样需要较为全面、系统、理论联系实践的学习，既要在理论上继续充电，又要在临床实践中有一本骨科手术规范操作指导性的工具书。此外，随着骨科日新月异的发展，不同级别的骨科医生们，也迫切需要随时获得最新的信息，更新专业知识。

编者在多年的教学和临床实践中观察到，非常有必要编写一部更为全面，具有针对性指导手术规范操作与要点、难点及对策的参考书，可供本科生、硕士研究生、博士研究生、进修医生、参加临床住院医师规范化培训的医生和不同资历的骨科医生们查阅参考。

本书在内容安排上，分五篇，共二十四章。第一篇为脊柱退变性疾病，第二篇为脊柱骨折，第三篇为脊柱畸形，第四篇为脊柱肿瘤，第五篇为脊柱感染性疾病。各章以临床常见疾病为线索，简单介绍了此疾病的基础知识、基本理论、基本诊疗方法、基本临床操作技术，这部分内容是普通医学生必须掌握的内容，另外具有针对性地着重介绍了此疾病在临床手术过程中的适应证、禁忌证、术前准备、术中注意事项、手术要点难点及对策、术后可能发生的并发症和处理方法，这部分内容将有助于骨科研究生、参加临床住院医师规范化培训的医生、进修医生及年轻的骨科临床医师系统全面地掌握脊柱骨科疾病的手术要点、难点及对策。

经过多年的构思及资料收集，通过几十位编者的辛勤劳动，本书终于可以和读者见面了。作为主编，本人颇感欣慰。在此，衷心感谢参编者献出宝贵才华，以及参与本书编写过程中做出的巨大贡献。同时也感谢我的研究生们为本书编写所做的工作，感谢所有的参与者为编辑本书付出的辛勤汗水。

华中科技大学同济医学院附属协和医院

杨　操

2017年2月于武汉

目　录

第一篇　脊柱退变性疾病

第一章　颈椎病 …………………………………………… 002
第一节　颈椎前路减压植骨融合内固定术 …………… 008
第二节　颈椎后路椎管扩大成形术 …………………… 012

第二章　颈椎后纵韧带骨化 ……………………………… 019
第一节　颈椎后路全椎板切除术 ……………………… 022
第二节　开门式椎板成形椎管扩大术 ………………… 025

第三章　胸椎间盘突出症 ………………………………… 027
第一节　经肋骨横突切除入路胸椎间盘切除术 ……… 031
第二节　经前入路胸椎间盘切除术 …………………… 034
第三节　胸腔镜下胸椎间盘切除术 …………………… 038

第四章　胸椎管狭窄症 …………………………………… 043
第一节　胸椎管后壁切除减压术 ……………………… 047
第二节　胸椎管环形减压术 …………………………… 052

第五章　腰椎间盘突出症 ………………………………… 056
第一节　显微镜下椎间盘髓核摘除术 ………………… 066
第二节　经皮椎间孔镜下椎间髓核摘除术 …………… 069
第三节　椎间盘镜下腰椎间盘髓核摘除术 …………… 074

第六章　腰椎管狭窄症 …………………………………… 078
第一节　后路经椎板减压术 …………………………… 081
第二节　后路椎间融合术 ……………………………… 087
第三节　后外侧经椎间孔入路椎间融合术 …………… 090

第七章　腰椎滑脱 ………………………………………… 095

第二篇　脊柱骨折

第八章　上颈椎骨折　106
第一节　经寰椎侧块及枢椎椎弓根螺钉固定技术（Harms）　116
第二节　Magerl 技术（$C_1 \sim C_2$ 经关节侧块螺钉固定技术）　118
第三节　前路齿状突螺钉固定技术　121

第九章　下颈椎骨折　125
第一节　颈椎前入路椎间盘切除减压植骨融合内固定术　128
第二节　颈椎前入路椎体次全切除植骨融合内固定术　131
第三节　下颈椎后入路固定融合手术（侧块螺钉技术、椎弓根钉技术）　134
第四节　下颈椎椎弓根螺钉内固定术　137
第五节　下颈椎前后入路联合手术　140
第六节　Gardner Wells 牵引　144
第七节　Halo 架固定技术　145

第十章　胸腰椎骨折　149

第十一章　骶骨骨折　154

第三篇　脊柱畸形

第十二章　下颈椎畸形　172
第一节　下颈椎畸形前路手术　176
第二节　下颈椎畸形后路手术　179
第三节　前后联合手术　181

第十三章　先天性脊柱侧凸　185

第十四章　特发性脊柱侧凸　193

第十五章　神经肌肉型脊柱侧凸　213

第十六章　成人退变性脊柱侧凸　221

第十七章　脊柱后凸畸形　233

第四篇　脊柱肿瘤

第十八章　颈椎肿瘤　240
第一节　上颈椎肿瘤切除术　243
第二节　下颈椎肿瘤切除术　250

第十九章　胸腰椎肿瘤　253
第一节　后路全脊柱肿瘤切除术　255
第二节　前路脊柱肿瘤切除术　260
第三节　前后联合入路胸腰椎肿瘤切除术　264
第四节　单纯后路肿瘤切除术　265

第二十章　骶骨肿瘤　269

第二十一章　椎管内肿瘤　276

第五篇　脊柱感染性疾病

第二十二章　颈椎结核　294

第二十三章　胸腰椎结核　308
第一节　胸椎结核病灶清除术　312
第二节　胸腰段椎体结核病灶清除术　315
第三节　腰椎结核病灶清除术　317

第二十四章　脊柱感染　320

索引　331

第一篇　脊柱退变性疾病

Section1

第一章 颈 椎 病

概 论

一、定义

颈椎病是颈椎骨关节炎、增生性颈椎炎、颈神经根综合征、颈椎间盘突出症的总称,是一种以退行性病理改变为基础的疾患。本病是由于颈椎长期劳损、骨质增生,或椎间盘突出、韧带增厚,致使颈椎脊髓、神经根或椎动脉受压,出现一系列功能障碍的临床综合征,表现为颈椎间盘退变本身及其继发的一系列病理改变,如椎节失稳、松动,髓核突出或脱出,骨刺形成,韧带肥厚和继发的椎管狭窄等,刺激或压迫了邻近的神经根、脊髓、椎动脉及颈部交感神经等组织,并引起各种各样的症状和体征。

二、病因与病理

颈椎病的主要病因是颈椎的退行性变,椎间盘的退变尤为重要,并从椎间盘退变开始演变出一系列病理解剖及病理生理改变。其主要病理改变:早期为颈椎间盘变性,髓核的含水量减少和纤维环的纤维组织透明变性、纤维增粗紊乱甚至出现裂隙。变性的椎间盘局限性或广泛性向四周隆突,使椎间盘间隙变窄,关节突重叠、错位,以及椎间孔的纵径变小,当颈椎活动时,相邻椎骨之间的稳定性减小而出现椎骨间不稳,椎体间的活动度加大,椎体有轻度滑脱,继而出现椎体边缘、后方小关节、钩椎关节和椎板的骨质增生,黄韧带和项韧带变性,软骨化和骨化等继发性改变。

由于颈椎间盘向四周膨隆,可将其周围组织(如前、后纵韧带)及椎体骨膜掀起,而在椎体与突出的椎间盘及被掀起的韧带组织之间形成间隙,称为"韧带间盘间隙",其中有组织液积聚,再加上微细损伤形成的出血,使这种血性液体发生机化,然后钙化、骨化,于是形成了骨赘。椎体前后韧带的松弛,又使颈椎不稳定,更增加了受创伤的机会,使骨赘逐渐增大。骨赘连同膨出的纤维环、后纵韧带和创伤反应引起的水肿或纤维瘢痕组织,在相当于椎间盘部位形成一个突向椎管内的混合物,就可能对脊神经或脊髓产生压迫作用。

钩椎关节的骨赘可从前向后突入椎间孔压迫神经根及椎动脉。椎体前缘的骨赘一般不会引起症状，但文献上也有这种前骨赘影响吞咽或造成嘶哑的报道。

三、临床表现和分型

颈椎病的临床表现复杂多变，多数患者开始症状较轻，以后逐渐加重，也有部分患者一开始症状就较重。根据患者的临床症状和体征特点大致可以分为以下六型。

（一）颈型颈椎病

颈型颈椎病临床上最为多见，以青壮年为多，但少数也可在45岁以后首次发病。由于长时间低头工作学习或者睡眠姿势不正确，导致椎间盘内压力升高。主要症状是头、颈、肩、背酸痛，颈部僵硬，活动受限。X线片上显示颈椎曲度改变，颈椎侧位伸屈动力位片上可显示椎间关节不稳；MR成像显示椎间盘变性或膨出。

（二）神经根型颈椎病

神经根型颈椎病临床上亦较多见，仅次于颈型颈椎病，主要表现为脊神经根分布区域的感觉、运动和反射障碍，由于颈椎间盘侧后方突出、钩椎关节或关节突关节增生、肥大，刺激或压迫神经根所致。临床上开始多为颈肩痛，短期内加重，并向上肢放射，其范围与受压脊神经根所支配的区域相一致，皮肤可有麻木、过敏等感觉异常；受压神经根支配的肌肉肌力障碍，早期肌张力升高，但很快即减弱并出现肌萎缩征；受压脊神经根所参与的反射弧出现异常，早期呈现活跃，而中后期则减退或消失，单纯神经根受累不应有病理反射，如果伴有病理反射则表示脊髓同时受累。

检查时可见患侧颈部肌痉挛，头偏向一侧，肩部上耸，患肢上举、外展和后伸有不同程度受限，上肢牵拉试验阳性：检查者一手扶患侧颈部，一手握患腕，向相反方向牵拉，此时因脊神经根受牵拉，刺激受压神经根出现反射痛；压头试验阳性：患者端坐，头后仰并偏向患侧，检查者用手掌在其头顶加压，出现颈痛并向患肢反射；神经系统检查有较明确的定位体征。

X线平片所见各异，一般表现为椎节不稳，颈椎生理曲线消失，椎间孔狭窄及钩椎增生等异常征象。CT或MR成像可显示椎间盘突出，椎管和神经根管狭窄，脊神经根受压。

（三）脊髓型颈椎病

脊髓型颈椎病虽较前两种颈椎病少见，但因其症状严重，且多以隐性形式发展，易误诊为其他疾患而延误治疗时机。由于下颈椎椎管相对较小（脊髓颈膨大处），且活动度大，椎间盘中央后突、椎体后缘骨赘、增生肥厚的黄韧带及钙化的后纵韧带压迫或刺激脊髓而出现脊髓神经感觉、运动、反射与大小便功能障碍。临床症状主要表现为以下六个方面。

1. 锥体束征　为脊髓型颈椎病的主要特点，其产生机制是锥体束（皮质脊髓束）的直接压迫或局部血供减少。临床上多先从下肢无力、双腿发紧及抬腿沉重感等开始，渐而出现足踏棉花、抬步打飘、跛行、易跌倒、步态蹒跚及束胸感等症状，检查时可发现反射亢进、踝膝阵挛及肌肉萎缩等典型锥体束症状，腹壁反射及提睾反射大多减弱或消失，手握笔、持筷不稳，持物易坠落。最后呈现痉挛性瘫痪。

2. **肢体麻木** 其产生机制是脊髓丘脑束同时受累。痛、温度纤维与触觉纤维在脊髓丘脑束分布不同，因而受压迫的程度常有差异。

3. **反射障碍** 生理反射异常：视病变涉及脊髓的节段不同，各生理反射出现相应的改变，包括上肢的肱二头肌、肱三头肌和桡骨反射，下肢的膝反射和跟腱反射，多为亢进或活跃；此外，腹壁反射、提睾反射和肛门反射可减弱或消失。出现病理反射：以 Hoffman 征出现的阳性率为最高，病程后期，踝阵挛、髌阵挛及 Babinski 征等均可出现。

4. **自主神经症状** 可涉及全身各系统，其中以胃肠、心血管及泌尿系统多见。

5. **大小便功能障碍** 多在后期出现，起初以尿急、排空困难、尿频及便秘为主，渐而引起尿潴留或大小便失禁。

6. **屈颈试验** 头颈前屈，由于椎管内有效间隙减少，致使敏感状态的脊髓受到激惹，患者双下肢或四肢有触电样感觉。

X 线片与前两型相似，约 80% 病例患节椎体后缘有较明显的骨赘形成。脊髓造影、CT、MR 成像可显示脊髓受压情况（图 1-1）。

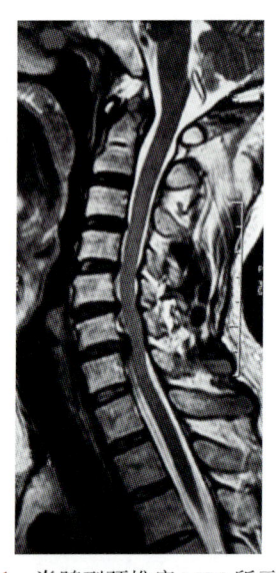

图 1-1 脊髓型颈椎病 MRI 所示征象
颈椎管狭窄，脊髓被多个突出椎间盘组织压迫，硬膜囊间隙消失及变小，脊髓受压区出现高信号

（四）椎动脉型颈椎病

颈椎横突孔增生狭窄、上关节突关节明显增生肥大可直接刺激或压迫椎动脉；颈椎退变后稳定性降低，颈部活动时椎间关节产生过度移动而牵拉椎动脉；或颈交感神经兴奋，反射性地引起椎动脉痉挛等均是本型病因。当患者原有动脉硬化等血管疾病时则更易发病。临床表现如下：

1. **眩晕** 是本型的主要症状，可表现为旋转性、浮动性或摇晃性眩晕，头部活动时可诱发或加重。

2. **头痛** 由椎-基底动脉供血不足而侧支循环血管代偿性扩张引起，主要表现为枕部、顶枕部疼痛，也可反射至颞部，多为发作性胀痛，常伴有自主神经功能紊乱症状。

3. **视觉障碍** 突发性弱视或失明、复视，短期内自动恢复，是大脑后动脉及脑干内 3、4、6 脑神经核缺血所致。

4. **猝倒** 由椎动脉受到刺激突然痉挛引起，多在头部突然旋转或屈伸时发生，倒地后再站起即可继续正常活动。

5. **其他** 还可有不同程度的运动感觉障碍及精神症状。

椎-基底动脉供血不足的临床表现常为突发性，并有反复发作倾向，在复发中其表现可不完全相同，神经检查可正常。

X线片与其他颈椎病相似；MR成像对判定脊髓状态及两侧横突孔有无变异、是否对称、内径有无差异等具有重要意义，尤其是无损伤的椎动脉MR成像技术（MRA），对椎动脉的判定既安全，又有诊断价值，颇受欢迎；数字减影血管造影（DSA）可获得清晰的椎动脉图像，不仅对诊断，而且对手术部位的确定也有重要参考价值，但必须行动脉穿刺。

（五）食管压迫型颈椎病

食管压迫型颈椎病，又称吞咽困难型颈椎病，临床少见，故易被误诊和漏诊。主要由于椎间盘退变，继发前纵韧带及骨膜下撕裂、出血、机化、钙化及骨赘形成。由于椎体前方为疏松结缔组织和富有弹性的食管，其缓冲间隙较大，一般不至于引起症状，但如果骨质增生体积过大，生长迅速或该处存在解剖变异可引起吞咽不适或困难。

X线片显示椎体前缘有明显的骨质增生，钡餐检查可显示食管狭窄的部位和程度。

（六）交感神经型颈椎病

本型的发病机制尚不清楚，颈脊神经没有白交通支，但灰交通支与颈交感神经及第1、2胸交感神经节的白交通支相连，颈椎各种结构病变的刺激通过脊髓反射或脑-脊髓反射而发生一系列交感神经症状。

1. 交感神经兴奋症状　如头痛或偏头痛，头晕，特别在头转动时加重，有时伴恶心、呕吐；视物模糊、视力下降，瞳孔扩大或缩小，眼后部胀痛；心跳加速、心律不齐，心前区疼痛和血压升高；头颈及上肢出汗异常，以及耳鸣、听力下降，发声障碍等。

2. 交感神经抑制症状　主要表现为头昏、眼花、流泪、鼻塞、心动过缓、血压下降及胃肠胀气等。

X线片、CT、MRI等检查与神经根型颈椎病相似。

颈椎病的单纯类型往往较少，常常以一个类型为主伴有其他类型混合在一起，称为混合型颈椎病，症状和体征差异较大，诊断上较为复杂，需与多种疾患相鉴别，在各型之间也要分清轻重缓急，按照主次进行处理。

四、诊断和鉴别诊断

根据病史、体检，特别是神经系统检查，以及X线摄片（正位、侧位、斜位、过伸及过屈位）、CT和MRI一般能做出诊断，必要时可辅以脊髓造影、椎动脉造影等特殊检查。但颈椎病的临床症状错综复杂，且不同类型主诉各异，因此各型颈椎病均需要按其主要症状与其他具有相同症状的疾患相鉴别，并需要多学科参与。

（一）颈部扭伤

颈部扭伤俗称落枕，系颈部肌肉扭伤所致，不同于因椎间盘退变引起的颈型颈椎病。在肌肉扭伤局部有压痛点，常可触及痉挛的条索状肌束，牵拉颈部时疼痛加重，局部封闭可明显缓解症状。

（二）肩关节周围炎

肩关节周围炎简称肩周炎，因其多在 50 岁前后发病，故又称"五十肩"，其好发年龄与颈椎病相似，且多伴有颈部牵拉症状，两者易混淆，需与颈型和神经根型颈椎病相鉴别。肩周炎所引起的疼痛多局限于肩关节周围，肩关节活动明显受限。

（三）胸廓出口综合征

胸廓出口综合征包括前斜角肌综合征、肩锁综合征及肋锁综合征等，是由于先天性畸形、外伤瘢痕、骨痂或肿瘤等在上述解剖部位压迫臂丛神经或锁骨下血管而表现出的神经、血管症状，需与神经根型颈椎病鉴别。在前斜角肌收缩、增大胸腔压力（挺胸深吸气）及改变患侧上肢位置（过度外展肩部或向下牵引上肢）时，可诱发或加重症状。X 线片可发现颈肋、锁骨与第 1 肋骨间隙狭窄等。锁骨下血管造影有助于诊断。

（四）腕管综合征

腕管综合征主要系正中神经通过腕管时受压所致，与神经根型颈椎病的鉴别要点如下：
（1）具有典型的正中神经末梢感觉障碍症状。
（2）手腕中部加压试验阳性。
（3）腕背伸试验阳性。
（4）腕部局部痛点封闭有效。

（五）肌萎缩型脊髓侧索硬化症

肌萎缩型脊髓侧索硬化症是一种原因不明的运动神经元疾病，表现为进行性肌萎缩，从手向近端发展，最后可侵及舌肌和眼部。与脊髓型颈椎病的不同如下：
（1）对称性发病。
（2）感觉正常，感觉神经传导速度亦正常。
（3）无神经根性疼痛。

（六）肿瘤

颈髓本身及邻近颈椎的肿瘤可压迫脊髓或神经根引起相应的症状，易与颈椎病混淆，尤其是病变早期，如不注意容易误诊和漏诊，CT 和 MRI 有助于鉴别诊断。

（七）后纵韧带骨化

病因不明，可能与劳损、韧带退行变有关。骨化的后纵韧带可分为节段性或连续性，当骨化的后纵韧带厚度超过颈椎椎管的 30% 时，即可出现脊髓压迫症状。X 线片和 CT 有助于明确诊断。

（八）能引起眩晕的疾病

眩晕可分为脑源性、耳源性、眼源性、外伤性及神经官能性等。颈椎病所致的眩晕属脑源性。常见耳源性眩晕有：

1. 梅尼埃病　眩晕发作多与情绪变化有关，前庭功能减退，发作时有水平性眼震颤，神经系统无异常。

2. 链霉素致内耳前庭损害　常在用药后 2 ~ 4 周出现眩晕，伴平衡失调、口唇及肢端发麻，无眼震。眼源性眩晕多由眼肌麻痹或屈光不正引起，当遮蔽病眼时眩晕可消失。头部外伤所致眩晕常伴有大脑皮质功能障碍及头痛等症状。神经官能性眩晕者，常有多样的临床表现，但检查时却无明显客观体征，其发作也无一定规律性，易受情绪影响。

（九）冠状动脉供血不足

冠状动脉供血不足与交感神经型颈椎病有相同的心前区疼痛、心律失常等表现，但前者没有上肢节段性疼痛和感觉异常。心电图检查有病理性改变，用血管扩张药可缓解症状。

（十）锁骨下动脉缺血综合征

锁骨下动脉缺血综合征有椎-基底动脉供血不足表现,患侧上肢乏力、沉重、疼痛及麻木。检查可发现患侧上肢血压低于健侧，桡动脉搏动减弱及患侧锁骨下可闻及血管杂音。此病与椎动脉型颈椎病的鉴别方法主要是椎动脉造影，如发现锁骨下动脉起始段狭窄或闭塞，伴患侧椎动脉血液向锁骨下动脉远端逆流，则诊断明确。

五、治疗

（一）非手术治疗

非手术疗法对颈椎病具有积极的意义，行之有效的治疗方案不仅可使颈椎病患者病情减轻或明显好转，也可治愈，尤其是颈椎病早期阶段。非手术治疗颈椎病主要可起到以下几个作用：

（1）停止或减缓病情的进展。

（2）纠正颈椎病的病理解剖和病理生理异常。

（3）有利于颈椎病发病时各种创伤反应的恢复及康复。

（4）预防颈椎病的复发。

用于颈椎病的非手术疗法很多，但临床上常用的方法主要有以下几种：

1. 自我保健　在工作中定时改变姿势，做颈部及上肢轻柔活动，有利于颈、肩肌肉弛张的调节和改善血循环，在睡眠时，宜用平板床，枕头高度适当，不让头过伸或过屈。

2. 休息制动　是人和运动系统损伤康复的首要条件，减少颈部活动，使颈椎局部得到休息，将颈椎保持于正常的生理位置，不仅有利于病情的恢复，而且可以避免不良体位对颈椎造成进一步的损伤。

3. 牵引疗法　可解除肌痉挛、增大椎间隙、减少椎间盘压力，从而减轻对神经根的压力和对椎动脉的刺激，并使嵌顿于小关节内的滑膜皱襞复位。坐、卧位均可进行牵引，头前屈 15° 左右，牵引质量 2 ~ 6kg，牵引时间以项、背部及能耐受为限，每日数次，每次 1 小时，无不适者，可持续牵引，每日 6 ~ 8 小时，2 周为 1 个疗程。

4. 颈托围领　主要用于限制颈椎过度活动，而患者行动不受影响，目前应用的种类较多，其中，充气型颈托除固定颈椎外，还有一定撑开牵张作用。

5. 推拿按摩　对脊髓型以外的早期颈椎病有减轻肌痉挛，改善局部血循环的作用，应注意手法需轻柔，不宜次数过多，否则会加重损伤。由非专业人员进行颈部拔伸、推扳而产生颈椎脱位并发四肢瘫痪的病例时有发生。

6. 康复理疗　可加速消退炎性水肿和松弛肌肉的作用。

7. 药物治疗　目前尚无颈椎病的特效药，非甾体抗炎药、肌肉松弛药及镇静药均属对症治疗，颈椎病系慢性病，如长期使用上述药物，可产生一定副作用，故宜在症状剧烈、严重影响生活及睡眠时才短期交替使用。当局部有固定而范围较小的痛点时，可进行局部封闭（醋酸泼尼松龙 12.5 ~ 25mg 加 2% 的利多卡因 0.5 ~ 4ml 做局部注射，间隔 7 ~ 10 天封闭 1 次，3 ~ 4 次为 1 个疗程，间隔 1 个月后可重复 1 个疗程。如注射 3 次无效，则无须继续注射）。

（二）手术治疗

手术治疗主要分颈椎前路手术和颈椎后路手术。

第一节　颈椎前路减压植骨融合内固定术

一、适应证

1. 有神经脊髓受压症状的脊髓型颈椎病，后纵韧带骨化症（孤立型），颈椎间盘突（脱）出症，经保守治疗无效。
2. 神经根型颈椎病，经严格保守治疗无效，症状严重，短时间内反复发作。
3. 椎动脉型颈椎病有反复晕眩、摔倒症状，经长时间保守治疗无效，并经椎动脉造影，确定可经手术解除压迫者或缓解颈椎不稳的患者。

二、禁忌证

1. 颈前路手术路径有感染、肿瘤等阻挡手术路径。
2. 前纵韧带骨化，很难从手术前路减压者。
3. 相对禁忌证　多节段后纵韧带骨化，不能从前路充分减压者，或前路巨大骨性压迫，可能需后路减压后再行前路手术，减少脊髓损伤风险。

三、术前准备

1. 患者术前需行气管、食管左右推移训练。因为颈前路手术，术中需将气管、食管拉向对侧，以显露椎体和椎间盘。手术通常从右侧入路，故术前应嘱咐患者将气管、食管推向左侧训练，并最好能坚持30分钟左右。这样可防止因术中牵拉气管引起气管和食管误伤或影响手术和术后的恢复。

2. 常规术前准备及配血备用（以防止大的血管损伤及椎管内颈静脉丛出血）。

3. 术前常规正位、侧位、斜位X线片检查（包括颈椎过伸和过屈位片）。后纵韧带骨化应断层摄片；现在有条件都应做CT或MRI检查。

4. 准备颈围，备术后外固定用，以防术后因颈部活动过大而致伤口出血、植骨块脱落等并发症的发生。

5. 如果手术患者年龄较大，术前应了解心、肺、肝、肾功能及血液流变学检查结果，并采取防治措施。

四、手术要点、难点及对策

1. 体位、切口、显露　颈椎前侧经典显露途径：先顺着皮肤横纹横行切开皮肤，充分止血后再用电刀横行切开颈阔肌，将颈阔肌牵开后用组织钳上下分离颈阔肌下肌间隙，充分显露胸锁乳突肌与气管食管之间的间隙[注意虽然在皮肤显示的是横切口，但在颈阔肌下要做成沿着胸锁乳突肌内侧的纵切口，以便充分暴露一个或多个节段椎间盘（图1-2）]。之后，经胸锁乳突肌与气管食管之间的间隙将颈动脉鞘牵向外侧，从而进入颈椎前方筋膜间隙（图1-3）。

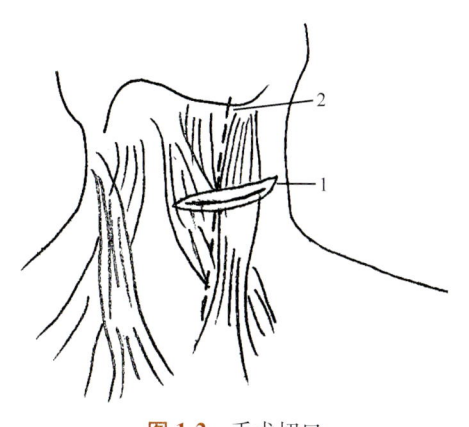

图1-2 手术切口
1.颈椎皮肤横切口；2.颈阔肌下顺着胸锁乳突肌内缘的纵切口

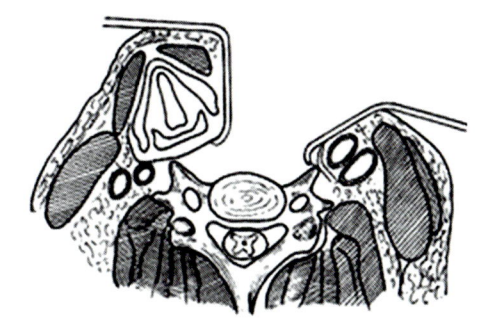

图1-3 自胸锁乳突肌和气管食管间隙进入颈椎前筋膜间隙

2. 定位　进入颈椎前方筋膜间隙后，在两侧颈长肌之间的中线上，纵行切开椎前筋膜，用骨膜剥离器将筋膜向两侧推离，即可显露椎体及椎间盘。椎间盘呈白色，略高于椎体前缘平面。椎体部呈灰色，略凹陷于椎间盘。取一无尖的注射针头，折弯呈尖端1cm长（防止定位时损伤颈髓），将其插入显露的椎间盘内，摄颈椎侧位片定位（图1-4）。如病变部椎体缘有特定形状的唇样增生，也可有助于辨认定位。摄片时应将患者双上肢向远端牵拉，以方便下颈椎在X线片中显影。C_6、C_7在侧位片显影不清，可将定位针插入高于患椎的正常椎间盘内摄片，以利定位针显影。如于术中，可简单地在C形臂透视下定位。

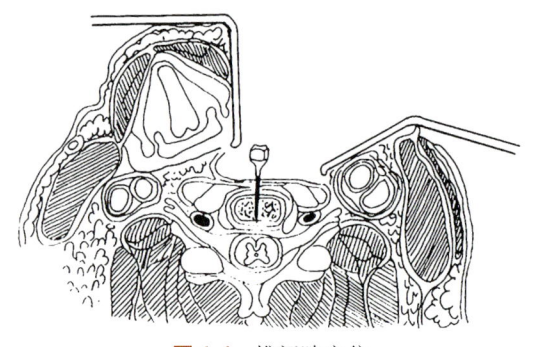

图1-4 椎间隙定位

3. 切除病变突出的椎间盘组织　刮除病变椎间盘：定位确定后，用宽约2mm的刮匙和髓核钳由表及里充分刮除和取出椎间盘组织，注意两侧刮除范围不要超过钩椎关节（因为钩椎关节的外侧即为神经根和椎动、静脉，除非是钩椎关节的增生压迫血管和神经要有意咬除减压，否则要非常慎重，不要超过）（图1-5），在接近椎体后缘时，可换枪式咬骨钳咬除椎体后缘的骨赘，扩大椎体后缘间隙（图1-6），并横行打开后纵韧带（图1-7），充分取出压迫脊髓的椎间盘组织，进行减压，最终要充分显露硬脊膜，以获得充分的减压。生理盐水冲洗吸净，可暂用明胶海绵填充止血，以备植骨。

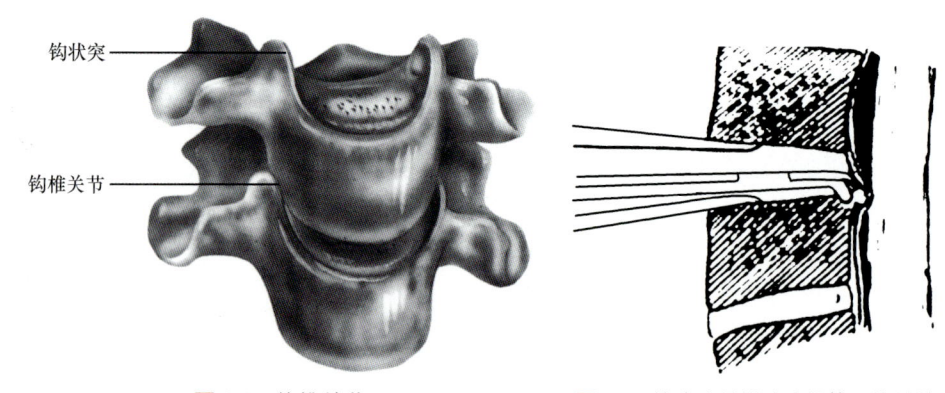

图1-5 钩椎关节　　图1-6 枪式咬骨钳咬除椎体后缘骨赘

4. 髂骨取骨　一般均在前、中髂骨嵴外缘做切口，显露髂骨，根据颈椎处椎间隙的大小、形状切取髂骨块。在髂骨上，根据手术需要取一块或多块骨块（图1-8）。需要较厚骨块的则靠髂嵴后部取骨。髂骨残留创面用骨蜡涂抹止血，髂骨部伤口逐层缝合。切除钻取骨块上附着的软组织并根据颈椎开孔大小修整后，用生理盐水纱布包盖备用。

5. 植骨融合　颈部植骨时，需请手术助手适当牵引患者头部，使颈椎间隙适当扩大。植骨块植入病区的椎间隙，将植骨器平整地放在植骨块上，用锤轻轻叩打，使植骨块深入并稍低于颈椎椎体前缘或相一致（图1-9）。之后用颈椎前路钢板固定此颈椎节段（在放置颈椎前路钢板时钢板的长度一定不能超过或达到邻近正常椎间盘，否则会加速邻近椎间盘的退变）（图1-10）。之后放松颈部，稍作伸屈、转动颈部，检查植骨块和前路钢板固定是否牢固（并在C形臂的透视下进行验证）。如上述植入物固定牢靠稳固，即可缝合伤口。

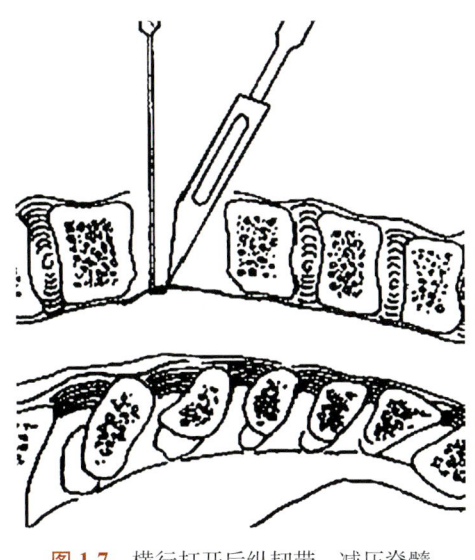

图 1-7 横行打开后纵韧带，减压脊髓

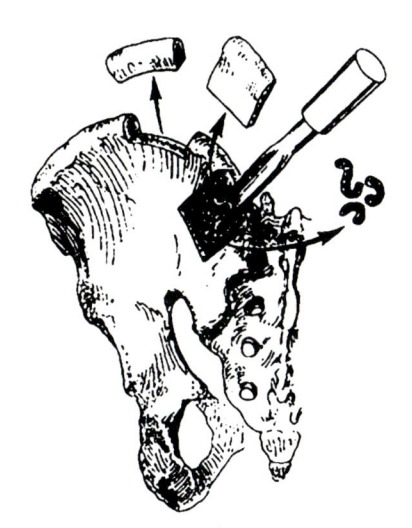

图 1-8 髂骨取骨

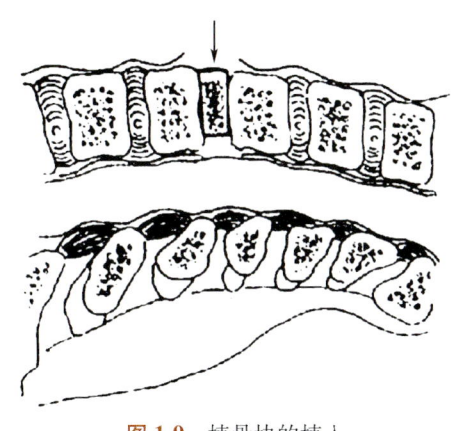

图 1-9 植骨块的植入
深度稍低于颈椎椎体前缘或相一致

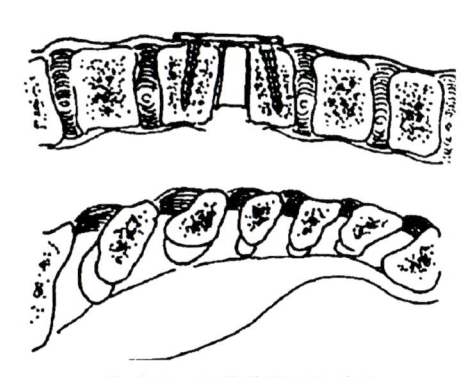

图 1-10 颈前路钢板的放置
不应超过或达到相邻椎间隙

6. 使用椎间融合器代替椎间植骨块进行融合　步骤和上述植骨块的植入一致（图 1-10），只是无须取患者髂骨块，减少患者的创伤，但是增加需要椎间融合器和同种异体骨植骨的费用。术者可根据患者的具体情况决定上述两种融合方式。

7. 闭合伤口　伤口冲洗后，检查无出血、无异物存留，椎体前置硅胶引流管引流后，逐层缝合切口。

8. 术中注意事项

（1）颈前路切口不宜过低。过度向下分离，可导致胸膜破裂，造成气胸。

（2）分离颈动脉鞘时，动作应轻柔，切断组织时应认清解剖情况，不得盲目分离切割，应密切注意保护喉返神经、喉上神经。

（3）颈椎间隙术野很小，稍有出血会影响视野。必须彻底止血后，方可进一步探查和处理深部病变。可用吸引器充分吸除血液，仔细辨认出血来源，分别用冷冻生理盐水冲洗，明胶海绵、止血纤维、骨蜡或脑棉片敷盖止血，切忌盲目堵塞、压迫止血，以免造成颈髓损伤。

（4）刮除或咬除椎体后缘的骨赘时，不能过分向两侧扩延。外侧有神经根及椎动脉伴行，必须避免损伤。如患者为神经根型、脊髓型，CT显示椎体有后缘及后外侧骨赘，并压迫脊髓与神经根时，才应做前路椎间孔扩大术，咬除或磨除部分钩椎关节，但必须要先意识到椎动、静脉的存在，并分离保护，然后仔细切除椎间孔骨赘，使神经根减压。

五、术后常见并发症的预防与处理

1. 戴颈围3个月，直到植骨块或椎间融合器愈合。
2. 术后72小时可拔除引流管。
3. 术后床旁准备好气管切开器械，手术当夜应密切注意患者呼吸情况，有无伤口内出血而引起气管受压，或伤口内出血导致脊髓受压。如有上述情况的发生需做紧急气管切开或急诊手术清除血肿。
4. 术后10~14日拆线，摄X线片或CT片检查术后情况（图1-11）。
5. 预防压疮　颈椎术后患者根据需要需卧床1~3周，医护人员应协助患者翻身，更换体位，保持床铺清洁干燥，防止压疮发生。

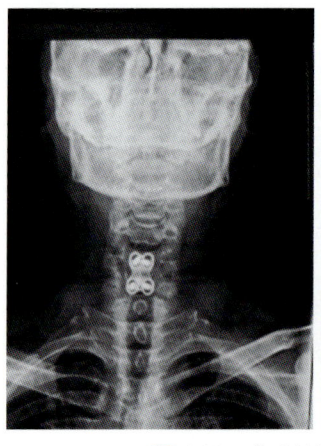

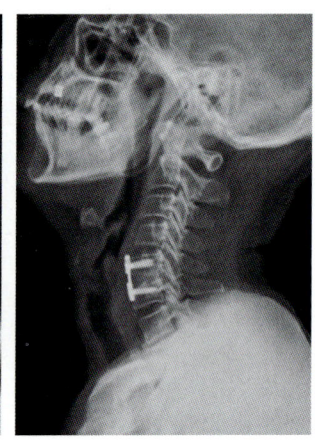

图1-11　术后拍摄颈椎正侧位片

第二节　颈椎后路椎管扩大成形术

诊断明确的颈椎病经非手术治疗无效，或反复发作者，或脊髓型颈椎病症状进行性加重者适用于手术治疗，单纯的后路椎板切除容易导致颈椎的鹅颈畸形，因此现在主流的颈椎病后路手术方式是后路椎板扩大成形术。

一、适应证

1. 保守治疗失败。

2. 神经损害加重。

3. 主要手术适应证是颈椎后纵韧带骨化导致多节段的脊髓受压，通过后路椎管扩大成形术能达到治疗效果。

4. 手术优点　通过对颈椎后方的椎板减压并重建，来达到间接减压的目的。手术风险比前路要小，疗效确切，并且能保留颈椎的活动度。

二、禁忌证

1. 有颈椎轴向痛，因为保留了颈椎的活动性而导致症状缓解差。
2. 以前经历过颈椎后路手术，因瘢痕和粘连无法顺利地进行后弓开门。
3. 颈椎不稳，甚至滑脱。黄韧带骨化，导致后弓开门困难。

三、术前准备

1. 常规术前准备及配血备用（以防止大的血管损伤及椎管内颈静脉丛出血）。
2. 术前常规正位、侧位、斜位 X 线片检查（包括颈椎过伸和过屈位片）。后纵韧带骨化应断层摄片；现在有条件都应做 CT 或 MRI 检查，做 CT 了解侧块的大小及椎动脉的走行。
3. 准备颈围，备术后外固定用，以防术后因颈部活动过大而致伤口出血、钢板移位、开门丢失等并发症的发生。
4. 如果手术患者年龄较大，术前应了解心、肺、肝、肾功能及血液流变学检查结果，并采取防治措施。

四、手术要点、难点及对策

1. 患者取俯卧位，头部支架固定，最好颈部稍屈曲（图 1-12）（减少关节突和椎板的重叠，方便开门，并减少椎管内和颈椎周围静脉出血）。消毒铺巾，做一颈后部正中切口，

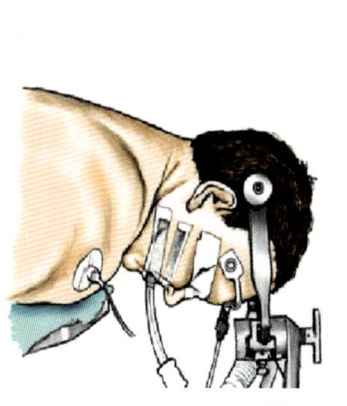

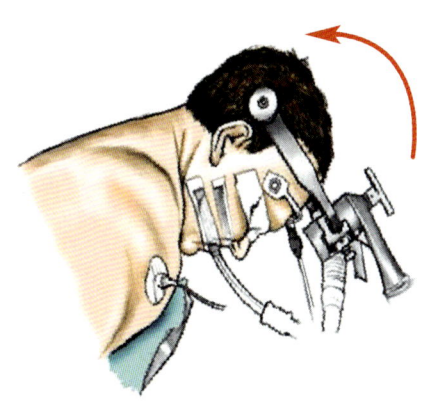

图 1-12　颈部稍屈曲体位

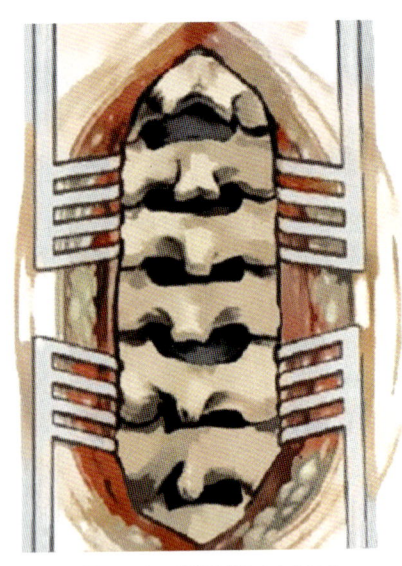

图 1-13 颈后部正中切口

牵开切口皮缘，皮肤将向头端回缩，使切口位置恰好适于深层操作。纵向切开项韧带，显露欲手术处上下的棘突，通过触摸到最后一个分叉棘突，即第 6 颈椎，可正确定位。当然在术前应通过侧位 X 线片上的标记来证实。如仍不能确定平面，可以自 C$_2$ 棘突向下数（一般后路椎管成形术开门范围为 C$_3$~C$_6$ 或 C$_3$~C$_7$，具体节段长度根据颈椎受压节段多少而定）。骨膜下剥离椎旁肌肉，可用 Hoen 自动拉钩牵开或由助手用 Hibbs 拉钩牵开肌肉（图 1-13）。如果定位仍有疑问，可用巾钳在棘突上做标记，然后摄侧位片定位。

2. 开门侧要充分剥离椎旁肌，暴露从棘突到侧块的外侧缘，而门轴侧可不必暴露到侧块的外缘，只需要暴露部分侧块即可，可减少出血（开门侧和门轴侧可根据术者的手术习惯而定，但如果一侧的脊髓压迫更重，则理论上应该以压迫重侧开门）。用枪钳和磨转咬除或磨除 C$_2$ 椎板下缘、中间的骨松质和腹侧的骨皮质，使椎板成穹顶，有利于 C$_3$ 椎板开门。

3. 用球形磨转在开门侧椎板与侧块联合处磨出骨槽，剩内侧骨皮质后用 1mm 的枪钳咬除内板皮质，完成开门侧开槽（图 1-14）。同时在铰链侧椎板上用球形磨转磨出骨槽，深度为保留部分骨松质和内板骨皮质（图 1-15）（但在上下椎板重叠处开槽要注意，因为颈椎上位椎板和下位椎板呈叠瓦样排列，因此在两椎板重叠处要磨除三层骨皮质，否则重叠的骨皮质会妨碍椎板的顺利开门）。

4. 铰链侧开槽完成后，切断开门区上下两端的黄韧带，分离囊壁和下面的硬膜外静脉，可以用双极电凝和 1mm 的枪钳分离，亦可以在轻轻打开椎板时，用神经拉钩分离（图 1-16）。

5. 分别以铰链侧为门轴打开椎板，用试模器测定选用钢板的大小，一般来说，开门侧椎板的打开程度不应少于 10mm，这样才能使颈髓得到充分向后漂移的空间来获得充分减压（图 1-17）。

6. 根据试模器的测量分别选用相应大小的支撑钢板来维持椎板的开门状态（图 1-18）。

7. 用脑棉片和明胶海绵压迫或双极电凝充分止血，尤其是椎管内静脉丛的出血，止血一定要彻底，因为术后出血会导致脊髓压迫和四肢瘫痪。放置引流管后，将筋膜间断缝合到棘上韧带上，然后分层缝合皮下和皮肤，闭合切口。

五、术后监测与处理

术后需密切观察神经功能。患者拆线后可以行走和排便后即可出院，可用口服镇痛药控制疼痛，但需佩戴颈围保护 2~3 个月。虽然感觉减退可以持续数周或数月，但是肌力的恢复通常是明显和迅速的。当患者感觉舒适时可以恢复书写工作，2 个月后可以从事体力劳动。患者将来的活动也不受限制。如果患者术前有较重的肌肉萎缩或功能障碍,进行颈部等长肌肉锻炼、上肢活动范围锻炼和肩带后侧锻炼是有益的。

六、术后常见并发症的预防与处理

1. 硬膜粘连　见于后路手术减压后,脊髓明显后移,若硬膜前方有粘连,则脊髓遭牵拉而受损伤。

2. 体位不当、颈部过伸位　有些患者不能适应颈部过伸,若手术医师为了使术野清楚而强迫患者过伸卧位,可导致已经受损的脊髓更加遭受前后方的挤压与牵拉,脊髓发生严重损害。应早期发现并采取急救措施,改换适应体位,避免这类不应发生的灾难。

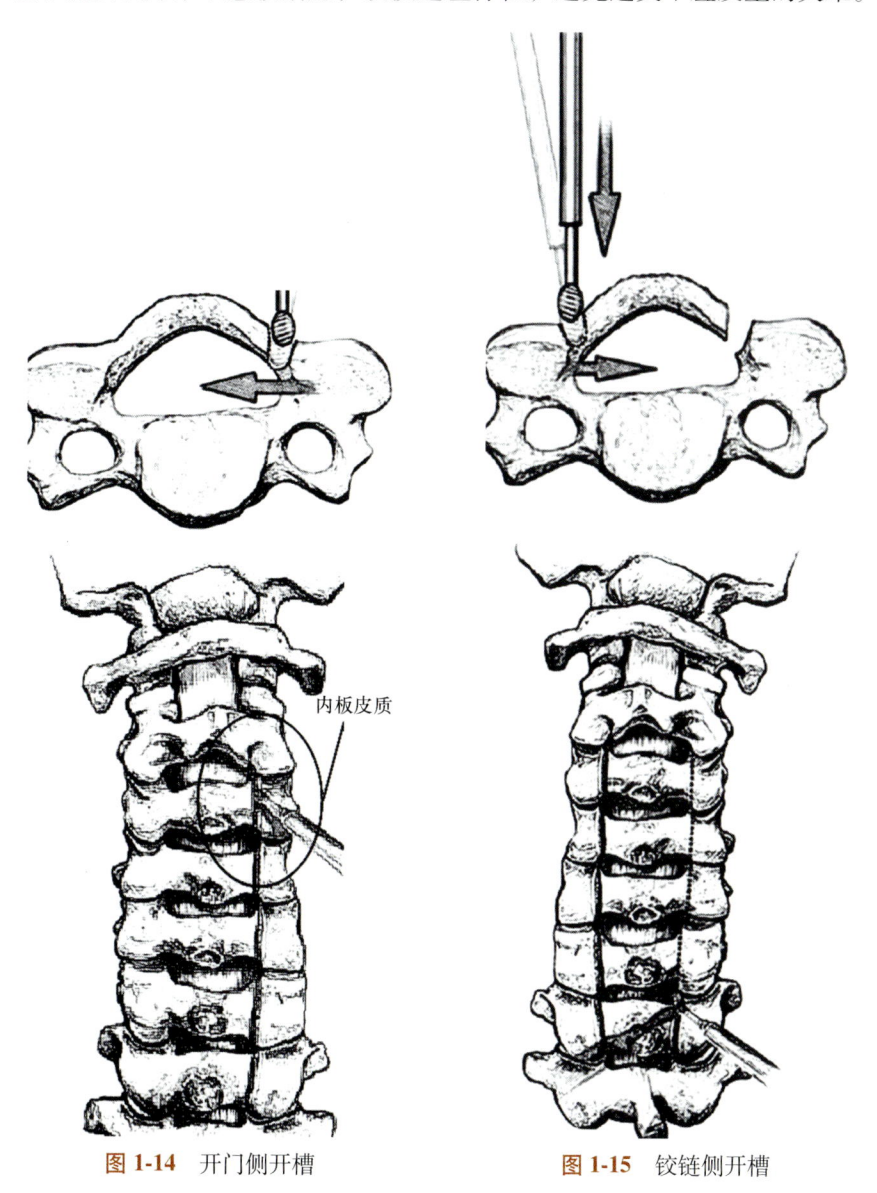

图 1-14　开门侧开槽　　　　图 1-15　铰链侧开槽

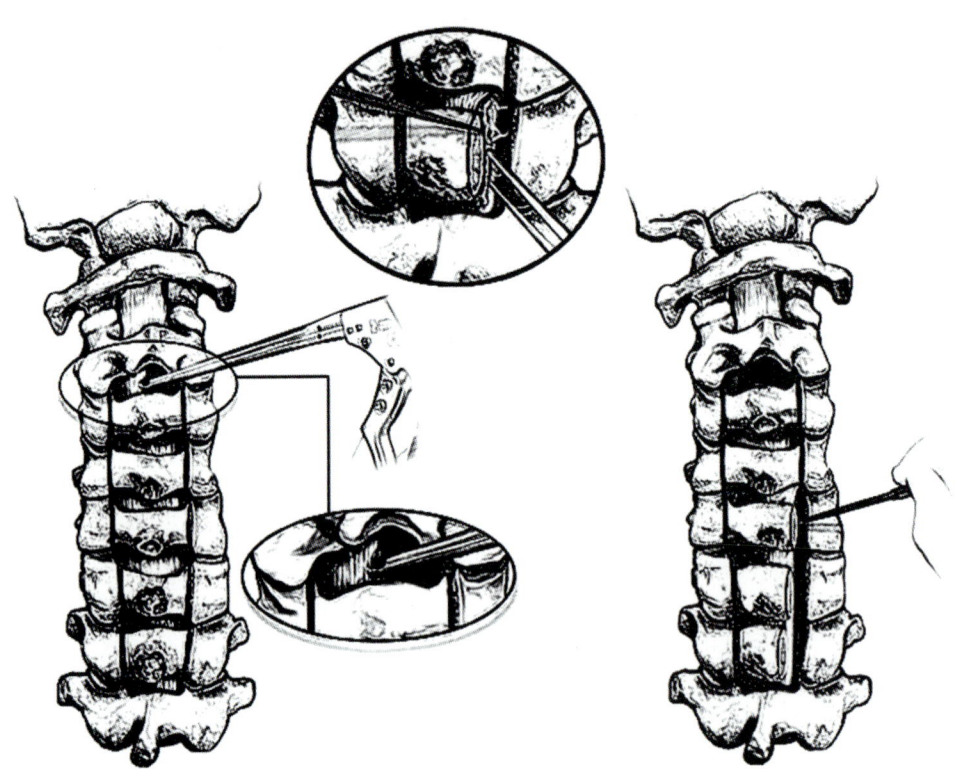

图 1-16 神经拉钩分离

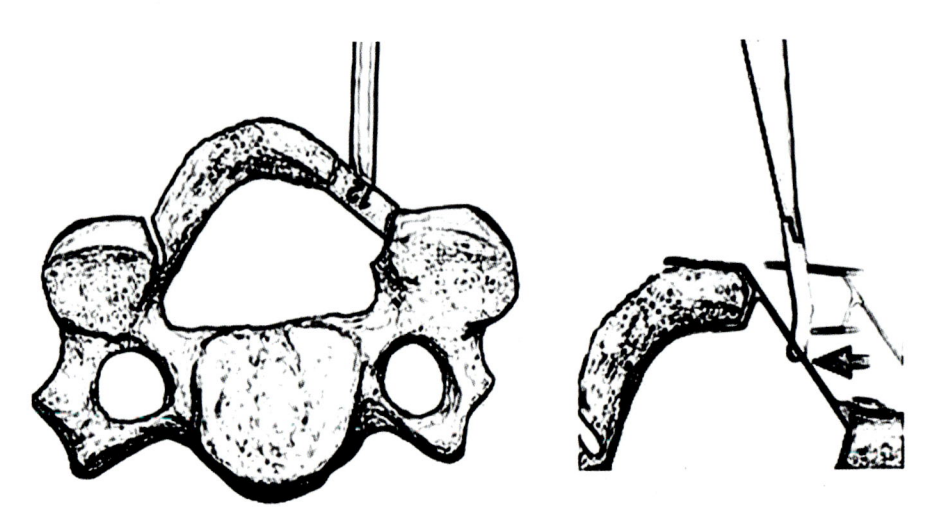

图 1-17 试模器测定，选择支撑钢板大小

3. 颈髓反应性水肿（缺血再灌注损伤）　多见于颈椎后路术后。颈椎管狭窄越严重，减压后颈髓反应性水肿越明显，出现颈髓损害症状反跳性加重。可应用脱水剂治疗。

4. 脑脊液漏　当粘连严重、分离或切除黄韧带时可能出现硬膜小破损，后路术中损伤硬膜，或切开硬膜再缝合，均可导致脑脊液漏。有时也可能发生不明原因的脑脊液漏。一旦发生，可在颈后置砂袋，压迫数日后脑脊液漏停止。必要时手术探查，修补硬膜。

5. 切口感染 患者体质差，或手术中无菌操作不严格，可发生术后切口感染。此时应切开引流，或置管持续冲洗，并应用有效抗生素。如处理及时得当，无内植物失败和骨髓炎发生。

6. 再关门 由于后路"椎板成形术（后开门）"手术撑开固定不当，手术后可发生再关门。防止方法是在开门侧植骨固定（图1-19），术中支撑钢板要放置正确，固定牢靠。

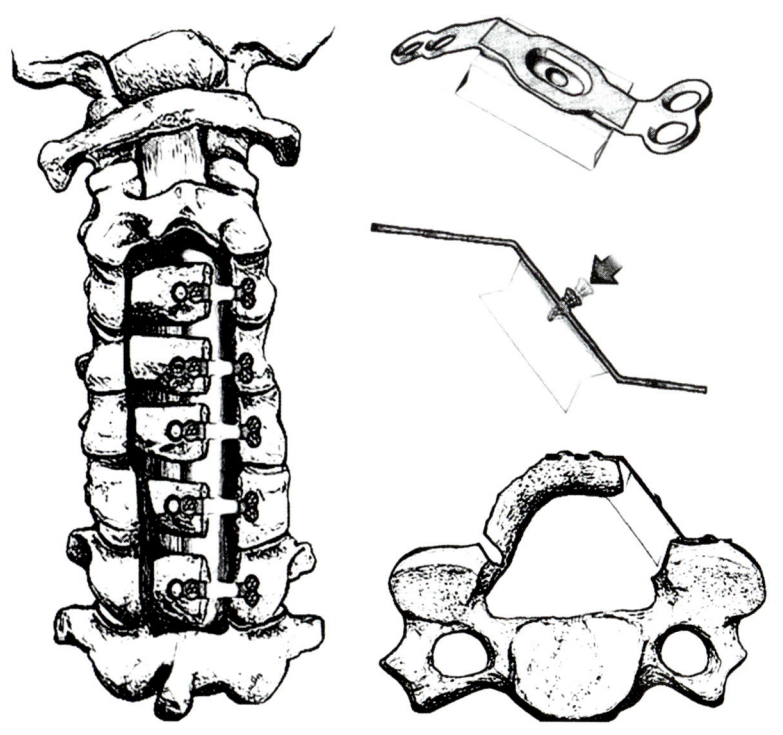

图1-18 选用相应大小的支撑钢板来维持椎板的开门状态　**图1-19** 支撑钢板内侧植骨，可以防止椎板"再关门"

7. 硬膜外血肿 见于颈椎后路手术，患者凝血功能不良、手术中止血不彻底或术后引流不畅。主要是伤口内渗血，形成血肿而压迫脊髓。预防方法：术前纠正患者凝血功能，术中彻底止血，术后保证引流管通畅。一旦发生，应立即清除血肿，严密止血，更换更粗大的引流管。术后严密观察。对于凝血功能不良者，应积极采取内科治疗。

8. 术后颈部轴性疼痛 颈部轴性疼痛是指颈椎中轴及其周围软组织的疼痛，系与颈椎相关的韧带和肌肉紧张所致。有人报道，该并发症的发生率为11.69%，多发生于术中采用Caspar撑开器者，主要表现为颈后部正中或两侧棘突旁疼痛，严重者影响日常生活，采用消炎镇痛药对症治疗，多数在3～6个月后缓解。

9. 术后肩部疼痛 多发生于颈椎后路术后，可能与术中扩大椎管时对神经根骚扰或刺激有关。可采用保护神经药物、脱水剂、消炎镇痛药治疗，多数逐渐缓解。

10. 手术后神经根病 最多表现为C_5神经麻痹，手术与发病之间有间隔。可能由脊髓膨胀及后移对神经根的拴系作用而引起，而非技术操作失误所致。对脊髓本身也可产生不利影响，可采用保护神经药物、脱水剂、激素冲击治疗。

七、临床效果评价

在颈椎后路椎管成形手术中，后路颈髓减压的效果最好。Simmons 报道的 250 例手术中无一例死亡，亦无影响脑或脊髓的严重并发症。3 例术后出现反射性交感神经营养不良，其中 2 例完全恢复，1 例基本恢复。2 例术后仍有持续臂痛。1 例在同一节段突出复发。还有 2 例患者在另外的节段对侧出现软性椎间盘突出，也需要再次手术。

Murphey、Simmons 和 Brunson 分析了一组 150 例术后患者的随访表，判断手术成败，此表需要患者回答术后恢复的百分率，是否可以从事术前的工作，如果不能，改变工作是否是因为颈部疾患。大约 90% 的患者结果非常好，所有患者均获得了明显的恢复，这已由有关患者恢复工作的资料所证实，在 125 例患者中只有 7 例（6%）改变工作是因为颈部疾患。

（华中科技大学同济医学院附属协和医院　杨述华）

参 考 文 献

Buckland AJ, Baker JF, Roach RP, et al. 2016. Cervical disc replacement —emerging equivalency to anterior cervical discectomy and fusion. Int Orthop, 40（6）: 1329-1334.

Chen M, Yang S, Yang C, et al. 2016. Outcomes observed during a 1-year clinical and radiographic follow-up of patients treated for 1- or 2-level cervical degenerative disease using a biodegradable anterior cervical plate. J Neurosurg Spine, 25（2）: 205-212.

Försth P, Ólafsson G, Carlsson T, et al. 2016. A randomized, controlled trial of fusion surgery for lumbar spinal stenosis. N Engl J Med, 374（15）: 1413-1423.

Ghogawala Z, Dziura J, Butler WE, et al. 2016. Laminectomy plus fusion *versus* laminectomy alone for lumbar spondylolisthesis. N Engl J Med, 374（15）: 1424-1434.

Gomes SA, Volk HA, Packer RM, et al. 2016. Clinical and magnetic resonance imaging characteristic of thoracolumbar intervertebral disk extrusions and protrusions in large breed dogs. Vet Radiol Ultrasound, 57（4）: 417-426.

Kawaguchi Y, Nakano M, Yasuda T, et al. 2016. More than 20 years follow-up after en bloc cervical laminoplasty. Spine (Phila Pa 1976), 41（20）: 1570-1579.

Kim HJ, Nemani VM, Piyaskulkaew C, et al. 2016. Cervical radiculopathy: incidence and treatment of 1, 420 consecutive cases. Asian Spine J, 10（2）: 231-237.

Kurakawa T, Miyamoto H, Kaneyama S, et al. 2016. C_5 nerve palsy after posterior reconstruction surgery: predictive risk factors of the incidence and critical range of correction for kyphosis. Eur Spine J, 25（7）: 2060-2067.

Peul WC, Moojen WA. 2016. Fusion for lumbar spinal stenosis--safeguard or superfluous surgical implant? N Engl J Med, 374（15）: 1478-1479.

Puvanesarajah V, Shimer AL, Hassanzadeh H, et al. 2017. Readmission rates, reasons, and risk factors following anterior cervical fusion for cervical spondylosis in patients above 65 years of age. Spine (Phila Pa 1976), 42（2）: 78-84.

Robinson A, Lind CR, Smith RJ, et al. 2016. Atlanto-axial infection after acupuncture. Acupunct Med, 34（2）: 149-151.

第二章 颈椎后纵韧带骨化

概 论

颈椎后纵韧带骨化（ossification of posterior longitudinal ligament，OPLL）是一种新近被人们认识的疾病。1960年日本人Tsukimoto在尸检中首先发现，1964年Terayama提出颈椎后纵韧带骨化这一名称，其后报道逐渐增多。近年来国内不少学者陆续报道了此种病变。根据日本的流行病学调查，其发病率为19/100万，男女之比为2:1，发病最高的年龄为50~60岁。OPLL病因尚不明确，多数学者认为系退行性改变，某些学者观察到OPLL患者中糖尿病发病率较高，甲状旁腺功能低下的患者中OPLL发病率较高，因而认为可能与糖、钙代谢障碍有关。OPLL患者家属中的发病率明显高于正常人，因而提出可能与遗传因素有关。

一、病理

正常的后纵韧带，在椎管前方紧贴椎体后面，韧带呈上部宽下部窄，在椎体上下缘之间的椎间盘后面紧密接触，后纵韧带较前纵韧带更坚韧致密。该韧带分深浅两层，浅层连续分在3~4个椎节，深层位于相邻两椎体之间。

骨化的后纵韧带沿长轴和水平两个方向生长，成为椎管内瘤状物。椎管前方被增大了的骨化块占据。横切面显示骨化组织主要为板层骨，还有些编织骨包围着纤维软骨，其间有钙化区和潮线，在纤维软骨内软骨细胞呈离心圆柱状排列，提示三角形骨化组织从后纵韧带向前后两个方向生长。硬膜与骨化的后纵韧带粘连、变薄，有些病例的前方硬脊膜与骨化的后纵韧带融合而不能分离。

后纵韧带在骨化的同时亦增厚、增宽，占据了椎管前部，严重者椎管异常狭窄而呈月牙状。脊髓被推向后并被抵压在椎管后壁上，压迫脊髓使局部神经组织量明显减少，灰质内前角细胞数量减少、细胞体积变小，白质内广泛脱髓鞘变化，使脊髓损害发生不可逆变化。然而OPLL的临床表现常比X线改变轻得多，有些椎管明显狭窄而神经症状较轻，这是因为脊髓对逐渐加重的机械压迫比急性压迫耐受性大得多。也有椎管狭窄较轻，但后纵韧带骨化呈节段型或合并颈椎病者，神经症状仍较明显。因OPLL临床症状的发生除了机械压迫因素外，还可能与颈椎活动、脊髓在骨突上的摩擦有关。

后纵韧带骨化常与弥漫性特发性骨肥厚症（diffuse idiopathic skeletal hyperostosis，DISH）合并存在，颈部后纵韧带骨化常与腰部后纵韧带骨化合并存在。因此颈椎后纵韧带骨化被认为是全身性骨质增生和骨化在颈部的一种特殊表现。

后纵韧带骨化又常发生在先天性椎管狭窄的患者，还可能合并黄韧带钙化，使椎管径变得异常狭窄。

后纵韧带骨化灶的发展和演变规律尚不清楚，山甫对16例OPLL患者经3年以上观察，发现14例有不同程度加重。

二、临床表现及诊断

OPLL发病年龄多数在40岁以上，男性明显多于女性，骨化在颈椎各节段均可发生，然而最常发生于$C_2 \sim C_5$。实验室检查多正常。

OPLL临床表现类似颈椎病，然而比颈椎病进展快且脊髓受累更为明显。除部分有神经根受累外，主要表现为脊髓受累，因而躯干和四肢感觉障碍、肌张力增高、腱反射亢进、病理反射及排尿功能障碍。主要症状为颈部疼痛、活动受限、上肢疼痛或四肢无力、麻木、运动不灵活，手不能做精细动作，步态不稳。症状的发生大多呈隐匿性，在轻微外伤后症状可明显加重。

X线检查：大部分OPLL在侧位X线平片上可清楚显示，在椎体后缘有一异常骨化影，根据骨化形态可分为以下四种基本类型（图2-1）。①连续型：骨化呈带状或条索状，跨越多个节段。②分节型：骨化灶位于每个椎体后面，呈不相连续的多节段形分布，主要累及后纵韧带浅层，骨化灶和椎体后缘之间有间隙。③混合型：兼有分节型、连续型两种骨化灶。④局限型：骨化灶局限于紧贴椎间盘后缘的深层韧带，形成局部块状隆突的孤立性骨化灶。

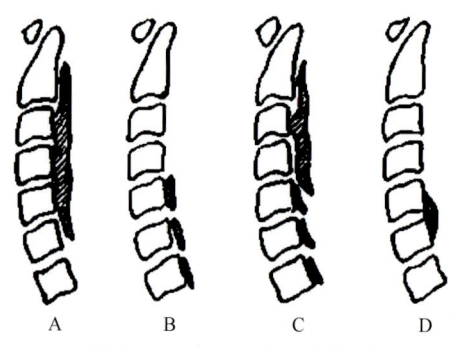

图2-1 OPLL四种基本类型
A.连续型；B.分节型；C.混合型；D.局限型

侧位断层摄影：虽然大部分OPLL侧位X线片可做出诊断，然而轻微骨化或薄而短的骨化常被增生的椎体缘及肥大的钩突遮蔽，因而显示不清或不能显示。侧位断层X线检查能显示较小的骨化病变。

CT及MRI：CT扫描、MRI不仅可显示骨化的长度、不同平面骨化的厚度及宽度、椎管狭窄的程度，而且可以显示可能合并的椎间盘病变、黄韧带骨化，以及发育型椎管狭窄，特别是能显示其他检查不能发现的骨化早期病变。因此CT扫描及MRI检查不仅对诊断，而且对治疗方案的确定、手术方法及手术范围的确定具有指导意义（图2-2）。

临床上不仅要作出有无颈椎后纵韧带骨化的诊断，更重要的是判断骨化的后纵韧带对颈椎管容积产生的影响，故应测定椎管狭窄率（图2-3）。

颈椎后纵韧带骨化应与DISH相鉴别，DISH并不少见，男性发病率高于女性，特点为全身多发性不明原因的骨化，在脊柱上多见于胸及腰段，颈段受累相对较少，一旦受累常表现为颈椎前、后纵韧带均骨化，椎体前后缘骨质增生，骨化形成骨桥，但受累区椎间隙正常。据统计DISH患者中50%左右有OPLL，OPLL患者中20%左右有DISH。OPLL在DISH中仅为该病弥漫性韧带骨化的一部分，但并非DISH中一定存在OPLL。DISH中30%有周围骨骼病变，使肩、膝、肘、足跟部肌腱、韧带、关节广泛骨化。DISH骨化灶较厚，病变范围广泛，对脊髓也可产生较严重损伤。因此在治疗OPLL患者时，均要注意检查以了解其他部位是否有异常骨化，是否为DISH的一部分。当颈部、胸部后纵韧带均广泛骨化时，应认真检查与分析产生症状与体征的部位，制订行之有效的治疗方案。

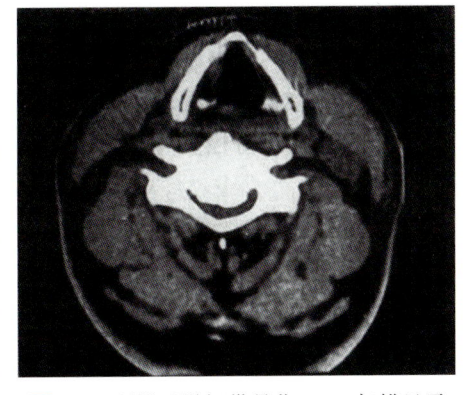

图2-2　颈椎后纵韧带骨化，CT扫描显示骨化情况

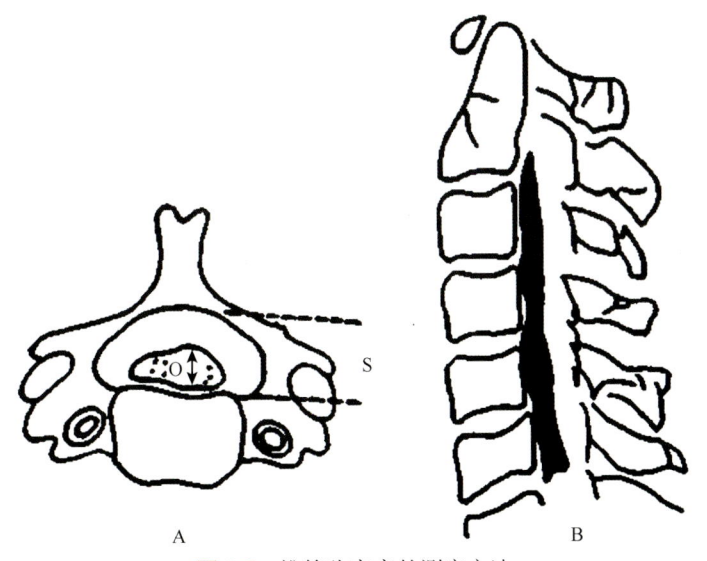

图2-3　椎管狭窄率的测定方法
A. O为骨化后纵韧带厚度，S为相应部椎管矢状径；B. 在椎体后方可测出骨化后纵韧带厚度及相应椎管矢状径

一般认为狭窄率在30%左右为中等狭窄，大于40%则为严重狭窄。然而狭窄率与临床严重程度不一定呈正相关，应结合临床其他资料综合考虑

三、治疗原则

由于神经症状的产生可能系脊髓受到机械性压迫，也可能是脊髓在突出不规则的骨化后纵韧带上撞击或摩擦所致。因此，对于症状较轻、骨化后纵韧带较薄、椎管矢状径较大者，

可首先应用非手术疗法，并严密观察病情改变，部分患者症状可缓解或消失。非手术疗法包括枕颌牵引、颈部制动、理疗及针灸等。应用非手术疗法无效及症状进行性加重或症状较重者，应及早手术，否则脊髓可发生不可逆性改变。

手术治疗方法有前方入路及后方入路两种。

前方入路即经常规颈前方入路显露病变区椎体的前面，在椎体前方开槽进入椎管前方，暴露并取出椎体后缘骨化的后纵韧带，以消除骨化后纵韧带对脊髓的压迫，这似乎是理想的也是最合乎逻辑的手术方式。但由于骨化后纵韧带周围充血水肿，手术野广泛渗血视野不清，且骨化后纵韧带常与硬脊膜紧密粘连，有的硬脊膜前份亦骨化并与后纵韧带骨化块相融合，使切除骨化后纵韧带很困难或简直不可能。不少学者报道应用前入路切除后纵韧带骨化块常导致瘫痪加重。因而有些学者试行前路不切除骨化后纵韧带，仅使骨化后纵韧带前方及侧方松解，使其前移而达到减压的目的。颈椎 OPLL 应用前方入路手术较困难，仅适用于 OPLL 局限在中、下段颈椎，受累一般不多于 3 个节段、骨化块仅局限于椎管中央的患者。因此鉴于上述原因，前方入路使用极少，而且风险极高，本书就不做介绍了，颈后方入路常采用广泛椎板切除减压及开门式椎板成形椎管扩大两种术式。

第一节 颈椎后路全椎板切除术

一、适应证

颈椎后纵韧带骨化，伴多节段颈髓受压，颈前路手术无法有效切除或切除后无法有效重建。

二、禁忌证

1. 以前经历过颈椎后路手术，因瘢痕和粘连导致后路减压困难，硬脊膜损伤风险大。
2. 颈后部其他疾病，包括感染、黄韧带骨化粘连等，导致后路无法进入。

三、术前准备

1. 常规术前准备及配血备用（以防止大的血管损伤及椎管内颈静脉丛出血）。
2. 术前常规正位、侧位、斜位 X 线片检查（包括颈椎过伸和过屈位片）。后纵韧带骨化应断层摄片；现在有条件都应做 CT 或 MRI 检查，做 CT 了解侧块的大小及椎动脉的走行。
3. 准备颈围，备术后外固定用，以防术后因颈部活动过大而致伤口出血，螺钉连接棒断裂等并发症的发生。
4. 如果手术患者年龄较大，术前应了解心、肺、肝、肾功能及血液流变学检查结果，并采取防治措施。

四、手术要点、难点及对策

1. 患者取俯卧位，头部支架固定。消毒铺巾，做一颈后部正中切口，牵开切口皮缘。纵向切开项韧带，显露欲手术处上下的棘突，通过触摸到最后一个分叉棘突，即 C_6，可正确定位。当然在术前应通过侧位 X 线片上的标记来证实。如仍不能确定平面，可以自 C_2 棘突向下数。骨膜下剥离椎旁肌肉，可用自动拉钩牵开或由助手用拉钩牵开肌肉。如果定位仍有疑问，可用巾钳在棘突上做标记，然后摄侧位片定位。

2. 椎板两侧要充分剥离椎旁肌，暴露从棘突到侧块的外侧缘，充分显露侧块，在需要减压的节段的椎体上置入椎弓根螺钉或侧块螺钉，选用侧块螺钉或是椎弓根钉根据术者的经验而定，一般来说，椎弓根钉可以打入更深，固定的稳定性更好，但是技术上要求更高，容易损伤脊髓和椎动脉。而侧块螺钉的打入深度要小，稳定性稍差，但更安全，对技术的要求更小。颈椎弓根钉的置入方法：①进钉点的选择：C_2 椎板上缘水平线下 5mm 与椎管内侧缘外 7mm 垂直线交点，C_3 ~ C_6 侧块背面中上 1/4 水平线与中外 1/4 垂直线交点，C_7 侧块背面中上 1/4 水平线与中点垂直线交点稍偏上（图 2-4）。②进钉角度：C_2 矢状面内倾 30°，水平面上倾 20°，C_3 ~ C_6 矢状面内倾 40° ~ 45°，水平面与终板平行，C_7 矢状面内倾 40° ~ 45°，水平面与终板平行（图 2-5）。③进钉粗细和深度：3.5mm 骨皮质螺钉，进钉深度 18 ~ 20mm，进钉不超过 80%。颈椎侧块螺钉的置入方法：置入点位于关节突中点的内侧和头侧各 2 ~ 3mm 或内侧和头侧 1/3 处（图 2-6），克氏针头向前外侧倾斜 25°（图 2-7），并平行于关节突关节面（可用神经剥离子插入小关节内以确定倾斜的平面），螺钉长度 12 ~ 14mm。

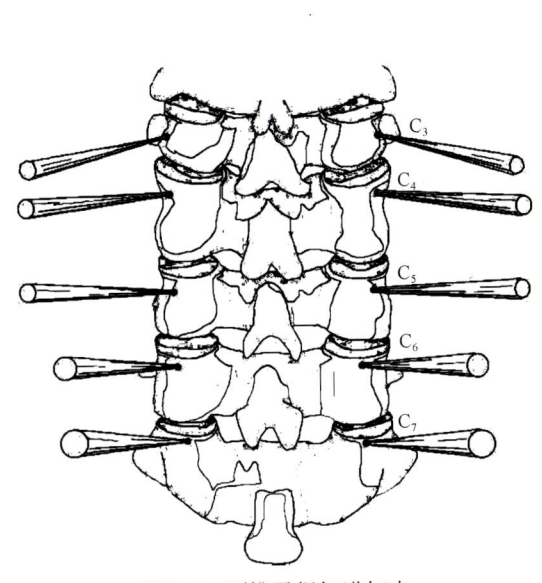

图 2-4　颈椎弓根钉进钉点

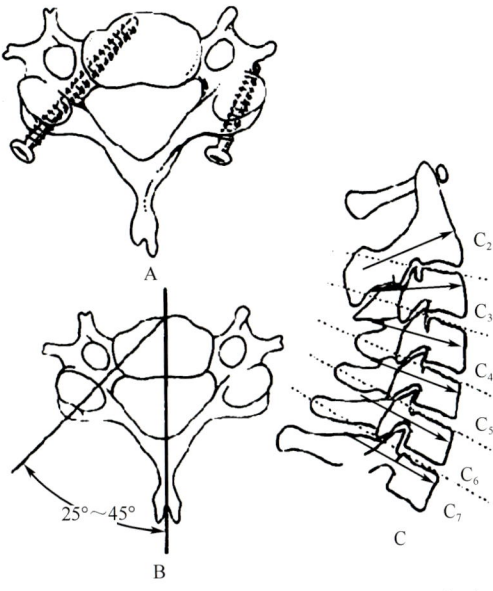

图 2-5　颈椎弓根钉置钉角度与侧块螺钉置钉角度的比较

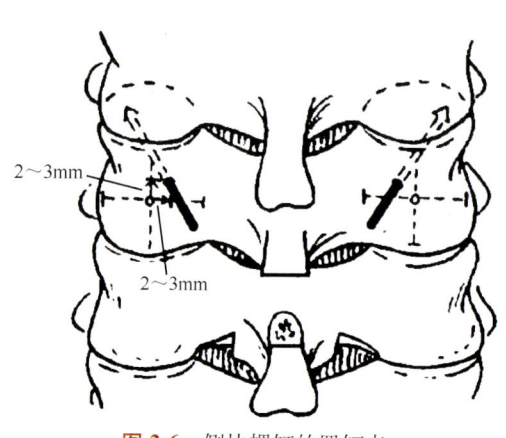

图 2-6 侧块螺钉的置钉点

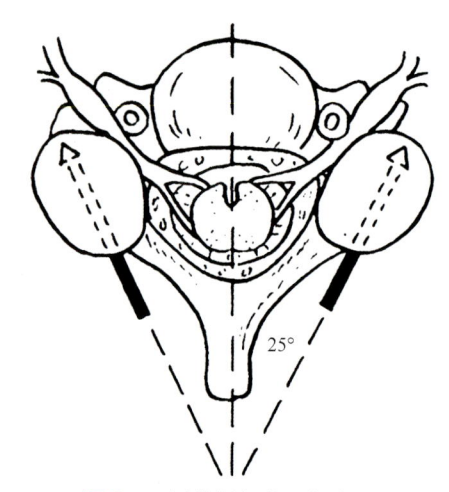

图 2-7 侧块螺钉的置钉方向

（3）椎板切除减压：由于应用常规方法切除椎板需反复向椎管内置入器械，OPLL 患者颈椎管矢状径已很小，很可能因手术操作而加重脊髓损伤。因此宜采用揭盖式椎板切除减压，即在椎板两侧、小关节突内缘做纵行条状切开，然后将椎板整块揭下（图 2-8）。这样置入器械仅限于椎管后外侧，此处为椎管后外侧间隙，即使严重椎管狭窄者仍有一定潜在空隙（图 2-9）。此种手术虽可达到满意减压，早期效果较好，然而术后可引起颈椎不稳及硬膜外瘢痕粘连或瘢痕收缩而再狭窄，使症状复发或加重。

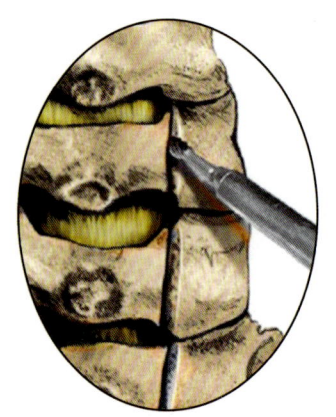

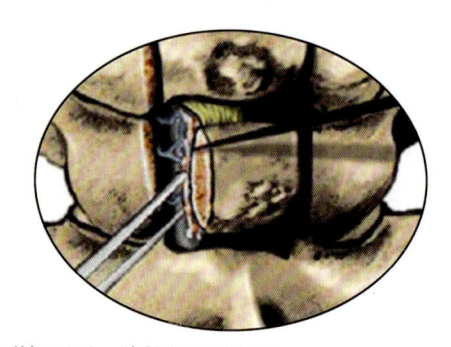

图 2-8 椎板两侧条形切开后，将椎板整块揭下

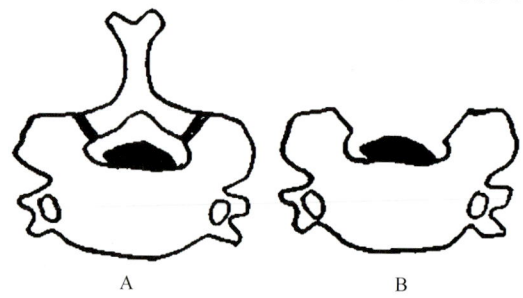

图 2-9 沿椎板边缘切开椎板（A）；整块取下椎板减压（B）

（4）将置入的椎弓根钉或侧块螺钉用连接棒连接，进行固定，然后用脑棉片和明胶海绵压迫或双极电凝充分止血，尤其是椎管内静脉丛的出血，止血一定要彻底，因为术后出血可以导致脊髓压迫和四肢瘫痪。放置引流管后，将筋膜间断缝合到棘上韧带上，然后分层缝合皮下和皮肤，闭合切口。

五、术后监测与处理

术后需密切观察神经功能。可用口服镇痛药控制疼痛,但需佩戴颈围保护2~3个月。3个月后可以从事体力劳动。患者将来的活动也不受限制。如果患者术前有较重的肌肉萎缩或功能障碍,进行颈部等长肌肉锻炼、上肢活动范围锻炼和肩带后侧锻炼是有益的。

六、术后常见并发症的预防与处理

1. 硬膜粘连　见于后路手术减压后,脊髓明显后移,若硬膜前方有粘连,则脊髓遭牵拉而受损伤。
2. 缺血再灌注损伤　颈椎管狭窄越严重,减压后颈髓反应性水肿越明显,出现颈髓损害症状反跳性加重。可应用脱水剂治疗。
3. 脑脊液漏　当粘连严重、分离或切除黄韧带时可能出现硬膜小破损,后路术中损伤硬膜,或切开硬膜再缝合,均可导致脑脊液漏。一旦发生,充分引流,可在颈后置砂袋,压迫数日后脑脊液漏停止。必要时手术探查,修补硬膜。
4. 切口感染　如发生术后切口感染,此时应切开引流,或置管持续冲洗,并应用有效抗生素。如处理及时得当,无内植物失败和骨髓炎发生。
5. 硬膜外血肿　患者凝血功能不良、手术中止血不彻底或术后引流不畅所致。一旦发生,应立即清除血肿,严密止血,更换更粗大的引流管。术后严密观察。
6. 术后肩部疼痛　多发生于颈椎后路术后,可能与术中扩大椎管时对神经根的骚扰或刺激有关。可采用保护神经药物、脱水剂、消炎镇痛药治疗,多数逐渐缓解。
7. 颈5神经麻痹　可能由脊髓膨胀及后移对神经根的拴系作用而引起,而非技术操作失误所致。可采用保护神经药物、脱水剂、激素冲击治疗。

第二节　开门式椎板成形椎管扩大术

开门式椎板成形椎管扩大术是目前治疗颈椎后纵韧带骨化较简单、安全,效果较好的方法,不受骨化后纵韧带部位、长度及宽度的限制。开门式椎板成形椎管扩大的术式较多,然而归纳起来不外单开门式、双开门式及Z形三种基本术式。以单开门式较简单、安全可靠,此种术式手术操作时仅在开门侧做一条状椎板切开时进入椎管,而此处是椎管后外侧间隙。在特别狭窄的患者,条状椎板切开尚可向外推移至关节突内侧部进行,关节突下为颈神经根,这样可进一步避免因手术操作而损伤脊髓。术后绞链侧骨性愈合后,成形范围内脊髓骨性保护装置依然存在,颈椎稳定性基本不受影响,大大减少了硬膜外瘢痕粘连或瘢痕收缩而再狭窄的发生,具体手术要点、难点及对策与第一章第二节类似,本节就不再赘述。

(华中科技大学同济医学院附属协和医院　雷　鸣)

参 考 文 献

Chang PY, Chang HK, Wu JC, et al. 2016.Differences between $C_3 \sim C_4$ and other subaxial levels of cervical disc arthroplasty: More heterotopic ossification at the 5-year follow-up. J Neurosurg Spine, 24(5): 752-759.

Fujimori T, Watabe T, Iwamoto Y, et al. 2016. Prevalence, concomitance, and distribution of ossification of the spinal ligaments: Results of whole spine CT scans in 1500 Japanese patients. Spine (Phila Pa 1976), 41(21): 1668-1676.

Hyun SJ, Kim HK, Kim KJ, et al. 2016. Posterior trans-dural repair of iatrogenic spinal cord herniation after resection of ossification of posterior longitudinal ligament. Asian Spine J, 10(2): 355-359.

Kashii M, Matuso Y, Sugiura T, et al. 2016. Circulating sclerostin and dickkopf-1 levels in ossification of the posterior longitudinal ligament of the spine. J Bone Miner Metab, 34(3): 315-324.

Katsumi K, Izumi T, Ito T, et al. 2016. Posterior instrumented fusion suppresses the progression of ossification of the posterior longitudinal ligament: a comparison of laminoplasty with and without instrumented fusion by three-dimensional analysis. Eur Spine J, 25(5): 1634-1640.

Kiran B, Sharma A, Prashant G, et al. 2016. A case report of rod migration into cerebellum through foramen magnum after lateral mass fixation of cervical spine. Acta Neurochir (Wien), 158(4): 741-744.

Koda M, Furuya T, Okawa A, et al. 2016. Mid- to long-term outcomes of posterior decompression with instrumented fusion for thoracic ossification of the posterior longitudinal ligament. J Clin Neurosci, 27: 87-90.

Koda M, Mochizuki M, Konishi H, et al. 2016. Comparison of clinical outcomes between laminoplasty, posterior decompression with instrumented fusion, and anterior decompression with fusion for K-line (-) cervical ossification of the posterior longitudinal ligament. Eur Spine J, 25(7): 2294-2301.

Sun LQ, Li M, Li YM. 2016. Prediction of incomplete decompression after cervical laminoplasty on magnetic resonance imaging: The modified K-line. Clin Neurol Neurosurg, 146: 12-17.

Takeuchi K, Yokoyama T, Numasawa T, et al. 2016. K-line (-) in the neck-flexed position in patients with ossification of the posterior longitudinal ligament is a risk factor for poor clinical outcome after cervical laminoplasty. Spine (Phila Pa 1976), 41(24): 1891-1895.

Zhuang QS, Lun DX, Xu ZW, et al. 2016. The circumferential decompression by posterior transpedicular osteotomy and segmental instrumentation with interbody fusion for thoracic ossification of posterior iongitudinal ligament. Zhonghua Yi Xue Za Zhi, 96(15): 1196-1200.

第三章 胸椎间盘突出症

概 论

根据统计资料显示,既往胸椎间盘病变依靠碘苯酯脊髓造影诊断,随着安全无创伤性的更先进的诊断技术如 MRI、CT 的出现,大家已对胸椎间盘突出的认识发生了改变。Awwad 及其同事在观察了 433 例患者脊髓造影后的 CT 扫描(CTM)后确诊 68 例患者患有无症状的胸椎间盘突出。Wood 及其同事报道了 40 岁以下无胸部疼痛症状的成年人 MRI 影像检查结果,发现胸椎间盘退变者达 55%;无症状者 37% 发生急性胸椎间盘突出,其中,40% 的椎间盘突出者为一个节段以上的多个椎间盘突出。此外,在未加选择的 368 例尸体的尸检中发现,有胸椎间盘突出者竟达 15.2%。由此可见,有许多人虽有胸椎间盘突出却无临床表现,这主要是由于这些患者的胸椎椎管矢状径较大,以致突出的髓核组织尚不足以达到压迫脊髓的程度。

此外,从解剖学上来看,胸椎独特的解剖特点和其承受上方体重的特殊性决定了胸椎椎间的活动性同颈椎和腰椎节段有所不同,胸椎节段运动的稳定性依靠胸廓的夹板样效应。小关节突关节的方向是主要决定可行运动的因素。胸椎的主要运动是少许扭转,和发生在腰椎的情况一样,当纤维环急性损伤时,屈曲和扭转负荷的结合力可致后部的髓核突出。基于这一观测结果,加上胸廓的夹板样效应及胸椎间盘高度较腰椎间盘低的特点就可以解释为什么胸椎间盘突出的发病率比腰椎间盘突出低。

一、病因

(一)基本病因

1. 胸椎间盘的退行性改变是基本因素　髓核的退变主要表现为含水量的降低,并可因失水引起椎节失稳、松动等小范围的病理改变;纤维环的退变主要表现为坚韧程度的降低。
2. 损伤　长期反复的外力造成轻微损害,加重了退变的程度。
3. 椎间盘自身解剖因素的弱点　椎间盘在成年之后逐渐缺乏血液循环,修复能力差。在上述因素作用的基础上,某种可导致椎间盘所承受压力突然升高的诱发因素,即可能使弹性较差的髓核穿过已变得不太坚韧的纤维环，造成髓核突出。

4. **遗传因素**　胸椎间盘突出症有家族性发病的报道，有色人种本症发病率低。

（二）诱发原因

在椎间盘退行性变的基础上，某种可诱发椎间隙压力突然升高的因素可致髓核突出。常见的诱发因素有增加腹压、身姿不正、突然负重、妊娠、重体力劳动、受寒和受潮等。

二、发病机制

1. **慢性劳损或损伤**　本病大多是由于慢性劳损或脊柱损伤所致。除姿势不正、被迫体位持续过久及弯腰过度等因素外，各种外伤如从高处坠下、摔倒多次、反复的脊柱扭伤等，均可引发本病。病程短者突出物多为弹性柔软的髓核组织；而病程长者，则突出的髓核大多随着成纤维细胞的包绕收缩而变得坚硬，亦可呈钙化或骨化的硬结并与后纵韧带粘连固定于椎节后缘，这常常是此病引起广泛的脊髓节段性损害的原因之一。

2. **胸椎退行性变**　尽管胸椎退行性变与年龄有关，且多见于中年以后，但本病的发病率并不与年龄成正比，因此椎节的退变是构成本病发病的病因之一。椎间盘退行性变时，髓核向后突，甚至破裂脱出，并在后期形成钙化。胸椎间盘突出症除自身的特点外，亦有与颈椎病或腰椎病相似的发病机制。脊柱椎间盘是人体器官中最早开始退行性变的一个，其退行性变从早期即表现为椎间盘变性、间隙变窄、节段不稳、韧带松弛、髓核突出或脱出、骨质增生，以及周围软组织钙化等一系列的病理过程。在此种情况下，如果再遇外伤甚至轻微的外伤，即可诱发本病。因此，本病有时也可发生在年纪较轻、椎间盘退行性变并不十分明显的患者。至于明显外伤情况下发生的胸椎间盘破裂、髓核突出，亦与其本身退变有关。根据统计资料，胸椎间盘突出症在下胸椎的发生率最高，亦表明椎节退变的作用。

3. **脊柱姿势的改变**　统计资料表明，在先天性或后天的驼背病例，其后凸畸形顶点部位的髓核易突出。当然姿势不正常是引起椎节退变的原因之一。

三、临床表现

（一）症状

1. **症状学基础及特点**　胸椎间盘突出症所引起的症状，主要来源于以下4种因素。

（1）机械性因素：由于椎间盘突出及椎间关节紊乱，直接造成具有典型力学特点的局限性背部疼痛，如卧床休息后疼痛减轻，活动后则症状加剧。急性胸椎间盘突出时可产生有胸膜炎症状特点的疼痛。

（2）根性因素：椎间盘突出可挤压根管神经出口处的脊神经根引起肋间肩胛带疼痛；高位胸椎间盘突出可引起Horner综合征。

（3）脊髓受压：当椎间盘组织直接压迫脊髓本身时将产生广泛的症状，从轻微的疼痛和感觉异常到明显的瘫痪，可出现尿失禁和下肢无力，且病情发展迅速。

（4）内脏症状：胸椎间盘突出可有多种多样的表现，易与心脏、肺或腹部疾病相混淆。同时，可有括约肌功能紊乱、大小便及性功能障碍；亦可出现神经营养障碍，下肢常有久治不愈的慢性溃疡等。有时患者可被误诊为神经官能症或癔症而长期误治。

2. 胸椎局部的一般症状 患者主要表现为椎旁肌紧张，严重者呈强直状；脊柱可有轻度侧凸，以及椎节局限性疼痛、压痛及叩痛。

3. 体征的差异性较大 视椎间盘突出的程度及椎管矢状径的大小不同，胸椎间盘突出症患者的体征存在很大差异。当对躯体进行仔细的浅感觉检查时可发现与受压节段相一致的明显感觉障碍平面。肌无力通常呈双侧性且可伴有直肠括约肌张力降低、脊髓长束征（如阵挛或Babinski征阳性等）。病程时间越短，上述体征越常见。胸椎间盘硬膜内突出罕有发生，这些患者通常出现严重的神经症状，包括截瘫。脊髓后柱的功能（位置觉和振动觉）受累较轻，大多能保留。这是因为脊髓被挤压部位在脊髓前柱；但病变后期脊髓后柱亦可同时受压而引起完全性瘫痪。

4. 胸椎间盘突出症的分型 本病有多种分型方式但常用的有3类，现分述于后。

（1）依据发病急缓分型

1）急发型：指在数天甚至数小时以内急骤发病并引起神经症状者，其中病情严重的病例甚至可以出现瘫痪。其中半数患者有外伤史。

2）缓发型：系慢性逐渐发病，大多因椎节退变所致，患者在不知不觉中出现症状，并逐渐加重，晚期亦可引起瘫痪。

（2）依据症状的严重程度分型

1）轻型：指影像检查显示胸椎间盘突出，但临床症状轻微，甚至仅有一般的局部症状者。

2）中型：有明显的临床症状，除椎节局部疼痛及叩痛外可有根性刺激症状或脊髓症状；MRI检查可清晰地显示阳性所见。

3）重型：主要表现为脊髓或圆锥受压症状，甚至出现完全性瘫痪。其中半数发病较急，尤其是年轻患者。

（3）依据病理解剖分型

1）侧型：胸椎椎管狭小，故髓核易向压力较低的侧后方突（脱）出。因此，在临床上以侧型为多见。此型主要表现为单侧神经根受压，患者出现根性症状而无明显的脊髓症状。胸段的脊神经根在椎管内经过的距离甚短，仅2～5mm，一旦受压，可因感觉神经支和交感神经支的受累而引起剧烈的疼痛。

2）中央型：此型椎间盘向正后方突出，以脊髓受压为主并出现或轻或重的运动功能障碍，以及疼痛和感觉异常。其产生机制主要是：

A. 脊髓直接遭受压迫：是临床上最为多见的原因。

B. 脊髓血供障碍：主要是突出物直接压迫脊髓前中央动脉所致。因脊髓的血供属终末式，侧支循环甚少，所以一旦血供障碍，即可招致急性截瘫。此时脊髓多呈横贯性损害。

C. 当T_{11}～T_{12}椎间盘突出压迫脊髓圆锥和马尾时，患者除有胸椎疼痛及放射至下肢的疼痛外，括约肌功能亦同时紊乱，以致在表现感觉、运动功能障碍的同时，大、小便功能及性功能均受累；抑或是仅仅表现为马尾受压的症状。此型在临床上较为多见。

并发症：当脊髓受压严重时可并发下肢瘫痪，当脊髓血供障碍时，可并发急性瘫痪，亦可有括约肌功能紊乱，大、小便及性功能障碍。

四、诊断

由于本病较为少见，且患者以局部一般症状或神经症状为主来诊。前者常被诊断为胸背部纤维织炎等一般性疾患而在神经内科诊治。因本病的误诊率较高，所以为防止或减少这一现象发生，每位临床医师均应对本病有一个较全面的认识。

在临床上，对本病的诊断主要依据以下3点：

1. 病史　可急性发病亦可缓慢发生，且症状轻重不一，应全面了解包括既往的检查及治疗概况等。

2. 临床表现　由于患者个体椎管矢状径大小不一，其症状差异亦较大，从一般局部隐痛到下肢完全瘫痪均可发生。因此，对此类患者均应注意认真检查以求及早发现。

3. 检查　主要为影像学检查，包括X线检查、脊髓造影、CT及MRI检查。

鉴别诊断：本病早期，在MRI影像结果显示之前，除需要与胸腰椎各种疾患进行鉴别外，主要应与神经内科许多涉及胸段脊髓或脊神经根的疾患加以区别。为此应当强调：全面认识本病，及早行MRI检查，不仅是为了诊断，而且，MRI也是对本病进行鉴别诊断的最佳手段。

五、检查

1. 影像学检查

（1）X线检查：以胸椎常规的正位和侧位X线平片为首选；据报道20%～50%的胸椎间盘突出症患者在椎管内有钙化的椎间盘。

（2）脊髓造影：用大剂量的水溶性造影剂行脊髓造影术的同时，用CT扫描，是一种更准确的优良诊断方法。如不先行脊髓造影而直接用CT检查，将会弄错受损脊髓的准确节段。但目前大多数学者均认为此种损伤性检查应被MRI检查取代，因为后者也是一种纵向观察估测整个胸椎椎管的方法。

（3）CT及MRI检查：凡疑及本病者均应及早行MRI检查。作者发现，MRI检查是本病早期诊断及获取及时治疗最为有效的措施。此外，脊髓造影及CT检查等虽对本病的诊断亦有一定帮助，但其确诊率不如MRI检查，因此切勿作为首选检查项目。目前已较少选用或仅作为参考。

2. 其他检查　包括肌电图和体感诱发电位等，对诊断胸椎间盘突出症多无帮助。

六、治疗

1. 胸椎间盘突出症的非手术疗法　主要用于轻型病例，尤其是年迈体弱、髓核已经钙化或骨化无再移位发展可能者。其主要措施包括以下内容：

（1）休息：视病情而选择绝对卧床休息、一般休息或限制活动量等。前者主要用于急性期患者，或是病情突然加剧者。

（2）胸部制动：因胸廓的作用胸椎本身活动度甚微，但为安全起见，对活动型病例可辅加胸背支架予以固定，此方法对病情逆转或防止恶化具有积极意义。

（3）对症处理：包括口服镇静药、外敷镇痛消炎药膏理疗、活血化淤类药物及其他有效的治疗措施等，均可酌情选用。

2.手术治疗　非手术治疗无效，患者神经症状明显的，则需考虑手术治疗。

第一节　经肋骨横突切除入路胸椎间盘切除术

一、适应证

1.外侧性椎间盘突出，且突出的髓核组织没有形成较大的钙化灶。但对于中央型和旁中央型的胸椎间盘突出来说，由于术野和视野角度的限制，若要彻底切除椎间盘则很难避免不对脊髓造成牵拉和干扰，即存在着损伤神经的风险，故建议不选用此入路。

2.神经功能障碍，如下肢轻瘫。

3.疼痛，特别是放射性神经根痛。

二、禁忌证

1.巨大的中央型椎间盘突出，突出的髓核组织形成较大的钙化灶，引起明显脊髓压迫，导致严重神经功能障碍。

2.年老体弱，无法承受手术者。

三、术前准备

除一般手术的常规准备外，术前要有详尽的影像学资料，能够清晰显示胸椎间盘突出的位置，以及有无钙化。并且能够定位病变水平和肋骨计数以便在术中正确地切除肋骨。

麻醉：气管内插管全身麻醉。

监测：术中用体感和运动诱发电位监测，并在手术开始前调好基线参数。

四、手术要点、难点及对策

1.患者俯卧于加垫的脊柱手术架上（图3-1）。

2.以病变节段为中心，在棘突旁3～4cm处，平行于棘突，做纵行切口或凸向外侧的弧形切口。切口的上、下端，至少应包括病变椎体上、下各一个椎体，术中也可根据需要适当延长（图3-2）。做切口前，皮内、皮下组织注射1∶500 000肾上腺素液，以减少出血。

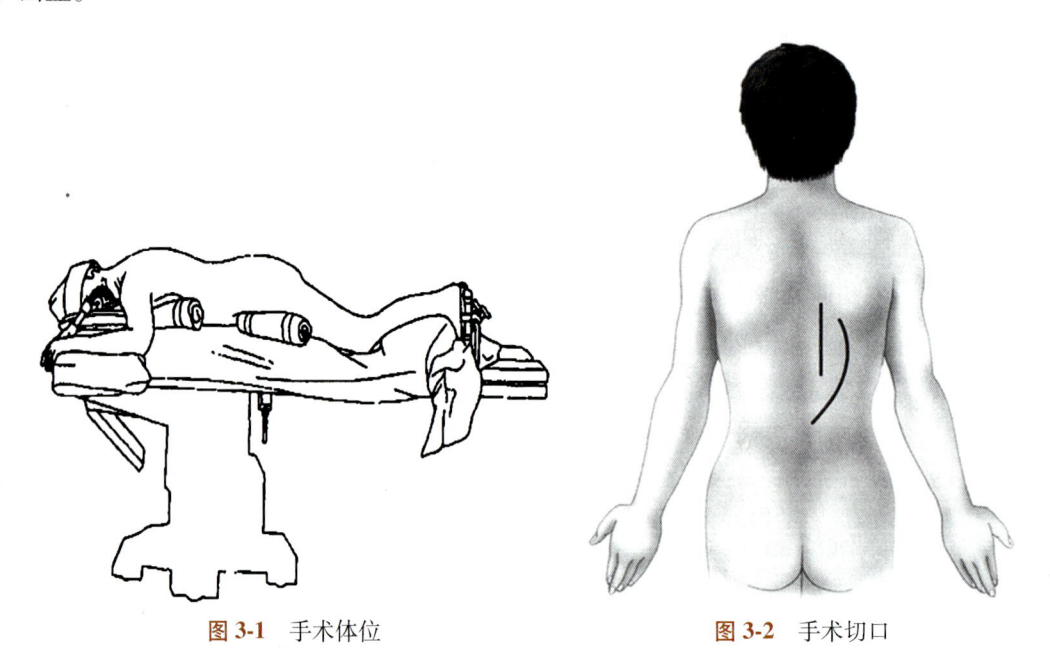

图3-1 手术体位　　　图3-2 手术切口

沿皮肤切口线切开皮肤、皮下组织及深筋膜，向两侧牵开，按切口方向，使用电刀切开上方的斜方肌和下方的背阔肌，然后切开深层的肌肉，显露骶棘肌（图3-3）。分开骶棘肌露出横突尖部和肋骨后段（图3-4）。

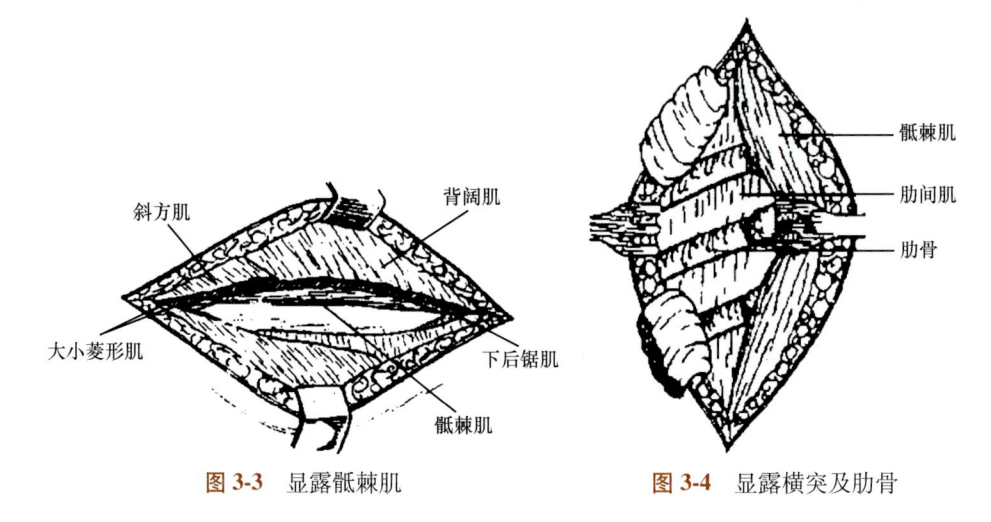

图3-3 显露骶棘肌　　　图3-4 显露横突及肋骨

3.肋骨的显露与切除：先找出与病变椎体相应的一个横突。用电刀切断附着于病变椎体横突周围的短小肌肉，即肋提肌、半棘肌和多裂肌，并切开肋横突关节囊及其韧带，再用骨膜剥离器剥离横突周围软组织，随即用咬骨钳将横突大部分咬掉，即可显露肋骨。

用骨膜剥离器将显露的肋骨上所有的附着肌肉均做骨膜下剥离。剥离深面骨膜时应避免损伤胸膜。用肋骨剪切除长4~6cm的后段肋骨，修平肋骨断端，以免刺破胸膜。

然后，用带齿钳夹住肋骨颈，边扭转，边用骨膜剥离器紧贴肋骨颈剥开肋骨头周围的韧带并撬动肋椎关节，即可取出肋骨头及肋骨颈部。这样方可抵达椎体。在显露过程中，要注意始终保持在骨膜下、胸膜外，同时注意保护肋间神经血管束。

4. 在切横突时易损伤肋间动脉后侧分支，若不慎损伤动脉破裂出血，可用电刀止血或干纱布压迫止血；切除肋骨后，于肋间肌束中找出肋间神经和肋间动、静脉，分别予以结扎切断。

5. 用手指触摸及分离　将壁胸膜推离椎体，小心进入胸膜后间隙。要避免进入胸膜腔，小心地钝性分离是重要的。

进入胸膜后间隙时，用拉钩牵开胸膜和肺，显露出椎体；贴近椎体用骨膜剥离器沿椎弓根和椎体前方将附于椎体的韧带等组织推向前外侧，向外侧牵开胸膜，注意须贴近椎体进行，以免损伤胸膜、大血管和器官。结扎节段血管，显露椎体和椎间盘。

6. 沿肋间神经向近端找到椎间孔，肋骨头切除后沿神经血管束到达椎间孔，该部位要小心操作，避免发生出血和术后肋间神经痛。用枪状椎板咬骨钳切除胸椎上、下小关节突，扩大椎间孔，可显露椎间盘、相应的椎体后缘及部分硬膜囊，小心剥离硬脊膜与突出椎间盘之间的粘连，切除突出的椎间盘组织。用薄而刃的细小骨刀或磨钻切除钙化的残余的椎间盘，清除周围的骨赘，直至减压彻底。也可在手术时切除该侧椎板、椎弓根和小关节进行扩大显露。不必进行融合，除非切除部分超过一个小关节。

7. 创口关闭前，往切口内注入生理盐水，检查胸膜的完整性，小的胸膜缺损可直接缝合，较大的缺损需胸腔切开置管。留置伤口负压引流管，常规逐层缝合关闭切口。

五、术后监测与处理

预防性应用抗生素3~5天，24~48小时拔出引流管。允许术后活动，但应避免剧烈的运动，直至伤口完全愈合。术后6周MRI复查了解椎间盘切除处有无残留碎片，以及脊髓减压情况。

六、术后常见并发症的预防与处理

1. 术中出血　可发生大量的出血，特别是在没有结扎或牵开肋间动脉就切除肋骨头的时候。通常在切骨之前应结扎肋间动脉和神经以增加显露，减少出血。若发生节段性肋间动脉出血，需立即重新予以结扎或电灼止血。在切除椎体骨松质后会有大量出血，可以应用骨蜡和明胶海绵进行止血，在术中应用自体血回输装置和足够的血液产品来替代丢失的血液。

2. 术中硬脊膜破裂脑脊液漏　若裂口较小，可填以可吸收明胶；若破损较大，则应尽可能地进行缝合修补。有时需扩大切除骨性结构，以便有足够的空间进行破损硬脊膜的缝合修补。

3. 术中脊髓或神经根损伤　胸椎间盘突出与腰椎间盘突出明显不同，腰椎管内容纳的是马尾和硬膜，马尾漂浮在脑脊液内，当用神经拉钩牵拉时，马尾神经有缓冲的空间。而胸椎椎管内容纳的是脊髓实质，脊髓无缓冲的空间。因此，做胸椎间盘突出手术时，仅能使用神经剥离子小心剥离，禁止使用神经拉钩随意牵拉和推移脊髓，否则将导致脊髓损伤，发生灾难性后果。一旦发生，可予以脱水剂、激素和神经营养药物等。术后积极进行有关康复功能练习。

4. 胸膜损伤　在切除肋骨头时易发生胸膜损伤。因此，切除肋骨头时要沿着骨膜下小心剥离。一旦发生胸膜损伤，由麻醉师将肺吹起，立即修补胸膜。如在手术中听到吸气声或见到胸膜上的裂口大，则需在手术结束前做胸腔闭式引流。

七、临床效果评价

胸椎间盘突出症发病率较低，早期缺乏典型的临床表现，临床医师对本病早期诊断容易忽视，误诊或漏诊率较高。对于胸椎间盘突出症，如能早期诊断、及时治疗，一般都能取得较好的疗效。

由于胸椎椎管较狭小，脊髓在胸段较为固定，因而一旦有椎间盘突出较易发生神经根刺激症状和脊髓压迫症表现。因此胸椎间盘突出症原则上只要表现出脊髓损害征象即应尽早手术。

在很长一段时期中，后路椎板切除减压，尤其是同时行髓核摘除术被认为是胸椎间盘手术的唯一有效的方法，但随着时间推移，手术对脊髓造成很大损害的事实受到越来越多的学者重视。这是因为胸椎椎管狭小，加之胸段脊髓较为固定，要想从后路暴露椎间盘，必须牵拉脊髓，由此必然对脊髓造成损害，以致造成手术效果不佳甚至术后加重的后果。

目前经肋骨横突切除入路胸椎间盘切除术已广泛成功应用于胸椎间盘突出症的治疗，因为采用肋横突切除入路，更直接地显露突出的胸椎间盘和受压的硬膜囊，避免了对脊髓的直接牵拉性操作和挤压脊髓，同时减压较彻底。而且对脊柱稳定性影响小，手术野显露清楚，为治疗本病较好的手术方法。

该术式目前多用于外侧型胸椎间盘突出的患者。但该术式损伤较大，易引起术后腰背痛。且摘除巨大的中央型椎间盘突出和较大的硬突出时有一定的困难。

第二节　经前入路胸椎间盘切除术

一、适应证

1. 广泛用于 $T_4 \sim T_{12}$ 的胸椎间盘突出，尤其是在切除中央型椎间盘突出及伴有钙化、骨化时，优点更为突出。

2. 胸椎间盘突出胸背疼痛剧烈者。

3. 患者出现脊髓压迫症状。

4. 仅有神经根症状，经 6 个月以上的保守治疗无效或加剧者。

二、禁忌证

1. 全身情况差，或合并有重要器官疾患，不能耐受手术创伤者。
2. 有严重心、肺疾患，术中、术后可能出现严重并发症者。
3. 伴有胸腔内感染，或严重而广泛的胸膜粘连。
4. 其他进入胸腔手术的禁忌证。

三、术前准备

术前拍胸部 X 线片了解是否有肺炎、胸膜粘连性疾病等；行心、肺功能，血气分析等检查，排除手术禁忌证。胸椎由于生物力学特点及胸廓的保护作用，一般不易遭受创伤，如有损伤，多较严重或为病理性，故术前必须明确是否伴有其他部位疾患及损伤，调整好患者的一般情况。准备胸腔负压引流管、水封瓶等。

麻醉：手术采用气管内双腔插管全身麻醉，便于术中单肺通气。

四、手术要点、难点及对策

1. 患者取侧卧位，术侧在上（图 3-5）。通常选择左侧前入路，这使手术操作更容易进行。充气体位垫有助于维持患者体位，可调整手术床以增加显露。手术侧下肢伸直，对侧下肢关节屈曲，两腿之间垫一软枕以防压伤。手术侧上臂伸向前上方并固定，以利于显露肩胛骨的覆盖区。对侧腋部垫以薄枕，避免腋动静脉和臂丛神经受压。

2. 应根据病变椎体的位置选择预定切除的肋骨，作为入路。通常沿拟切除椎间盘高 2 个节段的肋骨做切口进入。选择切口位置时也要参考正位 X 线片。

图 3-5 手术体位（后面观）

去除高于病变部位 2 个节段之肋骨的经胸腔入路，最高可用于 T_5，经胸做 $T_2 \sim T_5$ 椎间盘切除，最好切除第 3 肋或第 4 肋，并切断前锯肌、斜方肌在肩胛骨的附着点，提起肩胛骨。而 $T_1 \sim T_2$ 椎间盘入路最好起自颈部，劈开胸骨。

3. 切口起始于竖脊肌外缘，沿肋骨方向向前至腋前线。逐层切开皮肤、皮下组织和深筋膜，然后逐层切开肌肉，显露需切除的肋骨，骨膜下剥离分离肋骨。用电刀沿肋骨走向在肋骨的上缘切开肋骨骨膜，用骨膜剥离子推开。

剥离肋骨骨膜上缘时宜由后向前推，剥离下缘时则要从前向后推，避免损伤肋间血管和神经，并且注意确认和保护肋骨下缘的肋间神经，它可协助定位直通椎管的椎间孔。

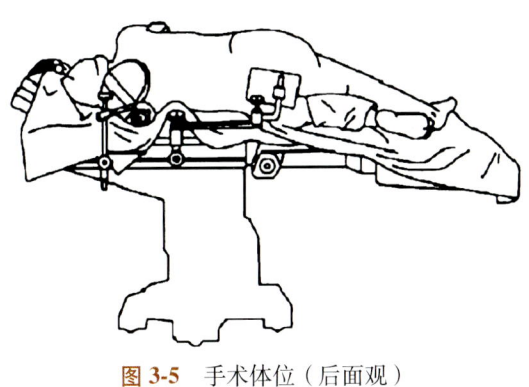

4. 游离肋骨后，从肋横关节和肋椎关节处做关节离断，切除肋骨，并将其包在生理盐水纱布中，留作植骨材料用。肋骨床得到充分显露，其下可见肺脏活动（图3-6）。

5. 切开肋骨床及壁胸膜后，随着空气进入胸腔，负压消失，肺脏自行塌陷，以盐水纱垫保护切口两侧软组织，用开胸器慢慢撑开切口，撑开时动作要轻柔，以免造成肋骨骨折。将大块生理盐水纱垫覆盖于肺的表面，用大S拉钩向中线牵开，然后即可显露胸腔后壁胸膜，贴着胸膜即可触到胸椎椎体与肋骨横突。纵行切开椎体旁胸膜，显露肋间血管，并将其结扎、切断。再将后胸膜向两侧推开，显露胸椎椎体、椎间盘（图3-7）。

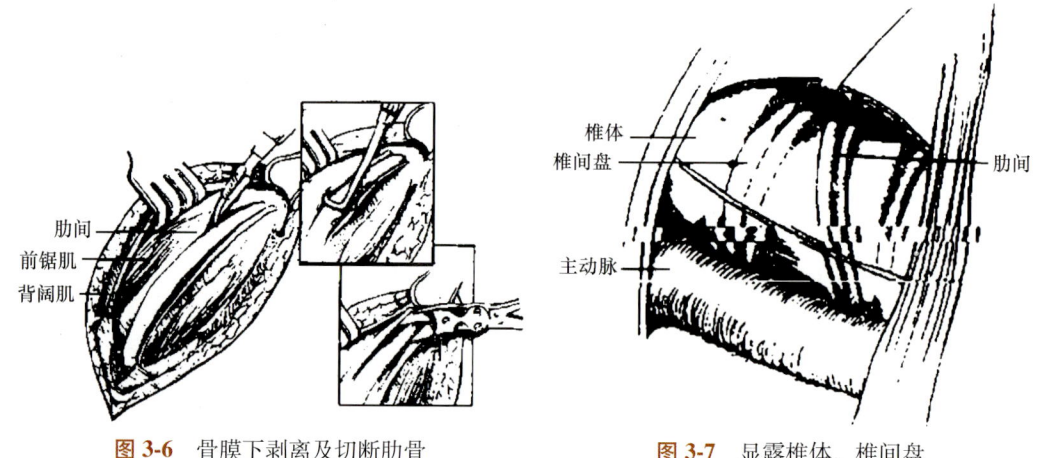

图3-6 骨膜下剥离及切断肋骨　　**图3-7** 显露椎体、椎间盘

6. 由于该手术无法看到椎间盘是否突出，辨识并确认相应手术节段尤为重要，定位方法包括参照所切除的肋骨和对应的椎节来确定正确的手术节段；还可通过术中透视或摄片进行手术定位。通常情况下，需将上述方法结合起来进行推断。

7. 于胸椎椎体侧方，椎间盘通常外观更白、更突起，而节段血管则横行于两侧突起的椎间盘之间构成的椎体中部，切开覆盖于其上的壁胸膜，并将其向两侧推开，分离、结扎并切断横跨椎体中部的节段血管，上下位两节椎体的节段血管均需处理。

结扎胸椎椎体节段动静脉应在主动脉和椎间孔的中点。避免太靠近主动脉，也不能太靠近椎间孔以防止椎间孔处节段动脉之间的循环支损伤而影响脊髓血供。

8. 先切除椎间盘及软骨板大部，然后切除相邻的椎体后角，即上位椎体的后下缘和下位椎体的后上缘，深达椎管对侧壁。于椎间盘纤维环在椎体上、下附着点以远切断椎体后壁，用窄骨刀或配合应用长柄刮匙，将部分椎体后壁连同椎间盘组织由后向前切除或刮除，用刮匙刮除残存椎管内的椎间盘或骨赘，直至后纵韧带或硬脊膜完全清晰地显露出来。

9. 在切除椎间盘后，剥离终板上的软骨。将剪下的肋骨植于两椎体间。并于植骨处前方的椎体间隙中填入碎骨。于植骨处后方的椎体间隙中填入明胶海绵覆盖硬脊膜及止血。于两椎体间安放螺钉和固定棒并加压固定。

10. 手术完毕，冲洗时检查肺脏有无破损，如果有明显冒泡现象则需要缝合破口。放置胸腔闭式引流管。按常规方法逐层缝合伤口（图3-8）。

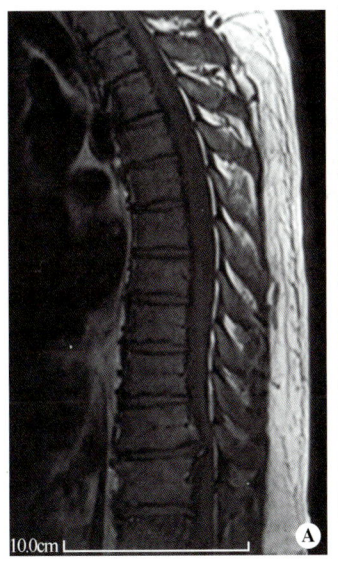

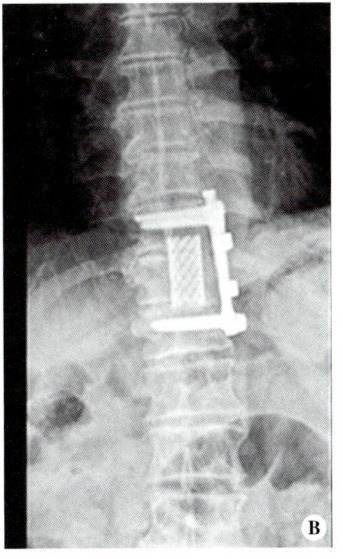

图 3-8　T_{10} ~ T_{11} 椎间盘突出行前入路手术治疗前（MRI）和治疗后（X线）图像

五、术后监测与处理

预防应用抗生素 3 ~ 5 天；密切观察胸腔引流量及性状，若 24 小时内胸腔闭式引流量小于 100ml，拍摄胸片核实无误后可去除胸腔闭式引流管。术后 7 天复查胸椎 X 线平片，了解椎间植骨和内固定情况，并开始下床活动。禁止脊柱在任何位置做过伸活动。如果对植骨的稳定性有疑虑，应使用支架或石膏防止脊柱过伸。

六、术后常见并发症的预防与处理

1. 术中出血　是胸椎前路手术最常见的并发症，由于脊柱区域血供丰富，血管间吻合较多，加之对骨松质不易止血，因此，脊柱手术出血较多。术中，若为节段血管出血，需立即重新予以结扎或电灼止血。若为椎管内静脉丛出血，可填以可吸收明胶压迫止血。若为骨壁渗血，则可用骨蜡涂抹进行止血。胸内血管也可能会发生损伤而出血，由于奇静脉和半奇静脉很容易损伤，结扎即可。但如果出现肺血管损伤，应压迫止血并紧急请胸科或血管外科医生协助处理，不要试图自己解决。

2. 神经损伤　脊髓、神经根及硬脊膜损伤，多因术者操作不熟练或粗暴操作时，在术中常有发生。因而要求术者熟悉局部解剖、仔细分离。未看见相关解剖标志前切勿盲目动作。若发生硬脊膜破裂脑脊液漏，则应尽可能地进行缝合修补。有时可能需要扩大切除骨性结构，以便有足够的空间进行破损硬脊膜的缝合修补。若发生神经根或脊髓损伤，则应予以脱水剂、激素和神经营养药物等。术后积极进行有关康复功能练习。

3. 其他器官损伤及异物遗留　胸椎前路手术可出现胸导管、食管等损伤，往往因术者解剖不仔细，操作不细致所致。异物遗留只要术毕仔细清点术中所用物品，即可以避免。

4. 肺部并发症　如术后气胸、胸腔积液或乳糜胸等，可行胸腔闭式引流术。

5. 术后感染　术后局部或全身感染的发生与患者免疫力下降，术中无菌措施不力，术后抗感染不足有关。因此，术前全面评估，手术严格消毒，术后密切观察，增强免疫力。加强围术期抗感染是防治术后感染的重要因素。亦可出现植骨深部感染，是严重的并发症，治疗时间长，疗效差。

七、临床效果评价

胸椎间盘突出症原则上只要具备相应临床表现和影像学依据就可考虑手术，一旦出现神经功能损害则应尽早手术。鉴于胸段脊髓特有的解剖学特点，手术风险相对较大，因此选择合适的手术入路以尽可能地减少对脊髓及神经根的牵拉刺激显得格外重要。

目前手术方法较多，后路椎板切除减压由于未去除压迫脊髓的直接病因，加之胸段脊髓向后退让的余地不大，术后效果往往不理想。若试图从后路行胸椎间盘切除，则必须牵拉脊髓才能完成，常常进一步加重脊髓损害，因此该术式有高度危险性，临床上已渐被淘汰。侧后方入路尤适用于外侧型椎间盘突出，但对于中央型或旁中央型同样存在牵拉脊髓的风险，同时破坏小关节，对脊柱稳定性的影响较大，术后易出现并发症，故应慎重采用。

经胸腔侧前方减压治疗胸椎间盘突出症，取得良好的效果，此术式安全、有效，其优点是手术野开阔清晰，操作方便，对脊髓无牵拉，尤其在切除中央型突出的椎间盘及存在钙化、骨化时，优点更为突出；直接进行减压，避开经神经孔流向脊髓的血管，减少对脊髓血供的影响，因此减压安全。

经胸腔侧前方对脊髓进行减压的同时，在病变节段上下相邻椎体间进行支撑植骨配合前路内固定，可有效增加脊柱融合节段的稳定性，提高力学强度，促进椎间植骨融合。但此术式手术创伤大，干扰心肺功能，术中、术后可能有一系列并发症。T_4以上的椎间盘突出由于位置较高，以及心脏血管的干扰，不适宜采用此入路。

第三节　胸腔镜下胸椎间盘切除术

一、适应证

1. 适用于胸椎间盘突出导致脊髓和脊神经压迫的患者，对于根性疼痛，即使病程很长，神经减压的效果仍很好。

2. 经保守治疗后，肌力、感觉和大小便功能异常逐渐加重，影像学检查发现同这些症状相一致者。

3. 长期存在脊髓病变，脊髓病变感觉平面和胸椎间盘突出节段相一致者。

4. 单节段胸椎间盘突出或退变，机械性疼痛而没有神经损伤症状，经6～12个月的治疗仍有严重残疾性疼痛，严重影响日常生活者。

二、禁忌证

1. 无法进行选择性插管（如气管狭窄、患者<5岁、气管支气管肿瘤、先天性气管支气管狭窄或发育不全）。
2. 有肺部或肺实质性疾病，不能耐受单肺通气者。
3. 严重或急性呼吸功能不良者。
4. 严重胸膜粘连者。
5. 其他进入胸腔手术的禁忌证。

三、术前准备

术前需要进行全面体格检查，明确患者的功能状态和耐受力，以及患者的吸烟史、胸部手术史、结核病史、慢性和急性肺脏病史（尤其是肺炎、胸腔积液、肺创伤和肋骨骨折的病史）。认真测定肺功能多项指标，有哮喘或肺气肿者，应在手术前改善其肺功能。

尽量选用左侧卧位，可避开心脏、食管、主动脉等重要结构，以减少并发症产生。术前应做脊髓血管造影，以避免损伤Adamkiewicz动脉引起脊髓供血障碍。胸腔镜下手术（VATS）术前常规准备。

麻醉：全身麻醉，双腔气管插管以便术中单肺通气。

监测：除监测动脉血气外，单肺或双肺通气时，应通过持续监测二氧化碳描记图来确保通气正常。

四、手术要点、难点及对策

1. 患者取侧卧位，左侧或右侧卧位取决于病变的节段和位置。肋缘下置一软垫，以利于牵开手术侧肋间和椎间隙。

2. 在C形臂X线机监视下定位，用消毒荧光笔标记病变水平和胸腔镜套管位置。根据病变范围选择3～4个手术通道，通常在腋后线第7肋间插入第一个套管针（图3-9）。

消毒后，做1～2cm皮肤切口插入套管和胸腔镜。用电刀切开皮下组织、肋间肌，到达胸腔。切口位于肋骨上缘，以避免损伤肋间神经血管。切口周围应彻底仔细止血，因为即使少量的血渗出到内镜套管也会干扰视野。置入直径10mm的套管，然后通过套管插入10mm的30°内镜，用0°和30°的镜子直视观察椎间隙，以免视野被手术器械干扰。

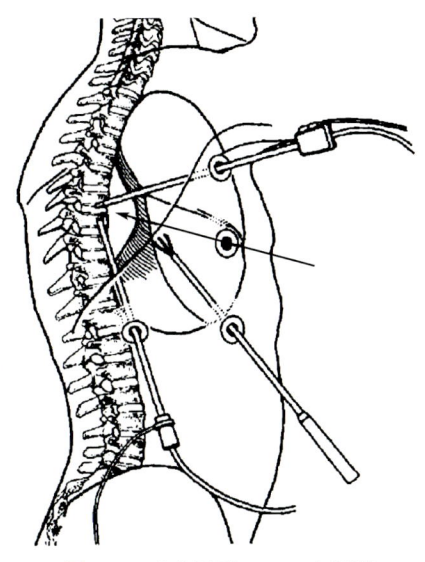

图3-9 手术需要3～4个通道

置入胸腔镜后，先看到萎缩塌陷的肺脏。在胸腔镜监视下分别在头侧和尾侧继续做其他通道。

3. 确认脊柱的解剖位置和椎间盘切除的节段。置入套管和胸腔镜后，将肺从脊柱牵开，从胸腔内计数肋骨数目，以帮助椎间隙定位，为验证定位的准确性，可在椎间隙插入定位针并进行术中透视。

在相应椎间隙、近端肋骨和相邻节段血管的侧面，胸膜边缘折叠处，切开并游离近端肋骨和椎间盘表面的胸膜，推开胸膜显露椎体。保护并游离术野节段动脉、交感神经。

4. 为进入椎管，需切除病变处的肋骨头及近端 2～3cm 肋骨，暴露椎弓根，椎弓根是确定椎管外侧界的关键性标志。将血管神经束、肋间肌、肋横韧带和肋椎韧带与肋骨分离，横断肋骨。肋骨切除后，切除同侧椎弓根显露硬膜，尽早识别硬膜，有利于看到椎管前外侧缘，在随后的操作中，可始终确定脊髓的位置。

5. 去除椎间盘间隙之尾侧椎体的上、后部分，以便能安全地去除椎间盘组织，可将椎间盘组织拉向前方和下方，从而离开椎管而被切除。从入口插入内镜手术器械，去除椎间盘后侧部分和后纵韧带，为了维持稳定性，将骨和椎间盘的切除区限制在椎间隙的后 1/3 和肋椎关节区。

6. 脊髓减压后，透视检查切口深度。然后止血，抗生素液冲洗胸腔，洗净椎间盘和骨碎屑，按常规做闭式胸腔引流，引流管插入有负压的水封瓶中，常规缝合切口（图 3-10，图 3-11）。

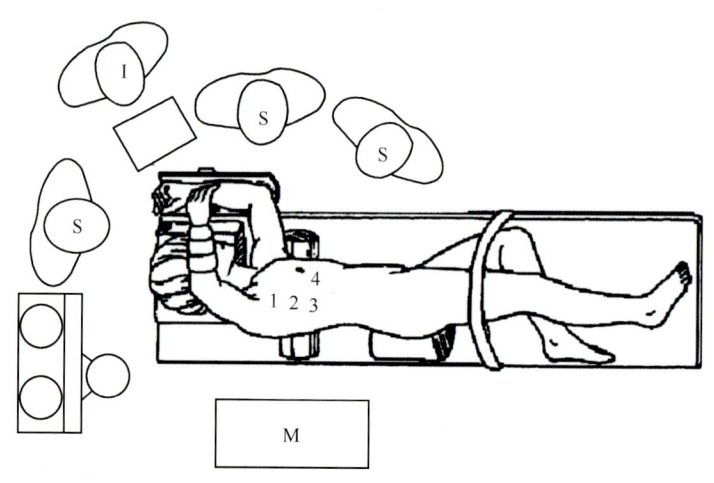

图 3-10 胸腔镜手术时患者的体位和手术室的设置

医生（S）和器械护士（I）站在患者的前面，监视器（M）位于其背后，"工作通道"（1、2、3）向脊柱汇聚，光学系统（4）的通道位于腹侧

[摘自 Rosenthal D, Rosenthal R, Simone A. 1994. Removal of a protruded thoracic disc using microsurgical endoscopy. A new technique. Spine, 19（9）: 1087-1091]

五、术后监测与处理

严密观察生命体征及两肺呼吸音改变，气管排痰情况及血氧饱和度情况；术后，通常

在手术室拔出气管插管；如果患者肺复张不全或呼吸道分泌物过多，应保留插管并进行机械通气，促进肺复张并吸出呼吸道分泌物，防止分泌物吸入。

监测胸腔负压引流瓶的引流量、颜色和水柱波动情况，胸腔引流管应留置至引流量小于100ml/d，引流量减少后，检查引流管有无气体逸出，如果没有气体逸出，可以拔出胸腔引流管。拔出引流管后，如患者行走良好就可以出院。

监测是否出现神经损伤症状和体征，加强术后功能锻炼。

六、术后常见并发症的预防与处理

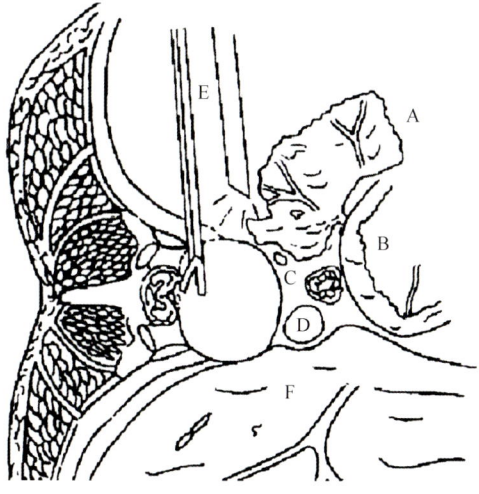

图 3-11 内镜下胸椎间盘切除术（T₆平面的水平断面图）

患者取左侧卧位

A. 右肺（已萎陷）；B. 心脏和心包；C. 食管；D. 主动脉；E. 钳子及内镜；F. 左肺

（摘自 Rosenthal D, Rosenthal R, Simone A. 1994.Removal of a protruded thoracic disc using microsurgical endoscopy. A new technique. Spine, 19（9）：1087-1091）

1. 椎间隙定位错误 术前摄片定位病变部位，术中透视或摄片定位，或内镜下直接计数肋骨，确定病变部位，可以避免病变水平定位错误。

2. 肺部并发症 如乳糜胸、持续性气胸、肺不张、肺损伤等并发症有时可发生。肺不张与术中单肺通气有关，术中每小时复张肺 5～10 分钟，术后间歇正压通气和鼓励呼吸，都可以将术后肺复张不全程度降低到最小。引流量减少后，立即拔出胸腔引流管，以减轻胸膜疼痛、促进深呼吸。

持续性气胸提示肺气体逸出、胸腔引流管位置不对，或胸腔引流管胸壁造口关闭不严；如果因肺气体逸出而导致气胸，持续吸引没有改善，常需要再手术修补肺部裂口或硬化治疗。内镜直视下插入所有套管（尤其是插入位于第 7 肋间水平以下的套管时），是预防肺损伤或器械穿透膈肌损伤肝或脾的方法。

3. 神经并发症 切除肋骨时，骨膜下剥离以保护肋间神经；另外，去除椎管致压物时，椎体应该切除得足够大，使器械能够进入将椎管的病变结构切除。任何器械不要深入硬膜外间隙。

4. 血管（主动脉或奇静脉）、心脏或其他内脏损伤 需要急诊中转为开胸手术。医师和洗手护士应该准备随时进行开胸手术。胸廓撑开器和开胸器械应该置于无菌柜中以备随时使用。术前准备海绵止血垫，开胸前用此止血垫经套管进行压迫止血。

七、临床效果评价

近来胸腔镜手术治疗胸椎间盘突出被临床应用，以替代传统的胸腔开放手术。胸腔镜下椎间盘切除术后的临床和神经学的结果均非常满意。

与胸椎的后外侧入路相比，胸腔镜可更加直观地观察和显露脊柱与脊髓的腹侧面。另外，还可更加彻底地切除位于中线和已钙化的椎间盘。

与开胸术相比，除了可更直观地观察和显露脊柱和脊髓外，胸腔镜手术还可减少对胸廓的损伤，因此可减轻疼痛，促进恢复，减少肺功能损害，有益于患者术后外观。胸腔镜手术的并发症明显减少，患者痛苦小，住院时间短、恢复快。胸腔镜手术的弊端是手术操作技术不易掌握，因为胸椎间盘突出症的发病率低，胸腔镜手术在此治疗中应用比较少，难以保证在治疗此病时的熟练程度。除了外科技术的原因外，胸腔镜的设备和仪器投资比较大，投资与效用比大，很难在一般医院开展。

(华中科技大学同济医学院附属协和医院　张宇坤　康　亮)

参 考 文 献

Arce CA，Dohrmann GJ. 1985. Herniated thoracic disks. Neurol Clin，3（2）：383-392.

Bransford R，Zhang F，Bellabarba C，et al. 2010. Early experience treating thoracic disc herniations using a modified transfacet pedicle-sparing decompression and fusion. J Neurosurg Spine，12（2）：221-231.

Chen CF，Chang MC，Liu CL，et al. 2004. Acute noncontiguous multiple-level thoracic disc herniations with myelopathy：a case report.Spine，29（8）：E157-160.

Currier BL，Eismont FJ，Green BA. 1994. Transthoracic disc excision and fusion for herniated thoracic discs. Spine，19（3）：323-328.

Fessler RG，Sturgill M. 1998. Review：Complications of surgery for thoracic disc disease. Surg Neurol，49（6）：609-618.

Guo JJ，Luk KD，Karppinen J，et al. 2010. Prevalence，distribution，and morphology of ossification of the ligamentum flavum：a population study of one thousand seven hundred thirty-six magnetic resonance imaging scans. Spine，35（1）：51-56.

Hulme A. 1960. The surgical approach to thoracic intervertebral disc protrusions. J Neurol Neurosurg Psychiatry，23：133-137.

Ikard RW，McCord DH. 1996. Thoracoscopic exposure of intervertebral discs. Ann Thorac Surg，61（4）：1267，1268.

Lesoin F，Rousseaux M，Autricque A，et al. 1986. Thoracic disc herniations：Evolution in the approach and indications. Acta Neurochir，80：30-34.

McCormick WE，Will SF，Benzel EC. 2000. Surgery for thoracic disc disease. Complication avoidance：overview and management. Neurosurg Focus，9（4）：e13.

Mulier S，Debois V. 1998. Thoracic disc herniations：transthoracic, lateral, or posterolateral approach? A review. Surg Neurol，49（6）：599-608.

Otani K，Yoshida M，Fuji E，et al.1988. Thoracic disc herniation：surgical treatment in 23 patients. Spine，13（11）：1262-1267.

Rosenthal D，Rosenthal R，Simone A. 1994. Removal of a protruded thoracic disc using microsurgical endoscopy. A new technique. Spine，19（9）：1087-1091.

Sasai K，Adachi T，Togano K，et al. 2006. Two-level disc herniation in the cervical and thoracic spine presenting with spastic paresis in the lower extremities without clinical symptoms or signs in the upper extremities. Spine J，6（4）：464-467.

Wait SD，Fox DJ Jr，Kenny KJ，et al. 2012. Thoracoscopic resection of symptomatic herniated thoracic discs：clinical results in 121 patients. Spine，37（1）：35-40.

第四章 胸椎管狭窄症

概 论

胸椎管狭窄症是指胸椎管横断面减小而产生的胸段脊髓压迫综合征,多见于中年男性,其病因主要是发育性胸椎管狭窄和后天退行性变所致的综合性因素。早在 1911 年 Teacher 通过尸检证实胸椎间盘突出可以引起脊髓损害。黄韧带骨化导致胸椎管狭窄最早是 Le Double 于 1912 年提出的。

在脊椎椎管狭窄症中,胸椎管狭窄症远较腰椎和颈椎少见。但近年来随着诊断技术的发展和认识水平的提高,加之继发性病例随着人口老龄化而递增,被确诊的病例逐渐增多,应引起大家重视。

一、病因

本病为退变性疾病,其病因主要是发育性胸椎管狭窄和后天退行性变所致的综合性因素。积累性劳损,代谢异常、炎症、家族性因素等也被认为是本病的发病原因之一。

二、发病机制

从病理改变可以看出,构成胸椎椎管后壁及侧后壁(关节突)的骨及纤维组织均有不同程度增厚,以致向椎管内占位而使椎管狭窄,压迫脊髓及其血管等。在多椎节胸椎椎管狭窄病例中,每一椎节的不同部位的狭窄程度并不一致,以上关节突的上部最重,在下关节突部位则内聚及向椎管内占位较少,压迫脊髓较轻。多椎节病例则显示蜂腰状或冰糖葫芦状压迫(亦可称为佛珠状压痕)。MRI 及脊髓造影检查可清晰地显示此种狭窄的形态。

除上述胸椎管狭窄退变的病理改变外,还可发现椎间隙变窄,椎体前缘、侧缘及后缘有骨赘形成,并向椎管内突出,加重对脊髓的压迫。

此外,胸椎后纵韧带骨化(thoracic ossification of posterior longitudinal ligament,TOPLL)亦可引起胸椎椎管狭窄,其特点是增厚并骨化的后纵韧带可厚达数毫米,并向椎管方向突出压迫脊髓,可以是单椎节,亦可以是多椎节。

脊柱氟骨症亦可致胸椎椎管狭窄，患者有长期饮用高氟水史，血氟、尿氟增高，血钙、尿钙、碱性磷酸酶亦增高，且检查时可发现其骨质变硬，以及韧带退变和骨化，可引起广泛、严重的椎管狭窄。X线片因可显示脊椎骨质密度增高而有助诊断与鉴别诊断。

原发的先天性胸椎椎管狭窄病例较少见，其病理解剖显示椎弓根短粗、椎管前后径（矢状径）狭小。此种病例年幼时脊髓在其中尚能适应，成年后，轻微的胸椎椎管退变或其他致胸椎损伤等因素，均可构成压迫脊髓的诱因而使患者出现症状，且症状较重，治疗上难度大。

三、症状

1. 一般症状　胸椎椎管狭窄症的发病年龄多在中年，好发部位为下胸椎，主要位于 $T_7 \sim T_{11}$ 节段，但在上胸段，甚至 T_1、T_2 段亦可遇到。

本病发展缓慢，起初多表现为下肢麻木、无力、发凉、僵硬及不灵活。双侧下肢可同时发病，也可一侧下肢先出现症状，然后累及另一侧下肢。约半数患者有间歇性跛行，行走一段距离后症状加重，需弯腰或蹲下休息片刻方能再走。较重者站立及行走不稳，需持双拐或扶墙行走。严重者截瘫。患者胸腹部有束紧感或束带感，胸闷、腹胀，病变平面高而严重者有呼吸困难。半数患者有腰背痛，有的时间长达数年，但仅有1/4的患者伴腿痛，且疼痛多不严重。大小便功能障碍出现较晚，主要为解大小便无力，尿失禁少见。患者一旦发病，多呈进行性加重，缓解期少而短。病情发展速度快慢不一，快者数月即发生截瘫。

2. 体检　所见物理检查可发现多数患者呈痉挛步态，行走缓慢。脊柱多无畸形，偶有轻度驼背、侧凸。下肢肌张力增高，肌力减弱。膝及踝反射亢进，髌阵挛和踝阵挛阳性。Babinski征、Oppenheim征、Gordon征、Chaddock征阳性。当椎管狭窄平面很低，同时有胸腰椎椎管狭窄或伴有神经根损害时，则可表现为软瘫，即肌张力低，病理反射阴性；腹壁反射及提睾反射减弱或消失；胸部及下肢感觉减退或消失。胸部皮肤的感觉节段性分布明显，准确的定位检查有助于确定椎管狭窄的上界。部分患者胸椎压痛明显，压痛范围较大，有棘突叩击痛并有放射痛。伴有腿痛者直腿抬高受限。

四、临床分型

根据胸椎椎管狭窄症的病理，包括狭窄的不同平面范围，以及压迫来自不同方向，其治疗方法也不相同。为了指导治疗，选择正确的治疗方法，有必要对胸椎椎管狭窄症进行临床分型。

（1）单椎关节型：椎管狭窄病理改变限于1个椎间及关节突关节，截瘫平面、X线关节突肥大等表现、脊髓造影、CT检查等改变，均在此同一平面。本型约占胸椎椎管狭窄症病例的1/3。

（2）多椎关节型：胸椎椎管狭窄病理改变累及连续的多个椎节，其中以5～7个椎节居多，占病例的 1/3。病例的临床截瘫平面多在狭窄段的上界，脊髓造影呈完全梗阻者多在狭窄段的下界，在不全梗阻者则显示多椎节狭窄，而狭窄段全长椎节数的确定主要根据 X 线侧位片上关节突肥大增生突入椎管的椎节数，或以造影完全梗阻处为下界，以截瘫平面为上界计算其椎节数。CT 及 MRI 检查虽可显示狭窄段，但价格昂贵。

（3）跳跃型：仅 1 例，其上胸椎有 3 个椎节狭窄，中间 2 个椎节无狭窄，下胸又有 3 个椎节狭窄，即 $T_2 \sim T_4$ 和 T_8 狭窄，都在胸椎。截瘫平面在上胸椎者，为不完全瘫痪；下段狭窄较严重，截瘫也较重，脊髓造影显示不完全梗阻。椎管狭窄全长的确定由于上胸椎 X 线片照的不够清晰而主要依据 CT 检查。从手术减压情况看，上胸椎 CT 检查有假象，其显示的狭窄比实际更窄，系投照角度倾斜所致。

此外，尚有部分病例合并有胸段椎间盘突出或后纵韧带骨化，有的学者建议将其列为另外两型。

本病的诊断并不很困难，在接诊下肢截瘫患者时，应想到胸椎椎管狭窄症。诊断本症主要依据下列各点：

（1）一般症状：患者多为中年人，发病前无明确原因逐渐出现下肢麻木、无力、僵硬不灵活等早期瘫痪症状，呈慢性进行性，可因轻度外伤而加重。

（2）清晰的 X 线片：胸椎退变、增生。应特别注意侧位片上有无关节突起增生、肥大、突入椎管，侧位断层片上有无胸椎黄韧带骨化（OYL）和（或）胸椎后纵韧带骨化（OPLL）。并排除脊椎的外伤及破坏性病变。

（3）CT 检查：可见关节突关节肥大向椎管内突出，椎弓根短，OYL 或 OPLL 致椎管狭窄。

（4）MRI 检查：显示椎管狭窄、脊髓受压征。

（5）脊髓造影：呈不完全梗阻或完全梗阻。不完全梗阻者呈节段性狭窄改变，压迫来自后方肥大的关节突和（或）OYL，或前方骨化的后纵韧带。

五、检查

1. 基本检查　如红细胞沉降率、类风湿因子、血清碱性磷酸酶、血钙、血磷、氟化物检查正常，这些检查有鉴别诊断意义。应常规检查血糖、尿糖，因 OPLL 患者有时合并糖尿病，未经治疗会增加手术的危险性。

（1）胸椎 X 线检查：X 线平片上可显示不同程度的退变性征象，其范围大小不一。椎体骨质增生可以很广泛，亦可仅 1～2 节；椎弓根短而厚；后关节大多显示增生肥大、内聚、上关节突前倾；椎板增厚，椎板间隙变窄。有时后关节间隙及椎板间隙模糊不清，密度增高。部分平片显示椎间隙变窄，少数病例有前纵韧带骨化、椎间盘钙化、椎管内钙化影或椎管内游离体。其中侧位片上可发现肥大增生的关节突突入椎管，这是诊断本症的重要依据。

X 线平片上较为突出的另一征象为 OYL 和 OPLL。在正位片上显示椎板间隙变窄或模糊不清、密度增高。侧位片，特别是断层片可显示椎板间隙平面由椎管后壁形成向椎管内占位的三角形骨影，轻者呈钝角，由上、下椎板向中间骨化，中间密度较低；重者近似等边三角形，密度高，接近关节的密度。数节段 OYL 时，椎管后壁呈大锯齿状，"锯齿"尖端与椎间隙相对，椎管在此处狭窄严重。约半数患者的 X 线平片有 OPLL 征象，椎间隙与椎体后缘有纵行带影突入椎管。OYL 和 OPLL 可发生于各节段胸椎，但越向下，其发生率越高，且病变程度也越重。

此外，个别患者的 X 线片上可显示脊椎畸形，包括圆背畸形、脊髓分节不全、脊椎隐裂、棘突分叉及侧凸畸形等。颈椎及腰椎 X 线片上有时也有退行性变征象，以及后纵韧带、黄韧带、项韧带或前纵韧带等的骨化征。

（2）CT 检查：对本病的诊断与定位至关重要，但定位要准确，范围要适当，否则易漏诊。CT 检查可清晰显示胸椎椎管狭窄的程度和椎管各壁的改变。椎体后壁增生、后纵韧带骨化、椎弓根变短、椎板增厚、黄韧带增厚及骨化等，均可使椎管矢状径变小；椎弓根增厚内聚使横径变短；后关节突增生肥大及关节囊增厚、骨化使椎管呈三角形或三叶草形。但在检查中应避免造成假象，CT 扫描应与椎管长轴成垂直角度，尤其是对多节段扫描时，如与椎管长轴不垂直而稍有倾斜，则显示的椎管矢状径较实际情况更为狭窄。

2. 其他检查

（1）奎肯试验及化验检查：腰椎穿刺时可先做奎氏试验，多数呈不完全性梗阻或完全梗阻，小部分患者无梗阻。脑脊液检查，蛋白含量多数升高，细胞计数偶有增多，葡萄糖和氯化物含量正常，细胞学检查无异常。本项检查大多与脊髓造影同时进行。

（2）脊髓造影：可确定狭窄的部位及范围，为手术治疗提供比较可靠的资料。常选用腰椎穿刺逆行造影，头低足高位观察造影剂的流动情况。完全梗阻时只能显示椎管狭窄的下界，正位片上常呈毛刷状，或造影剂从一侧或两侧上升短距离后完全梗阻；侧位片上呈鸟嘴状，常能显示主要压迫来自后方或前方。不完全梗阻时可显示狭窄的全程，受压部位呈节段状充盈缺损。症状较轻或一侧下肢症状重者，正、侧位观察或摄片难以发现病变时，从左、右前斜位或左、右后斜位水平观察或投照可显示后外侧或前外侧充盈缺损，即病变部位。小脑延髓池穿刺亦可酌情选用。

（3）MRI 检查：是一种无损害性检查，现有取代脊髓造影的趋势。其显示脊髓信号清晰，可观察脊髓是否受压及有无内部改变，以便与脊髓内部病变或肿瘤相鉴别。胸椎椎管狭窄在 MRI 上的改变为：纵切面成像可见 OPLL、OYL 及脊髓前后间隙缩小甚至消失，在有椎间盘突出者，还可显示突出部位压迫脊髓；横切面成像则可见关节突起肥大增生与黄韧带增厚等，但不如 CT 检查清晰。

（4）大脑皮质诱发电位（CEP）检查：刺激双下肢胫后神经或腓总神经，头皮接收。在不完全截瘫或完全截瘫病例，CEP 均有改变，波幅峰值下降以至消失，潜伏期延长。椎板减压术后，CEP 出现波峰的恢复，截瘫明显好转。因此，CEP 不但可以用于术前检查脊髓损害情况，且术后 CEP 波峰的出现，预示脊髓能较好恢复。

六、诊断

正确的诊断首先依靠详细的病史及全面的神经系统检查。有下列情况者，应高度怀疑此病：

（1）持续的或进行性加重的背痛和放射性疼痛，后者只沿肋间神经走行方向放射，而不像坐骨神经痛那样放射至下肢。
（2）进行性加重的下肢无力。
（3）步态笨拙、跛行。
（4）不明原因的下肢麻木、肌肉痉挛（抽搐）。
（5）躯干或下肢有束带感。
具备上述 2~3 项者，需要进一步的影像学和电生理检查以明确诊断。

七、治疗

非手术治疗一般无效，手术是目前治疗该病的唯一有效方法。因此，本病一经确诊，应尽快进行手术治疗，特别是对脊髓损害短期内呈进行性加重的患者，更应在脊髓发生不可逆性损害之前进行手术。

第一节 胸椎管后壁切除减压术

一、适应证

1.影像学上显示胸椎黄韧带骨化症（OLF）压迫脊髓并伴有相应的临床症状和体征者（图 4-1，图 4-2）。

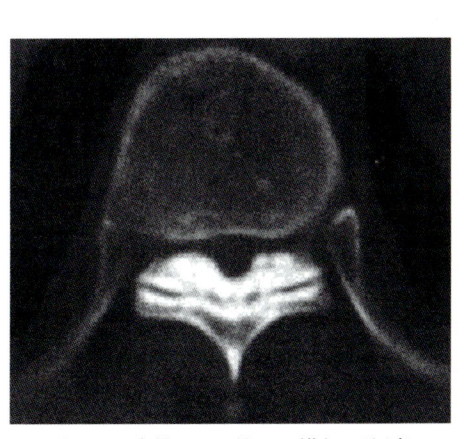

图 4-1 胸椎 OLF 的 CT 横切面征象 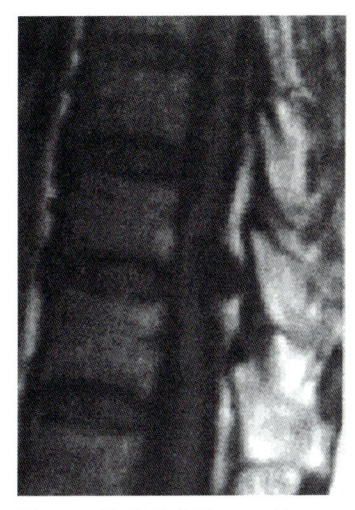   图 4-2 胸椎单节段 OLF 的 MRI

2.多发性 OLF 存在，且与症状、体征相吻合者。
3.其他原因如椎板肥厚等主要来自后方压迫的胸椎管狭窄症患者。

4. 黄韧带肥厚达 7～15mm，且骨化黄韧带与椎板相融合者。

5. 胸椎 OPLL 压迫脊髓并产生相应临床症状和体征者，尤其是超过 2 个以上椎体节段的较长节段和较宽的 OPLL。

二、禁忌证

1. 全身情况差，或合并有重要器官疾患，不能承受手术创伤者。
2. 手术区有活动性感染。
3. 诊断不明确，或临床表现与影像学表现不一致者。

三、术前准备

除常规的术前准备外，胸椎管狭窄症患者年龄偏大，病程长，全身情况差，合并高血压、糖尿病及心肺功能差者，术前应得到充分治疗以控制病情。术前应根据患者的症状、体征和影像学资料进行仔细分析，明确诊断和确定手术减压范围。

一般采用全身麻醉；患者取俯卧位，胸部及双侧髂嵴部垫软枕以免腹部受压。

四、手术要点、难点及对策

1. 脊柱后正中入路，沿棘突做纵切口，切开皮肤、皮下脂肪，骨膜下剥离显露手术节段的棘突、双侧椎板及关节突至横突根部，头尾两端均需多显露一节椎板，以便于操作。

2. 术前于拟行减压节段用金属物做标记，摄片或透视确定椎体的节段。中下胸椎的手术还可以通过利用第 12 肋骨进行术中定位。

3. 椎管后壁切除减压，具体方法是先咬除遮盖椎板中央椎间隙的棘突，暴露出中央椎板间隙，显露并切除上下端的椎板间黄韧带。用咬骨钳沿双侧关节突内外缘的中线，即关节突关节内外 1/2 交界处，由尾侧向头侧咬出一条骨槽，然后改用高速磨钻逐层磨透椎板全层、关节突及骨化的黄韧带，直至硬脊膜侧壁外露（图 4-3）。且勿将咬骨钳或高速磨钻用力过猛落空进入椎管误伤脊髓、神经根。

4. 用巾钳轻轻夹持并向后上提起开槽范围矩形框内尾端椎节的棘突，切断最下端的椎板间黄韧带，将神经剥离子伸入槽底，边慢慢提拉，边用神经剥离子分开骨化韧带与硬脊膜间的粘连，即可整块提起多节段椎板。揭盖减压时，如操作不慎可造成硬脊膜、脊髓牵拉，损伤脊髓。此时掀起椎管后壁时一定要轻柔缓慢，避免脊髓的牵拉损伤。严重者骨化的韧带与硬脊膜间的粘连无间隙，已成一整体，需锐性分离，但尽可能保持蛛网膜完整，以免发生脑脊液漏。最后切断最上端的椎板间黄韧带，将椎板连同内侧半

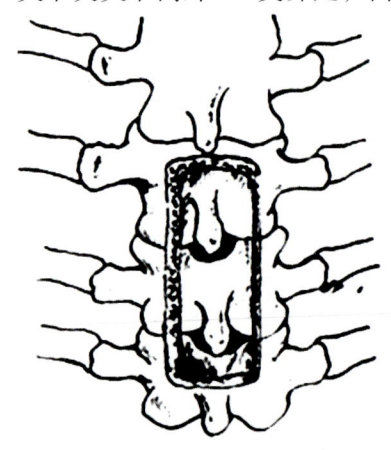

图 4-3 在两侧关节突关节的中轴线，用磨钻在双侧关节突开槽

关节突及骨化的韧带整体切除。椎管内静脉丛出血用明胶海绵压迫或双极电凝止血，椎板断端则用骨蜡止血。跨越数个椎板的跳跃式狭窄，则可分段切口，用同样方式整块切除椎板（图4-4）。

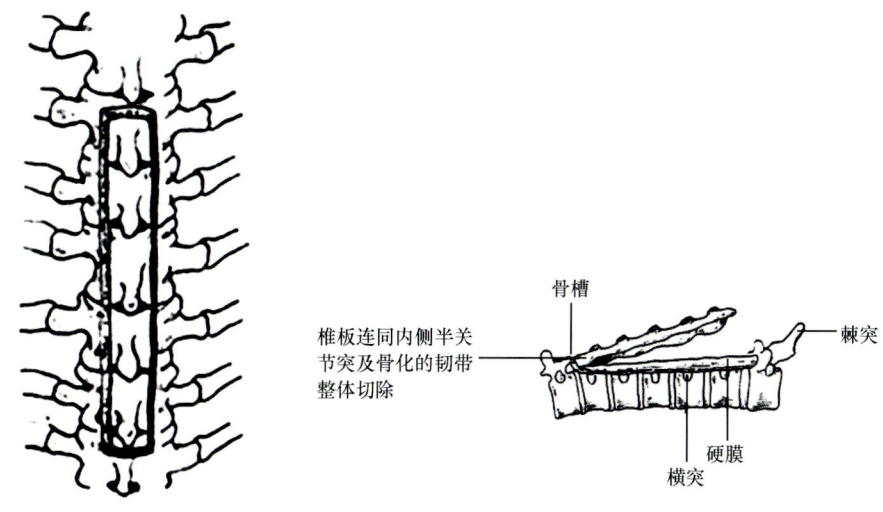

图4-4　揭盖式椎管后壁切除减压

此时尚需检查有无残存的、向内压迫脊髓侧方的关节突及骨化黄韧带，可用磨钻或小号椎板咬骨钳做切除。如为长节段的揭盖式胸椎管后壁切除减压术，则应同时做椎弓根外侧钉棒系统内固定。

整个手术过程中，应该聚精会神，避免任何震动或粗暴动作，由于病变范围广、手术时间长，一定保持注意力高度集中，耐心细致地进行操作，这对避免手术并发症至关重要。

5. 冲洗伤口，于硬脊膜外放置可吸收明胶或皮下脂肪薄片，放置负压引流管，分层关闭切口。

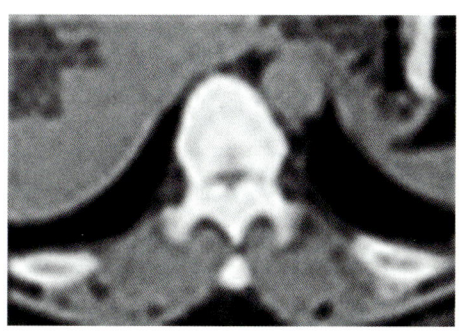

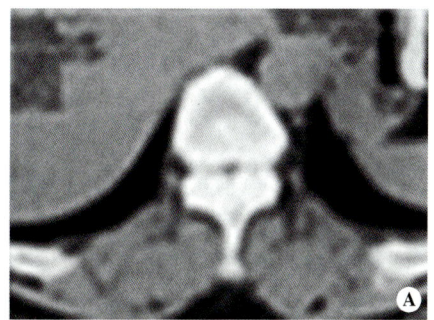

相关病例：男性，53岁，胸椎管狭窄症（图4-5）。

五、术后监测与处理

术后常规使用预防剂量的抗生素。术后常规负压引流48小时，若24小时内引流量小于60ml，则可考虑拔出引流管。引流管拔除后，患者即可下地活动，逐渐增加活动量。

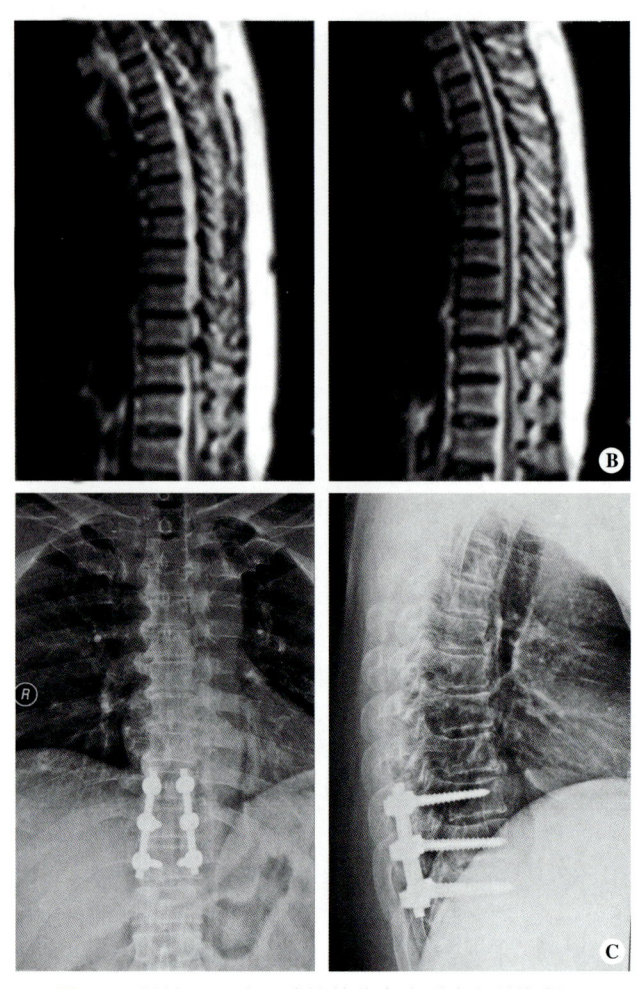

图 4-5　男性，53 岁，胸椎管狭窄症手术相关资料

六、术后常见并发症的预防与处理

1. 失血性休克或低血压　对于椎管严重狭窄的患者，手术操作难度大，时间长，术中创面渗血较多。并且此类患者，椎管内静脉丛可能会严重曲张，在揭盖减压时，短时间内椎管内静脉丛大量出血，可造成急性血容量下降，出现血压下降，甚至失血性休克。尤其硬脊膜与骨化黄韧带粘连严重者，椎板不能一次性完全掀起，此时椎管内静脉丛出血止血困难。积极充分的术前准备是预防低血压和失血性休克的关键，术前应备足量血，术中暴露时应严密止血，因为手术时间较长，即使小的创面渗血也可造成大量的失血。减压后椎管内较大的出血静脉可用止血明胶海绵和棉片压迫止血，然后再用双极电凝止血，较小的出血可用止血明胶海绵和棉片压迫止血。骨创面应用骨蜡细致止血，这些措施综合应用，可以明显减少术中出血量和术后引流量。

2. 脊髓损伤　是胸椎管后壁切除减压术最严重的并发症。骨化的黄韧带骨质坚硬，增生明显，造成椎管严重狭窄，甚至占据椎管容积的 90% 以上。手术减压时，极易造成脊髓损伤。脊髓损伤主要与几个方面因素有关：①磨钻或椎板咬骨钳直接撞击脊髓，包括较重的单次冲击和多次反复触碰刺激。许多患者椎管严重狭窄，脊髓缺乏缓冲空间，磨钻头或椎板咬骨钳突入椎管均可造成严重脊髓损伤。有时椎管内虽有一定的缓冲空间，但由于采用蚕食法咬除椎板，多次反复的刺激脊髓也可造成严重的脊髓损伤。故椎板减压尽可能采用揭盖式椎板减压。少用蚕食法椎板减压。②有时骨化的黄韧带与硬脊膜粘连紧密，揭盖减压时，如操作不慎可造成硬脊膜、脊髓牵拉，损伤脊髓。此时掀起椎管后壁时一定要轻柔缓慢，避免脊髓的牵拉损伤。③脊髓解除压迫后缺血再灌注损伤，部分患者椎管狭窄严重，手术减压顺利，但术后出现脊髓功能障碍。考虑可能与脊髓减压后缺血再灌注损伤和反应性水肿有关，研究认为，甲泼尼龙能抑制脂质过氧化，减少自由基，维持微循环灌注，减轻炎症反应和水肿。

3. 脑脊液漏　黄韧带骨化性椎管狭窄症患者术中、术后出现脑脊液漏概率较大。部分脑脊液漏是由于硬脊膜、蛛网膜与骨化的黄韧带粘连紧密，甚至也发生骨化，与黄韧带形成一体。手术减压时，造成硬膜撕裂、缺损、蛛网膜破裂，从而造成脑脊液漏，如发生此情况，应尽可能修复，严密缝合伤口。撕裂口可直接缝合，缺损可采用局部腰背筋膜、人工硬脊膜修复，效果良好。

4. 术后硬脊膜外血肿形成　胸椎管狭窄症患者，行胸椎管后壁切除减压术时，如果术中止血不彻底，引流管打折、扭曲，或引流位置不正确，血凝块或止血用的明胶海绵堵塞引流管，均可造成引流不通畅，从而造成伤口内血肿形成，血肿严重者可造成脊髓压迫，而出现术后进行性肢体感觉运动障碍，一般在术后 6～8 小时内多发。为防止出现术后硬脊膜外血肿，应注意：放置引流管的位置应恰当，引流管要有足够的侧孔，引流管走行不能打折、扭曲。术中应充分细致止血。术后严密观察，如发现引流量异常减少，或肢体感觉、运动障碍进行性加重，应及时检查引流管通畅与否。如果引流管堵塞，可进行冲洗疏通，无效者，及时打开伤口清除血肿，重新放置引流，避免出现不可逆性脊髓损伤。

七、临床效果评价

一般认为胸椎因退变引起的脊髓压迫性病变较颈椎、腰椎少见，部分原因是其临床表现的多样性，另外 X 线片所见缺乏敏感性和特异性，导致一些病例误诊、误治。随着人们对胸椎管狭窄症认识的提高，以及 CT、MRI 的普及应用，该病并不少见。

胸椎管狭窄脊髓受累时，保守治疗一般无效。胸椎管狭窄一旦出现症状，多呈持续进展，延迟时间越长，预后越差。因此，一旦发现临床症状与对应的影像学表现，应尽早手术治疗，避免脊髓进行性受压导致更严重的不可逆性脊髓损伤。手术方式依据胸椎管狭窄的压迫因素、狭窄的节段数、是否合并颈椎或腰椎疾患及患者的全身情况而确定。

20 世纪 80 年代之前采用椎板咬骨钳切除椎板的手术方法，疗效较差、脊髓损伤率偏高，故胸椎椎板切除中禁用椎板咬骨钳。此胸椎管后壁切除减压术中，用尖嘴咬骨钳或高速磨钻对椎板矩形开槽，进行椎板整块切除，又称"揭盖式"胸椎管后壁切除术。此手术器械均在椎管外操作，椎板整块掀起前器械不侵入椎管，避免高风险操作带来的灾难性后果。术中提起椎板直视下分离硬脊膜与骨化的黄韧带和椎板，提高手术的安全性，避免脑脊液漏和脊髓损伤并发症的发生。因此不易造成脊髓损伤或加重原有损伤。

第二节 胸椎管环形减压术

一、适应证

1. 胸椎黄韧带骨化症合并胸椎的后纵韧带骨化症。
2. 胸椎黄韧带骨化症合并胸椎间盘突出症。

二、禁忌证

（一）相对禁忌证

胸椎的后纵韧带骨化症为连续性且超过4个脊柱节段。

（二）绝对禁忌证

凝血机制异常。

三、术前准备

术前完善各项检查，重点测定凝血机制是否异常，同时排除心、肝、肾等重要器官的疾病，纠正贫血、低蛋白等，调节全身基础状态，常规备血（倡导术中采用自体血回输），术前还应结合X线、CT、MRI影像学资料予以准确的定位（图4-6）。并向患者家属交代手术风险。

建议术中采用体感诱发电位仪监测脊髓功能。手术可采用体感诱发电位仪监测脊髓的功能变化，特别是操作时和血供发生变化时的波幅变化，防止脊髓损伤。

四、手术要点、难点及对策

1. 气管插管全身麻醉成功后，患者取俯卧位，C形臂X线机下透视，精确定位。沿胸背部正中线画切口标记，上、下范围为超过减压节段两个脊椎节段。
2. 依次切开各层，拉钩拉开暴露出需要减压的胸椎节段及上、下各两个节段的棘突、椎板、小关节突和肋横突关节，彻底止血和清除影响术野的软组织。
3. C形臂X线机定位，在要减压节段的上下两个节段植入固定用的椎弓根螺钉，C形臂X线机透视保证螺钉位置正确。

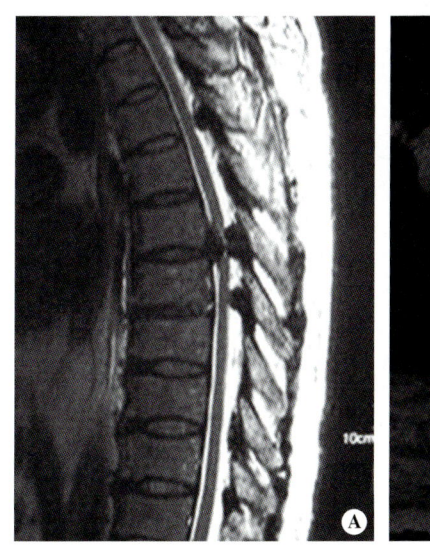

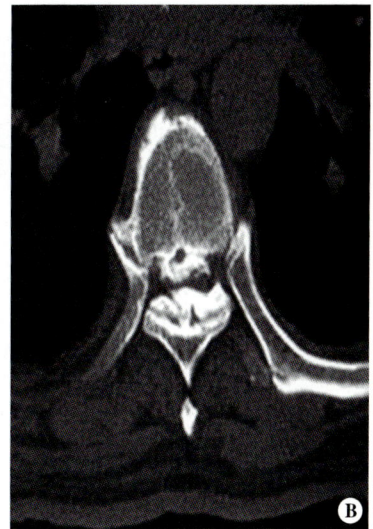

图 4-6　胸椎黄韧带骨化症合并胸椎后纵韧带骨化症
A.MRI 显示脊髓重度受压；B.CT 轴位像显示骨化的黄韧带和骨化的后纵韧带占据整个椎管的大部分

4. 用咬骨钳咬除准备减压节段的棘突，显露上下端的椎板间黄韧带。先用咬骨钳沿双侧关节突内、外缘的中线，由下向上咬出一条骨槽，然后用高速磨钻逐层磨透椎板全层、关节突及骨化的黄韧带，直至硬脊膜侧壁外露。切断椎板间黄韧带，再用巾钳从一端夹住椎板的部分骨组织轻轻提拉，用神经剥离子分开骨化黄韧带与硬脊膜间的粘连。边轻柔提拉，边剥离骨化黄韧带与硬脊膜间的粘连，避免造成脊髓的牵拉性损伤，利用揭盖法去除椎管的后壁。

然后再用咬骨钳咬除残存的椎管内压迫脊髓侧方的关节突及骨化黄韧带。完成椎管后壁和侧壁的切除减压。采用"揭盖法"去除椎管的后壁，避免椎板咬骨钳伸进椎管内进行蚕食。

5. 采用 B 超探测后方减压后，如果前方依然明显压迫脊髓的 OPLL 节段，接着在 OPLL 压迫节段去除遗留的关节突，分离并保护肋间神经。沿椎弓根在椎体间用高速磨钻、刮匙斜向内下磨刮至椎体后壁水平后，用神经剥离子探查硬脊膜的粘连情况，然后用高速磨钻、刮匙从椎体后壁两侧斜向内下挖去椎体后缘 1/4～1/3 的骨松质，避免脊髓震动。而且切除椎体后部骨松质不要超过 2/3，附以椎弓根螺钉内固定，保证脊柱的稳定。

根据硬膜与 OPLL 粘连的程度采用神经剥离子行钝性分离，以防造成脊髓牵拉，严重粘连者可以切除部分硬脊膜，使 OPLL 与脊髓分离。于 OPLL 的顶端将未骨化的后纵韧带切开，再用神经剥离器压塌 OPLL 形成的骨化前壁，从侧后方小心取出骨块。

对于有胸椎间盘突出症者，予以尖刃刀切开纤维环，然后切除椎间隙变性髓核组织，再用绞刀处理病变椎间隙上下椎体的纤维环和终板，然后将切除的自体骨块咬成小骨粒或人工异体骨修剪成颗粒状的小骨粒植入椎间隙前部，经测量后再置入 1 枚大小合适的椎间融合器。神经剥离子再次探查脊髓前方，确认前方无压迫，完成脊髓前方的减压。

手术切除 OPLL 的椎体不超过 4 个，术中注意保护椎体节段动脉、肋间动脉，采用自体血回输，保证动态失血量不超过 400ml，从而保证脊髓血供。

6. B超再次探测，确保脊髓前方充分减压。在确保脊髓压迫解除后，安装并连接椎弓根螺钉的连接棒，以明胶海绵填塞椎体的缺损和覆盖硬脊膜，放置负压引流管，逐层闭合伤口，结束手术。

五、术后监测与处理

常规使用抗生素3～5天，术后4～7天佩戴支具坐起或下地活动。术后引流留置24～48小时，保持引流管通畅，引流量<50ml/24h可拔除；若引流3～5天后引流量仍偏多，且颜色浅淡，多为硬脊膜损伤、脑脊液漏，可以拔出引流管，缝合引流口，采用加压包扎及俯卧位。

六、术后常见并发症的预防与处理

1. 脊髓损伤　术前对已经出现明显脊髓功能损害的患者，先采用高压氧治疗，以提高受损脊髓对抗创伤反应的能力；手术必须在脊髓运动及体感诱发电位的监护下进行。

尽量使用高速磨钻行椎管后壁切除减压术，减少骨刀的使用，在切除胸脊髓致压物的过程中应严格避免将手术器械伸入椎管内操作；如术中出现脊髓运动及体感诱发电位改变，则提示脊髓损伤或术后出现脊髓损伤的征象。应尽早采用大剂量的甲泼尼龙行冲击治疗，术后第2天即可开始采用高压氧治疗。

2. 脑脊液漏　是胸椎减压手术常见并发症，如发生此情况，应尽可能修复，严密缝合伤口。撕裂口可直接缝合，缺损可采用局部腰背筋膜、人工硬脊膜修复，效果良好。为避免此类事件发生，术中应注意：椎板切除时"揭盖法"可大大降低硬脊膜损伤概率，遇到粘连紧密时，应小心仔细地应用神经剥离子从界线清晰的边缘一步一步紧贴椎板或骨块分离；磨钻摆动可直接损伤硬脊膜，因此，应用磨钻时双肘应选好稳定的支点；一旦硬脊膜破裂，应行修补术，修补完毕后要确认修补的可靠性。

3. 胸壁束带样麻痛　可能是术中切断或刺激肋间神经造成，术后出现胸部肋间神经分布区带状麻木或疼痛，给予甲钴胺药物治疗，1～2个月症状缓解。

七、临床效果评价

随着影像诊断技术的提高和对该病认识的不断深入，发现引起胸椎管狭窄的原因很多，与应力损伤、退变性疾病、环境因素（如高氟）、代谢性疾病（如糖尿病）、遗传因素（如种族差异）等有关，一般多见于45～65岁的中老年人，保守治疗一般无效，发现后建议尽早手术。传统手术多采用："揭盖式"椎管后壁减压术或经胸腔前路减压。而对于OYL合并OPLL或合并胸椎间盘突出症的需联合行前、后路减压手术，可取得良好的疗效，但手术风险大，有可能损伤大的血管、神经等，也可能影响心肺功能，术后并发症比较多。

近年来，胸椎管环形减压术为治疗胸椎管狭窄症提供了更有效的方法，此手术方式既能解决OLF等后方的减压，又一次性解决了OPLL、胸椎间盘突出症等前方的减压，和文献报告的前路劈开胸骨或锁骨、后路减压矫形融合术、后路椎体切除减压融合术相比有明显优点，从后方去除前方 OPLL 压迫，对脊髓血供破坏少，同时仅切除椎体后部 1/3，附以椎弓根内固定，保证了脊柱的稳定，减少了并发症，维持了脊柱的生物力学，患者可以尽早下地进行功能锻炼，恢复较快。

（华中科技大学同济医学院附属协和医院　张宇坤　康　亮）

参 考 文 献

刘晓光，刘忠军，陈仲强，等 . 2010. "涵洞塌陷法" 360° 脊髓环形减压术治疗胸椎管狭窄症 . 中华骨科杂志，30（11）：1059-1062.

杨勇，王建华，霍洪军，等 . 2007. 多椎板整块切除治疗胸椎管狭窄症 . 中华骨科杂志，27（11）：814-819.

Barnett GH, Hardy RW, Little JR, et al. 1987. Thoracic spinal canal stenosis. J Neurosurg, 66（3）：338-344.

Fong SY, Wong HK. 2004. Thoracic myelopathy secondary to ligamentum flavum ossification. Ann Acad Med Singapore, 33（3）：340-346.

Guo JJ, Luk KDK, Karppinen J, et al. 2010. Prevalence, distribution, and morphology of ossification of the ligamentum flavum: a population study of one thousand seven hundred thirty-six magnetic resonance imaging scans. Spine, 35（1）：51-56.

Li KK, Chung OM, Chang YP, et al. 2002. Myelopathy caused by ossification of ligamentum flavum. Spine, 27（12）：E308-312.

Liu X, Zhu B, Liu X, et al. 2014. Circumferential decompression via the posterior approach for the surgical treatment of multilevel thoracic ossification of the posterior longitudinal ligaments: a single institution comparative study.Chin Med J, 127（19）：3371-3377.

Miyakoshi N, Shimada Y, Suzuki T, et al. 2003. Factors related to long-term outcome after decompressive surgery for ossification of the ligamentum flavum of the thoracic spine. J Neurosurg, 99（3）：251-256.

Nishiura I, Isozumi T, Nishihara K, et al. 1999. Surgical approach to ossification of the thoracic yellow ligament. Surg Neurol, 51（4）：368-372.

Sanghvi AV, Chhabra HS, Mascarenhas AA, et al. 2011. Thoracic myelopathy due to ossification of ligamentum flavum: a retrospective analysis of predictors of surgical outcome and factors affecting preoperative neurological status.Eur Spine J, 20（2）：205-215.

第五章　腰椎间盘突出症

概　论

1932年美国医生Barr和Mixter首先提出腰椎间盘突出是腰腿痛的主要原因，目前已经认识到，腰椎间盘突出症是大多数腰痛合并坐骨神经痛的诱因。本病多发生于中青年，男性患者多于女性，对患者生活质量及工作能力影响巨大，如果不经适当治疗还可能发展为腰椎管狭窄和腰椎滑脱，严重者甚至造成瘫痪。此外，本病容易与其他导致腰痛及腿痛的疾病相混淆而致病情延误或过度治疗，因此，对本病的正确认识和早期治疗非常重要。

一、病因

椎间盘退变是腰椎间盘突出症的首要诱因，可以导致椎间盘退变的因素较多，包括积累劳损、遗传因素、吸烟、年龄因素等。其他与椎间盘突出症相关的因素包括：

（一）外伤

外伤是椎间盘突出的重要因素，对于退变较为严重的椎间盘，承受较为轻微的外伤后就可能发生椎间盘突出；而儿童与青少年的椎间盘突出往往与较大的外力有关，如投掷铁饼、跳高、跳远等运动，搬运重物，甚至车祸伤。

（二）职业

汽车和拖拉机驾驶员长期处于坐位和颠簸状态，关节突关节对椎间盘的保护作用被减弱，容易发生椎间盘退变或突出。

（三）遗传易感因素

腰椎间盘突出症有家族发病的报道，印第安人、因纽特人和非洲人发病率较其他人群的发病率明显为低。

（四）妊娠

妊娠期间整个韧带系统处于松弛状态，后纵韧带松弛易致椎间盘膨出。

（五）疾病

糖尿病常致动脉硬化加剧，易引起血循环障碍。动物实验已证明糖尿病对椎间盘的影响，其主要影响椎间盘周围的动脉壁结构，降低血流量，减少了椎间盘组织的代谢要求，最终引起椎间盘组织的破裂。

（六）脊柱结构异常

脊柱畸形包括对称或不对称的移行椎、脊柱侧凸或畸形的腰椎，是腰椎间盘突出的诱发因素。

二、病理生理

椎间盘由髓核、纤维环和软骨终板构成。腰椎间盘在脊柱的负荷与运功中承受强大的张应力和压应力，可以承受450kg的压力而无损伤。椎间盘基质保持适当的黏弹性是椎间盘承担这些力学负荷的结构基础。椎间盘的基质由散在分布其中的少量椎间盘细胞维护，由于椎间盘组织承受人体躯干及上肢的重量，在日常生活及劳动中劳损较其他组织为重，椎间盘内细胞所受到的机械信号刺激也较其他组织复杂。椎间盘为无血供组织，营养物质代谢主要从软骨终板渗透，而退变的椎间盘组织往往伴有软骨终板渗透性能下降，因此，椎间盘细胞对椎间盘的修复能力较差，椎间盘容易进入难以自行逆转的退变。

与颈椎间盘类似，退变的腰椎间盘内会发生一系列细胞和基质的变化：随着退变程度加剧，细胞增殖减缓，凋亡加剧，总体细胞数量呈现下降趋势。脊索细胞逐渐减少并消失，分泌Ⅱ型胶原和蛋白聚糖较多的类软骨细胞数量下降，细胞表型向成纤维细胞样细胞方向转化。椎间盘内的细胞出现老化倾向，在外界因素刺激下，对细胞和基质有损害作用的炎性因子分泌增加，而生长因子分泌减少，且对生长因子的响应能力减弱。基质内纤维环板层样结构紊乱，连续性中断，髓核陷窝样结构变小且不规则。髓核及纤维环内具有强大保水能力的蛋白聚糖含量下降，富有弹性的Ⅱ型胶原含量下降，弹性较差的Ⅰ型胶原含量相对增加。同时，随着蛋白酶解作用的增强，蛋白聚糖和胶原被蛋白酶切割后保水能力进一步减弱，富含水分的髓核逐渐变干，椎间盘黏弹性下降甚至完全丧失。严重退变的椎间盘组织出现由纤维环指向髓核的向心性裂隙，或者部分纤维环破裂，这些裂隙又会导致炎性细胞的进入，从而加剧对椎间盘组织的损害。失去黏弹性的基质向周围组织均匀传导压力的作用减弱，导致椎间盘内细胞的生物力学环境进一步恶化，以及细胞的进一步损害。在退变的晚期，失去弹性的髓核在外力作用下通过纤维环的破裂处突入周围组织，形成椎间盘突出。

椎间盘退变/突出所引起的疼痛可以被分为椎间盘源性疼痛和椎间盘突出刺激神经根造成的根性疼痛。

（一）椎间盘源性疼痛

椎间盘源性疼痛又称椎间盘紊乱，是指椎间盘自身结构病变（如髓核及纤维环退变、软骨终板损伤）刺激椎间盘内及邻近的疼痛感受器所引起的下腰痛，不伴有根性症状，无神经根受压或节段过度活动的放射学证据。导致椎间盘源性疼痛的神经生理机制涉及疼痛传递的四个主要水平：椎间盘及其周围组织的伤害性感知的输入、脊髓、大脑和下传抑制通路。目前仅对外周水平研究较多，多认为退变的椎间盘内P物质、前列腺素等细胞因子起到了致敏分布于椎间盘内及周围的神经末梢的作用。

（二）椎间盘突出引起神经根性疼痛的主要机制

1. 机械压迫学说　机械压迫神经根是引起腰背痛、坐骨神经痛的重要原因，受压迫的神经根处于牵张状态易致损伤，继发神经根炎症与水肿，导致神经内张力增高，神经功能障碍逐渐加剧。

2. 化学性神经根炎学说　髓核从纤维环破口溢出后与神经根接触，神经根无束膜化学屏障，髓核的蛋白多糖对神经根有强烈的化学刺激，所产生的化学性神经根炎导致疼痛。

3. 椎间盘自身免疫学说　椎间盘髓核组织是体内最大的、无血管的封闭组织，与周围循环毫无接触而被排除在机体免疫机制之外。髓核突出后与机体免疫系统发生接触，髓核中的蛋白多糖成为抗原，产生免疫反应刺激神经感受器而导致疼痛。

（三）腰椎间盘突出的病理类型

1. 椎间盘膨出　纤维环膨出并附着于相邻椎体髁环之间，纤维环呈环状凸起，纤维环完整，而无断裂，由于均匀性膨出至椎管内，可引起神经根受压。

2. 椎间盘凸出　椎间盘局限性隆起，内层纤维环断裂，髓核向内层纤维环薄弱处突出，但外层纤维环仍然完整，虽然引起临床症状，但切开外层纤维环髓核并不自行突出。

3. 椎间盘突出　突出的髓核为很薄的外层纤维环所约束，可产生严重的临床症状。切开外层纤维环后髓核自行突出。

4. 椎间盘脱出　突出的髓核穿过完全破裂的纤维环，位于后纵韧带下，髓核可位于神经根的外侧、内侧或椎管前方正中处。

5. 游离型　椎间盘髓核穿过完全破裂的纤维环和后纵韧带、游离于椎管内甚至位于硬膜内蛛网膜下隙，压迫马尾神经或神经根（图5-1）。

图 5-1 腰椎间盘突出病理分型

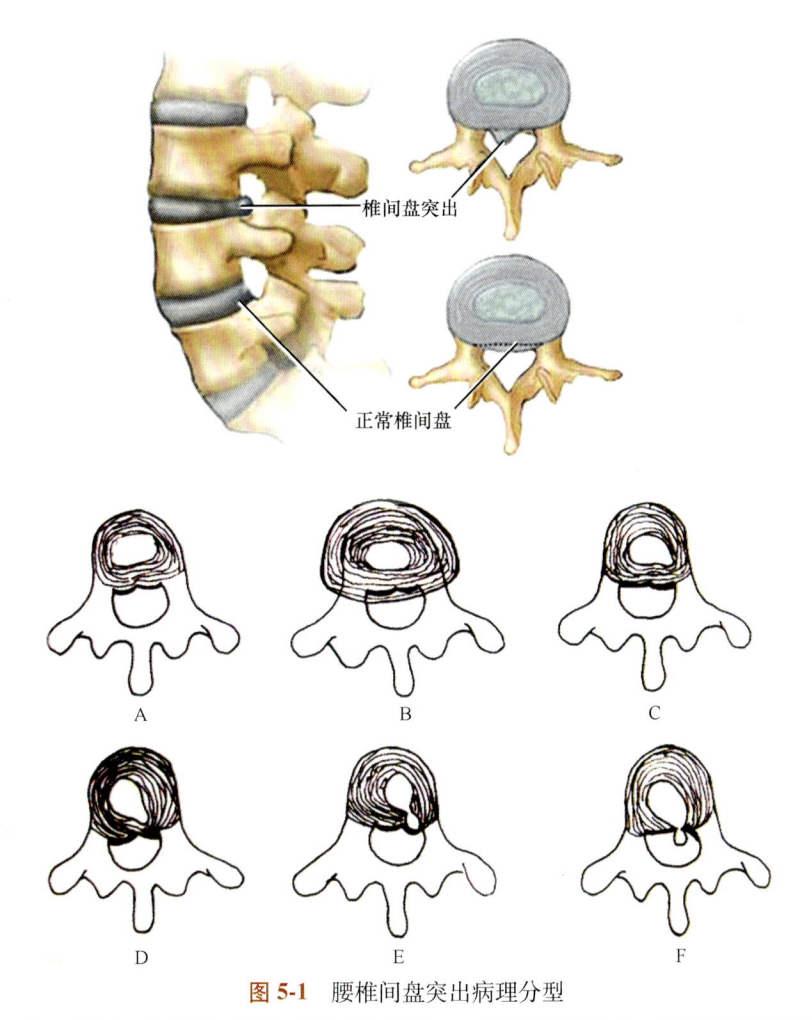

A. 正常椎间盘；B. 椎间盘膨出，整个椎间盘纤维环均匀性向外凸起；C. 椎间盘局限性突出，椎间盘纤维环的内层断裂，髓核组织部分突出；D. 椎间盘突出，椎间盘纤维环大部分断裂，仅有外层纤维环尚完整，将髓核局限于椎间盘内；E. 椎间盘脱出，椎间盘纤维环全部断裂，髓核组织突出于椎间盘外，为后纵韧带所约束；F. 游离型椎间盘突出，髓核组织突破纤维环和后纵韧带，游离于椎管内

三、临床表现

（一）症状

1. 腰痛和坐骨神经痛　多数腰椎间盘突出发生于 L_4/L_5 或 L_5/S_1 椎间盘，故患者多有腰痛和坐骨神经痛。坐骨神经痛多为逐渐发生。疼痛常为放射性神经根痛，部位为腰骶部、臀后部、大腿后外侧、小腿外侧至跟部或足背部。少数病例可由下向上放射。为了减轻坐骨神经受压所承受的张力而取弯腰、屈膝、屈髋位，以减轻疼痛。因此，患者主诉站立疼痛重而坐位轻，多数患者不能长距离步行，但骑自行车远行无明显困难。因为取此位置时，

可使神经根松弛，缓解疼痛。有关实验结果证实：在腰椎前屈时，容积增大。当咳嗽、喷嚏、排便等腹压增高时，则可诱发或加重坐骨神经痛。少数病史较长者，可有坐骨神经伴腹股沟区疼痛，此系交感神经受刺激引起的牵涉痛。腰椎间盘突出症的患者，在后期常表现为坐骨神经痛重于腰背痛或仅有坐骨神经痛。

2. 下腹部痛或大腿前侧痛　在高位腰椎间盘突出，$L_1 \sim L_4$神经根受累，可刺激这些神经根与神经根之间的交通支及窦椎神经中的交感神经纤维出现下腹部、腹股沟区或大腿前内侧疼痛。

3. 麻木　当椎间盘突出刺激本体感觉和触觉纤维时，引起肢体麻木而不出现下肢疼痛，麻木感觉区按受累神经区域皮节分布。

4. 间歇性跛行　患者行走时，随着距离的增多而出现腰背痛或患侧下肢放射痛或麻木加重。行走距离短者仅行十余米，多为数百米。取蹲位或坐位休息一段时间症状可缓解，再行走症状又出现，称为间歇性跛行。这是因为椎间盘组织压迫神经根或椎管容积减小，使神经根发生充血、水肿及炎症反应。当行走时，椎管内受阻的椎静脉丛扩张，加重了对神经根的压迫，引起缺氧而出现症状。这在老年人尤为明显，因为老年人腰椎间盘突出症多伴有不同程度的腰椎管狭窄，容易引起间歇性跛行，而且症状明显。

5. 马尾综合征　出现于中央型腰椎间盘突出症。患者可有左右交替出现的坐骨神经痛和会阴区的麻木感。有些患者在体力劳动后或在机械牵引和手法"复位"后，突然出现剧烈的腰骶部疼痛，双侧大腿后侧疼痛，会阴区麻木、排便和排尿无力或不能控制，出现严重的马尾神经受损的症状。之后疼痛消失，出现双下肢不全瘫，括约肌功能障碍，大、小便困难，男性出现阳痿，女性出现尿潴留和假性尿失禁。

6. 肌瘫痪　神经根严重受压使神经麻痹，肌瘫痪。L_4/L_5椎间盘突出，L_5神经根麻痹，胫前肌，腓骨长、短肌，踇长伸肌及趾长伸肌瘫痪，出现足下垂。其中以踇长伸肌瘫痪最常见，表现为踇趾不能背伸。L_5/S_1椎间盘突出，S_1神经根受累，腓肠肌和比目鱼肌肌力减退，但小腿三头肌瘫痪罕见。

7. 患肢发凉　也称为冷性坐骨神经痛。腰椎间盘突出症的患者几乎都自感患肢发凉，以足趾远端为明显，但检查足背动脉搏动正常。因为腰椎间盘突出时，刺激了椎旁的交感神经纤维，放射性引起下肢血管壁收缩。

（二）体征

1. 脊柱外形　腰椎前凸减小或消失或后凸，L_4/L_5椎间盘突出，常出现腰椎侧凸，L_5/S_1侧凸不明显。腰椎侧凸与腰椎间盘突出组织和相邻神经根的部位有关。突出物在神经根内侧——腋部，腰椎凸向健侧使神经根松弛，减轻神经根所受突出椎间盘压力。突出物在神经根的外侧——肩部，腰椎凸向患侧使患侧纤维环紧张和髓核部分还纳，达到减轻椎间盘对神经根压迫的目的。腰椎侧凸也受到骶棘肌痉挛的影响。腰椎棘突偏歪不能作为腰椎间盘突出症的特有体征。约50%的正常人有棘突偏歪（图5-2）。

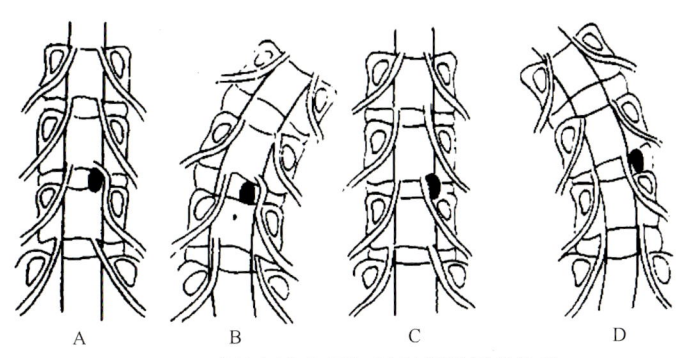

图 5-2 脊柱侧凸与缓解神经根受压的关系

A，B. 突出椎间盘在神经根内侧，脊柱侧凸凸向健侧；C，D. 突出椎间盘在神经根外侧，脊柱侧凸凸向患侧

2. 压痛点　在后侧椎旁病变间隙有深压痛，压痛点多在病变间隙的棘突旁，有时向同侧臀部和下肢沿着坐骨神经分布区反射。深压痛刺激了骶棘肌中受累神经的背根神经纤维产生感应痛。压痛点在 L_4/L_5 椎间盘突出较 L_5/S_1 更为明显，但也有部分患者可仅有腰背部压痛而无放射痛。

3. 腰椎活动　有腰椎间盘突出症时，腰椎各方向的活动度都会减低。有腰椎侧凸时，腰椎向凸侧侧弯受限。根据椎间盘突出的类型，腰椎的前屈后伸运动受限程度也不同。纤维环在未完全破裂时，腰椎后伸受限。因为腰椎前屈时，后纵韧带紧张及椎间隙后方加宽，使突出的髓核前移，从而减轻了对后方神经根的压迫。而在后伸时，后方间隙狭窄而突出物更为后突，加重了对神经根的刺激与压迫。纤维环完全破裂时，腰椎前屈受限。因为腰椎前屈时，促使更多的髓核物质从破裂的纤维环向后方突出，加重了神经的压迫。

4. 肌萎缩与肌力的改变　受累神经根所支配的肌肉，如胫前肌，腓骨长、短肌，踇趾背伸肌力明显减弱。严重时胫骨前肌瘫痪，表现为踝关节背伸无力。L_5/S_1 椎间盘突出时，可见小腿三头肌萎缩或松弛，肌力亦可改变但不明显。

5. 感觉减退　感觉障碍可表现为主观麻木与客观麻木。神经感觉障碍按受累神经支配区分布。其中以固有神经支配区尤为明显。L_4 神经根受损，大腿内侧和膝内侧感觉障碍；L_5 神经根受损，足背前内方、踇趾和第二趾间感觉障碍。S_1 神经根受损，足外侧及小趾感觉障碍。

6. 腱反射改变　L_3/L_4 椎间盘突出时，膝反射减弱或消失；L_5/S_1 椎间盘突出时，跟腱反射改变。不同部位的腰椎间盘突出症，其临床症状和体征表现不一，因此具有定位意义（表 5-1，表 5-2）。

表 5-1　常见部位的腰椎间盘突出症的症状和体征

突出部位	L_3/L_4 椎间盘	L_4/L_5 椎间盘	L_5/S_1 椎间盘
受累神经	L_4 神经根	L_5 神经根	S_1 神经根
疼痛部位	骶髂部、髋部、大腿前内侧、小腿前侧	骶髂部、髋部、大腿和小腿后外侧	骶髂部、髋部、大腿、小腿足跟和足外侧
麻木部位	小腿前内侧	小腿外侧或足背，包括踇趾	小腿和足外侧包括外侧三足趾
肌力改变	伸膝无力	踇趾背伸无力	足跖屈无力
反射改变	膝反射减弱或消失	无改变	踝反射减弱或消失

表 5-2　中央型 L_4/L_5 和 L_5/S_1 腰椎间盘突出症的临床表现

突出部位	多系 L_4/L_5 和 L_5/S_1 椎间盘中央型突出临床表现
受累神经	马尾神经
疼痛部位	腰背部、双侧大、小腿后侧
麻木部位	双侧大、小腿及足跟后侧、会阴部
肌力改变	膀胱或肛门括约肌无力
反射改变	踝反射或肛门反射消失

（三）特殊体征

1. 直腿抬高试验　检查时，检查者将患肢置于轻度内收、内旋位，保持膝关节完全伸直位，一手扶足跟，抬高患肢，当出现坐骨神经痛时为阳性。同时记录下抬高的度数。

2. 健侧直腿抬高试验（Fajersztajn 征）　直腿抬高健侧肢体时，健侧神经根袖牵拉硬膜囊向远端移动。从而使患侧的神经也随之向下移动，当患侧椎间盘突出在神经根的腋部时，神经根向远端移动受到限制而引起疼痛。如突出的椎间盘在肩部时则为阴性。检查时患者仰卧，当健侧直腿抬高时，患侧出现坐骨神经痛者为阳性。

3. 直腿抬高加强试验（Bragard 征）　患者仰卧，将患肢直腿抬高到一定的程度而出现坐骨神经痛。然后将抬高的患肢略降低，以使坐骨神经痛消失，此时将踝关节被动背屈，当又出现坐骨神经痛时为阳性。

4. 仰卧挺腹试验　患者仰卧，做挺腹抬臀的动作。使臀部和背部离开床面，出现患肢坐骨神经痛者为阳性（图 5-3）。

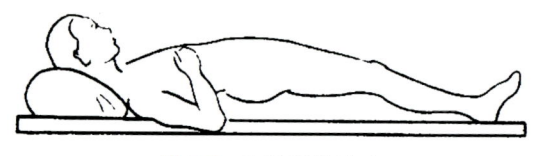

图 5-3　仰卧挺腹试验

5. 股神经牵拉试验　患者取俯卧位，患肢膝关节完全伸直。检查者上提伸直的下肢，使髋关节处于过伸位，当过伸到一定程度时，出现大腿前方股神经分布区域疼痛者为阳性。此方法用于检查 L_2/L_3 和 L_3/L_4 椎间盘突出的患者。

6. 屈颈试验（Lindner 征）　患者取坐位或半坐位，两下肢伸直，此时坐骨神经已处于一定的紧张状态。然后颈部向前屈而引起患侧下肢的放射痛者为阳性（图 5-4）。

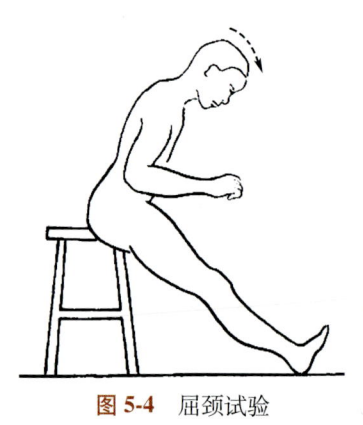

图 5-4　屈颈试验

四、影像学检查

影像学检查系诊断腰椎间盘突出症的重要手段，但仅有影像学证据而无相应临床表现，则不能诊断为腰椎间盘突出症。

1. 腰椎 X 线平片　腰椎间盘突出症患者，其腰椎平片可完全正常，但也有一部分患者可见以下征象：

（1）腰椎正位片腰椎可呈侧凸，髓核位于神经根外侧，则腰椎凸向患侧；髓核位于神经根内侧，则腰椎凸向健侧。

（2）腰椎侧位片对诊断腰椎间盘突出症有较大参考价值。正常腰椎间盘呈前宽后窄的楔形，这样可以保持腰椎的生理前凸弧度。正常的腰椎间隙宽度（除 L_5/S_1 间隙外）均是下间隙较上一间隙宽。而严重的椎间盘退变或椎间盘突出患者，除 L_5/S_1 间隙外，可表现下一间隙较上一间隙窄。腰椎间盘突出时，腰椎生理前凸变小或消失，严重者甚至反常后凸。

2. CT 检查　CT 诊断椎间盘突出，主要是观察椎管不同程度组织密度的变化。CT 检查表现为椎间盘组织在椎管内前方压迫硬膜囊，使硬膜囊向一侧推移，或前外侧压迫神经根，使神经根向侧后方向移位。在大的椎间盘突出，神经根由突出椎间盘影所覆盖，硬膜囊受压变扁。用水溶性造影剂作脊髓造影与 CT 检查结合，能提高诊断的准确性。CT 除观察椎间盘对神经的影响外，亦可观察到骨性结构及韧带的变化。前者能清晰地了解到腰椎管的容积，关节突退变、内聚、侧隐窝狭窄及黄韧带肥厚与后纵韧带骨化等。

3. MRI　图像上所表现的信号，大体上分为高、中和低强度。通常在 T_1 像条件下，骨皮质、韧带、软骨终板和纤维环为低信号强度；椎体棘突的骨松质因含骨髓组织，故表现为中等信号，正常椎间盘在 T_1 像图像上显示较均匀低信号。T_2 像对椎间盘组织病变显示更明显，在 T_2 像图像上正常椎间盘显示高信号，退变椎间盘呈中度信号，在严重退变时呈低信号，称为黑色椎间盘。由于 T_2 像脑脊液信号强而发亮，椎间盘突出时压迫硬膜囊显示更加清楚。MRI 对诊断椎间盘突出有重要意义。通过不同层面的矢状像及所累及椎间盘的轴位像可以观察病变椎间盘突出形态及其所占椎管内位置（图 5-5，图 5-6）。

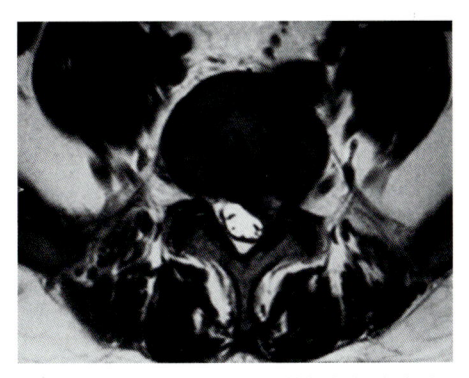

图 5-5　MRI 示 L_5/S_1 左后外侧椎间盘突出 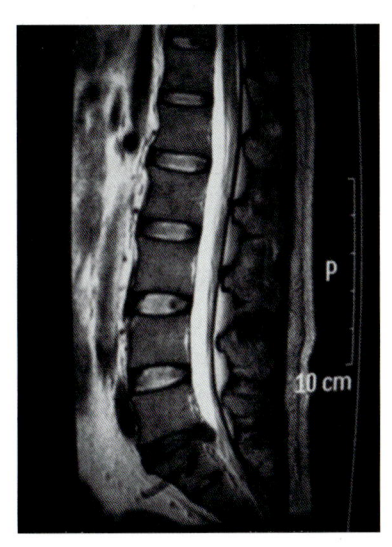　　图 5-6　MRI 检查示 L_5/S_1 椎间盘突出

五、鉴别诊断

（一）纤维组织炎

纤维组织炎中年人发病最多，多因肌肉过度运动，或因剧烈活动后出汗受凉而起病。亦可因局部受寒或上呼吸道感染而出现症状。患者主要感觉脊背疼痛，常见部位在附于髂嵴或髂后上棘的肌群，如骶棘肌和臀肌。其他部位的肌和肌筋膜、腱膜等也可受累。腰骶部纤维组织炎时，窦椎神经受到刺激，可引起局部疼痛和下肢牵涉痛。检查时因腰背痛致肌肉保护性肌痉挛而出现侧凸和运动受限。多数患者能扪到痛性结节或条索感，这在俯卧位检查时更为清晰。腰背部痛性结节常在 L_3 横突尖部、髂嵴部和髂后上棘处等。压迫痛性结节，特别是肌中的痛性结节，可引起局部疼痛并放射至其他部位如下肢产生牵涉痛。用2%普鲁卡因局部封闭则疼痛消失。此种现象称为"扳机点"，引起的放射痛不按神经节段分布。

（二）腰椎关节突关节综合征

腰椎关节突关节综合征多为中年女性，既往无明显外伤史，多在正常活动时突然发病，患者常诉弯腰取物或转身取物时发作。突然腰部剧痛，不敢活动。这种疼痛第一次发作后可经常发作，一年或一月可发病数次。检查时脊椎向痛侧侧凸，腰段骶棘肌出现痛侧保护性肌痉挛。在 L_4/L_5 或 L_3/L_4 棘突旁有压痛点，直腿抬高试验阴性。

（三）腰椎结核

腰椎结核患者可有全身中毒症状，常有较长期的腰部钝痛，休息好转，但无完全缓解的间歇期而呈持续疼痛。下肢痛通常较腰痛症状晚，因腰椎病灶部位而异，表现为一侧或两侧下肢痛。检查可见腰部保护性强直，活动受限，活动时疼痛加重。腰椎可出现后凸畸形，髂窝部或腰三角处可扪及寒性脓肿。有区域感觉运动障碍，腱反射改变，肌肉萎缩。化验检查红细胞沉降率增快。X线片示两椎体相邻缘破坏，椎间隙变窄，腰大肌影增宽或边缘不清，腰椎向后成角畸形。CT和MRI示椎体破坏，腰大肌增宽和异常信号。

（四）腰椎肿瘤

腰椎或腰骶椎的原发或继发性肿瘤及椎管肿瘤可出现腰痛和下肢痛，此种疼痛不因活动和体位改变而变化，疼痛逐渐加重，并可出现括约肌功能障碍，影像学检查无退行性改变，椎骨可有破坏，椎管造影和MRI检查可见椎管内占位性病变。

（五）棘间韧带损伤

棘间韧带损伤好发于 L_5/S_1，腰痛长期不愈合，以弯腰时最明显，但在过伸时因挤压病变棘间韧带，可引起疼痛。部分患者疼痛可向骶部或臀部放射。检查时，损伤韧带处棘突或棘突间有压痛。通过B超或MRI可证实。

（六）第3腰椎横突综合征

L₃横突通常较L₂、L₄横突长，又居于腰椎中部，故成为腰部活动的力学杠杆的支点，容易受到损伤。其疼痛主要在腰部，少数可沿骶棘肌向下放射。检查可见骶棘肌痉挛，L₃横突尖压痛，无坐骨神经损害征象，局部封闭治疗有很好的近期效果。

（七）劳损

腰肌劳损、腰骶劳损或骶髂劳损者症状有时易与腰椎间盘突出症混淆。患者可有一侧腰痛、臀痛及股外侧疼痛或不适，脊柱侧凸和活动受限及直腿抬高受限等表现。但放射痛的症状和体征多不累及小腿和足部，无肌力、感觉和反射改变。压痛部位多在椎旁肌或骶髂部。CT、MRI检查可鉴别。

（八）腰椎滑脱症

本症也可出现下腰痛症状，滑脱程度较重时还可出现神经根症状，且常诱发椎间盘退变突出。腰椎X线斜位片、侧位片可了解腰椎弓根峡部裂和滑脱程度。

六、治疗

（一）非手术治疗

腰椎间盘突出症80%~90%的患者可以通过非手术治疗而愈。其适应证为初次发作病程较短，以及经休息后症状明显缓解，影像学检查无严重突出者。非手术治疗中卧床休息甚为重要，可以减少椎间盘承受的压力，缓解原先突出椎间盘组织对神经根局限性的压迫，达到临床症状减轻或消除。一般卧床3~4周症状大多缓解。牵引可使椎间隙增大及后纵韧带紧张，有利于突出的髓核部分还纳。推拿、按摩可缓解肌痉挛，松解神经根粘连，或者改变突出髓核与神经根的相对关系，减轻神经根的压迫。

非甾体抗炎药是椎间盘突出症最常用的药物，既能缓解疼痛，又能抑制局部的炎症反应，从而减轻神经根所受到的刺激，常用药物有特异性COX-2抑制剂塞来昔布，每日1~2次，每次200mg。硬膜外类固醇注射疗法系硬膜外腔注入少量激素和麻醉药物，可靠抑制神经末梢的兴奋性，同时改善局部血运，减轻局部酸中毒，从而起到消炎作用，阻断疼痛的恶性循环，达到止痛的目的，但反复注射类固醇类药物有可能导致局部粘连加重，导致手术治疗难度加大。此外，脱水药、神经营养药及中成药也常用于椎间盘突出的临床治疗。

（二）手术治疗

临床诊断腰椎间盘突出症后，有10%~20%的患者需经手术治疗。

1.适应证

（1）腰椎间盘突出症病史超过半年，经严格保守治疗无效；或保守治疗有效，经常复发且疼痛较重者。

（2）首次发作的腰椎间盘突出症疼痛剧烈，尤以下肢症状为著者，患者因疼痛难以行动及入眠，被迫处于屈膝屈髋侧卧位，甚至跪位。

（3）出现单根神经麻痹或马尾神经受压麻痹的症状和体征。

（4）中年患者，病史较长，影响工作或生活。

（5）病史虽不典型，经影像学检查，CT、MRI 或造影证实椎间盘对神经或硬膜囊有明显严重压迫。

（6）腰椎间盘突出症并有腰椎管狭窄。

2. 禁忌证　　只有在出现马尾综合征伴有明显神经功能损害，特别是大小便功能障碍时，才必须进行手术椎间盘摘除，且需急诊手术。其他所有情况下，椎间盘摘除术应是择期手术，这样就允许全面检查，以明确诊断、病变部位和患者的生理、心理状态。当为解除痛苦而急于在未进行合理的检查情况下仓促手术时，术后患者和医生常常都会对此决定感到后悔。

3. 术前准备　　术前，医生必须保证诊断正确，而且患者也因疼痛和神经损害而要求手术。外科医生和患者都应知道手术的目的不是治愈，而是解除症状。手术既不能终止导致椎间盘突出的病变过程，也不能使腰部恢复到以前的状态。术后仍需良好的姿势和身体力学练习，不做包括反复弯腰、扭腰和脊柱屈曲位提重物等动作。如希望延长疼痛缓解期，患者的生活方式需做某些永久性调整。

第一节　显微镜下椎间盘髓核摘除术

一、适应证

1. 具有典型的腰椎间盘突出症症状，经长期保守治疗无效，反复发作者。
2. 腰椎间盘突出症合并大小便障碍者。
3. 急性腰椎间盘突出症，突发下肢肌力减弱或瘫痪者。
4. 腰椎间盘突出症合并后纵韧带钙化，椎间盘钙化，合并椎管狭窄，侧隐窝狭窄，经非手术治疗无效者。

二、禁忌证

1. 腰椎间盘突出症合并腰椎滑脱。
2. 腰椎间盘突出症合并严重的腰椎管狭窄。
3. 腰椎间盘突出症开放手术后原位复发者。

三、术前准备

1. 详细的病史询问、体格检查及 X 线、CT 或 MRI 检查。根据 MRI 的矢状位及横断面确定椎间盘突出的性质及位置。

2. 术前做好正确的定位，包括病变部位左、右侧的定位，间隙定位。

3. 了解椎管内病理改变情况，是否有椎管或侧隐窝狭窄，椎管内有无游离髓核及其正确位置，以确定手术中应相应处理的椎管合并病变。

4. 必备的手术器械及辅助设备。显微镜设备见图 5-7。

四、手术要点、难点及对策

1. 患者采用全身麻醉。取俯卧位，俯卧于脊柱手术床，胸部和两髂前上棘部长软枕垫起，腹部悬空，以避免腹腔静脉受压，利于手术中暴露椎板间隙。使用定位网或克氏针，C 形臂 X 线机准确定位病变椎间隙。

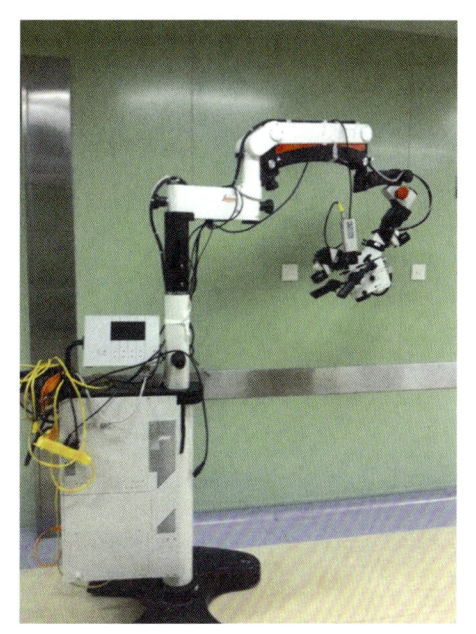

图 5-7　显微镜

2. 手术区域常规消毒铺巾，在病变椎间隙，棘突旁纵行切开皮肤约 2.5cm（图 5-8），使用逐级扩张通道、纵向扩张器及侧方挡板分开软组织，放置光源，暴露椎板及椎间隙位置（图 5-9），将显微镜使用无菌镜套覆盖后，移至切口正上方，调整视野清晰度。

3. 将椎板后方软组织去除，切除椎间隙上下部分椎板，显露黄韧带，打开黄韧带，暴露椎管及神经根，拨开神经根及硬脊膜，显露病变的椎间盘组织（图 5-10）。使用髓核钳取出髓核，尖刀切开纤维环，使用髓核钳继续取出剩余髓核。

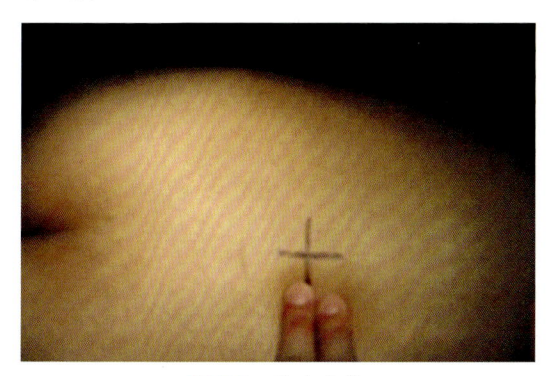

图 5-8　体表定位

4. 手术结束前，探及神经根松弛，冲洗后充分止血，术毕。

五、术后监测与处理

术后常规应用抗生素预防感染，甘露醇脱水减轻神经根水肿及激素治疗。术后 24 小时内拔除引流管，术后 1～2 天指导患者行直腿抬高锻炼，预防神经根粘连和下肢静脉血栓形成，术后 3～7 天根据患者情况可在腰围保护下下床行走。

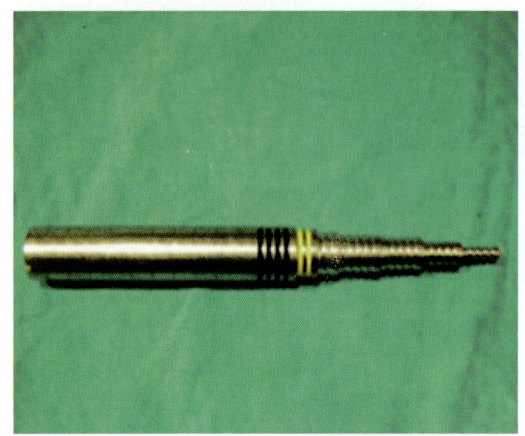

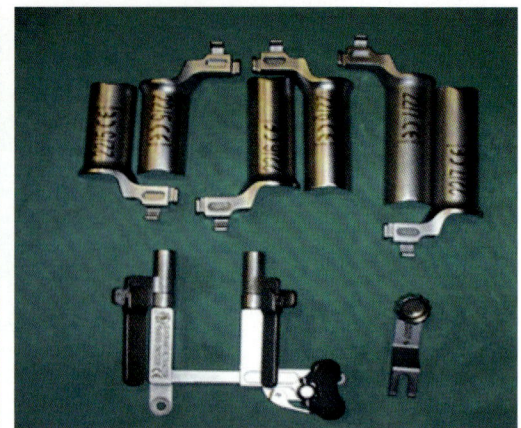

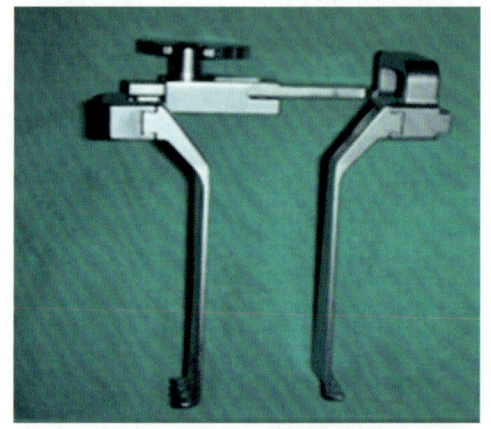

图 5-9 逐级扩张器、纵向扩张器及侧方挡板

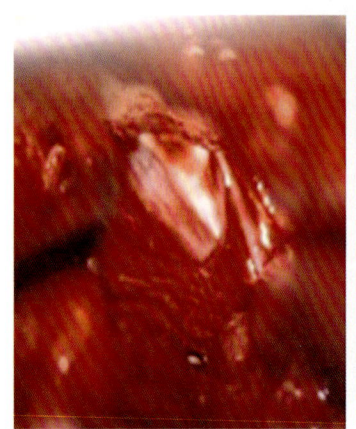

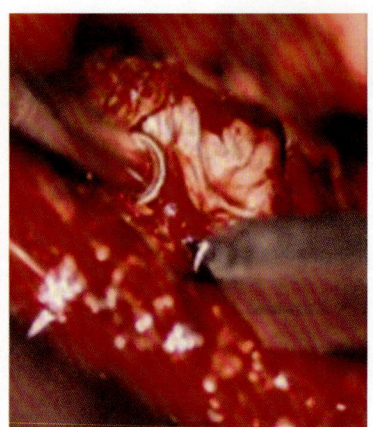

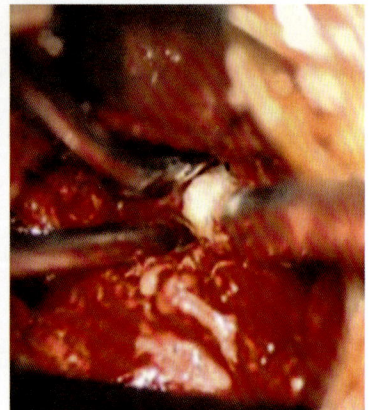

图 5-10 显微镜下神经根、硬脊膜及髓核组织

六、术后常见并发症的预防与处理

1. 神经根及硬脊膜损伤　最常出现脑脊液漏、感觉及运动障碍。主要原因多为分离粘

连过程中将硬脊膜剥破；椎板钳咬除黄韧带或者椎板时，与硬脊膜或者神经粘连使其发生损伤。因此手术过程中应缓慢操作，观察是否粘连，切勿产生撕扯动作。对于术中硬脊膜的损伤，损伤小时，无须缝合，使用脑棉片覆盖后可继续操作，操作完成后可选择放置明胶海绵或人工硬脊膜，术后引流管放置时间延长，适当调整头低脚高位。

2. 术后感染　可能是因为术前慢性基础疾病、免疫功能低下或肥胖、高血糖等，术中各个无菌操作环节不规范，术后引流管放置时间过长，伤口敷料渗透未及时更换等。因此，术前应积极治疗基础疾病，术中严格无菌操作规范，术后及时处理伤口，并预防性使用抗生素。

七、临床效果评价

对单纯型腰椎间盘突出症患者，做到了足够减压；减少椎旁肌的剥离、椎板和小关节的破坏，避免了由于过多破坏椎板及小关节所造成的脊柱不稳；手术时间短、对患者创伤小和费用低，术中及术后出血少，术后功能恢复较快，患者可早期下床活动；术后仍存在大部分椎板和黄韧带覆盖硬膜囊，很大程度上保留了腰椎后柱结构的完整性，减少了术后硬膜外粘连、椎管狭窄和瘢痕粘连等并发症。

第二节　经皮椎间孔镜下椎间髓核摘除术

一、适应证

1. 单节段腰椎间盘突出症。
2. 腰椎间盘突出症伴有轻中度椎管狭窄或侧隐窝狭窄。
3. 部分复发性腰椎间盘突出症。

二、禁忌证

1. 腰椎滑脱。
2. 严重的椎管狭窄。
3. 复发性腰椎间盘突出症，椎管内粘连严重者。
4. 腰椎间盘突出症伴有骨赘增生、软组织增厚或椎间盘钙化。
5. 脊柱畸形。

三、术前准备

1. 详细的病史问询、体格检查及 X 线、CT 或 MRI 检查（图 5-11）。根据 MRI 的矢状

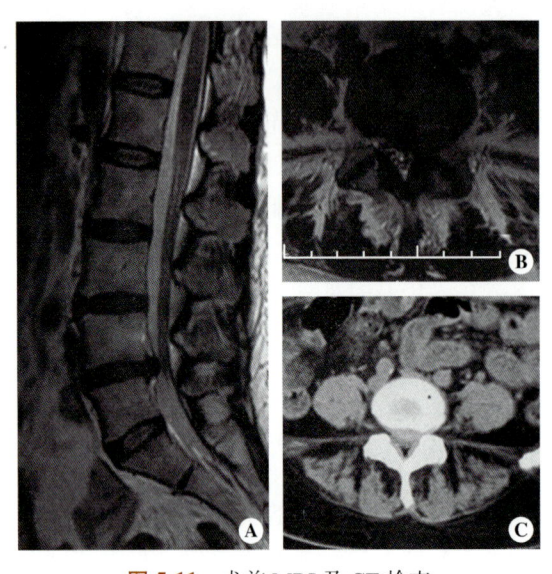

图 5-11　术前 MRI 及 CT 检查
A. MRI 矢状位；B. MRI 横断面；C. CT 横断面

位及横断面确定椎间盘突出的性质及位置。根据 CT 横断面确定定位针的方向及角度。

2. 术前做好正确的定位，包括病变部位左、右侧的定位，间隙定位，根据影像学资料决定手术入路，即椎间孔入路还是椎板间入路，一般 L_4/L_5 间隙选择椎间孔入路，但对于高髂嵴的患者可选择椎板间入路；一般 L_5/S_1 间隙选择椎板间入路。

3. 了解椎管内病理改变情况，是否有椎管或侧隐窝狭窄，椎管内有无游离髓核及其正确位置，以确定手术中应相应处理的椎管合并病变。

4. 必备的手术器械及辅助设备。椎间孔镜手术系统，专用手术器械，包括镜下专用的逐级扩张通道、镜下扩孔钻、射频电极、不同角度的椎板咬骨钳和髓核钳等。

四、手术要点、难点及对策

（一）椎间孔入路

1. 患者稳定地俯卧或侧卧于脊柱手术床上，俯卧时胸部和两髂前上棘部长软枕垫起，并将手术床头尾两侧折向下，使腰背呈弓形屈曲，腹部悬空，以避免腹腔静脉受压，利于手术中暴露椎板间隙。使用定位网或克氏针，C 形臂 X 线机准确定位病变椎间隙，并使用记号笔标记髂嵴的位置和进入点，并标记进入角度（图 5-12）。

2. 手术区域常规消毒铺巾。依据患者髂嵴的高低和体形的胖瘦选择合适的旁开距离，通常 L_2/L_3 节段的进针点需旁开 7~9cm，L_3/L_4 节段需旁开 8~10cm，L_4/L_5 节段需旁开 11~14cm，L_5/S_1 节段需旁开 12~16cm。使用 0.5% 的利多卡因在进针点位置局部浸润麻醉，并使用帕瑞昔布术中镇痛。

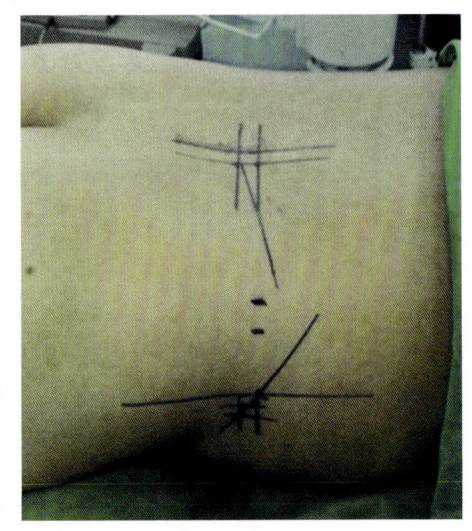

图 5-12　体表定位

透视下与水平面成 15°~20° 夹角，使用 18G 穿刺针经患侧椎间孔穿刺进入椎间盘，术中透视见穿刺针位置良好，向椎间盘内注入亚甲蓝与造影剂的混合显影液（1∶9），将导丝放置于穿刺针内，术中透视位置良好（图 5-13）。需要强调的是椎间孔越狭窄，髓核脱出移位越远，穿刺针与水平面的夹角应越小。

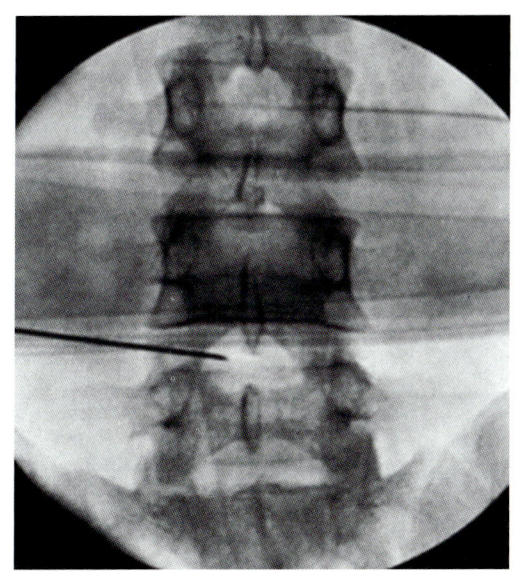

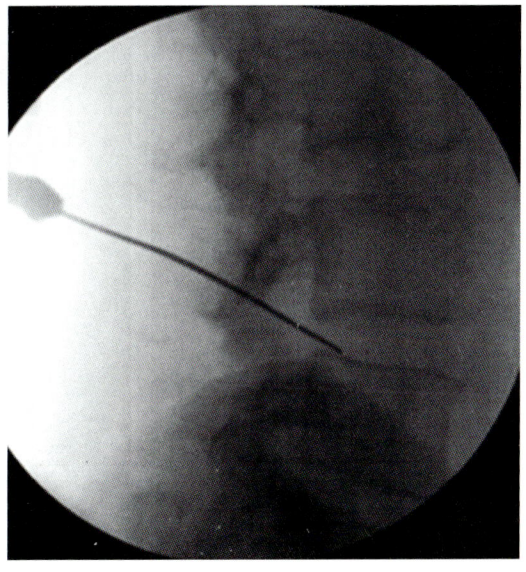

图 5-13　术中透视（穿刺针位置）

3. 在进针点位置，皮肤切开约 8mm 切口，沿导丝方向逐级插入扩张导管，对切口进行预扩张，放置工作通道，再次透视见通道位置良好（图 5-14）。

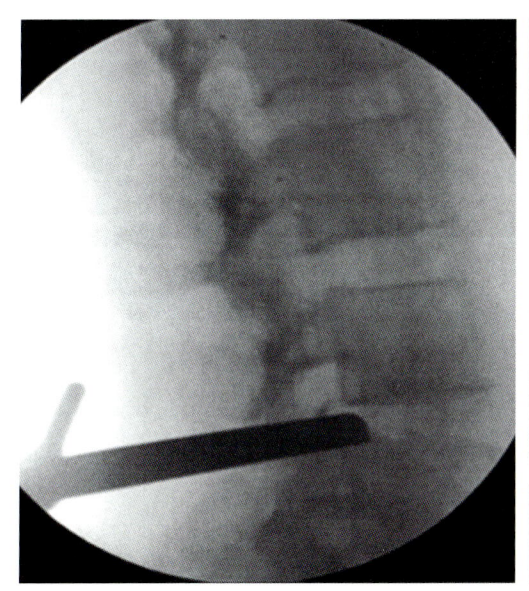

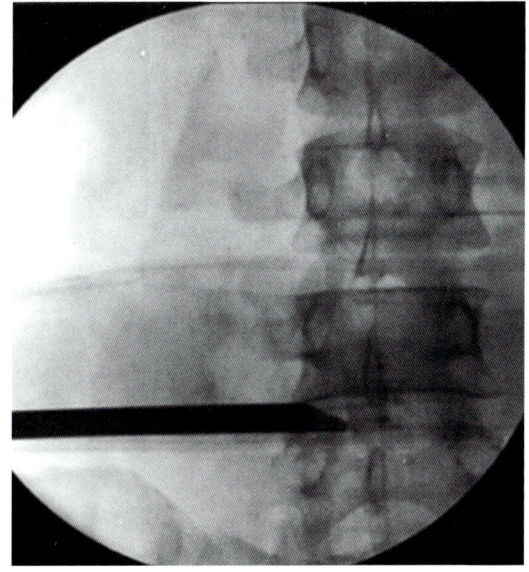

图 5-14　术中透视（工作通道位置）

4. 将椎间孔镜连接光源和摄影机，打开光源，调节白平衡，将椎间孔镜放入工作通道，连接水源，调节水流量及压力，使用髓核钳取出蓝染的突出的椎间盘髓核组织，暴露神经根，使用神经钩探及神经根松弛（图 5-15）。

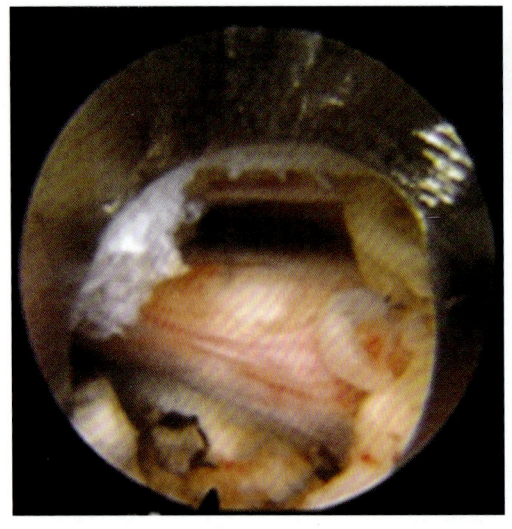

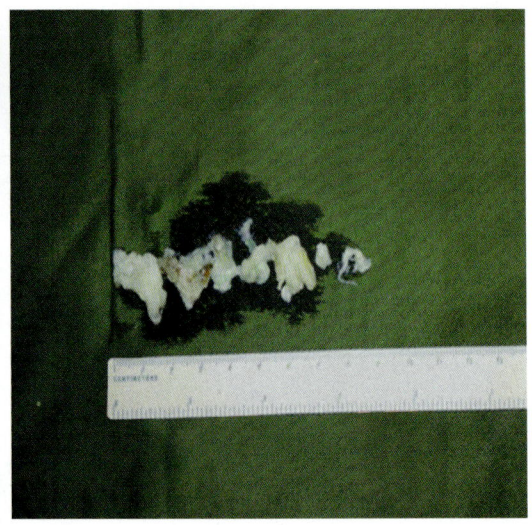

图 5-15　镜下神经根及取出的髓核组织

5. 手术结束前，使用射频电极将纤维环开口处热凝皱缩，并注射复方倍他米松注射液，减少术后下肢感觉异常。

（二）椎板间入路

1. 患者采用全身麻醉，俯卧或侧卧于脊柱手术床上，俯卧时胸部和两髂前上棘部长软枕垫起，并将手术床头尾两侧折向下，使腰背呈弓形屈曲，腹部悬空，以避免腹腔静脉受压，利于手术中暴露椎板间隙。使用定位网或克氏针，C形臂X线机准确定位病变椎间隙，并使用记号笔标记椎间隙的位置和进入点。

2. 手术区域常规消毒铺巾，使用18G穿刺针经患侧椎间隙穿刺进入椎间盘，术中透视见穿刺针位置良好，向椎间盘内注入亚甲蓝与造影剂的混合显影液（1:9），将导丝放置于穿刺针内，术中透视位置良好（图5-16）。

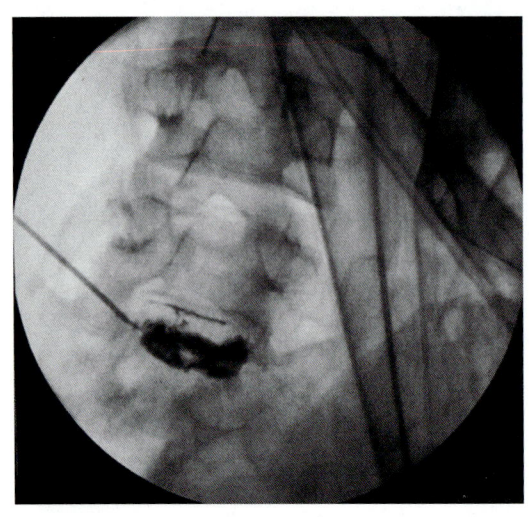

图 5-16　术中穿刺针位置及椎间盘造影

3. 在进针点位置，皮肤切开约8mm切口，沿导丝方向逐级插入扩张导管，对切口进行预扩张，放置工作通道，再次透视见通道位置良好（图5-17）。

4. 将椎间孔镜连接光源和摄影机，打开光源，调节白平衡，将椎间孔镜放入工作通道，连接水源，调节水流量及压力，在椎间孔镜下观察解剖结构，咬除部分韧带，必要时，可使用椎板钳或镜下磨钻去除部分椎板，暴露充分后，使用髓核钳取出蓝染的突出的椎间盘髓核组织，暴露神经根，使用神经钩探及神经根松弛。

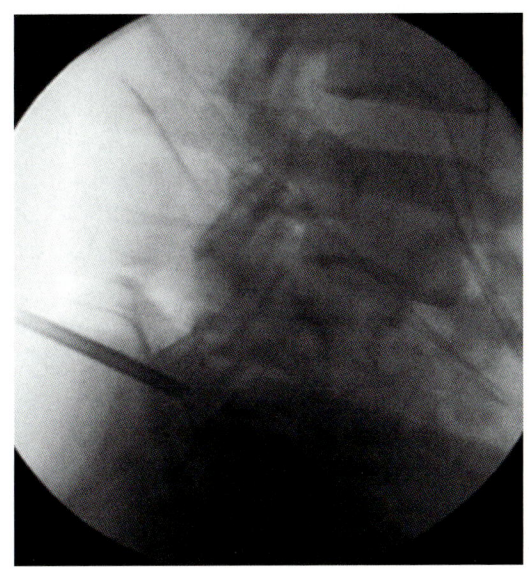

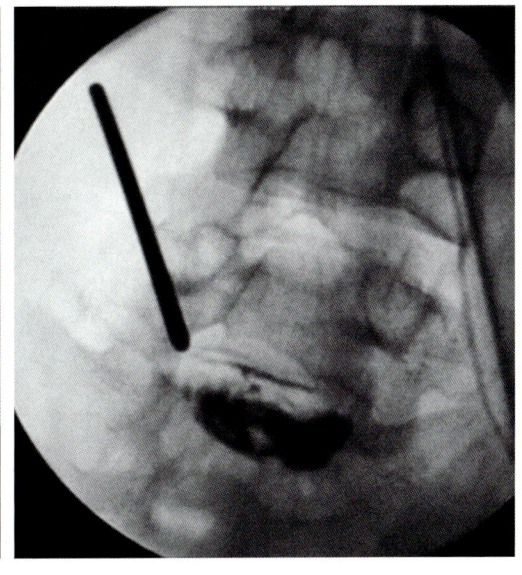

图 5-17　术中透视（工作通道位置）

5. 手术结束前，使用射频电极将纤维环开口处热凝皱缩，并注射复方倍他米松注射液，减少术后下肢感觉异常。

五、术后监测与处理

术后卧床休息，常规使用营养神经、脱水、止痛等药物治疗，手术当天即可佩戴腰围下床活动，术后 3 个月内禁重体力活动、身体扭转、提重物等，术后 3 个月开始腰背肌功能锻炼。

六、术后常见并发症的预防与处理

1. 下肢暂时性麻木　主要原因为术中刺激或局部血肿，多数保守治疗缓解。术中尽量避免神经根的牵扯刺激，可通过工作通道旋转，以保护神经根，避免损伤或者刺激。

2. 硬脊膜漏　主要是机械工具的直接损伤，表现为背痛和腿麻，有时有尿意，经常伴随头痛和颈强直，伤口肿胀或渗出；防治措施：术中仔细操作，在看清解剖结构后操作，如损伤较大及时转开放修补。

3. 术后残留疼痛　由术中减压不充分引起，神经根未松弛；防治措施：硬脑膜的充分减压，硬膜囊搏动自如、神经根活动自如，操作完成后，可以使用神经钩探查神经根是否充分减压。

4. 出血　多由于神经根显露或者减压过程中损伤血管引起，如果要防止此类并发症，主要是加强学习，熟悉镜下解剖，同时尽量避免广泛剥离，组织渗血要及时充分使用射频电极止血。

5. **神经根损伤** 也是最严重的并发症，多由于解剖结构未充分暴露，盲目或粗暴操作引起。椎间孔入路时，局部麻醉下患者意识清楚，可通过医患交流，缓慢操作；保持术野清晰，不盲目钳夹；操作轻柔，忌粗暴；如有轻度损伤，术后短期使用激素及脱水治疗，神经营养，针灸理疗。

七、临床效果评价

经皮椎间孔镜技术创伤小，可以在局部麻醉患者清醒状态下完成，减少了神经根损伤的危险性，手术切口小，后方的结构破坏少，保留了手术节段的功能，对脊柱的生物学功能影响较小，术中出血量少，可以让患者更好地下床活动，缩短了康复时间。但是术中可能并发神经损伤、血管损伤、髂腰部血肿，其中有一定的复发率，容易术后早期复发。

第三节 椎间盘镜下腰椎间盘髓核摘除术

一、适应证

1. 各种类型的单阶段腰椎间盘突出症，诊断明确且经正规非手术治疗3～6个月无效者。
2. 腰椎间盘突出症合并神经功能障碍者。
3. 腰椎间盘突出症伴同侧腰椎管狭窄或同侧骨赘形成者。

二、禁忌证

1. 腰椎间盘突出症手术后原间隙复发，粘连严重者。
2. 腰椎间盘突出症合并腰椎滑脱。
3. 腰椎间盘突出症合并广泛性椎管狭窄、椎体后缘存在广泛钙化或骨赘者。
4. 凡探查性手术，腰椎间盘突出症诊断不确切者。

三、术前准备

1. 详细的病史询问、体格检查及X线、CT或MRI检查，以明确诊断。
2. 术前做好正确的定位，包括病变部位左、右侧的定位，间隙定位，根据影像学资料决定手术入路。
3. 了解椎管内病理改变情况，是否有中央椎管或侧隐窝狭窄，黄韧带有无肥厚，椎管内有无游离髓核及其正确位置，椎体后缘及关节突有无骨赘形成，以确定手术中应相应处理的椎管合并病变。

4.必备的手术器械及辅助设备。后路显微椎间盘镜手术系统,包括医用手术冷光源系统、摄像监控系统及专用手术器械。专用手术器械包括一系列镜下专用的导针、扩张管、工作通道管、工作通道固定臂、不同尺寸和角度的椎板咬骨钳和髓核钳等。

四、手术要点、难点及对策

1.患者采用全身麻醉。取俯卧位,俯卧于脊柱手术床,胸部和两髂前上棘部长软枕垫起,并将手术床头尾两侧折向下,使腰背呈弓形屈曲,腹部悬空,以避免腹腔静脉受压,利于手术中暴露椎板间隙。使用定位网或克氏针,C形臂X线机准确定位病变椎间隙。

2.手术区域常规消毒铺巾,在病变椎间隙,棘突间隙患侧旁开1cm处(图5-18),再次使用导针定位至病变椎间隙,以导针为中心纵行切开皮肤约1.6cm,逐层套入扩张管及16mm工作通道,自由臂固定(图5-19),安装内镜并调整视野。

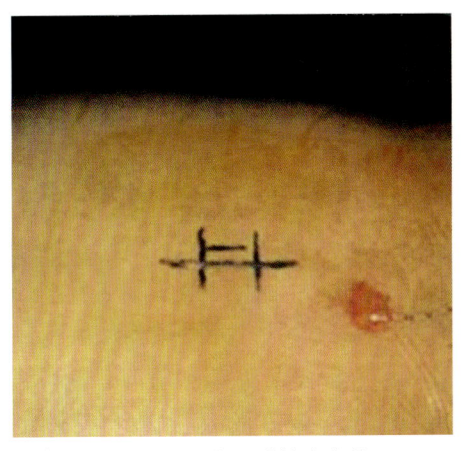

图5-18 手术区域体表定位

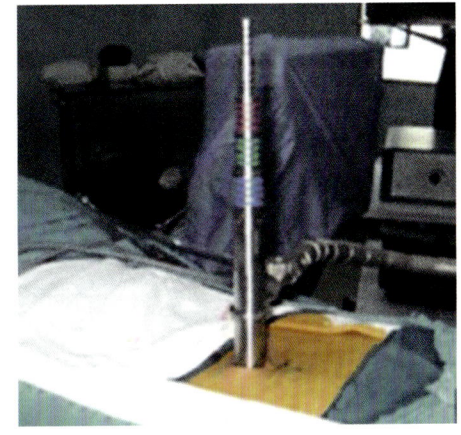

图5-19 工作通道的建立

3.使用椎板咬骨钳咬除上下部分椎板,图5-20示套管所在位置及相应椎板位置。突破黄韧带是关键操作,一般从椎板下缘黄韧带最薄弱部分突破,当黄韧带肥厚时,需分层突破进入,暴露神经根。

4.牵开神经根,寻找病变的椎间盘组织。对于神经根粘连较重者,术中仔细分离,松解,遇有硬膜外出血多者,切忌盲目吸引,局部以脑棉片加吸收性明胶海绵压迫。

5.切开突起的后纵韧带纤维环,使用髓核钳取出病变髓核组织。常规探查神经根是否松解(图5-21),侧隐窝及神经根管狭窄时,需要使用咬骨钳扩大及减压。

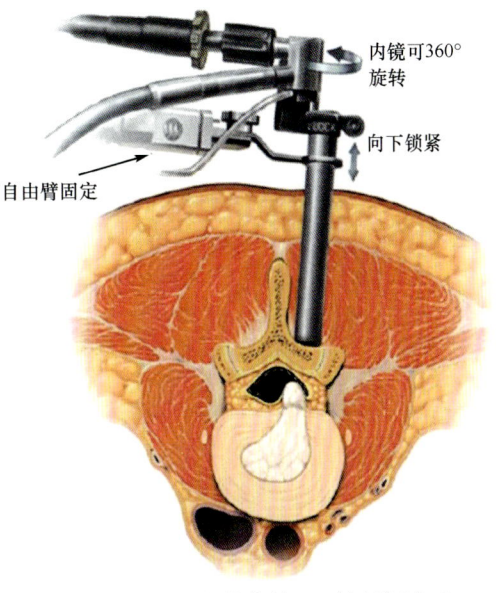

图5-20 椎间盘镜套管置入椎板间隙后

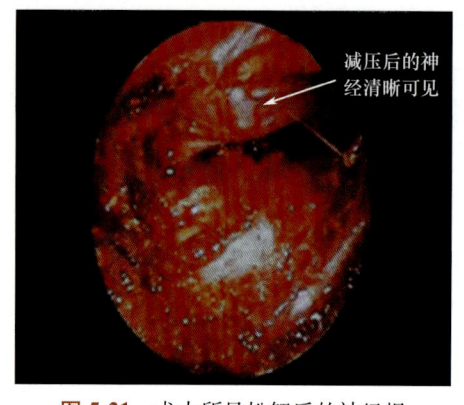

图 5-21　术中所见松解后的神经根

五、术后监测与处理

1. 术后平卧 6 小时，第 2 天开始直腿抬高，可戴腰围下地行走。

2. 预防性应用抗生素 2 天，短期使用激素，常规使用神经营养药。

3. 术后 7～9 天拆线。

4. 第 2 周行腰背肌锻炼，术后腰围固定 4～6 周，2～3 个月内避免弯腰、扭腰动作及腰部受力不均衡。

六、术后常见并发症的预防及处理

1. 椎管内血管破裂出血　常见原因为术者分离显露过程中操作不当；局部组织粘连严重，解剖结构不清晰；患者自身凝血功能异常；等等。针对原因，首先，术者要仔细辨别解剖关系，操作规范，谨慎细致，避免损伤血管，如难以避开时，可使用双极电凝彻底止血；其次，针对凝血功能异常者，围术期纠正凝血异常，避开女性月经期，术前 2 周内停用影响凝血功能的药物。最后，常规放置引流管，以利于积血流出，防止术后血肿形成。

2. 硬脊膜及神经损伤　最常出现脑脊液漏，以及损伤侧感觉及运动障碍。主要原因有：分离粘连过程中将硬脊膜剥破；椎板钳咬除黄韧带或者椎板时，与硬脊膜或者神经粘连使其发生损伤；尖刀切开纤维环时，操作不当或者组织结构改变，意外损伤硬脊膜或神经。熟练及谨慎的操作可以有效避免损伤硬脊膜及神经根，熟练掌握解剖结构，分离粘连组织及使用椎板钳时，应缓慢操作，观察是否粘连，切勿产生撕扯动作。对于术中硬脊膜的损伤，损伤小时，无须缝合，使用脑棉片覆盖后可继续操作，操作完成后可选择放置明胶海绵或人工硬脊膜，术后引流管放置时间延长，适当调整头低脚高位。

3. 腰椎间隙感染　术后腰椎间隙感染直接导致预后差，治疗困难，周期长。主要原因可能是消毒和无菌操作不规范，包括手术区域消毒，术者的无菌操作，手术器械的消毒等。为避免椎间隙感染的发生，可以术前术后使用抗生素，严格遵守各个环节的消毒及无菌操作规范。如出现椎间隙感染，应及时使用敏感抗生素，必要时可考虑再次手术行病灶清除及引流。

七、临床效果评价

椎间盘镜手术是传统的开窗手术与现代内镜下微创技术的完美结合，既具有传统的开放手术的疗效，又具有手术创伤轻微的优点，是目前理想的手术方式之一。与传统的开放手术相比，椎间盘镜手术具有手术切口小（仅 1.6cm），组织创伤少，出血少，对脊柱结构、稳定性破坏小，术后恢复迅速等优点。与经皮穿刺椎间盘切吸术相比，椎间盘镜手术能在直视下操作，避免了手术的盲目性；手术精确，且能进行侧隐窝及神经根管扩大术，减压彻底，疗效更高；其适应证范围更广，不仅适于容纳性椎间盘突出症，而且适于非容纳性（即脱出型和游离型）；其手术的后正中入路也解决了 $L_5 \sim S_1$ 间隙侧后入路穿刺困难的问题，使其穿刺成功率达 100%。

（华中科技大学同济医学院附属协和医院　曾宪林）

参 考 文 献

Chiu CC，Chuang TY，Chang KH，et al. 2015. The probability of spontaneous regression of lumbar herniated disc：a systematic review. Clin Rehabil，29（2）：184-195.

Conroy L. 2015. Management of severe pain due to lumbar disk protrusion. J Pain Palliat Care Pharmacother，29（1）：64，65；discussion 65，66.

Dagistan Y，Cukur S，Dagistan E，et al. 2015. Importance of IL-6，MMP-1，IGF-1，and BAX levels in lumbar herniated disks and posterior longitudinal ligament in patients with sciatic pain. World Neurosurg，84（6）：1739-1746.

Li Y，Fredrickson V，Resnick DK. 2015. How should we grade lumbar disc herniation and nerve root compression? A systematic review. Clin Orthop Relat Res，473（6）：1896-1902.

Schleich C，Müller-Lutz A，Eichner M，et al. 2016. Glycosaminoglycan chemical exchange saturation transfer of lumbar intervertebral discs in healthy volunteers. Spine（Phila Pa 1976），41（2）：146-152.

Suthar P，Patel R，Mehta C，et al. 2015. MRI evaluation of lumbar discdegenerative disease. J Clin Diagn Res，9（4）：TC04-9.

Wu HT，Jiang GQ，Lu B，et al. 2015. Long-term follow-up of Dynesys system in clinical application for the treatment of multiple lumbar degenerative disease. Zhongguo Gu Shang，28（11）：1000-1005.

Yoon MA，Hong SJ，Kang CH，et al. 2016. T1rho and T2 mapping of lumbar intervertebral disc：correlation with degeneration and morphologic changes in different disc regions. Magn Reson Imaging，34（7）：932-939.

Zeng ZY，Wu P，Mao KY，et al. 2015. Unilateral pedicle screw fixation versus its combination with contralateral translaminar facet screw fixation for the treatment of single segmental lower lumbar vertebra diseases. Zhongguo Gu Shang，28（4）：306-312.

Zeng ZY，Wu P，Song YX，et al. 2016. Unilateral pedicle screw fixation combined with contralateral percutaneous translaminar facet screw fixation and lumbar interbody fusion for the treatment of lower lumbar diseases：an analysis of complications. Zhongguo Gu Shang，29（3）：232-241.

Zheng CL，Jia Y，Zheng GZ. 2015. Clinical trials of slow-rapid reinforcing-reducing needling manipulation at Jiaji（EX-B 2）acupoint for lumbar intervertebral disc protrusion. Zhen Ci Yan Jiu，40（3）：242-246.

第六章 腰椎管狭窄症

概 论

腰椎的椎管、神经根管或椎间孔因某些因素发生骨性和（或）软组织结构的异常，导致一处或多处管腔狭窄，压迫硬脊膜或神经根，引起相应腰神经根功能障碍等临床症状者称为腰椎管狭窄症。

一、病因

根据病因不同，它分为原发性和继发性，原发性又称先天性腰椎管狭窄症，由于软骨发育不全（侏儒症）、先天性脊椎滑脱、脊柱侧凸和后凸，以及特发性改变导致腰椎管狭小；继发性又称后天性腰椎管狭窄症，椎间盘突出，骨质增生，关节退化变性或脊椎滑脱，外伤性骨折脱位，炎症，以及腰椎手术后改变等原因引起腰椎管狭窄，其中最常见的是退行性腰椎管狭窄。早期，由于椎间盘退变，髓核脱水，膨胀力减低，使黄韧带及关节囊松弛，导致脊柱不稳定，产生假性滑脱，引起椎管腔狭窄。晚期，可继发椎间纤维环向后膨出，后纵韧带肥厚、骨化、后缘增生、关节囊肥厚、关节肥大、黄韧带肥厚骨化，无菌炎症水肿，肿胀致使管腔容积减少。腰椎神经根椎管狭窄后，既可以由于腰椎管内神经的直接受压；也可以由于腰椎管狭窄后，导致局部静脉回流障碍，而引起相应节段神经的缺血。以上两种因素的共同作用出现相应神经的功能障碍。

二、病理分型

根据发生部位不同腰椎管狭窄症可分为：

（一）中央椎管狭窄

中央椎管狭窄是指位于两小关节之间的椎管部分，其间容纳硬膜及其内容物，这个区域的狭窄常常是由椎间盘突出、骨赘的增生或者黄韧带的肥厚和皱褶所引起。正常腰椎管矢状径均为 15mm 以上，横径在 20mm 以上，一般认为椎管矢状径小于 10mm 或者椎管横截面积小于 100mm², 即为中央椎管有狭窄，其临床表现为神经性跛行。

（二）侧隐窝狭窄

侧隐窝是硬膜的两侧神经根管的入口，起自硬膜囊的外缘，延伸到椎弓根的内侧，这是神经根从硬膜分出，在上小关节突的深面向尾侧和头侧行进的区域，它的边界是，外侧椎弓根，浅面上关节突的背面，腹侧椎间盘和后纵韧带复合体，内侧中央椎管；正常侧隐窝高度在 5mm 以上，如果小于 2mm 就会引起症状。小关节突增生是侧隐窝狭窄最常见的原因。

（三）椎间孔狭窄

它位于椎弓根狭部的背侧，它的边界是内侧侧隐窝，腹侧椎体和椎间盘的后壁，远侧椎弓根峡部，外侧椎弓根外缘。背侧神经根结和腹侧运动神经根占据了椎间孔区域 30% 以上的空间，这也是硬膜和神经根外膜汇合之处。椎弓根峡部骨折后纤维软骨的增生或者外侧椎间盘突出是该区域狭窄的主要原因。椎弓根峡部黄韧带增生及其附着点的骨化，尤其当椎间孔的高度小于 15mm 时，也会导致椎间孔区域的狭窄。

（四）神经根出口狭窄

神经根出口位于下小关节突关节外侧的区域，极外侧型椎间盘突出、腰椎滑脱或者小关节突骨关节炎都可能压迫该段神经根引起相应的临床症状（图 6-1）。

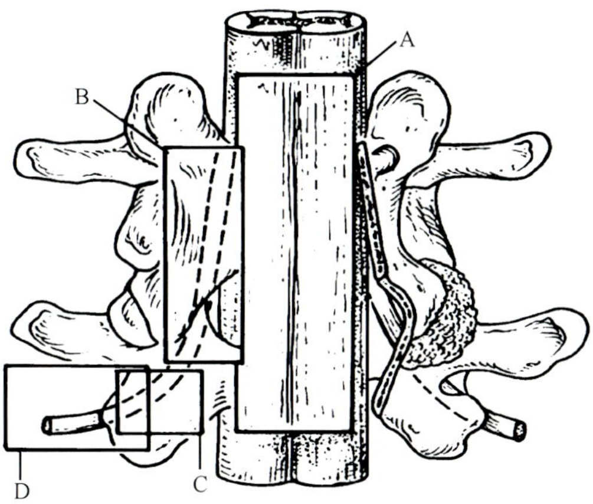

图 6-1 椎管狭窄不同的发生部位
A. 中央椎管；B. 侧隐窝；C. 椎间孔；D. 神经根出口

三、临床表现

尽管腰椎管狭窄可以发生在任何年龄，但退变性椎管狭窄出现症状一般在 60 岁以后，女性多于男性，常发生在 $L_4 \sim S_1$ 的椎管，患者常有腰部、臀部、大腿和小腿疼痛的病史，下肢疼痛的分布区域取决于狭窄的部位，双侧疼痛较单侧疼痛多见。

间歇性神经源性跛行：当患者步行一段距离后，出现一侧或者双侧腰腿疼痛、下肢麻木无力，以致跛行，但患者蹲下或坐下休息一段时间后，症状缓解而又可以继续行走一段距离，故名间歇性跛行。但患者身体保持前倾的时候，如推车、上楼、爬山或者骑车时，椎管的容积增大，可长时间不出现症状。

体格检查常见腰椎变直，活动范围减少，腰椎后伸时疼痛加重，直腿抬高试验常阴性，症状诱发试验（站立或行走）能引起下肢肌力下降、感觉改变、腱反射减弱。

四、诊断和鉴别诊断

腰椎管狭窄症起病缓慢、逐步发展，常表现为双侧症状，根据病史、症状和体格检查，结合影像学资料一般不难诊断。但有时容易与腰椎间盘突出、血管性间歇性跛行和脊柱肿瘤等相混淆（图6-2）。

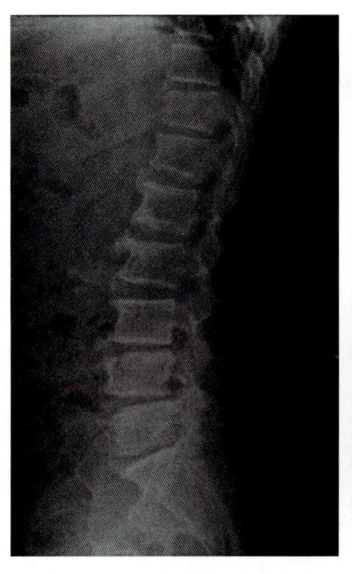

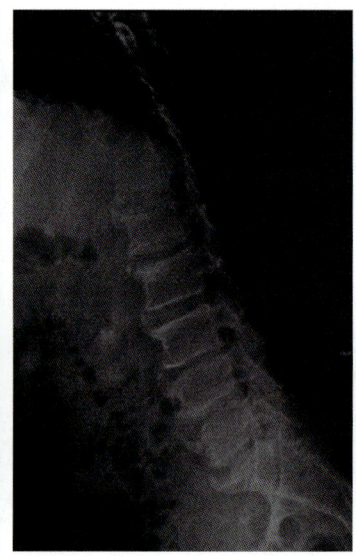

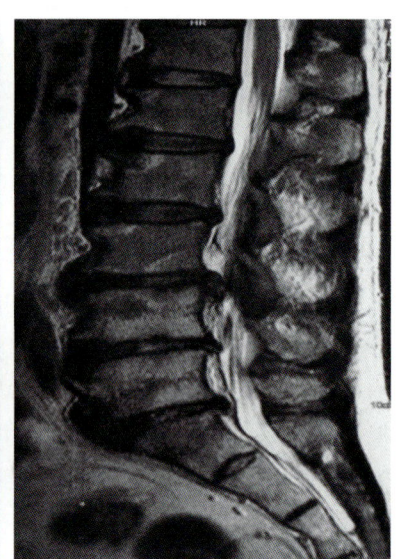

图6-2 腰椎管狭窄的影像学表现

（一）腰椎间盘突出症

腰椎间盘突出症一般发生在较年轻的患者，通常为单侧疼痛，常有神经体征。中央型腰椎间盘突出症的疼痛可与典型的椎管狭窄相似，但一般多为急性发病，坐位时疼痛加重，有神经症状，坐骨神经牵拉试验阳性，以上症状有助于中央型椎间盘突出与椎管狭窄相鉴别。临床上，有15%的腰椎管狭窄症的患者伴有急性椎间盘突出。

（二）血管性间歇性跛行

血管性间歇性跛行的患者通常有吸烟史或糖尿病史，患有血管功能不全的症状最容易与椎管狭窄症相混淆。怀疑为血管性间歇性跛行的患者应常规做肢端脉搏的检查，如患者出现脉搏弱或不清时，应请内科医生或血管外科医生会诊。区分血管性跛行和神经性跛行的一个诱发试验是让患者骑一个固定的自行车，当下肢运动时血管性跛行的症状加重，而神经性跛行的患者由于腰椎前屈，症状极少出现。

患者同时患有血管性和神经性间歇性跛行两种病时，治疗上较困难，应请血管外科医生会诊，帮助确定治疗两种疾病的先后。伴有血管性疾病的患者可能出现周围神经症状，易与椎管狭窄相混淆，两种疾病同时存在，手术治疗椎管狭窄的预后较差。糖尿病患者大多患有周围神经疾病，可用肌电图和测定神经传导速度来诊断这种疾病。

五、治疗

（一）非手术治疗

轻中度的腰椎管狭窄症可先行非手术治疗，主要的非手术治疗有：①保健体疗，进行背部伸肌和屈髋肌群的锻炼，增加腰椎前屈范围和降低前方骨盆倾斜；鼓励患者做骑车、游泳等运动。②硬膜外封闭，硬膜外类固醇封闭对急性疼痛有缓解作用，也为保守治疗的应用提供了时间。③药物治疗，非甾体抗炎药能减轻腰腿疼痛；少量的三环抗抑郁药能改善睡眠和患者的情绪，减轻疼痛；降钙素对轻度的腰椎管狭窄症有效。④支具腰围，能减少脊柱前凸，当症状进一步加重时支具腰围的疗效有限。

（二）手术治疗

手术时机：腰椎管狭窄症起病隐匿，缓慢发展，大多数腰椎管狭窄症的患者经保守治疗后临床症状会有所减轻，因而对于轻度至中度疼痛患者可以试行非手术治疗。除出现马尾神经受压表现（直肠或膀胱功能障碍）的患者需要及时进行手术治疗外，其他腰椎管狭窄的患者延迟几个月甚至几年手术，并不会影响手术效果，不要强迫患者手术。

第一节 后路经椎板减压术

后路椎板切除减压术是相对传统的治疗腰椎管狭窄的手术方式，优势是充分打开椎板，直视下减压，神经损伤的风险相对较小，减压充分，短期效果较好。缺点是椎板充分切除导致脊柱后柱稳定性破坏较大，椎管的侵扰较重，术后神经的粘连、纤维瘢痕较重，在一定程度上可能影响手术的远期疗效。

一、适应证

腰椎管狭窄症状的形成因素非常复杂，因此，只有腰椎管狭窄症临床症状典型，疼痛严重，经保守治疗无效的患者，才建议手术治疗。即便如此，由于腰椎管狭窄症的患者往往主诉腰腿疼痛，但并不是所有患者术后疼痛均能缓解，文献报道只有64%~91%的缓解率，但如果狭窄部位局限于单个节段、肌力减退少于6周、年龄小于65岁、明显的神经根型症状，则提示手术后会有满意的疗效。

另外，单纯的影像学资料提示具有腰椎管狭窄症不是手术的指征，但临床症状与影像学资料一致是术后疗效的保证。

腰椎管狭窄症一般不会导致瘫痪，但可能会影响患者活动能力，有时需要改变生活方式，如果患者不能忍受这种保守治疗的方式，在患者明确了解手术后疼痛可能无法缓解甚至加重的前提下，也是手术治疗的指征。

二、禁忌证

1. 腰椎管狭窄的主要相对禁忌证是诊断要明确，要确定患者的大部分症状是由椎管狭窄对神经的压迫引起的，手术才能有的放矢，得到好的治疗效果。否则如果手术不能达到预期效果，而又产生了另外的手术并发症，治疗效果就不能令人满意。

2. 患者年纪大或伴有其他严重的慢性疾病不能耐受较大手术；患者有严重的骨质疏松，腰椎的内固定无法起到基本稳定作用。

三、术前准备

1. 术前常规正、侧、斜位 X 线片检查（包括腰椎过伸和过屈位片）。现在有条件都应做 CT 或 MRI 检查，了解腰椎管狭窄或腰椎不稳的节段。

2. 常规术前准备及配血备用（以防止大的血管损伤及椎管内静脉丛出血）。

3. 可以考虑准备腰椎支具，备术后早期下地外固定用，以防术后因早期活动过大而致伤口出血、内固定移位、椎体滑脱等并发症发生。

4. 如果手术患者年龄较大，术前应了解心、肺、肝、肾功能及血液流变学检查结果，并采取相应防治措施。

5. 术前有条件的情况下应采用神经根封闭试验以定位疼痛的神经根。手术时应重点解决这一部位的问题。如果仅需要对一个神经根进行减压，则不需要对脊柱的稳定性进行处理。除非患者是老年人或该水平椎间隙已狭窄，否则，如果切除 2 个或 2 个以上的关节突，就要增加脊柱的稳定性。建议术前做好融合的准备，以便术中发现需要处理的神经根比预期的要多时进行脊柱融合。

四、手术要点、难点及对策

1. 手术在气管插管全身麻醉下进行。患者跪伏于体位手术架上（患者取跪伏位可以减少术中出血，同椎间盘手术一样，使用手术放大镜和头灯有利于完成手术）。以椎管狭窄节段为中心做后正中切口。

2. 如果减压节段有疑问，应进行 X 线定位。垂直切开至深筋膜。从棘突、椎板上骨膜下剥离深筋膜和肌肉到小关节。剥离时避免损伤不需要进行骨切除的小关节（图 6-3）。

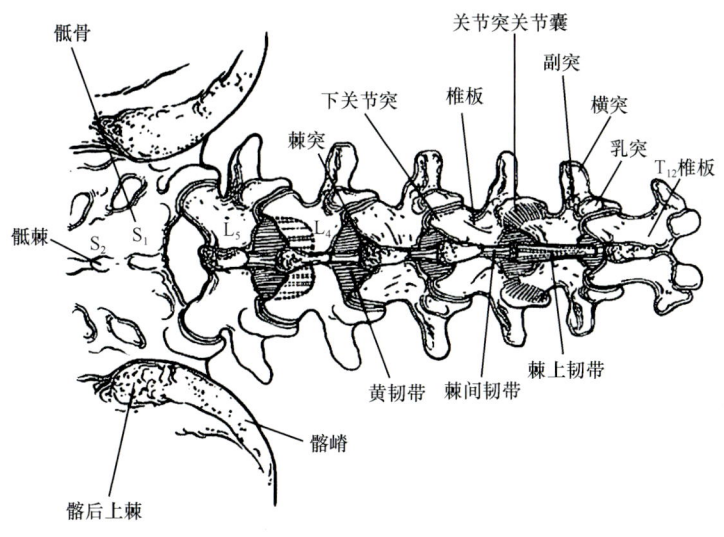

图 6-3 腰椎的基本解剖图

3. 找到并去除需要进行减压节段的棘突，用锐利刮匙去除软组织。使用刮匙在椎板上分离黄韧带下缘（图 6-4），使用枪式椎板咬骨钳咬除椎板。如果椎板非常厚，可先用高速钻石磨钻将外层骨板磨薄，然后使用枪式椎板咬骨钳咬除椎板内层部分（图 6-5）。切除椎板和黄韧带时要特别小心。术中将会发现神经结构受到压迫，没有器械插入的空隙。切除椎板直到显露椎弓根，以椎弓根为导向，找到神经根并追踪至椎间孔外（图 6-6）。

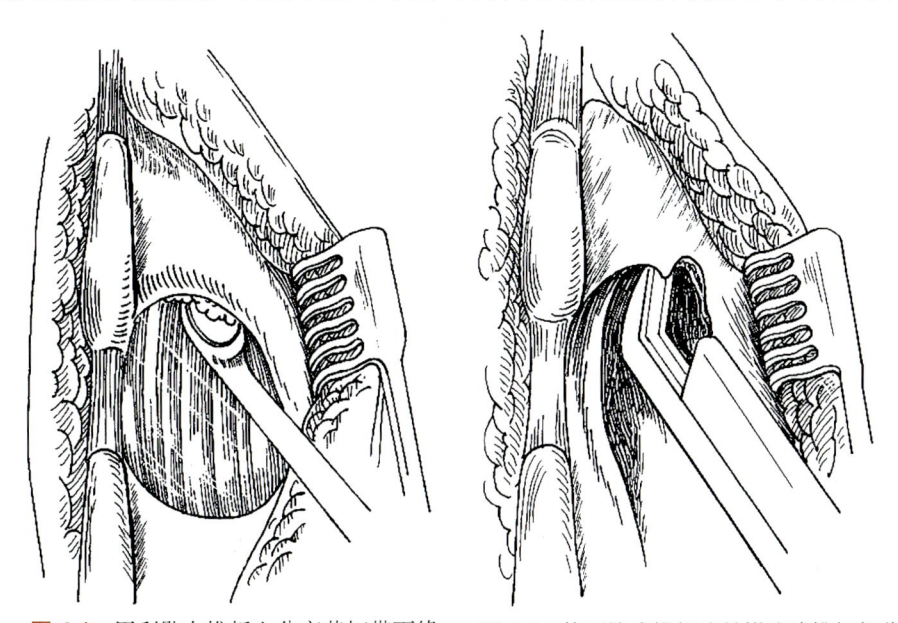

图 6-4 用刮匙在椎板上分离黄韧带下缘　　图 6-5 使用枪式椎板咬骨钳咬除椎板部分

4. 用骨凿或枪式椎板咬骨钳小心切除形成侧隐窝上部的上关节突内侧部分，用神经探钩检查椎间孔大小（图 6-7）。如果仍存在狭窄，应向外侧进一步分离打开椎间孔。

图 6-6　显露脊髓硬脊膜和神经根

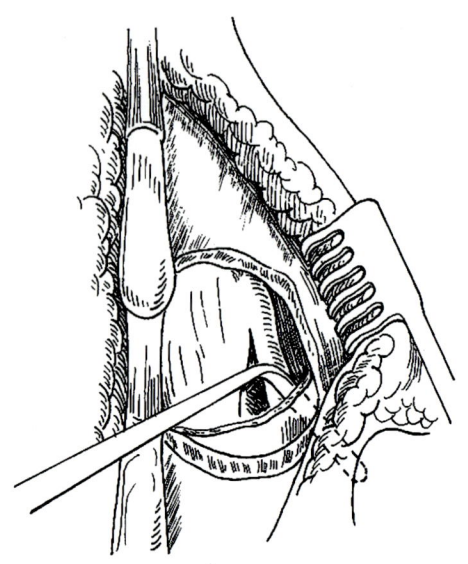

图 6-7　用神经探钩检查椎间孔大小
如果仍存在狭窄，应向外侧进一步分离打开椎间孔

5. 用双极电凝凝闭椎间盘表面走行的椎管内静脉丛后探查并切除明显突出的椎间盘（图6-8），通常情况下椎间盘表现为膨出，纤维环坚固。如果神经根受到突出的纤维环和骨赘压迫，则向腹侧将其切除。这一操作有损伤神经根的危险，要求术野止血彻底。如果仍存在不安全因素，最好更广泛地切除关节突。

6. 完成所有有症状节段的减压后，可以使用红色橡胶导管仔细向头尾两侧探查，看是否存在阻碍。如果没有阻碍并且所有部位已进行了充分减压，则可考虑关闭切口。

7. 术中操作需要再次强调的地方：进行神经减压手术时最重要的是充分显露，无论是常规手术还是小切口的手术，都必须有一个清晰的视野，视野外的操作往往是很危险的，而且手术野周边的损伤难以修复，一旦发现损伤，充足的照明是

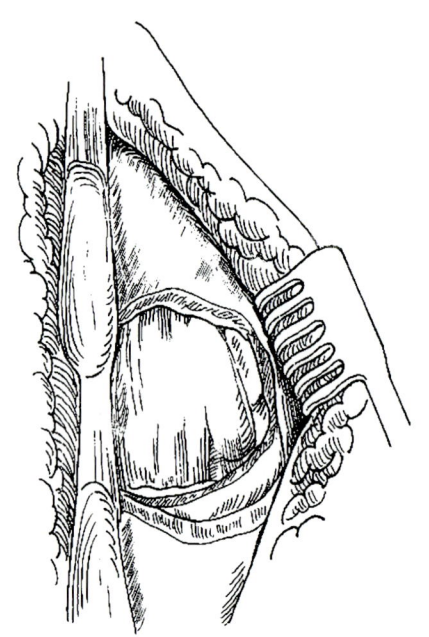

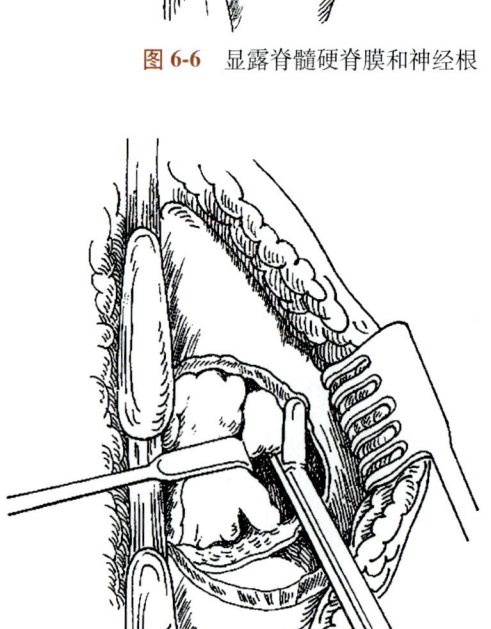

图 6-8　向内侧牵拉脊髓和神经根后，切除明显突出的椎间盘

必需的。我们行椎管内手术，常规使用手术显微镜，由于手术显微镜照明和视线平行，光线强，没有视野暗区，再加上视野的放大，对神经周围的结构显示得更加清晰，术者的操作更加精细，可大大降低神经损伤的发生率。脊柱手术一般较深，需要特殊的拉钩来牵开周围的肌肉和组织，尖齿和强力的拉钩仅用于牵开椎管外的肌肉组织。只有光滑无损伤的器械可在神经周围操作，如果需要在椎管内使用锐利的手术器械或者椎板咬骨钳，必须要用钝性

的手术器械牵开，粘连要轻柔地分离松解，使用椎板咬骨钳时，一定要小心谨慎，咬骨钳的脚板应平行于硬膜囊或者神经根插入，应注意避免对神经的挤压，咬骨面要保持平整，避免有尖锐突起，否则易刺伤神经或者硬膜囊。

当行椎板减压的时候，应首先从椎板下缘开始切除骨质，借用黄韧带保护深层组织，椎板咬骨钳应与顺着硬膜囊纵轴平行的方向插入，避免咬骨钳上下的活动而压迫神经，椎板去除后，再切除黄韧带。当用椎板钳去除椎板和韧带的时候，椎板钳应可以很轻松地插入硬膜囊的上方，如果硬膜囊随着咬骨钳移动，就应注意咬骨钳是否夹住了硬膜或者是否存在粘连，这时暂停使用咬骨钳，用神经剥离器分离粘连。

当行椎间孔扩大术的时候更需要小心，椎板切除必须充分，从而可以到达椎间孔和辨别椎弓根，但又不能过多切除，否则可能破坏小关节突的稳定性。侧隐窝狭窄更需要充分的显露，减压时不应牵拉神经根，相反神经根应移至正常的位置。如果有椎间孔的狭窄，神经根可能束缚在椎间孔，另外应注意联合神经根的可能性，这要比手术者预期的更常见，排除这种变异，需要在神经根起点的近端寻找变异神经根，这一点在侧隐窝减压时非常重要，应注意避免损伤联合神经根。当行椎间孔减压时，插入椎板咬骨钳时，尽量与神经根平行，咬骨时最好用神经剥离器或者钝头吸引器牵开硬膜囊。运用高速磨钻可打薄小关节突内侧的骨质，而便于使用椎板咬骨钳行侧隐窝减压，但使用前应注意清理神经周围的软组织和脑棉片，否则可能缠绕在磨钻头上而损伤附近的神经组织。

硬膜外腔的止血严禁使用单极电凝，必要时，可以用低电压的钝的双极电凝进行止血，在脊柱手术过程中使用双极电凝也具有潜在的危险：用过高的电压会灼伤并不准备电凝的组织；绝缘性能不好的电凝钳子可能会接触邻近的金属器械传导电流，导致意外损伤。

由于脊髓圆锥止于L_2平面，所以此平面以上的硬膜囊不能够牵拉，否则可能引起脊髓损伤，其他节段的硬膜囊的牵拉也不能大于50%，椎板减压术后出现神经根损伤的症状常常是术中过度地压迫或者牵拉神经根引起的。

椎管减压术毕，检查咬骨边缘是否平整光滑，关闭切口前，彻底止血，由麻醉医师协助做肺部鼓气试验，检查是否存在硬膜损伤。

处理前方椎间盘时，首先必须要有一个清晰的视野，彻底地止血，可用双极电凝或明胶海绵和脑棉片压迫止血，如使用放大镜或手术显微镜，要确保充足的照明。切开椎间盘纤维环时，一定要非常小心，用神经拉钩保护神经，手术刀尽可能垂直切开纤维环，髓核钳闭合地插入椎间隙，髓核钳只能位于椎间隙时张开，当感觉髓核钳抓住游离的碎片时，先将髓核钳向前移动，然后再抽出髓核钳。当处理椎间盘后缘和终板需要使用锐利的手术器械时，应时刻注意保护硬膜囊和神经根。

如有条件术中应使用神经电生理监护，有助于手术者了解神经的功能，及时发现神经功能的改变，避免神经不可逆性改变。

五、术后常见并发症的预防与处理

1. 神经损伤　可能发生于手术过程中的任何时候，可能由于术中对神经组织的过度牵拉，也可以是器械或内植入物的直接损伤。直接的神经损伤比较少见，主要是术者对局部解剖的不熟悉或者是局部神经组织的变异导致的。大部分损伤是由于术中对神经组织过度的牵拉所引起，如减压手术时常常需要牵开神经根和硬膜囊，过多地牵拉神经根和硬膜囊造成神经损伤，或者硬膜囊和神经根被挤向对侧的椎弓根而引起压迫性损伤。一旦神经损伤，就可能造成严重的并发症，也没有很好的补救方法，所以神经损伤最好的处理方法是预防。首先术者必须对脊柱的解剖非常熟悉，并经过脊柱专科的培训，有经验的手术者可大大降低并发症的发生率。

2. 硬膜囊损伤和脑脊液漏　硬膜损伤在椎管减压手术当中并不少见，常见于粘连或病变变薄的硬膜，多次硬膜外注射史就可能增加硬膜囊的损伤，腰椎再次手术时，瘢痕组织直接与硬膜相连，这时很难将瘢痕组织从硬膜上剥离下来。Wang等调查了一组腰椎手术患者，14%病例术中发生了硬膜囊的损伤，其中一半以上是腰椎的翻修手术。Stolke等统计开放椎间盘摘除手术硬膜囊损伤的发生率是5.3%，显微椎间盘摘除术为1.8%，而腰椎翻修手术则高达17.4%。Cammisa等报道硬膜囊损伤总的发生率是3.1%，2%~3%的损伤发生在初次手术中，而8.1%发生于翻修手术。Khan等随访3183例腰椎手术，初次手术硬膜损伤发生率是7.6%，翻修手术硬膜损伤率是15.9%。当然实际硬膜损伤的发生率可能要稍高一些。

3. 脊柱不稳　脊柱减压术后部分患者出现脊柱不稳定，由于减压方式不同、术后脊柱不稳定诊断标准不统一，导致文献报道脊柱不稳定的发生率不一，因而目前对于行椎管减压术是否需要行脊柱稳定手术仍具有异议。椎管减压术同时是否行脊柱稳定手术应根据患者的具体病情需要，一般认为术前存在脊柱不稳或行多节段大范围减压同时行小关节突关节切除者有行脊柱稳定术的指征，患者有明显下腰痛及退行性脊柱侧凸也是融合的指征。椎弓根螺钉内固定同时行椎间植骨融合是一种可靠的脊柱稳定方式。

4. 感染　脊柱手术感染并不多见，一旦发生应及时做细菌培养和药敏试验，同时切开引流，清创，根据感染严重程度可行灌注冲洗引流术，术后应用敏感抗生素。

5. 术后神经粘连　椎管减压术后不可避免地会生成纤维瘢痕组织，但是否会压迫脊髓神经产生临床症状常无明确证据，但术中仔细处理神经组织和松解粘连的神经根可减轻瘢痕组织对神经组织的影响。

6. 疗效判断及处理　腰椎管狭窄症的手术疗效比较满意，优良率可达80%以上，但随着随访时间延长手术疗效可能会有所下降。

腰椎管狭窄症手术失败的原因很多，但许多失败是可以避免的，手术适应证选择错误、减压节段不正确、减压范围不充分是术后疼痛不缓解的主要原因。因而术前仔细询问患者的病史、进行详细的体格检查、认真分析患者的影像学资料、制订合适的手术方案，术中透视确定手术平面，仔细操作，彻底减压可大大提高手术成功率。一旦手术失败，要仔细研究失败的原因，选择合适的补救措施，大部分失败病例无法用再次手术来弥补，可给予患者缓解疼痛的治疗同时配合功能锻炼和物理治疗，对于手术的患者，术前应告知再次手术不能保证完全缓解疼痛。总之，腰椎管狭窄症手术治疗适合于经过正规保守治疗无效、生活质量不佳的病例，术中精确定位彻底减压，才能有效地改善患者的症状。

六、术后监测与处理

单纯减压术后无须特殊处理。术后前几天应仔细检查患者，注意神经体征方面的变化，判断是否有硬膜外血肿形成。鼓励患者术后第 1 天行走。术后 14 天拆线。术后限制同椎间盘手术。对于从事重体力劳动的患者，应当更换工作。术后恢复工作的要求与椎间盘手术相同。患者根据减压范围需要适当卧床休息，时间根据术中减压的范围而定，鼓励患者床上做功能锻炼，一般 2～3 周可下床活动，若担心不稳定，可用支具或者腰围固定腰骶部，6 周以后可恢复轻体力工作。

七、临床效果评价

椎管狭窄症减压治疗的效果随着狭窄范围和最初诊断的不同而有所不同。局限、节段性中央管和侧隐窝狭窄患者手术改善的效果要好于广泛中央管狭窄和关节退行性变者。在患者年龄较大、术前活动已经减少、手术节段椎间隙狭窄和术前这个节段已没有活动的情况下，没有必要进行脊柱融合。

第二节 后路椎间融合术

后路椎间融合术（PLIF）是通过切除后路椎板后牵开硬膜囊和神经根，切除椎间盘，置入植骨块或融合器于椎间隙中，并辅以后方钉棒内固定器械达到稳定脊柱及提高融合的术式。

PLIF 的手术优点：①在直视下处理神经根及硬膜囊，安全性较高，避免了前路椎间融合常见的并发症。②可以较为完全地切除椎间盘组织，其放入的骨块或融合器支撑恢复椎间隙高度后间接达到增加椎间孔容积，解除神经根压迫的目的。③可以通过椎体间支撑及后方内固定的生理塑形恢复正常生理曲线。

PLIF 的手术缺点：①有过度牵拉导致神经及硬膜囊损伤、硬膜外瘢痕形成及破坏硬膜外小血管的危险。②术中如果施行全椎板切除，则可导致相邻节段不稳及硬脊膜和神经根瘢痕组织形成，出现明显症状后需要再次手术。③由于 L_3 及以上的节段硬膜外间隙非常狭小，所以不太适用于 L_3 及以上的节段。

一、适应证

1. 严重的腰椎管狭窄。
2. 腰椎滑脱。
3. 椎间盘源性腰痛。

4. 腰椎间盘突出症摘除后复发（有明显的腰痛）。
5. 反复多次复发的椎间盘突出（伴或不伴腰痛）。
6. 假关节形成。
7. 椎板切除后的后凸畸形等。

二、术前准备

1. 术前常规正、侧、斜位 X 线片检查（包括腰椎过伸和过屈位片）。现在有条件都应做 CT 或 MRI 检查，了解腰椎管狭窄或腰椎不稳的节段。

2. 常规术前准备及配血备用（以防止大的血管损伤及椎管内静脉丛出血）。

3. 可以考虑准备腰椎支具，备术后早期下地外固定用，以防术后因早期活动过大而致伤口出血，内固定移位，椎体滑脱等并发症发生。

4. 如果手术患者年龄较大，术前应了解心、肺、肝、肾功能及血液流变学检查结果，并采取相应防治措施。

5. 术前有条件的情况下应采用神经根封闭试验以定位疼痛的神经根。手术时应重点解决这一部位的问题。如果仅需要对一个神经根进行减压，则不需要对脊柱的稳定性进行处理。除非患者是老年人或该水平椎间隙已狭窄，否则，如果切除 2 个或 2 个以上的关节突，就要增加脊柱的稳定性。建议术前做好融合的准备，以便术中发现需要处理的神经根比预期的要多时进行脊柱融合。

三、手术要点、难点及对策

1. 后路经椎板减压术的方法进行脊髓和神经根的减压，具体手术操作见第六章第一节（图 6-9）。

2. 将硬脊膜和神经根向内侧牵开，显露椎间盘，在用双极电凝止血或脑棉片压迫止血等充分止血后，用尖刀片打开后纵韧带，从后路用髓核钳充分切除椎间盘（图 6-10）。

3. 从后路用椎间盘绞刀和髓核钳充分完全切除椎间盘后，用终板刮刮除椎间隙的软骨终板，准备椎间植骨的植骨床（图 6-11）。

4. 分别从小到大地用标准试模确定置入椎间融合器的大小，原则是试模放入椎间隙后，感觉嵌入较紧，但又不能使椎间隙撑开过大（图 6-12）。

5. 确定椎间融合器的大小后，进行充分的椎间和椎间融合器中的植骨，然后将脊髓和神经根向内侧牵开后，从后路敲入椎间融合器，椎间融合器的放置位置最好为终板的前 2/3（图 6-13）。

6. 最后在相应上下椎体置入椎弓根钉，用连接棒连接后稍加压固定融合的椎间隙（图 6-14）。

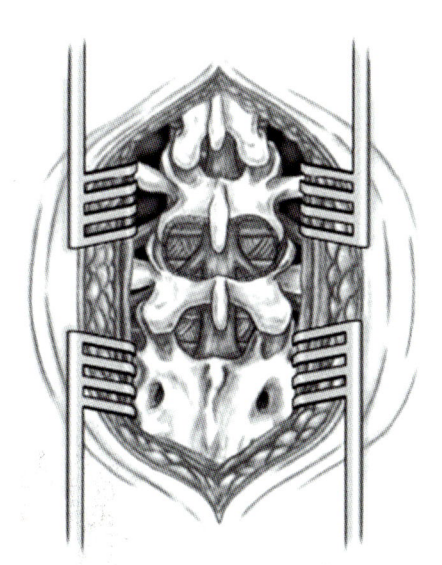

图 6-9　后路经椎板减压，充分减压脊髓和神经根

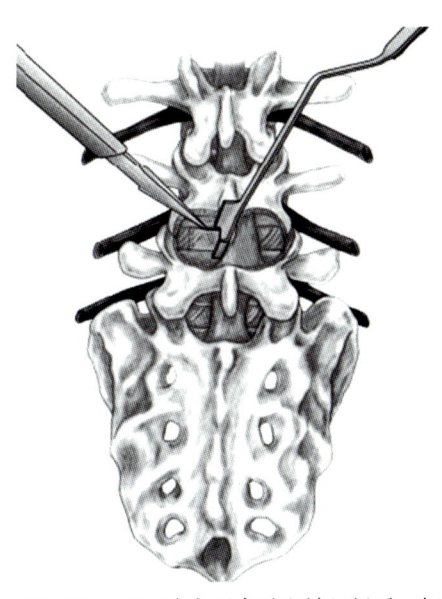

图 6-10　经后路牵开脊髓和神经根后，切开后纵韧带，充分切除椎间盘

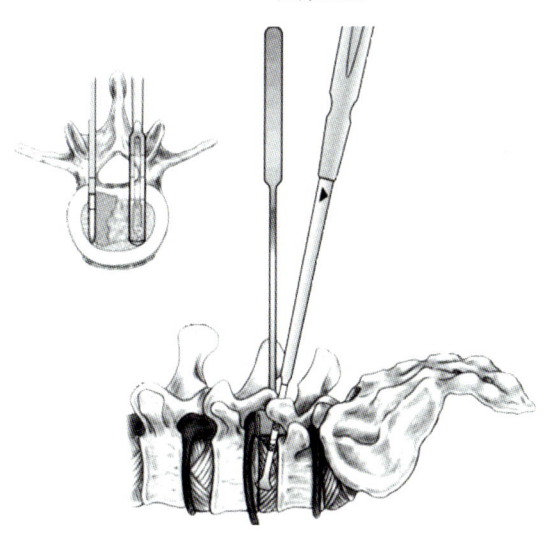

图 6-11　切除椎间盘后，用终板刮准备植骨床

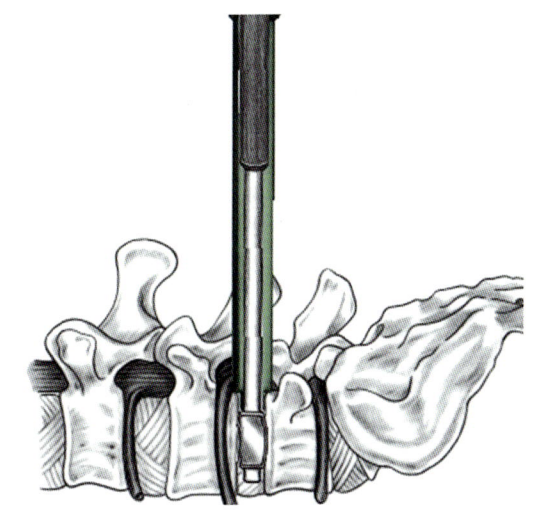

图 6-12　用试模确定椎间融合器的大小

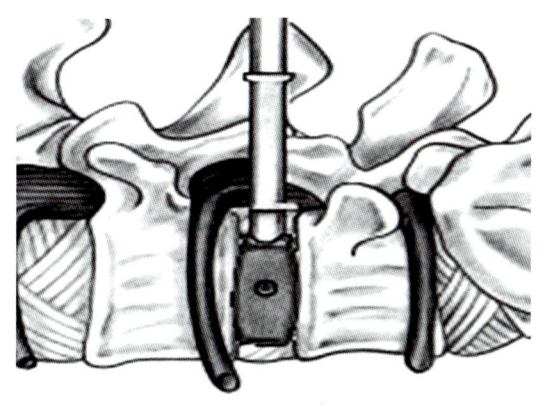

图 6-13　置入合适的椎间融合器

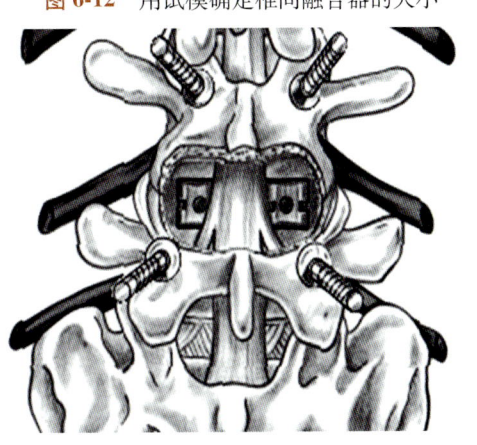

图 6-14　在上下椎体置入椎弓根钉，用连接棒稍加压固定

四、术后常见并发症的预防与处理

1. 神经损伤　可能发生于手术过程中的任何时候，可能由于术中对神经组织的过度牵拉，也可以是器械或内植入物的直接损伤。直接的神经损伤比较少见，主要是术者对局部解剖的不熟悉或者是局部神经组织的变异引起的。大部分损伤是由于术中对神经组织过度的牵拉所引起，过多地牵拉神经根和硬膜囊造成神经损伤，或者硬膜囊和神经根被挤向对侧的椎弓根而引起压迫性损伤。一旦神经损伤就可能造成严重的并发症，也没有很好的补救方法，所以神经损伤最好的处理方法是预防。首先术者必须对脊柱的解剖非常熟悉，并经过脊柱专科的培训，有经验的手术者可大大降低并发症的发生率。

2. 硬膜囊损伤和脑脊液漏　硬膜损伤在椎管减压手术当中并不少见，常见于粘连或病变变薄的硬膜，多次硬膜外注射史就可能增加硬膜囊的损伤，腰椎再次手术时，瘢痕组织直接与硬膜相连，这时很难将瘢痕组织从硬膜上剥离下来。初次手术硬膜损伤发生率是7.6%，翻修手术硬膜损伤率是15.9%。当然实际硬膜损伤的发生率可能要稍高一些。

3. 感染　脊柱手术感染并不多见，一旦发生应及时做细菌培养和药敏试验，同时切开引流，清创，根据感染严重程度术后可行灌注冲洗引流术，术后应用敏感抗生素。

4. 术后神经粘连　椎管减压术后不可避免地会生成纤维瘢痕组织，但是否会压迫脊髓神经产生临床症状常无明确证据，但术中仔细处理神经组织和松解粘连的神经根可减轻瘢痕组织对神经组织的影响。

5. 融合失败　虽然进行了充分的椎间植骨，但是仍然有少部分患者出现融合失败，后期出现腰椎滑脱或症状再发，如遇到前述情况就有可能需要再次手术。

第三节　后外侧经椎间孔入路椎间融合术

后外侧经椎间孔入路椎间融合术（TLIF）是通过后外侧入路，经椎间孔切除椎间盘，植入植骨块或融合器于椎间隙中，并辅以后方钉棒内固定器械以稳定脊柱及提高融合成功率的术式。TLIF 与上一节所述 PLIF 最大区别为椎间融合的工作区域不同，TLIF 主要通过切除一侧上下关节突关节后经椎间孔进行椎间融合，而 PLIF 则是通过椎板后路牵开脊髓和神经根后进行椎间融合（图 6-15）。

TLIF 手术的优点：①TLIF 通过后外侧的椎间孔进入椎间隙，保护了前纵韧带和大部分的后纵韧带免遭破坏，而前纵韧带和后纵韧带能防止植骨的移位，并有利于植骨块融合。②经椎间孔入路术中可避免过多牵拉硬膜和神经根，从而降低了术中神经根损伤、硬膜损伤、硬膜外静脉丛出血及术后硬膜外瘢痕形成的可能性。

TLIF 手术的缺点：①开放的 TLIF 对椎旁组织的损伤仍较大、手术时间较长，而椎旁肌肉的损伤最直接的危害是术后腰部力量减弱及慢性腰痛，术后生活质量影响较大。②微创（内镜技术）TLIF 具有创伤小，术中失血少，术后恢复快的明显优势。

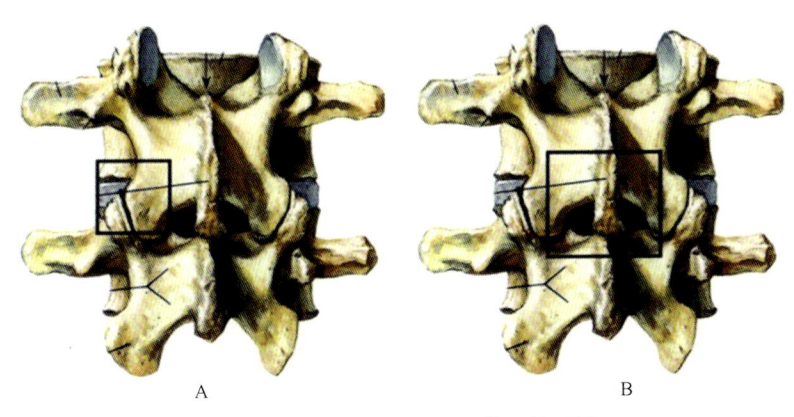

图 6-15 TLIF 和 PLIF 的工作区域不同
A. TLIF；B. PLIF

一、适应证

1. 大量瘢痕形成使 PILF 无法开展。
2. 椎间盘源性下腰痛。
3. 腰椎 I 度或 II 度滑脱。
4. 多次复发的椎间盘突出。
5. 退行性侧凸。
6. 椎间假关节形成。
7. 单侧椎间盘突出。

二、术前准备

1. 术前常规正、侧、斜位 X 线检查（包括腰椎过伸和过屈位片）。现在有条件都应做 CT 或 MRI 检查，了解腰椎管狭窄或腰椎不稳的节段。
2. 常规术前准备及配血备用（以防止大的血管损伤及椎管内静脉丛出血）。
3. 可以考虑准备腰椎支具，备术后早期下地外固定用，以防术后因早期活动过大而致伤口出血、内固定移位、椎体滑脱等并发症发生。
4. 如果手术患者年龄较大，术前应了解心、肺、肝、肾功能及血液流变学检查结果，并采取相应防治措施。
5. 术前有条件的情况下应采用神经根封闭试验以定位疼痛的神经根。手术时应重点解决这一部位的问题。如果仅需要对一个神经根进行减压，则不需要对脊柱的稳定性进行处理。除非患者是老年人或该水平椎间隙已狭窄，否则，如果切除 2 个或 2 个以上的关节突，就要增加脊柱的稳定性。建议术前做好融合的准备，以便术中发现需要处理的神经根比预期的要多时进行脊柱融合。

三、手术要点、难点及对策

1. 先在需要融合的椎间隙上下椎体置入椎弓根钉（图 6-16），并用连接棒在一侧连接做撑开固定，撑开椎间隙，便于另一侧进行经椎间孔融合的操作（图 6-17）。

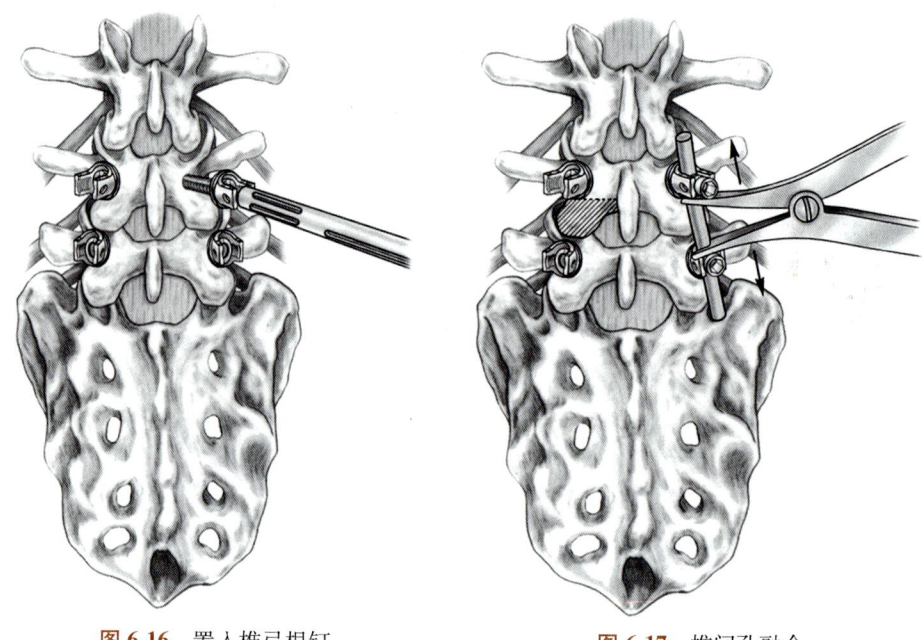

图 6-16　置入椎弓根钉　　　图 6-17　椎间孔融合

2. 用薄而尖锐的骨刀分别切除融合操作侧的下关节突和部分上关节突，暴露椎间孔，打开进行椎间孔融合操作的操作通道（图 6-18）。

3. 经后外侧椎间孔路径切开后纵韧带后，用绞刀和髓核钳充分切除椎间盘（图 6-19）。

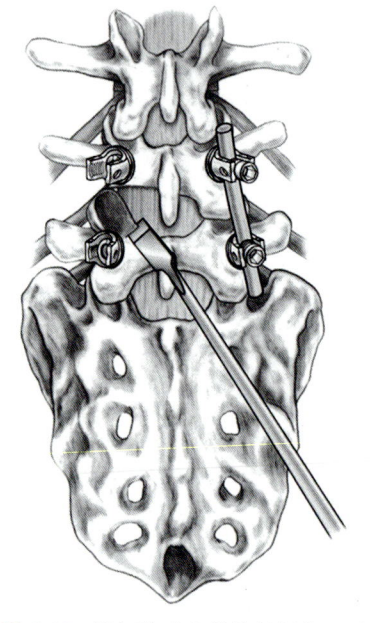

图 6-18　椎间孔融合操作的操作通道　　　图 6-19　切除椎间盘

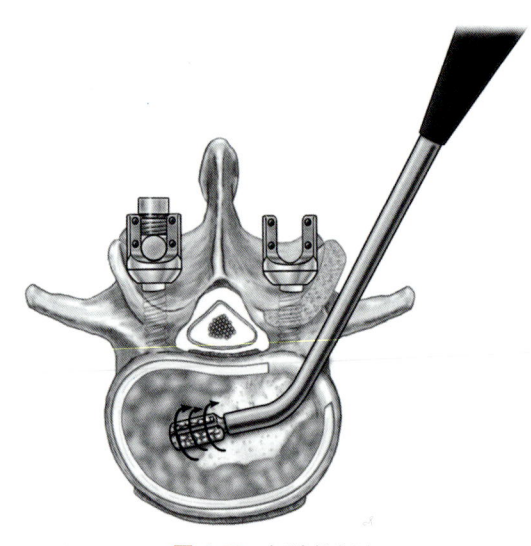

4.用终板刮匙充分刮除终板软骨,准备椎间植骨的植骨床(图6-20)。

5.在椎间隙充分植骨后置入椎间融合器(椎间融合器大小确定的方法同上节 PLIF 过程,故不赘述),可根据具体需要置入 1~2 个椎间融合器(图6-21)。

四、术后常见并发症的预防与处理

1. 神经损伤　可能发生于手术过程中的任何时候,可能由于术中对神经组织的过度牵拉,也可以是器械或内植入物的直接损伤。直接的神经损伤比较少见,主要是术者对局部解剖的不熟悉或者是局部神经组织的变异导致的。与 PLIF 不同,TLIF 术中对神经组织过度的牵拉较少,因此对该节段神经根的行走根的损伤较小,但由于是经椎间孔入路,因此有可能对上位神经根的出口根产生损伤,从而出现上位神经根的症状,这个一定要注意。

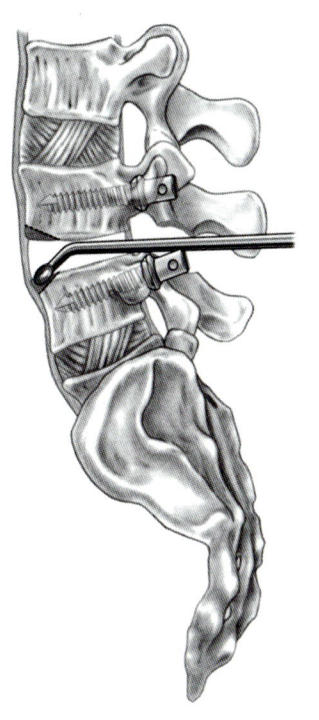

图 6-20　椎间植骨的植骨床

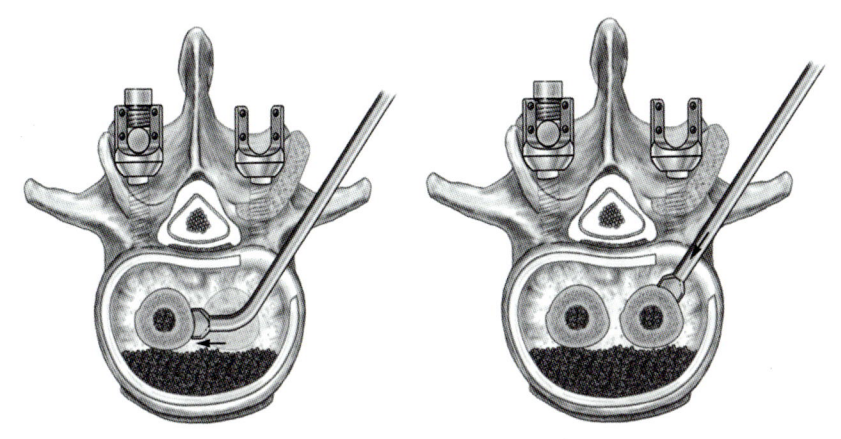

图 6-21　置入 1~2 个椎间融合器

2. 硬膜囊损伤和脑脊液漏　硬膜损伤在椎管减压手术当中并不少见,常见于粘连或病变变薄的硬膜,多次硬膜外注射史就可能增加硬膜囊的损伤,腰椎再次手术时,瘢痕组织直接与硬膜相连,这时很难将瘢痕组织从硬膜上剥离下来。初次手术硬膜损伤发生率是 7.6%,翻修手术硬膜损伤率是 15.9%。当然实际硬膜损伤的发生率可能要稍高一些。

3. 感染　脊柱手术感染并不多见,一旦发生应及时做细菌培养和药敏试验,同时切开引流,清创,根据感染严重程度术后可行灌注冲洗引流术,术后应用敏感抗生素。

4. 术后神经粘连　椎管减压后不可避免地会生成纤维瘢痕组织,但是否会压迫脊髓神经产生临床症状常无明确证据,但术中仔细处理神经组织和松解粘连的神经根可减轻瘢痕组织对神经组织的影响。

5. 融合失败 虽然进行了充分的椎间植骨，但是仍然有少部分患者出现融合失败，后期出现腰椎滑脱或症状再发，如遇到前述情况就有可能需要再次手术。

（华中科技大学同济医学院附属协和医院　郑　东）

参 考 文 献

Brändle K，Stienen MN，Neff A，et al. 2016. Ten-day response to CT-guided spinal infiltration therapy in more than a thousand patients. J Neurol Surg A Cent Eur Neurosurg，77（3）：181-194.

Chatani K. 2016. A novel surgical approach to the lumbar spine involving hemilateral split-off of the spinous process to preserve the multifidus muscle：technical note. J Neurosurg Spine，24（5）：694-699.

Chen PG，Daubs MD，Berven S，et al. 2016. Degenerative lumbar scoliosis appropriateness group. Surgery for degenerative lumbar scoliosis：the development of appropriateness criteria. Spine（Phila Pa1976），41（10）：910-918.

Feeney R. 2016. Lumbar spinal stenosis. J Pain Palliat Care Pharmacother，4：69-71.

Goldenberg Y，Tee JW，Salinas-La Rosa CM，et al. 2016. Spinal metallosis：a systematic review. Eur Spine J，25（5）：1467-1473.

Imagama S，Kawakami N，Kanemura T，et al. 2016. Radiographic adjacent segment degeneration at five years after L_4/L_5 posterior lumbar interbody fusion with pedicle screw instrumentation：evaluation by computed tomography and annual screening with magnetic resonance imaging. Clin Spine Surg. [Epub ahead of print]

Koenders N，Rushton A，Heneghan N，et al. 2016. Pain and disability following first-time lumbar fusion surgery for degenerative disorders：A systematic review protocol. Syst Rev，5（1）：72.

Lee SI，Park E，Huang A，et al. 2016. Objectively quantifying walking ability in degenerative spinal disorder patients using sensor equipped smart shoes. Med Eng Phys，38（5）：442-449.

Nechanicka N，Barsa P，Harsa P. 2016. Psychosocial factors in patients indicated for lumbar spinal stenosis surgery. J Neurol Surg A Cent Eur Neurosurg，77（5）：432-440.

Netzer C，Urech K，Hügle T，et al. 2016. Characterization of subchondral bone histopathology of facet joint osteoarthritis in lumbar spinal stenosis. J Orthop Res，34（8）：1475-1480.

Page J，Moisi M，Oskouian RJ. 2016. Lumbar epidural hematoma following interlaminar fluoroscopically guided epidural steroid injection. Reg Anesth Pain Med，41（3）：402-404.

Schenck C，van Susante J，van Gorp M，et al. 2016. Lumbar spinal canal dimensions measured intraoperatively after decompression are not properly rendered on early postoperative MRI. Acta Neurochir（Wien），158（5）：981-988.

Yugué I，Okada S，Masuda M，et al. 2016. Risk factors for adjacent segment pathology requiring additional surgery after single-level spinal fusion：impact of pre-existing spinal stenosis demonstrated by preoperative myelography. Eur Spine J，25（5）：1542-1549.

第七章 腰椎滑脱

概 论

腰椎滑脱指相邻两椎体之间发生向前或向后相对位移。依据发生腰椎滑脱的原因将其分类为椎弓发育不良性、椎弓峡部裂性、退变性、创伤性和病理性。临床上以椎弓峡部裂性和退变性多见。先天性椎弓崩裂滑脱发病率为6%~7%，约一半可发生滑脱，发病年龄多在4岁以后，以12~16岁发病率最高。

一、病因与病理

椎弓峡部系指上、下关节突之间椎弓的狭窄部分，又称为关节突间部。椎弓峡部裂的病因包括：①先天性椎弓化骨核分离，在发育中未能连接而形成峡部裂。②遗传性发育不良，峡部缺损，其原因也是先天性峡部化骨中心未能愈合，但有明显家族遗传史。③慢性劳损或峡部反复微骨折、疲劳骨折所致。④创伤，腰椎峡部可因外伤特别是过度后伸时发生骨折。⑤椎间盘退变。

椎弓峡部裂以L_5为多，当人体处于直立位时，躯干重量通过L_5传达到骶骨。因骶骨上面向前倾斜，L_5在受到体重压力时有向前向下滑移的倾向。这种向前的剪力在正常人被后关节突抵消，即L_5下关节突被阻挡在S_1上关节突后面，而防止L_5向前滑移。当L_5椎弓峡部为骶骨的上关节突及L_4下关节突压顶时，椎弓峡部承受高应力状态，而此处椎弓骨质相对薄弱，在反复应力作用下，发生峡部断裂。峡部裂发生后，使L_5椎体及上关节突与其棘突、椎板、下关节突分离，减弱了阻挡椎体向前滑脱的能力。正常L_5、S_1椎间盘连接亦有防止向前滑脱的作用。当L_5、S_1椎间盘发生退变，使椎间隙失去稳定，即可能发生L_5向前滑脱。此种因慢性劳损或损伤所致椎弓峡部裂以青壮年运动员发病率高，为20%左右。L_5椎弓峡部承受的应力较L_4椎弓峡部大，故临床上椎弓峡部裂L_5较L_4发病率高。而退变性滑脱是指没有峡部裂的脊柱滑脱，多由于椎间盘退变、关节突磨损，渐渐发生滑脱。多见于中年以后，以L_4、L_5发生的机会最多。发生腰椎滑脱后，上一腰椎体后缘、椎间盘和下一椎骨的椎板、关节突关节及肥厚的黄韧带等因素可使局部椎管容积缩小，压迫马尾神经或神经根，出现椎管狭窄的症状。

滑脱分级（Meyerding 分级）（图 7-1）：

Ⅰ°：＜25%；

Ⅱ°：25% ~ 50%；

Ⅲ°：50% ~ 75%；

Ⅳ°：75% ~ 100%。

二、临床表现

退行性腰椎滑脱：发病率随年龄增加，45 ~ 75 岁为 3.5% ~ 17.3%。发病部位以 L_4、L_5 为最多见，L_3、L_4 次之，L_5、S_1 为第三。腰背痛因腰椎不稳，腰椎前凸增加和腰椎间盘退变、膨出刺激窦椎神经所致。当因腰椎滑脱，

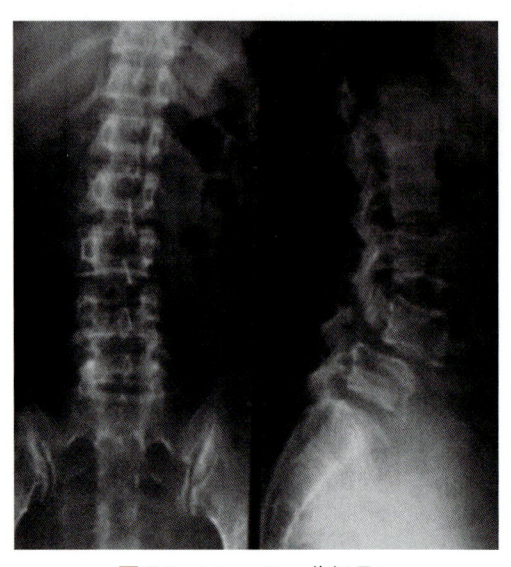

图 7-1　Meyerding 分级Ⅱ°

神经根嵌压可出现下肢痛、坐骨神经痛。取坐位或下蹲前屈使腰椎前凸减小，症状可以缓解。而腰部后伸使椎体后缘和椎间盘膨出后移，加重椎管内的压迫，则出现腰腿痛。类似于椎管狭窄症症状。患者常诉弯腰、骑自行车无困难，但却有间歇性跛行症状。检查时腰椎无明显棘突台阶状感，但可并有腰椎侧凸或后凸畸形，腰椎前屈运动正常，后伸受限。出现神经症状者多为 L_5 神经根受累，表现为小腿外侧及足背内侧痛觉减退，姆背伸肌力减弱，L_4 神经根受累时膝上前内侧感觉减退，膝反射减弱。S_1 神经受累时，足外侧痛觉减退，跟腱反射减弱或消失。

三、诊断

（一）X 线诊断

1. 前后位片　不易显示峡部病变。通过仔细观察，可能发现在椎弓根阴影下有一密度减低的斜行或水平裂隙，多为双侧，宽度 1 ~ 2mm。明显滑脱的患者，滑脱的椎体因与下位椎体重叠而显示高度减小，椎体倾斜、下缘模糊不清、密度较高，与两侧横突及骶椎阴影相重叠，称为 Brailsford 弓。滑脱腰椎的棘突可向上翘起，也可与下位椎体之棘突相抵触，并偏离中线。

2. 侧位片　能清楚显示椎弓崩裂形态。裂隙于椎弓根后下方，在上关节突与下关节突之间，自后下斜向前下，边缘常有硬化征象。病变一侧者侧位片显示裂隙不完全或不清楚，两侧者显示较清楚。侧位片可显示腰椎滑脱征象，并能测量滑脱分度及分级（图 7-2）。

3. 斜位片　可清晰显示峡部病变。在椎弓崩裂时，峡部可出现一带状裂隙，称为苏格兰（Scotty）犬颈断裂征或长颈犬（Greyhound）征（图 7-3）。其前下方常位于骶骨上关节突顶点上数毫米，偶尔可位于顶点的稍前方。

4. 动力性 X 线片　可判断滑移的活动性，对判断有无腰椎不稳价值较高。腰椎不稳的

X线诊断标准有过伸、过屈位片上向前或向后位移＞3 mm或终板角度变化＞15°，正位片上侧方移位＞3 mm；椎间盘楔形变＞5°。过屈时可使峡部分离，有助于诊断。

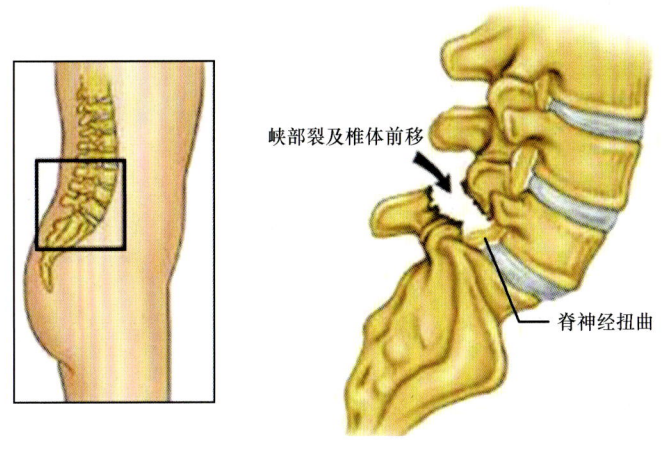

图 7-2　测量滑脱分度及分级

能清楚显示椎弓崩裂形态。裂隙于椎弓根后下方，在上关节突与下关节突之间，自后下斜向前下，边缘常有硬化征象

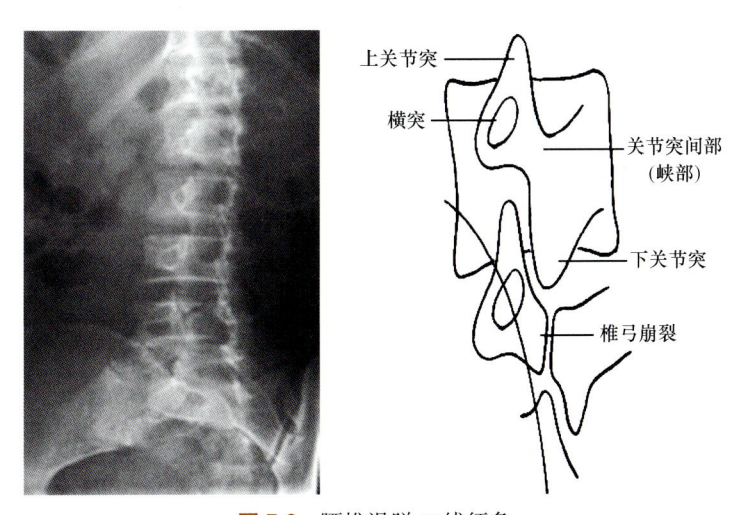

图 7-3　腰椎滑脱X线征象

腰椎45°斜位摄片示上关节突轮廓似"犬耳"，横突似"犬头"，椎弓根似"犬眼"，下关节突似"犬前肢"，关节突间部或称峡部似"犬颈部"，椎弓峡部崩裂时，"犬颈部"可见裂隙征象

（二）CT检查了解椎管情况

CT扫描除可观察到腰椎正侧位片上的表现，如牵张性骨刺、脊椎关节病、小关节病变、椎间盘退行性变、椎间盘的真空现象等，还有如下征象：

（1）椎间盘膨隆，部分病例椎间盘有真空现象。

（2）黄韧带增厚骨化，两侧对称呈片状或山丘状，其厚度多超过5 mm，黄韧带的关节囊部骨化向外延伸导致椎间孔狭窄，对神经根形成了压迫。

（3）小关节突肥大，关节面边缘骨赘，以上关节突更明显；并突入侧隐窝及神经孔，关节面硬化，关节间隙狭窄，关节囊及韧带钙化。

（4）椎管中部狭窄。

（三）MRI

MRI检查可观察腰椎神经根受压情况及各椎间盘退变程度，有助于确定减压和融合范围（图7-4）。

四、治疗

1. 先天性腰椎滑脱Ⅰ°以内无明显症状，无须特殊治疗。若有轻微腰腿痛症状，可行非手术治疗，包括限制活动，局部治疗，有的可用腰围或支具背心治疗。

2. 如果严格的保守治疗无效，腰椎滑脱达Ⅰ°～Ⅱ°或Ⅱ°以上，患者有腰腿痛神经症状，或退行性腰椎滑脱，腰腿痛症状明显者，应行手术腰椎管减压、滑脱复位、腰椎内固定和植骨融合术。

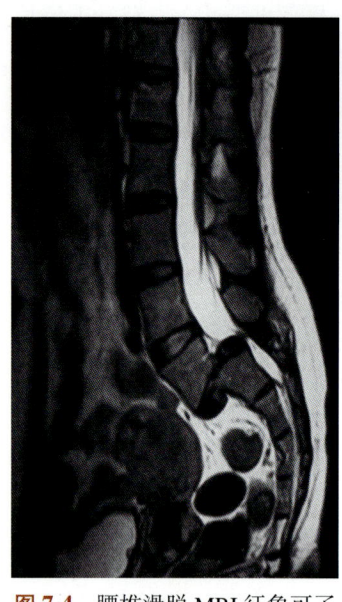

图7-4 腰椎滑脱MRI征象可了解硬膜囊及马尾神经受压情况

腰椎滑脱减压复位固定融合术

一、适应证

目前仍存在很多争议，但大部分学者通常认同以下几点：

（1）保守治疗无效的顽固性腰痛，神经损害，不能长距离行走或负重工作。

（2）有进一步滑脱的风险，即使临床症状不很紧急亦是手术指征。滑脱手术的目的是尽可能缩小融合范围，重建脊柱序列，保留神经功能，获得稳定融合和缓解临床症状。Osterman等建议如果患者的腰椎滑脱超过40%，即使没有症状，也应该进行融合术。

二、术前准备

1. 无论采取前路手术，还是采取后路手术治疗，合适的脊柱器械一直被用来提高脊柱的融合率，在滑脱的手术治疗中非常重要。在成人患者中，采用椎弓根螺钉的钢板和连接杆系统能够最有效地提高脊柱融合率。Shirado等利用小牛峡部型脊柱滑脱模型，证明经椎弓根器械在生物力学方面优于Harrington撑开器械和后路椎体间融合。Boos、Marchesi和Aebi通过复位、后路融合和使用椎弓根器械固定治疗了50例患者，76%的患者取得了良好临床效果，96%的患者获得了融合。最近，这种类型的器械已获FDA通过，仅可在Ⅲ°或Ⅲ°以上脊柱滑脱患者中使用。

2. 术前常规正、侧、斜位 X 线片检查（包括腰椎过伸和过屈位片）。现在有条件都应做 CT 或 MRI 检查，了解腰椎管滑脱和腰椎狭窄的节段。

3. 常规术前准备及配血备用（以防止大的血管损伤及椎管内静脉丛出血）。

4. 可以考虑准备腰椎支具，备术后早期下地外固定用，尤其是 Ⅱ° 以上的腰椎滑脱，以防术后因早期活动过大而致伤口出血、内固定移位、椎体滑脱复发等并发症发生。

5. 如果手术患者年龄较大，术前应了解心、肺、肝、肾功能及血液流变学检查结果，并采取相应防治措施。

三、手术要点、难点及对策

1. 诱导麻醉和气管内插管，放置导尿管，进行动、静脉压监测。患者俯卧于脊柱手术架上，腹部悬空。在需融合脊椎的上下一个椎体棘突间做正中皮肤切口，向两侧分离皮下组织约 3 或 4 指宽度，显露一侧髂后上棘以备取骨。在中线外侧 2 指宽处切开深筋膜并延长切口超过融合间隙。钝性分离椎旁肌肉显露椎间关节囊。继续分离显露要融合的横突。骨膜下清除肌肉组织显露横突和横突间韧带。骨膜下剥离小关节表面的筋膜并显露小关节面。剥离关节周围的筋膜和关节面。对侧做同样处理。不要剥除要融合的最上端脊椎的上关节面（避免影响上一个节段的稳定性，从而引起新的滑脱的发生）。

2. 在剥离肌肉组织准备植骨床前，在髂骨处取骨。锐性或用电刀切开髂嵴上的筋膜，继续从髂后上棘向外侧剥离，显露 3～4cm 髂嵴，在髂嵴外面剥离臀肌，在显露的髂嵴上从外向内保留内板凿取皮质 - 松质骨块。伤口放置负压引流管，闭合切口（如果患者的费用能够承受同种异体骨，也可不取自体髂骨，减少手术创伤）。

3. 分别在滑脱阶段的上下椎体置入椎弓根螺钉，其中相对向前滑脱的椎体置入一对提拉钉，相对向后移位的椎体置入普通椎弓根钉。

4. 可选择后路椎板间入路或后外侧入路进行彻底的脊髓和神经根减压，减压的结构包括：①对双侧峡部裂者彻底清除椎弓根峡部的纤维结缔组织，切除增生的骨赘、增厚的黄韧带及肥大的关节突。②顺着神经根扩大神经根管。③选择症状重、椎间盘突出明显、神经根受压较重的一侧进入椎间隙，切除椎间盘。

5. 在植骨融合的步骤上，可以采取经椎间孔入路（TLIF）。首先，用骨刀分别切除融合操作侧的下关节突和部分上关节突（图 7-5），打开椎间孔，显露椎间盘（图 7-6）。然后，用铰刀和刮匙充分切除椎间盘髓核和纤维环（图 7-7～图 7-9）。

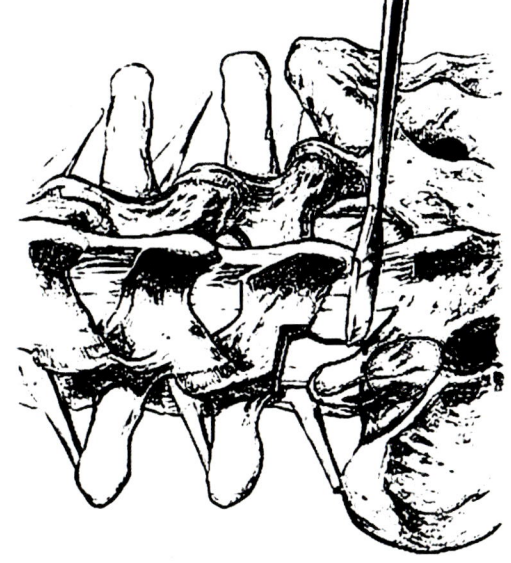

图 7-5　切除上关节突后切除部分下关节突

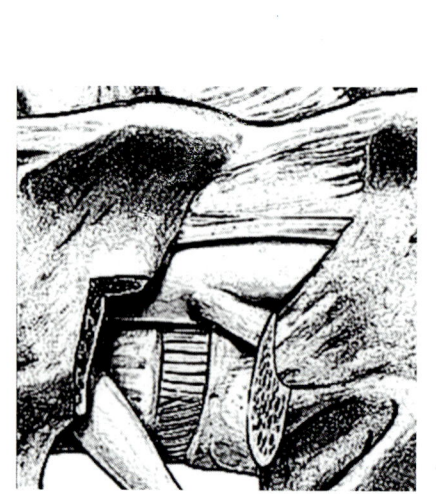

图 7-6　切除关节突后显露神经根（出口根和行走根）和椎间盘

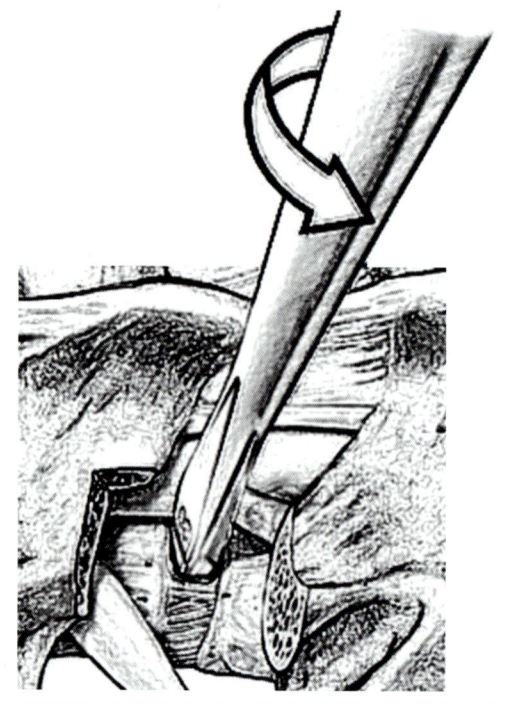

图 7-7　在保护好神经根后，用铰刀切除椎间盘

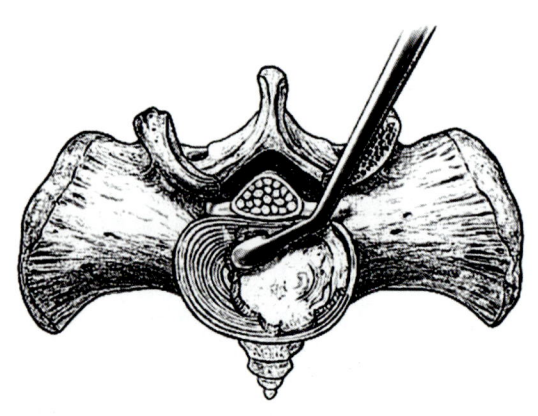

图 7-8　用刮匙彻底刮除髓核和纤维环组织（1）

图 7-9　用刮匙彻底刮除髓核和纤维环组织（2）

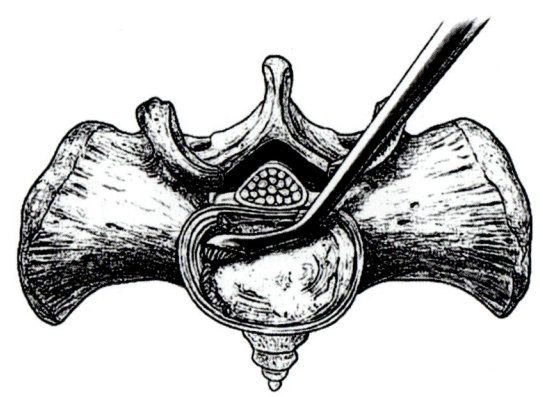

6.将椎间盘的纤维环和髓核组织充分切除后，通过椎弓根钉的提拉系统进行复位，待滑脱的椎体逐步复位后，先通过钉棒撑开椎间隙（图 7-10），充分磨除终板软骨，准备植骨床（图 7-11）。椎间隙充分植骨（图 7-12）。然后植入合适的椎间融合器（图 7-13）。松开钉棒系统，待椎间隙自然回缩加压后，拧紧钉棒系统，最终完成融合和固定的操作。

7.逐层缝合伤口，双侧放置负压引流管。

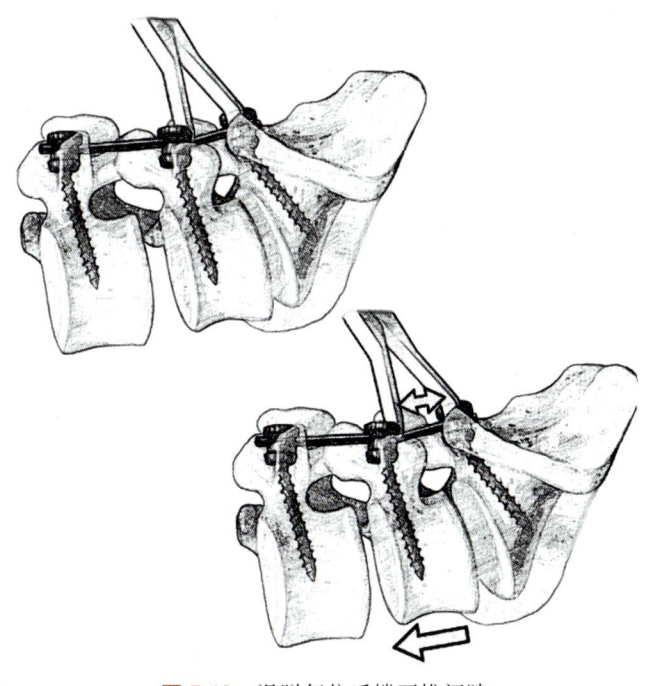

图 7-10　滑脱复位后撑开椎间隙

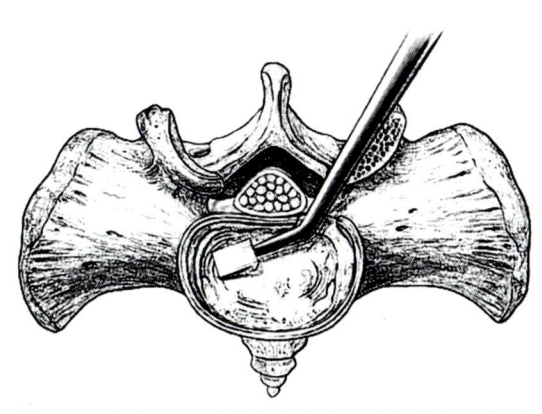

图 7-11　用终板挫去除终板软骨，准备椎间植骨床

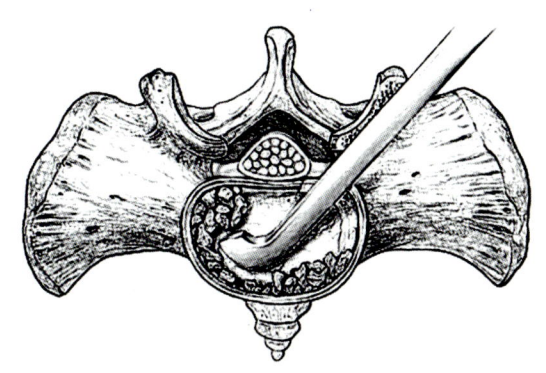

图 7-12　充分的椎间植骨

四、术后监测与处理

术后常规卧床 3～6 周，摄腰椎正侧位片了解内固定情况（图 7-14），逐渐进行腰部功能锻炼，6～8 周嘱患者带腰围练习站立并逐渐行走，3 个月基本恢复正常活动，强烈要求患者在融合前戒烟。停止服用阿司匹林和非激素类药物。使用支具直到坚强融合。

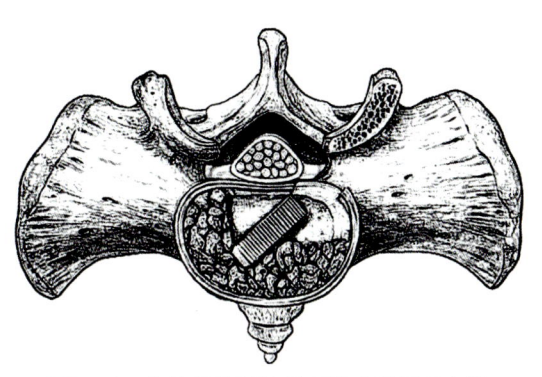

图 7-13　充分的椎间植骨后放入椎间融合器

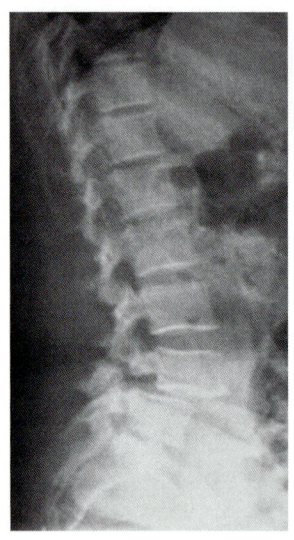

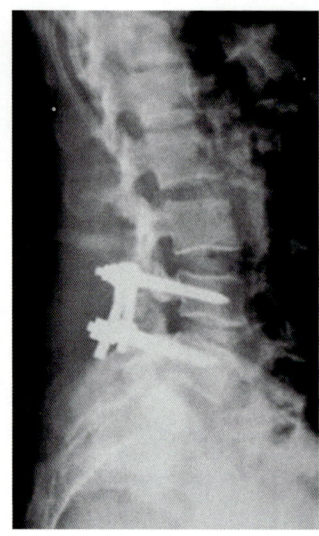

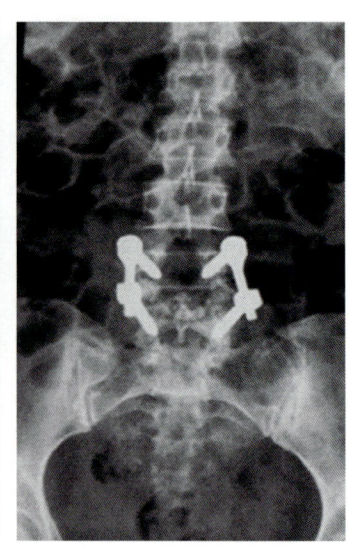

图 7-14　摄腰椎正侧位片了解内固定情况

五、术后常见并发症的预防与处理

1. 神经损伤　可能发生于手术过程中的任何时候，可能由于术中对神经组织的过度牵拉，也可以是器械或内植入物的直接损伤。直接的神经损伤比较少见，主要是术者对局部解剖的不熟悉或者是局部神经组织的变异。因为腰椎滑脱有个复位过程，因此很容易出现如复位后 L_4 神经根可被 L_4 后下缘骨赘压迫，L_5 神经根可被 L_5 后上、下缘及其上关节突压迫，甚至有时可能累及 S_1 神经根的情况，因此，首先减压范围一定要广泛、要彻底，同时在关闭手术伤口前还需要再次探查手术范围内的神经根（包括行走根和出口根），切不可大意。

2. 硬膜囊损伤和脑脊液漏　硬膜损伤在腰椎滑脱手术当中很常见，因为腰椎滑脱的病理发生过程中，黄韧带和硬脊膜反复摩擦产生大量的瘢痕粘连。这时很难将瘢痕组织从硬膜上剥离下来，在剥离的过程中极容易发生硬脊膜的破损和脑脊液漏，如果发生脑脊液漏，应该术中修补硬脊膜，严密缝合伤口和放置引流管，待伤口初步愈合和引流量减少后拔除引流管。

3. 感染　脊柱手术感染并不多见，一旦发生应及时做细菌培养和药敏试验，同时切开引流，清创，根据感染严重程度术后行灌注冲洗引流术，术后应用敏感抗生素。

4. 术后神经粘连　椎管减压术后不可避免地会生成纤维瘢痕组织，但是否会压迫脊髓神经产生临床症状常无明确证据，但术中仔细处理神经组织和松解粘连的神经根可减轻瘢痕组织对神经组织的影响。

5. 融合失败，滑脱复发　虽然进行了充分的椎间植骨，但是仍然有少部分患者出现融合失败，后期出现腰椎滑脱或症状再发，如遇到前述情况就有可能需要再次手术。同时，老年骨质疏松症，椎体滑脱在Ⅲ°以上的患者，不强求完全复位，可部分复位或原位融合。

六、临床效果评价

1. 手术能恢复腰椎的正常生物力学功能,增加融合的成功率。原位融合假关节发生率高,这是由于腰骶畸形存在,融合骨块处在张力带上,故不易愈合,即使愈合后也会因经常被拉长,使滑脱进展。畸形矫正后,植骨块处在压力下和内固定的稳定状态,可获得坚固的融合。

2. 手术能解除神经压迫。复位本身可以解除马尾和神经根的牵拉和嵌压,必要时可同时行减压术。

3. 手术矫正腰骶后凸畸形的同时,可以改善胸椎前凸和腰椎过度前凸,解除疲劳和平背性疼痛。

4. 手术能恢复正常的矢状面曲线,使患者可以充分直立,改善外观。

(华中科技大学同济医学院附属协和医院　郑　东　邓享誉)

参 考 文 献

Baski DP. 1998. Scrospinalis musule - pedicle bone graft in posterolateral fusion forspondylolisthesis. Int Orthop,22(4):234.

Chen JY, Ding Y, Lv RY, et al. 2011. Correlation between MR imaging and discography with provocative concordant pain in patients with low back pain. Clin J Pain, 27(2):125-130.

Craven TG, Carson WL, Asher MA, et al. 1994. The effects of implant stiffness on the bypassed bone mineral density and facet fusion stiffness of the canine spine.Spine, 19(15):1664-1673.

Dick WT. 1988. Severe spondylolistesis: reduction and internal fixation.Clin Orthop, 232:270.

Hohmann F, Strurz H. 1997. Differential indication for lumbosacral fusion and reposition operation in spondylolithesis. Orthopadics, 26(9):781.

Ma Y, Guo L, Cai X. 2001. Posterior interbody fusion or posterolateral fusion for discogenic low back pain. Zhonghua Yi Xue Za Zhi, 81(20):1253-1255.

O' Neill C, Kurgansky M, Kaiser J, et al. 2008. Accuracy of MRI for diagnosis of discogenic pain. Pain Physician, 11(3):311-326.

Passias PG, Wang S, Kozanek M, et al. 2011. Segmental lumbar rotation in patients with discogenic low back pain during functional weight-bearing activities. J Bone Joint Surg Am, 93(1):29-37.

Petraco DM. 1996. An anatomic evaluation of L_5 nerve stretch in spondylolisthesis reduction.Spine, 21(10):1133.

Saal JA, Saal JS. 2002. Intradiscal electrothermal therapy for the treatment of chronic discogenic low back pain. Clin Sports Med, 21(1):167-187.

Steffee AD, Sitkowski DJ. 1988. Reduction and stabilization of frade Ⅳ spondy-lolisthesis. Clin Orthop, 227:282.

Wetzel FT, McNally TA, Phillips FM. 2002. Intradiscal electrothermal therapy used to manage chronic discogenic low back pain: new directions and interventions. Spine (Phila Pa 1976), 27(22):2621-2626.

Yuan HA, Garfin SR, Dickman CA, et al. 1994. A historical cohort study of pedicle screw fixation in thoracic, lumbar, and sacral spinal fusion.Spine, 1(20supplstudy):2279 2296.

第二篇 脊柱骨折

Section2

第八章　上颈椎骨折

概　论

一、枕骨髁骨折

枕骨髁骨折常伴颅脑外伤，需通过 CT 检查诊断。Anderson 和 Montesano 将其分三型：Ⅰ型，粉碎性嵌插性骨折，由于颅骨轴向重力作用于寰椎（C_1）；Ⅱ型，属于颅底骨折的一部分，由于外力直接作用于颅骨；Ⅲ型，为翼状韧带撕脱性骨折，为不稳定性骨折，常由剪切、侧屈或旋转应力作用引起（图 8-1）。

对于Ⅰ型、Ⅱ型骨折，可用颈椎支具固定 6~8 周。Ⅲ型骨折如无移位或轻度移位，可用头颈胸支具固定 12 周，如显示骨折不稳定，如有关节分离、半脱位，或有神经症状，则需行枕颈融合。

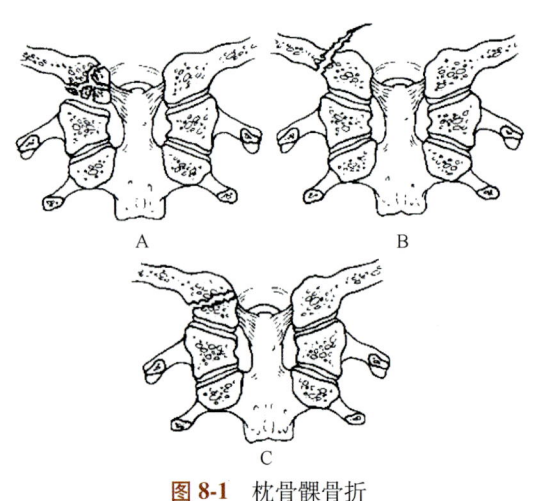

图 8-1　枕骨髁骨折
A. Ⅰ型；B. Ⅱ型；C. Ⅲ型

二、枕寰关节脱位

Traynelis 将枕寰关节脱位分为三型，即前脱位、后脱位、垂直脱位，最常见的是前脱位。枕寰关节脱位可根据 Powers 比率进行测定，其测量方法是在颈椎侧位片上，设枕骨大孔前缘为 B 点，枕骨大孔后缘为 O 点，C_1 前弓为 A 点，C_1 后弓为 C 点，BC/OA 的比率平均 0.77，如 BC/OA 的比率大于 1，则表示有枕寰关节前脱位（图 8-2）。

枕寰关节脱位神经损伤常为远端十对脑神经、脑干、脊髓近端和近端三对颈神经。常导致肢体运动的丧失并进行性加重。因此对这类患者急诊处理应用头环背心固定或 1~2kg

的颅骨牵引，在患者全身状况允许的情况下尽早手术，行枕颈融合及内固定。

三、寰椎骨折

寰椎（C_1）骨折较少伴有神经症状，除非伴有齿突骨折或 C_1 横韧带断裂。大部分 C_1 骨折可根据颈椎侧位及颈椎张口位X线片诊断，必要时可做CT检查，确定骨折类型。颈椎横韧带是否断裂可通过X线片进行测量。在颈椎侧位片上，C_1 前弓与枢椎（C_2）齿突间隙的距离在成人应小于3mm，大于3mm表示有 C_1 横韧带断裂（图8-3）。在颈椎张口位片上，两侧侧块移位总和大于6.9mm 则表示有 C_1 横韧带断裂（图8-4）。

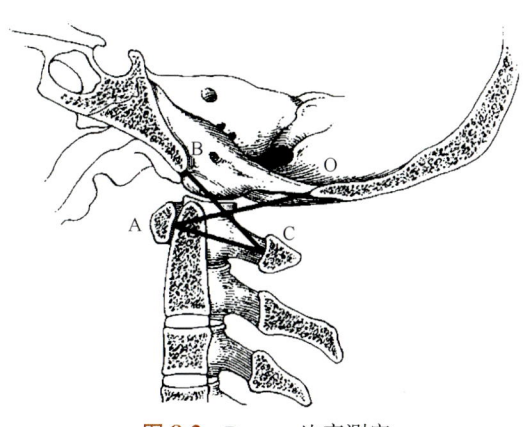

图 8-2　Powers 比率测定

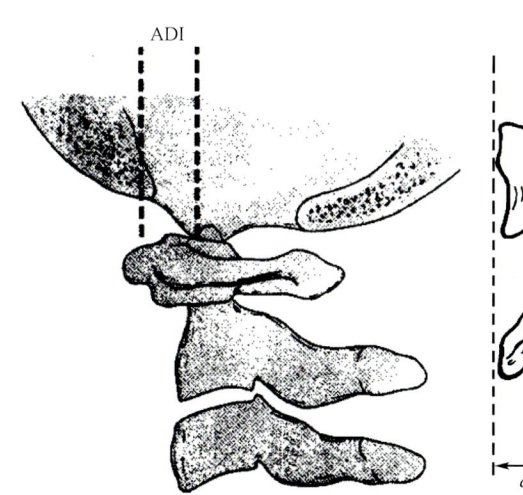

图 8-3　侧位片上 C_1 前弓与 C_2 齿突间隙距离（ADI）
成人应小于3mm，大于3mm表示有 C_1 横韧带断裂

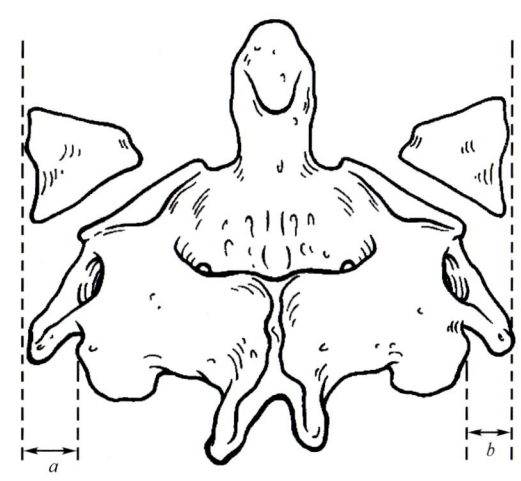

图 8-4　在张口位上，两侧侧块移位的总和（$a+b$）如大于6.9mm则表示有 C_1 横韧带断裂

C_1 骨折可分为后弓骨折、爆裂性骨折、前弓骨折、侧块骨折。其中后弓骨折最为常见，由于颈椎过伸，同时伴有轴向重力作用，使颈椎后弓在枕骨后缘与 C_2 棘突之间挤压。后弓骨折常为双侧，骨折线分别位于后弓与两侧块交界部位（图8-5）。C_1 后弓骨折约超过50%合并有其他骨折，如Ⅱ型或Ⅲ型 C_2 齿突骨折，C_2 创伤性滑脱，或枕骨髁骨折。其次是爆裂性骨折，由轴向暴力引起，Jefferson 骨折即属此型骨折（图8-6）。爆裂性骨折根据 C_1 横韧带是否断裂可分为稳定性骨折和不稳定性骨折，如有横韧带断裂，为不稳定性骨折，如没有横韧带断裂，则为稳定性骨折。引起爆裂性骨折的暴力通常是对称性地由两侧枕骨髁向下传导，如暴力偏向一侧，则引起侧块骨折（图8-7）。颈部过伸也可引起前弓骨折，由于齿突撞击前弓导致前弓骨折。

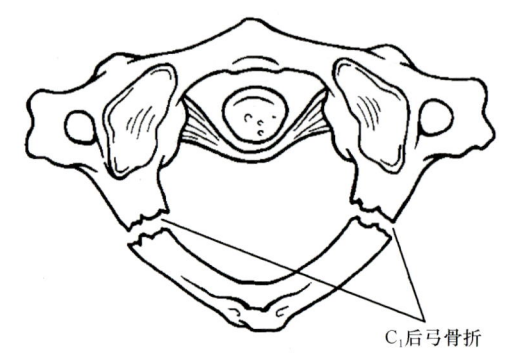

图 8-5 C₁ 后弓双侧骨折，C₁ 横韧带及两侧侧块未受损

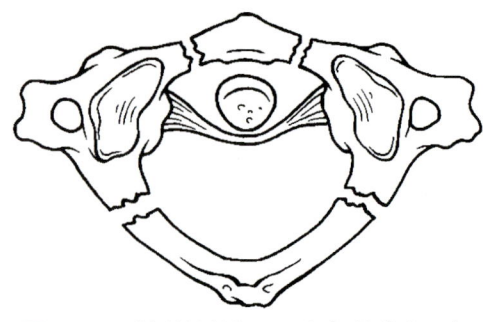

图 8-6 C₁ 爆裂性骨折，两侧侧块将向两侧移位

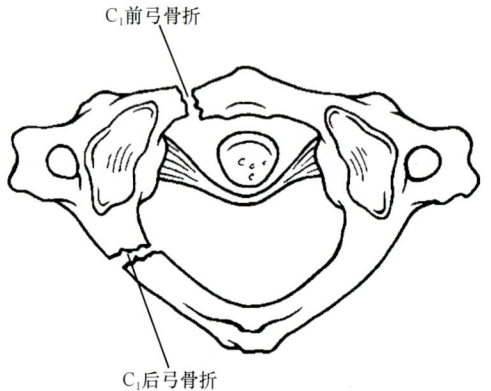

图 8-7 C₁ 一侧侧块骨折，骨折一侧的侧块将移位

对于 C₁ 骨折的治疗，应根据骨折的类型、移位的程度，以及合并的其他椎体骨折情况来决定。单纯 C₁ 骨折多采用非手术治疗。单纯后弓骨折、爆裂性骨折或侧块骨折，张口位 X 线片上侧块移位小于 2mm 的，可采用支具固定 10～12 周。爆裂性骨折或侧块骨折移位 2～6.9mm 的，进行颅骨牵引 1 周使颈部肌肉痉挛解除，然后采用头环背心固定 3 个月。如移位大于 6.9mm，则应用颅骨牵引进行复位，复位后仍保持牵引 4～6 周，撤除牵引后拍颈椎张口位 X 线片，如撤除牵引后复位能维持 1 小时以上，则可改用头环背心固定 6～8 周，如不能维持 1 小时以上，则继续牵引，直至撤除牵引能维持复位 1 小时以上，则改用头环背心固定。固定拆除后需拍颈椎伸屈动力性侧位片，如有寰枢椎不稳，则后期手术行寰枢椎融合。

C₁ 骨折伴有 C₂ 骨折者应根据 C₂ 骨折类型不同采取不同的治疗方法，大部分可采用头环背心固定 8～14 周，如 C₁ 合并齿突Ⅲ型骨折、C₁ 合并 Hangerman 骨折等。C₁ 骨折合并齿突Ⅱ型骨折的治疗根据齿突骨折移位情况来决定治疗方法，齿突骨折移位小于 5～6mm 的可采用头环背心固定，齿突骨折移位大于 5～6mm 的不愈合率较高，应早期手术治疗。应用牵引的方法治疗也存在一定争议，如果枕颈部的韧带保持完好，则牵引可通过韧带限制骨折块的移位达到骨折复位的目的，但需要维持牵引 6～8 周。有的患者通过初期的颅骨牵引达到复位后，改用头环背心牵引固定常出现复位丢失。长期应用头环背心牵引固定也容易出现各种并发症，而且头环背心固定并没有足够的牵引力维持复位，因此有作者提出采用牵引治疗很难达到充分复位。

C₁ 骨折的手术指征包括：合并神经损伤；合并 C₂ 齿突骨折且骨折移位大于 5～6mm；经非手术治疗后存在寰枢椎不稳；C₁ 爆裂性骨折侧块移位大于 6.9mm 且合并Ⅱ型齿突骨折。对于寰枢椎不稳者可考虑行寰枢椎融合，但必须考虑 C₁ 后弓是否稳定，侧块骨折及一侧后弓骨折的后弓尚稳定，可直接行寰枢椎融合，如有 C₁ 后弓双侧骨折，则需行枕颈融合，

或待 C_1 后弓骨折愈合后再融合寰枢椎。传统的寰枢椎融合方法采用后路钢丝技术,包括 Gallie 钢丝固定术和 Brooks 钢丝固定术。后路钢丝技术需要 C_1 后弓完整,如 C_1 后弓缺如,则可行枕颈融合。近年来应用经侧块关节螺钉固定进行寰枢椎融合要优于传统的后路钢丝技术,它不需要 C_1 后弓完整。同时应用经侧块关节螺钉固定也有利于合并的齿突骨折或 C_2 滑脱,术后可早期下床活动,可不用头环背心外固定。枕颈融合可使上颈椎的旋转功能丧失 80%~90%,颈椎屈曲功能丧失 50%,而融合寰枢椎仅使上颈椎旋转功能丧失 20%~50%。因此对于 C_1 骨折,颅骨牵引和经侧块关节螺钉固定考虑为首选方法。

四、枢椎(C_2)齿突骨折

C_2 齿突骨折发生率占成人颈椎损伤的 7%~15%。C_2 齿突骨折发生在年轻人群中常由猛烈的暴力引起,如摩托车事故等。发生在老年人群中常由低能量损伤引起,常在摔倒后额头或面部着地颈部过伸,导致骨折向后移位。由于这一水平椎管管径较大,因而引起脊髓损伤的相对较少。在 20%~25% 的患者中常导致神经损伤,出现枕大神经痛、呼吸肌瘫痪,严重的可出现四肢瘫。对于没有神经损伤但有意识障碍的患者,在救治过程中很容易发生医源性损伤。这一损伤的死亡率相对较低,为 3%~8%。老年人死亡率相对要高,为 20%~40%,常由呼吸功能障碍及伴随的内科疾病引起。尽管小儿颈椎损伤并不常见,但齿突骨折所占比例却非常高,据统计占颈椎损伤的 75%,而且平均年龄为 4 岁。由于儿童头颈部及齿突解剖特点与成人不一样,枕骨与颈椎尺寸不一致,导致上颈椎应力集中,使齿突容易受到损伤,因而儿童齿突骨折发生率与成人不一样。在齿突骨化中心与 C_2 椎体之间为软骨连接,颈椎损伤容易发生在此软骨连接部,而且轻微的摔倒即可引起该部位的损伤。

Anderson 和 D'Alonzo 将 C_2 齿突骨折按骨折的解剖部位分为三型。Ⅰ型骨折为齿突尖端翼状韧带附着部的斜行骨折,此型最少见,约占 4%。Ⅰ型骨折被认为是齿突尖端的撕脱性骨折,此类损伤常常是致命性的,但在存活的患者中骨折移位常较小。此类骨折需与齿突尖端第二骨化中心未融合相鉴别,骨折线通常较锐利可以鉴别。Ⅱ型骨折为齿突与 C_2 椎体连接处的骨折。此型骨折最常见,约占 65%。Ⅱ型骨折常明显向前或向后移位,而且由于齿突头侧的韧带作用,使骨折发生轻微分离。Ⅱ型骨折采用非手术疗法有较高的不愈合率。此型骨折易发生骨折不愈合,与齿突血供有关,也有人认为与骨折移位程度关系更紧密。儿童齿突骨折类似于成人Ⅱ型骨折,发生部位稍低,位于软骨连接部,其愈合率较高,因而不需手术治疗。Hadley 提出ⅡA 型齿突骨折,即骨折部位为明显的粉碎性骨折。此型骨折的骨折碎片常影响复位,容易导致骨折不愈合,因而需手术治疗。Ⅲ型骨折为 C_2 椎体部骨折,为稳定性骨折,约占 31%。此型骨折骨松质较多,且血供较好,较少发生不愈合(图 8-8)。

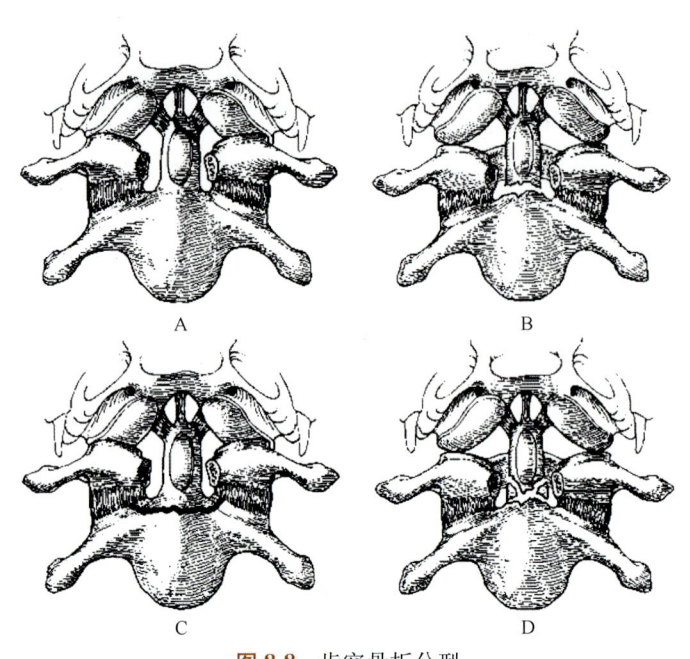

图 8-8 齿突骨折分型
A. Ⅰ型；B. Ⅱ型；C. Ⅲ型；D. ⅡA型

对于齿突骨折发生的机制有几种不同的理论。Moradian 在尸体标本施加屈曲、侧方、后伸及旋转-后伸暴力进行研究，发现屈曲暴力导致Ⅲ型骨折，侧方暴力导致Ⅱ型骨折，后伸暴力不能导致齿突骨折。旋转后伸暴力导致Ⅲ型骨折。作者认为这一模型并不能反映齿突骨折的机制。Schatzker 认为齿突骨折由复合暴力引起，其移位常由明显的剪切暴力引起。

儿童 C_2 齿突骨折的治疗与成人不同。Blockey 和 Purser 最先报道 5 例儿童齿突骨折经保守治疗愈合。Sherk 总结了 24 例年龄小于 7 岁的儿童齿突骨折，1 例一期行融合术，5 例采用骨牵引并用 Halo 支具固定，剩下用手法复位或牵引。23 例保守治疗患者中 22 例愈合。另有报道 11 例年龄低于 7 岁的齿突骨折采用手法复位，用 Minerva 背心固定 2～3 个月，骨折均愈合。在以上报道中，没有出现骨骼生长受到影响的病例。因此，对于儿童齿突骨折建议采用非手术治疗，应用外固定可获得较好效果。

对于成人齿突骨折的非手术治疗包括牵引后或不牵引行外固定，最常用的外固定装置是 Halo 支具。这一装置最初由 Perry 和 Nickel 于 1959 年介绍，安装方便，便于患者行走是其优点。更新的外固定装置由不影响做 MRI 的材料制作，后部成形便于患者仰卧。Halo 支具与其他颈椎支具相比更稳定。Johnson 研究显示 Halo 支具固定可限制寰枢椎 75% 的活动。而其他常规支具只能限制寰枢椎 45% 的活动。但 Halo 支具并不是绝对固定，Koch 等研究发现 Halo 支具在不同的活动中其牵引力不同。Anderson 比较 Halo 支具牵引的Ⅱ型齿突骨折患者侧位 X 线片，发现在骨折部位平均有 1.85mm 的移位和 9°的角度变化。

非手术治疗避免了手术治疗的危险性，但也有一些缺点，包括钉道的感染、脑脓肿、椎间关节僵硬和疼痛、治疗期间生活不便等。而最主要的是非手术治疗的骨折愈合情况，尤其是Ⅱ型齿突骨折。Southwick 认为如果骨折能很快愈合，非手术治疗与寰枢椎融合相比能更大限度地恢复旋转功能。如骨折愈合缓慢或不能愈合，才考虑应用手术治疗。在出现 Anderson 和 D'Alonzo 分类以前，人们根据骨折位于寰枕韧带的上面或下面将 C_2 齿突骨折分为高位和低位骨折两类。Schatzker 报告 C_2 齿突骨折非手术治疗不愈合率为 64%，骨折不愈合容易发生在有骨折移位的患者和年龄大于 60 岁的患者。而手术治疗的患者骨折愈合率达 87%，因此他建议对于所有的齿突骨折患者，经过一段时间牵引后，均考虑做寰枢椎融合。随后，Robert 和 Wickstrom 报告 50 例 C_2 齿突骨折，非手术治疗骨折愈合率为 20%，如有移位，则不愈合率达 30%。因此他主张对齿突骨折行外固定 20 周，如仍不愈合，则考虑行寰枢椎融合。

Anderson 和 D'Alonzo 分类提出来后被广泛接受，他们报告 I 型骨折为稳定骨折而且很少见，III 型骨折相对也较稳定，非手术治疗骨折愈合率达 93%，II 型骨折不论是否有移位，骨折不愈合达 36%，对于这类骨折，建议一期行寰枢关节融合。Apuzzo 报告非手术治疗骨折不愈合率为 33%。年龄超过 40 岁的不愈合率达 53%。年龄超过 40 岁如无移位，不愈合率为 25%，如有移位但移位小于 4mm，不愈合率为 67%，移位超过 4mm 则不愈合率达 88%。因此他认为患者年龄和骨折最初移位程度对判断预后很关键。对于移位超过 4mm 的患者，建议早期行寰枢关节融合。任何年龄如骨折无移位则可考虑非手术治疗。一项多中心调查研究了 96 例 II 型骨折和 48 例 III 型骨折，研究发现 II 型骨折非手术治疗有较高的不愈合率，达 32%。III 型骨折不愈合率为 13%，畸形愈合为 15%。年龄小于 40 岁的患者在两种类型骨折中愈合率相对较高，但无统计学意义。移位程度和成角对于判断 II 型骨折预后很重要。作者定义在矢状面上移位超过 5mm 或成角畸形大于 10° 即为明显移位。II 型骨折矢状面上有明显移位的不愈合率为 26%，畸形愈合率为 13%。III 型骨折有明显成角的 29% 出现不愈合。有明显移位的骨折不愈合率和畸形愈合率升高在 II 型骨折有统计学意义，而 III 型骨折无统计学意义。对于出现骨折不愈合的患者行寰枢关节融合，II 型骨折 96% 达到融合，III 型骨折全部融合。Holsbeeck 报道 33 例齿突骨折，1 例为 I 型骨折，28 例为 II 型骨折，4 例为 III 型骨折，所有患者最初用 Halo 牵引然后改为 Halo 支具，平均 3.9 个月。I 型骨折和 II 型骨折均达到一期愈合。II 型骨折有 49% 经非手术治疗后不愈合，经二期后路融合，92% 融合。

后路行寰枢椎融合是最普遍采用的术式，包括各种钢丝固定术。1939 年 Gallie 首先报道了 Gallie 钢丝固定术，应用单环钢丝穿过 C_1 后弓下面，绕过 C_2 棘突，从后部正中固定 C_1 和 C_2，并行表面植骨。此后不同作者对此技术不断进行改良，其中应用最为普遍的是改良的 Brooks 钢丝固定术。改良的 Brooks 钢丝固定术将修剪合适的植骨块植入 C_1 后弓和 C_2 椎板之间，用两股钢丝穿 C_1 后弓和 C_2 椎板下面在两侧进行固定，此技术从后面正中及两侧同时进行固定，与 Gallie 钢丝固定术相比，在屈曲、后伸、侧屈及旋转方面均能提供更为稳定的固定。还有一种改良的技术，应用椎板夹进行环枢椎融合，如 Halitax 和 APOFIX。椎板夹比单节段钢丝固定的优点是：减少了术中内植物插入的危险，并可获得即刻稳定性，手术操作简单，植入方便。Anderson 和 D'Alonzo 等报道采用 Gallie 钢丝固定术取得了良好的效果。Magerl 和 Seeman 于 1987 年介绍经关节突螺钉固定，这一固定方法的优点是通过寰枢关节三柱达到了牢固固定，同时可直接行关节突间关节融合。Grob 指出，Magerl 经关节突螺钉固定术与 Gallie、Brooks 和 Halitax 相比，在侧屈及旋转上能提供更为稳固的固定。Jeanneret 和 Magerl 报告应用经关节突螺钉固定行后路寰枢椎融合，融合率达 100%，仅一例出现并发症，为短暂的舌下神经麻痹。经关节突螺钉固定的另一个优点是在 C_1 后弓受损情况下仍可应用。虽然后路内固定及寰枢椎融合融合率很高，但颈椎活动丧失较多，Jeanneret 等报告颈椎旋转可丧失 30° 以上。Jeanneret 和 Magerl 建议后路融合的指征为：①齿突病理性骨折；②不稳定的 Ⅱ 型骨折，明显的粉碎性骨折或斜形骨折；③老年人 Ⅱ 型骨折同时伴有退变性椎管狭窄或伴有过度胸椎后凸颈椎后伸受限者；④患者不适于用 Halo 支具固定的；⑤骨折同时伴有颈椎其他损伤，如一侧或两侧寰枢关节粉碎性骨折，不稳定的 Jefferson 骨折，或不能复位的寰枢关节脱位。

采用合适的前路内固定既可保持寰枢椎旋转功能，也能取得较好的愈合率。Nakanish 最早于 1982 年报道从前路应用齿突螺钉固定治疗齿突骨折。Jeanneret 应用 CT 检查了齿突螺钉固定后寰枢椎旋转功能，检查的 13 例患者中有 5 例旋转功能达到正常（29° ~ 30°）。Doherty 等在尸体上对齿突螺钉固定的稳定性进行了研究，指出齿突骨折复位并用 3.5mm 的皮质骨螺钉固定后，其强度为正常齿突的一半，导致骨折暴力的一半即可导致内固定失败，因此早期活动一定要警惕。齿突螺钉固定能取得较好的愈合率，Bohler 报告应用前路螺钉固定 15 例齿突骨折，前路螺钉和后路钢丝固定治疗 12 例延迟愈合或不愈合的病例，均获得骨性愈合，无并发症发生。Aebi 等对有关文献复习，发现前路齿突螺钉固定愈合率达 92%，并发症发生率为 17%，而后路钢丝技术的并发症发生率为 19%。因此他们认为齿突螺钉内固定技术难度较大，须由有经验的医生进行手术。

五、C_2 椎弓骨折

C_2 椎弓骨折后，两骨折端分离，椎体可发生脱位，故又称创伤性枢椎滑脱。这种骨折最初在绞刑罪犯身上发现，故也称为绞刑骨折，首先由 Wood-Jones 于 1913 年描述。其发生率占颈椎损伤的 5% ~ 10%。大部分 C_2 椎弓骨折发生于摩托车事故，头部被甩向前面，撞击前面的挡风玻璃，导致颈椎产生轴向负荷和过度后伸，引起后面椎弓骨折，发生骨折后，若暴力继续作用于枕部和上颈椎引起进一步后伸，可导致前纵韧带和椎间盘的损伤。偶尔也会引起 C_3 前上缘撕裂性骨折，导致颈椎不稳。如这一复合体完全破坏，引起颈椎多方向的不稳，导致向前脱位，有时也可向后脱位。

目前最常用的分类是根据 C_2 和 C_3 之间的成角和移位程度。角度是测量 C_2 和 C_3 下终板之间的成角，移位则测量 C_2 ~ C_3 椎间盘水平 C_2 和 C_3 后缘距离。

Ⅰ 型骨折的骨折部位位于椎弓靠近椎体后缘部位，在双侧峡部骨折部位相同，骨折线在冠状面上几乎垂直。在 X 线片上，骨折移位小于 3mm，无成角。此型骨折遭受的过伸及轴向负荷刚好引起椎弓骨折。在 X 线片上 C_3 椎体的前上缘无骨折。在侧位 X 线片上，骨折线很明显。对于无神经损伤的患者，要诊断为 Ⅰ 型骨折，通常要在医生的指导下拍坐位颈椎伸、屈位片，因为在仰卧位下拍片，颈椎常处于后伸位，Ⅱ 型骨折可被复位而诊断为 Ⅰ 型骨折。如为 Ⅰ 型骨折，颈椎屈伸位片表现为稳定骨折。

Ⅰ A 型骨折属于不典型的绞刑骨折。此型骨折和其他 Ⅰ 型骨折，在 X 线片上表现几乎无移位或成角，但骨折线通常不平行，因此在 X 线片上不易发现。典型的 X 线表现是 C_2 椎体前后变宽，椎体前缘前移 2～3mm。引起此型骨折的机制是过伸同时伴有侧屈暴力，导致两侧骨折线不对称。骨折在轴位的 CT 扫描上很容易发现。骨折线为斜行，一侧通过椎体及横突孔。另一侧通过椎弓后部。在颈椎屈伸位片上仍表现为稳定骨折。

Ⅱ型骨折是指骨折移位超过 3mm 并有明显的成角。骨折移位及成角程度取决于两个因素，一个因素是拍片时的体位，在颈椎后伸位时常部分复位。另一个因素是在受伤时引起椎体向前移位的暴力的大小。引起Ⅱ型骨折的机制和Ⅰ型骨折相同，常由于过度后伸结合轴向负荷。骨折线通常双侧对称，位于椎体后缘椎弓峡部的冠状面上。此外还有第二暴力，即颈椎的屈曲，在后弓被破坏后，自后向前破坏椎间盘，前纵韧带常常自 C_3 椎体上缘撕裂，C_3 椎体前上角被 C_2 椎体压缩骨折。

ⅡA 型骨折是Ⅱ型骨折的一种变型，仅有轻度移位或无移位，但有明显的成角。成角可超过 15°，但移位很少超过 3mm。ⅡA 型骨折在 X 线片上一个很重要的特点是其骨折线的方向，位于椎弓根和椎体后缘结合部的骨折线在冠状面上不是垂直的，而是斜行的。沿椎弓峡部自前下部至后上部。损伤的机制是：屈曲占主要成分并伴有牵张成分的暴力。

Ⅲ型骨折是双侧椎弓骨折同时伴有后侧小关节突的损伤。最常见的是双侧椎弓骨折伴两侧 C_2～C_3 小关节突脱位。也可是一侧椎弓骨折，另一侧小关节突骨折。因为 C_2 小关节突脱位伴随有后部韧带的损伤及峡部的骨折，因此不能通过闭合复位。此型损伤的机制尚不清楚，可能是屈曲损伤导致小关节脱位，紧接着的过伸损伤导致创伤性滑脱（图 8-9）。

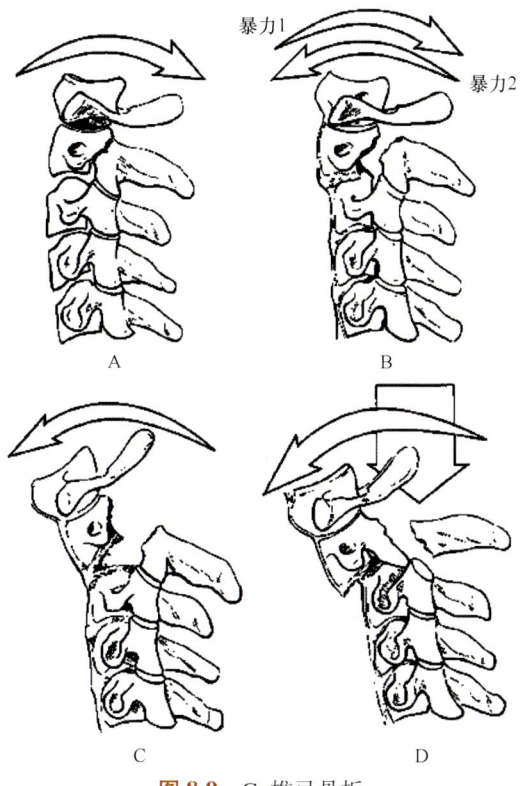

图 8-9 C_2 椎弓骨折
A. Ⅰ型骨折；B. Ⅱ型骨折；C. ⅡA 型骨折；D. Ⅲ型骨折

治疗 C_2 椎弓骨折应根据骨折的机制及其导致的不稳，治疗的关键是正确评估不稳的程度。对于Ⅰ型和Ⅱ型骨折不伴有神经损伤的，应通过骨折的解剖形态，必要时借助于颈椎屈伸位 X 线片加以区分并评估其稳定性。Ⅲ型骨折属于不稳定骨折，不易复位，通常需要手术治疗。在确诊 C_2 椎弓骨折后，应尽可能通过侧位 X 线片确定骨折的类型，急诊处理包括评估损伤的性质、了解神经损伤情况，以及进行合适的外固定。对于合并严重移位的齿突骨折或有神经损伤的，应立即行 Halo 牵引。C_2 椎弓骨折的治疗方法包括颈椎矫形器固定、Halo 牵引或 Halo 支具固定，以及外科手术。早期研究建议在其急性期采用各种方法进行治疗。Schneider 采用持续牵引，然后用头颈胸石膏固定治疗 7 例患者，仅有 1 例患者出现骨折不愈合。后期采用前路 $C_2 \sim C_3$ 融合手术。Cornish 则反对采用骨牵引治疗，他建议对所有的 Hangman 骨折均行前路 $C_2 \sim C_3$ 融合手术。他采用前路 $C_2 \sim C_3$ 融合手术治疗 11 例患者，100% 达到融合，但并发症发生率较高，包括出现 Horner 综合征及其他并发症。近年来，$C_2 \sim C_3$ 前路钢板被应用治疗此类骨折。从文献看，大部分作者主张非手术治疗，方法包括颈围领固定、牵引及 Halo 支具固定。Brashear 主张行颈椎牵引 6 周后应用 Halo 支具固定。Francis 等进行一项多中心研究，立即采用 Halo 支具进行固定，或短时间牵引（8 天）后改用 Halo 支具进行固定，固定 3 个月后愈合率达 95%。

对于Ⅰ型骨折，即移位不超过 3mm，成角很小，屈伸侧位片证实为稳定骨折。此型椎间盘及韧带通常无损伤。对于此型骨折，Halo 支具通常不如颈围领（如费城围领）固定可靠。如颈围领不能达到良好的固定，出现移位而导致治疗失败，则可能是Ⅱ型骨折。通过屈伸位 X 线片可鉴别出来。如果合并有颈椎其他部位的损伤，则治疗方法根据最不稳定的那一部位损伤来确定。患者有Ⅰ型创伤性 C_2 脱位，可通过颈围领固定治疗，如同时合并有后弓骨折，也可通过颈围领固定治疗，则无须改变治疗措施。如患者为向后移位的Ⅱ型齿突骨折，需采用 Halo 支具固定，同时合并创伤性 C_2 滑脱，则仍采用 Halo 支具固定。Ⅰ A 型 C_2 椎弓骨折仍属稳定性骨折，通过外固定，对于有轻度移位的骨折仍可达到一期愈合。

Ⅱ型和Ⅱ A 型骨折均属不稳定骨折，但两者的治疗选择却不一样。Ⅱ型骨折由于过伸同时有轴向暴力，随后出现的屈曲暴力损伤椎间盘最终导致移位及成角畸形。对于Ⅱ型骨折，其不稳定是由最后导致软组织损伤的屈曲暴力所引起的，与导致骨折的过伸及轴向暴力无关。由于骨折移位及畸形是由屈曲压缩暴力所致，因此复位应行后伸位牵引，牵引可采用颅骨弓牵引或 Halo 牵引。由于 Halo 牵引可以很方便地改为 Halo 支具固定，因而应用较为广泛。但采用 Halo 牵引时，若立即改为 Halo 支具固定，由于 Halo 支具不能保持轴向牵引，很容易出现复位丢失，恢复到原来的畸形。此型骨折的治疗目的是重建 $C_2 \sim C_3$ 的稳定性，可通过骨折的一期愈合或前纵韧带和椎间盘撕裂引起骨愈合而导致的 $C_2 \sim C_3$ 僵硬来达到。治疗也要求恢复该水平脊柱的解剖序列，消除后凸畸形。因为骨折部位的后凸畸形会使其上下节段过伸，容易出现退变性疾病，出现晚期疼痛而需要行脊柱融合术。对于移位 3～5mm，成角小于 10°的患者，通常行 Halo 牵引复位后即可改为 Halo 支具固定。改为 Halo 支具固定后，大部分复位将会丢失，但不影响骨折愈合，而且轻微的畸形尚可接受，可取得较满意的临床效果。Ⅱ型骨折移位超过 5mm，或成角超过 10°，如立即将患者置于 Halo 支具固定，则效果不太理想，因为一方面骨折移位分离将导致骨折不愈合出现颈椎不稳，另一方面明显的成角容易出现疼痛。对此类骨折应行 Halo 牵引，可从小重量开始，起始 3kg，逐渐增加重量直至复位。如果 $C_2 \sim C_3$ 间隙高度已恢复，成角畸形尚未恢复，而且 $C_2 \sim C_3$ 椎间隙未见病理性增宽，可继续增加牵引重量。可将一个直径 10cm 的圆枕垫在 C_6 水平，有助于后伸位牵引。因为是轴向结合后伸位牵引，因此必须准确分型，如果是将 ⅡA 型错误地进行轴向结合后伸位牵引，将加重骨折畸形。通过牵引达到解剖复位后，可维持牵引 4 周，待骨痂形成后测试骨折稳定性，在坐位去除牵引 1 小时后拍片，如无移位，直立位带上 Halo 支具，24 小时后拍片如骨折仍无移位表示骨折已稳定，可继续用 Halo 支具固定，整个治疗约需 12 周。如牵引 4 周后仍不稳定，则继续牵引 1 周后测试，如仍不稳定可再牵引 1 周后测试。年轻人通常牵引 4 周后即可有足够的骨痂达到稳定，老年人常需要较长时间。如患者不能长时间卧床，在牵引复位后可通过手术固定，采用 C_2 的椎弓根螺钉进行固定。患者处于俯卧位，维持牵引，剥离椎板，在紧靠 $C_2 \sim C_3$ 关节突间关节内侧切除 C_2 椎板中央部分，用神经剥离子探查 C_2 椎弓根内缘。螺钉进钉点类似于 Magerl 经关节突螺钉进钉点，但由于椎弓根螺钉是沿椎弓根拧入的，进钉点稍偏头侧。在影像增强器监视下钻孔，用直径 3.5mm 的钻头钻骨折后部分，即椎板和椎弓根，然后改用直径 2.7mm 的钻头钻椎体部分。螺钉可选用 3.5mm 拉力螺钉，通常螺钉长度为 30～35mm，20mm 不带

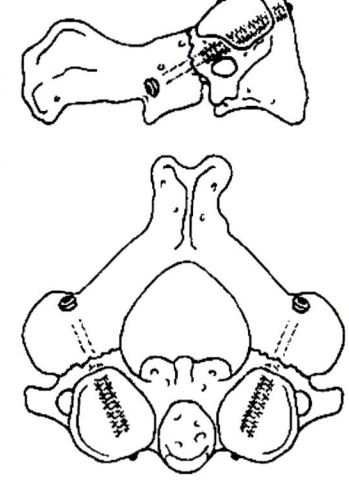

图 8-10　C_2 椎弓根螺钉固定

螺纹，15mm 带螺纹（图 8-10）。两侧固定后用神经探子探查骨折端是否已接触紧密。术后用颈围领固定。对于不能达到良好复位，或存在骨折不愈合的病例，需从前路行 $C_2 \sim C_3$ 椎体融合。

ⅡA 型骨折也属不稳定骨折，但治疗方法与Ⅱ型骨折不同。因为ⅡA 型骨折属于屈曲牵张性损伤，轴向牵引会使骨折进一步分离。因而对其治疗应采取与导致其损伤的暴力相反的作用力进行复位，以及轴向加压加后伸。可在伤后立即应用 Halo 支具固定而不需要牵引。应用 Halo 支具可对颈部进行压缩及后伸，使骨折复位。然后用 Halo 支具固定 3 个月，骨折愈合率可达 95%。

伴有双侧关节突间关节脱位的Ⅲ型骨折是所有 Hangman 骨折中唯一有绝对手术指征的骨折类型。C_2 的下关节突发生脱位，同时下关节突与前面的椎体因椎弓根骨折而无连接，因此不能闭合复位。此型骨折需要开放复位，同时根据骨折类型选用合适的内固定，如棘突钢丝或钢板。对此类损伤，术前应行 MRI 检查，以了解 $C_2 \sim C_3$ 椎间盘是否有突出，在此节段通常很少有引起临床症状的椎间盘突出，如无椎间盘突出，则复位方法和其他双侧关节突关节脱位复位方法相同。

剥离 C_2 和 C_3 后部结构后，切除 C_3 上关节突关节软骨，夹住棘突轻轻牵拉进行复位，必要时用剥离器撬拨关节突进行复位，尽量保存关节突以保证复位后的稳定。如果没有椎板或关节突骨折，可用棘突钢丝进行固定。如有椎板或关节突骨折，则可考虑应用后路钢

板，应用后路钢板时，C_2 应用椎弓根螺钉进行固定，因为 C_2 没有侧块供侧块螺钉固定，C_2 的椎弓根钉同时可固定伴随的椎弓根骨折。如估计到 C_2 骨折不能植入内固定，则可考虑固定至 C_1，由于固定包括了一个正常的寰枢关节，因此增加了颈椎活动范围的丧失，同时不愈合率也增加了。如果术前的 MRI 提示有较大的椎间盘突出，则手术方法不一样。应开始从前路摘除椎间盘，然后按前面的方法从后路进行复位内固定。

第一节 经寰椎侧块及枢椎椎弓根螺钉固定技术（Harms）

一、适应证

1. 各种创伤导致的 C_1/C_2 间韧带或骨性结构异常、稳定性被破坏。
2. 需要后路减压的 C_1/C_2 不稳（AAI）。
3. 旋转性 C_1/C_2 半脱位。
4. 齿状突骨折（Ⅱ型、Ⅲ型）及不稳定的游离齿突小骨。

二、禁忌证

1. C_1 侧块过小或者结构被破坏不适合螺钉固定。
2. C_2 椎弓根及峡部结构破坏，C_2 横突孔结构异常致椎弓根及峡部结构变形。
3. 椎动脉走行异常，影响螺钉置入。

三、术前准备

1. 一般手术的常规准备：控制高血压（＜140/80mmHg）、心率（60～80次/分）等，糖尿病患者应控制血糖接近正常水平，术前常规术区头枕部、枕下及颈后区域备皮。术前颈椎平片（正侧位、张口位及动态屈伸侧位片）、CT（上颈椎轴位矢状位及冠状位薄扫）、MRI 及颈椎 MRA。

2. 至少术前 1 周停用非甾体抗炎药及抗凝药物，术后 3 个月内尽量避免使用非甾体抗炎药。

3. 麻醉：常规全身麻醉。在旋转和搬动过程中，要注意保持冠状位和矢状位的稳定与平衡。术前手术医师和麻醉师共同讨论插管和麻醉监测过程中可能出现的问题。对大多数患者实施常规的插管麻醉即可。如果进行脊髓功能检测，注意选择麻醉药物，可考虑使用丙泊酚进行诱导，术中尽量不改变麻醉药物的种类及剂量。

四、手术要点、难点对策

1. 手术体位　使用 Mayfield 头架固定头部后，取改良的俯卧位（上颈椎略向前屈曲，下颌内收，头部前伸）。自枕骨粗隆至 C_4 棘突后正中切开，分离棘突旁肌肉，注意尽量多保留棘间韧带。自中线起，锐性分离 C_1～C_2 棘突顶的骨膜，向下分离暴露至 C_2～C_3 的侧块即可，C_1 需暴露至后弓的两侧结节，在 C_1 椎弓根后下方可见 C_2 神经根穿出。C_2 神经根于峡部外侧跨越椎动脉，此处静脉丛丰富，应尽量避免伤及，一旦出血可用双极电凝及明胶海绵压迫止血。压迫填塞方向从内向外，避免压迫脊髓。C_1～C_2 关节面即位于 C_2 峡部的神经根下方，可用神经剥离子和刮匙沿峡部内侧缘分离，应明确螺钉置入处的内缘、外缘及下缘，注意避免伤及 C_2～C_3 小关节囊。

2. 成年患者剥离范围在 C_1 水平处从中线至外侧不宜超过 15mm，可降低损伤椎动脉的危险。在后方剥离时必须注意是否存在先天骨性异常，以避免将变异结构与 C_1 椎板相混淆。向头侧剥离显露至枕骨大孔的枕骨下缘即可满足手术需要。

3. 手术步骤推荐顺序为　钻孔、测深、攻丝，最后置入螺钉。在置入 C_1 螺钉前进行 C_1～C_2 关节处剥离时，存在静脉丛出血风险，因此应先完成 C_2 螺钉钻孔。C_1 侧块螺钉的进入点位于 C_1 侧块内壁外侧 3～5mm 处，螺钉置入点位于 C_1 侧块中点、侧块与 C_1 后弓的交界处，可在 C 形臂透视定位中线及起钻点后，2mm 磨钻打磨，注意避免在 C_1 侧块表面产生滑移。C_2 椎弓根螺钉起钻点位于 C_2 侧块的内上方 1/4 处，正位于 C_2～C_3 关节面上缘，32mm 磨钻内倾 15°～30° 后打磨钻孔，C_2 椎弓根螺钉的进钉点位于 C_2 椎板外侧部。此处钻孔时会有较多出血，一旦出现搏动性出血而且较为凶猛，常为损伤椎动脉所致，应迅速置入螺钉，填堵出血，对侧停止置钉，避免损伤双侧椎动脉。

4. 连接杆连接 C_1 和 C_2 螺钉，锁止帽固定连接杆。如果 C_1、C_2 完整，采用髂嵴骨移植促进骨融合，如果不完整，则在 C_1～C_2 关节间进行植骨以促进融合。

五、术后监测与处理

螺钉固定术后，患者需使用硬质的颈围领固定。患者送至恢复室或 ICU 进行术后恢复。术后颈围领固定时间在 6～10 周，拍片复查后颈椎稳定则可不必继续佩戴。

六、术后常见并发症的预防与处理

1. 内固定物相关的并发症　包括螺钉松动、拔出、折断等，会造成潜在的结构不稳。如果发生寰枢椎不稳，则应进行 Halo 支具固定，固定 10～12 周可提供充分的稳定以达到融合。

2. 硬膜撕裂和脑脊液漏　尽量 I 期修复所有的硬膜撕裂，并采用明胶海绵覆盖修补区域。

3. 椎动脉破裂、动脉壁分层、假性动脉瘤或动脉闭塞　即使没有直接穿入动脉壁，螺钉的螺纹也可以在搏动血流下对动脉壁造成损伤。应尽量取出螺钉，以降低颈动脉损伤的危险。

4. 其他并发症　包括医源性椎管狭窄（2.6%）、感染（1.3%）、再脱位（2.6%）、假关节形成（1.4%）、术后相邻节段椎体退变等。

5. 术后颈椎曲度的改变　上颈椎植入内固定材料后，颈椎侧块固定的前后曲度改变平均在 2°左右（范围为 0°~6°），目前多以随诊观察为主。

第二节　Magerl 技术（C_1~C_2 经关节侧块螺钉固定技术）

一、适应证

1. C_1/C_2 间韧带或骨性结构异常、稳定性被破坏。
2. 需要后路减压的 C_1/C_2 不稳（AAI）。
3. C_1/C_2 旋转性半脱位。
4. 齿状突骨折（Ⅱ型、Ⅲ型）及骨折不愈合、齿状突切除术后寰枢椎不稳及不稳定的游离齿突小骨。
5. C_1/C_2 融合失败、先天性寰枢椎畸形、侵及 C_1/C_2 的类风湿关节炎及肿瘤病变。
6. 邻近 C_1/C_2 的骨折。

二、禁忌证

1. C_1 侧块过小或者侧块结构被破坏，不适合螺钉固定者。
2. C_1/C_2 后弓结构被破坏，C_2 横突孔结构异常致椎弓根及峡部结构变形。
3. C_1 侧块处椎动脉走行异常，影响螺钉置入。
4. C_1/C_2 复合体无法完全复位，对位对线不良。

三、术前准备

1. 一般手术的常规准备　控制高血压（<140/80mmHg）、心率（60~80 次/分）等，糖尿病患者应控制血糖接近正常水平，术前常规术区头枕部、枕下及颈后区域备皮，常规神经系统和骨骼肌肉系统检查。术前颈椎平片（正侧位、张口位及动态屈伸侧位片）、CT（上颈椎轴位、矢状位及冠状位薄扫）、MRI 及颈椎 MRA。约 20% 患者存在椎动脉走行异常及骨性解剖变异，此类患者应该避免此处置入经关节螺钉。

2. 至少术前 1 周停用非甾体抗炎药及抗凝药物，术后 3 个月内尽量避免使用非甾体抗炎药。

3. 麻醉　常规全身麻醉。在旋转和搬动过程中，要注意保持冠状位和矢状位的稳定与平衡。术前手术医师和麻醉师共同讨论插管和麻醉监测过程中可能出现的问题。对大多数患者实施常规的插管麻醉即可。如果进行脊髓功能检测，注意选择麻醉药物，可考虑使用丙泊酚进行诱导，术中尽量不改变麻醉药物的种类及剂量。

四、手术要点、难点及对策

1. 手术体位　使用 Mayfield 头架固定头部后，取改良的俯卧位（上颈椎略向前屈曲，下颌内收，头部前伸）。自枕骨粗隆至 C_4 棘突后正中切开，分离棘突旁肌肉，注意尽量多保留棘间韧带。自中线起，锐性分离 $C_1 \sim C_2$ 棘突顶的骨膜，向下分离暴露至 $C_2 \sim C_3$ 的侧块即可，C_1 需暴露至后弓的两侧结节，在 C_1 椎弓根后下方可见 C_2 神经根穿出。C_2 神经根于峡部外侧跨越椎动脉，此处静脉丛丰富，应尽量避免伤及，一旦出血可用双极电凝及明胶海绵压迫止血。压迫填塞方向从内向外，避免压迫脊髓。$C_1 \sim C_2$ 关节面即位于 C_2 峡部的神经根下方，可用神经剥离子和刮匙沿峡部内侧缘分离，应明确螺钉置入处的内缘、外缘及下缘，注意避免伤及 $C_2 \sim C_3$ 小关节囊。

2. 成年患者剥离范围在 C_1 水平处，从中线至外侧不宜超过 15mm，可降低损伤椎动脉的危险。在后方剥离时必须注意是否存在先天骨性异常，以避免将变异结构与 C_1 椎板相混淆。向头侧剥离显露至枕骨大孔的枕骨下缘即可满足手术需要。

3. 手术步骤推荐顺序　钻孔、测深、攻丝，最后置入螺钉，如果还需要进行植骨及椎板下捆扎钢丝，则应在置入经关节螺钉前完成自体骨的取骨操作，并要完成 C_1 椎板下钢丝的穿入等操作。在置入 C_1 螺钉前进行 $C_1 \sim C_2$ 关节处剥离时，存在静脉丛出血风险，因此应先完成 C_2 螺钉钻孔。同时要注意：向侧方剥离不应该超过 $C_1 \sim C_2$ 椎间小关节，可减少椎动脉的医源性损伤。C_1 侧块螺钉的进入点位于 C_1 侧块内壁外侧 3~5mm 处，螺钉置入点位于 C_1 侧块中点、侧块与 C_1 后弓的交界处，可在 C 形臂透视定位中线及起钻点后，2mm 磨钻打磨，注意避免在 C_1 侧块表面产生滑移。$C_1 \sim C_2$ 经关节螺钉起钻点位于 C_2 下关节突上，C_2/C_3 关节面上缘，2mm 磨钻内倾 20° 左右打磨钻孔，具体角度可在侧位 X 线透视确定，直视下可根据 C_2 峡部大小确定偏斜角度。螺钉置入点位于 C_2 椎板外侧部，C_2 小凹处，距椎板侧块结合处 2~3mm，距离 C_2 下关节突下缘 2~3mm 处。螺钉通过 C_2 峡部后穿入 $C_1 \sim C_2$ 关节面。需要注意在关节的后半部穿过 $C_1 \sim C_2$ 关节面，而且要指向 C_1 的前结节，但不能超出 C_1 的骨皮质。当钻头突破 $C_1 \sim C_2$ 关节面后，阻力明显增加，当达到 C_1 前弓的骨皮质时，出血显著增多，一旦出现搏动性出血而且较为凶猛，常为损伤椎动脉所致，应迅速置入螺钉，填堵出血，对侧停止置钉，避免损伤双侧椎动脉。同时要注意操作过程中，钻头方向一定不能指向侧方，应尽量沿着 C_2 峡部的内侧壁钻入（图 8-11）。

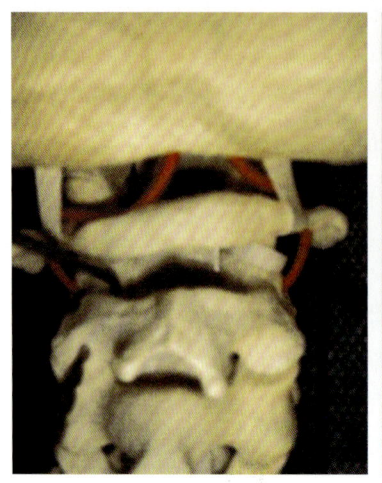

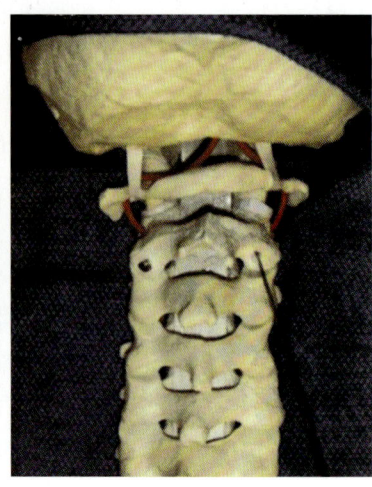

图 8-11 双侧椎动脉的解剖及置钉位置

4.在置钉过程中，颈部应处于直线水平，可减少置钉误差。导向器尽量保持与 C_2 关节面平齐，否则需要适当增加螺钉的长度，螺钉通常选用 3.5mm 直径。另外，通常螺钉的头部会有轻度内陷（2～3mm），故计算长度内要多加 2～3mm。连接杆连接 C_1 和 C_2 螺钉，锁止帽固定连接杆。如果 C_1、C_2 完整，采用髂骨移植促进骨融合，如果不完整，则在 C_1～C_2 关节间进行植骨以促进融合，并应用钛缆进行固定。植骨块大小应与 C_1～C_2 后侧椎弓间隙相近。

5.钛缆穿入前，直头和弯头的小刮匙剥离黄韧带、C_1～C_2 后弓下软组织。出血采用双极电凝、明胶海绵及纱布填塞止血。

6.置入 C_1～C_2 经关节螺钉需进行 C_1/C_2 力线调整，可通过 C 形臂透视来确定。另外 C_1～C_2 经关节螺钉的头侧倾斜导致置钉困难，可用巾钳向背侧提起 C_2 棘突，使 C_2 椎弓根角度适合置入经关节螺钉。

五、术后监测与处理

术后患者需使用硬质的颈围领固定。术后颈围领固定时间为 6～10 周，拍片复查后骨质融合，颈椎稳定则可不必继续佩戴。

六、术后常见并发症的预防与处理

术后常见并发症的预防与处理同经 C_1 侧块及 C_2 椎弓根螺钉固定技术。

第三节 前路齿状突螺钉固定技术

一、适应证

1. Ⅱ型、Ⅲ型齿状突骨折。
2. 水平骨折、后斜行骨折。

二、禁忌证

1. 齿状突骨折合并 C_2 椎体骨折。
2. 颈部过短、僵直或后凸畸形，桶状胸，颈部后伸受限。
3. 横韧带断裂。
4. 齿状突骨折超过半年，骨折段出现硬化现象。
5. 前斜行骨折（后上至前下）为相对禁忌证。

三、术前准备

1. 一般手术的常规准备　控制高血压（＜140/80mmHg）、心率（60～80次/分）等，糖尿病患者应控制血糖接近正常水平，术前常规术区头枕部、枕下及颈后区域备皮。常规神经系统和骨骼肌肉系统检查。术前颈椎平片（正侧位、张口位及动态屈伸侧位片）、CT（上颈椎轴位、矢状位及冠状位薄扫）及颈椎 MRI。
2. 术中患者体位与透视设备的位置关系极为重要，应调整至最佳位置关系。患者颈部处于最大的过伸位，肩部垫高。如果骨折影响颈部伸直，侧位透视下确保颈椎处于最大前凸的位置。
3. 麻醉　常规全身麻醉。
4. 两台 C 形臂透视机置于手术床旁，便于同时拍摄正侧位，一台透视机需处于可前后左右调整的位置拍摄正侧位。

四、手术要点、难点及对策

1. 本手术过程使用器械为常规手术器械，术区暴露方法类似前路椎间盘切除术。常规准备后，头颈部尽量背伸，环状枕圈固定头部，保证下颌与胸骨间垂直距离足够大，同时颈部放入棉垫或者软木塞使下颌撑开并获得合适的张口位片。于 C_5 水平皮下浸润注射稀释过的肾上腺素（1∶200 000），再沿皮纹做横切口（Cloward 或者 Smith-Robinson 切口）。在 $C_5 \sim C_6$ 水平沿颈长肌筋膜正中切开、分离，沿胸锁乳突肌前内缘顺肌纤维方向切开颈阔肌，确保 Caspar 牵开器固定于肌腹，保证横向牵开器固定牢固可靠。

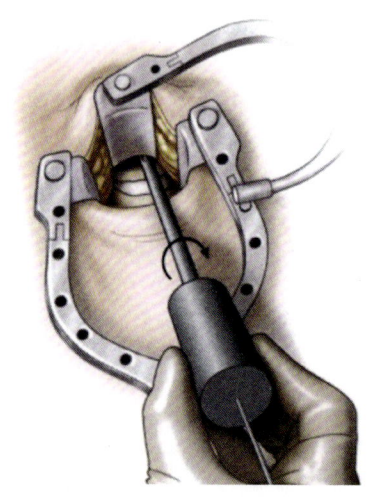

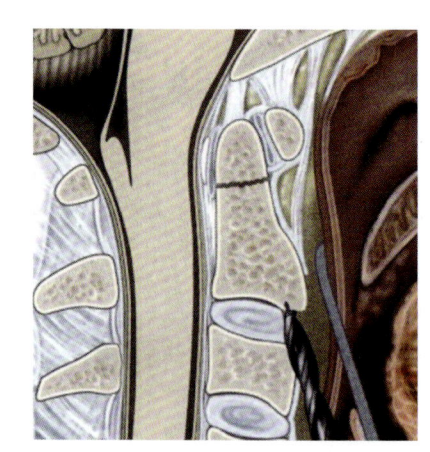

2. 快速钝性分离后，显露 $C_2 \sim C_3$ 水平时部分患者需要结扎甲状腺上动脉。在 C_3 椎体前上缘表面、$C_2 \sim C_3$ 椎间盘、C_2 椎体前下缘用 8mm 直径空心手动钻磨一浅槽，切除少许纤维环，显露 C_2 椎体下缘，进针点需穿过 C_2 终板，导针方向应朝向齿状突尖部的后方。一枚螺钉固定时，直接沿着正中线穿入，两枚螺钉则从椎体近中央旁 2mm 处穿入。不建议使用套管钻头系统，因为这可能导致导丝插入过深而发生折断，同时应避免把克氏针当作钻头使用，以防止因钻孔不稳导致的路径不准。钻孔前在 C_3 椎体开一浅的引导槽，并通过调整头部及上颈椎的位置确保钻头通过骨折线后与齿状突处在同一纵轴。若齿状突发生移位，可通过移动 C_2、C_3 椎体使 C_2 椎体与齿状突恢复对位关系。将导向钻上的棘突插入 C_3 椎体，使齿状突、$C_2 \sim C_3$ 椎间隙及导向管处于同一轴线。必要时，通知麻醉师取下颈部垫枕或者肩枕，确保有较浅的进入路径。沿导向钻入后，可将 2mm 的克氏针沿着进钉方向插入 3~5mm，再用 7mm 套管钻头顺着克氏针的方向钻入。应尽量保证钻入齿状突尖部，以使螺钉更好地固定齿状突。测深时应注意内管远端固定于 C_2 椎体前缘，这样测量的螺钉长度准确（图 8-12）。

图 8-12　定位并置入导针

3. 移去钻头和内管引导器后，透视下攻丝手动扩大导洞，当接近齿状突尖部时，应小心拧紧。再选用 4mm 直径的螺钉，透视下拧紧，可见齿状突被牵拉至 C_2 椎体上，骨折线处间隙应逐步变窄。螺钉钉帽应陷入 C_2 椎体皮质下缘，螺钉尖部应完全穿透尖部皮质，并超出 2mm 为佳，若穿出部位是齿状突后方骨皮质，则不宜超出 1mm。对于前斜行骨折（骨折线为后上至前下），螺钉加压可产生 1~2mm 的移位（图 8-13）。

4. 如果需要置入第二枚螺钉，可采用同样方法，用导丝、中空导钻在 C_3 椎体前上缘、$C_2 \sim C_3$ 椎间盘钻一浅槽，同样方法固定导钻、钻洞，攻丝后拧入螺钉。两枚螺钉固定更加牢固，促进骨折愈合，但会导致颈椎活动度减少。

5. 正侧位透视下螺钉位置满意后，齿状突即可获得稳定，同时应在透视下行颈部屈伸活动，明确固定是否可靠，同时检查是否存在横韧带断裂、骨折不稳定等情况。骨质表面出血可用骨蜡涂抹，多数情况下拧紧螺钉出血可止，逐层缝合，通常不必放置引流。

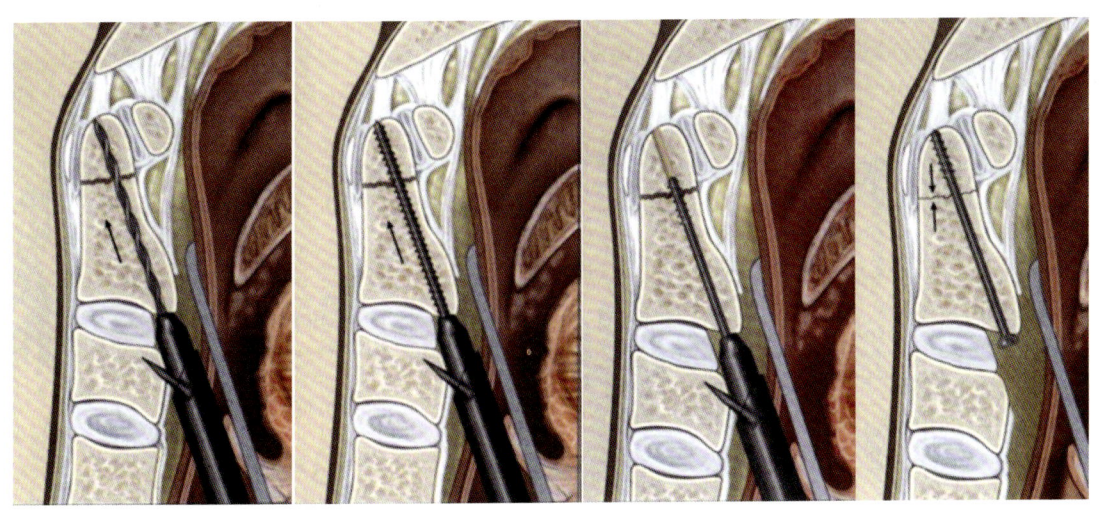

图 8-13　用电钻开出钉道，并置入螺钉，固定骨折

五、术后监测与处理

1. 术后患者需使用硬质的颈围领固定。术后 24 小时应密切监测，避免出现早期并发症，如大量颈部血肿、气管堵塞、声带功能异常及呼吸困难。
2. 术后 24 小时恢复饮食，注意颈部避免过度活动，可恢复日常工作及活动。
3. 术后颈围领固定时间为 6~10 周，前斜行骨折（后上至前下型骨折）及骨质疏松患者应佩戴硬质的颈围领，拍片复查后骨质融合，颈椎稳定则可不必继续佩戴。
4. 老年患者骨折不愈合概率大，应避免过早下床活动，前斜行骨折融合率低（约是后斜行的一半），约半数可达到解剖复位，25% 为功能复位，25% 复位失败。

六、术后常见并发症的预防与处理

术后患者颈部旋转范围变小，约 83% 患者术后颈部活动可以恢复正常。急性骨折患者术后 2~5 个月骨折愈合，只要螺钉无松动，骨折线处无软组织卡压，颈部屈伸及旋转时骨折无移位，即表明固定可靠。

（华中科技大学同济医学院附属协和医院　李　帅）

参 考 文 献

Epstein NE, Hollingsworth R. 2015. Diagnosis and management of traumatic cervical central spinal cord injury: A review. Surg Neurol Int, 6（Suppl 4）: S140-153.

Fujii T, Faul M, Sasser S. 2013. Risk factors for cervical spine injury among patients with traumatic brain injury. J Emerg Trauma Shock, 6（4）: 252-258.

Hartzler RU, Morrey BF, Steinmann SP, et al. 2014. Radial head reconstruction in elbow fracture-dislocation: monopolar or bipolar prosthesis? Clin Orthop Relat Res, 472(7): 2144-2150.

Momaya A, Rozzelle C, Davis K, et al. 2014. Delayed presentation of a cervical spine fracture dislocation with posterior ligamentous disruption in a gymnast. Am J Orthop (Belle Mead NJ), 43(6): 272-274.

Okada S, Saito T, Kawano O, et al. 2014. Sequential changes of ascending myelopathy after spinal cord injury on magnetic resonance imaging: a case report of neurologic deterioration from paraplegia to tetraplegia. Spine J, 14(12): e9-e14.

Pushpakumara J, Sivathiran S, Roshan L, et al. 2015. Bilateral posterior fracture-dislocation of the shoulders following epileptic seizures: a case report and review of the literature. BMC Res Notes, 8(1): 704.

Raudenbush BL, McCalla D, Mesfin A, et al. 2016. Myositis ossificans of the longus coli muscle following cervical spine fracture-dislocation. J Spinal Cord Med, 9: 1-5.

Reilly FO, Gheiti AJ, Burke N, et al. 2016. Concomitant cervical fractures without neurological symptoms: a case report. Ir J Med Sci, 185(4): 977-980.

第九章　下颈椎骨折

概　　论

随着交通伤的不断增加，颈椎损伤在世界各地社会各阶层均有发生。创伤性颈椎损伤，尤其是伴有脊髓损伤时会给患者、家庭、社会造成巨大影响。

一、下颈椎损伤稳定性

颈椎损伤的外科治疗决策受诸多因素影响，颈椎稳定性是其中至关重要的因素。部分颈椎损伤需要通过手术来获得颈椎的稳定性。颈椎是否稳定缺乏统一的诊断标准，目前应用较多的为 Vaccaro 等提出的下颈椎损伤分型（SLIC）评分方法，通过脊柱形态、椎间盘韧带复合结构损伤和神经功能状态来确定颈椎稳定性和指导手术决策（表 9-1）。

表 9-1　下颈椎损伤分型（SLIC）和严重度评分

损伤形态	分值
脊柱形态	
无异常	0
压缩、爆裂	1~2
牵张（如小关节错位、过伸）	3
旋转/平移（如关节突关节脱位、不稳定泪滴形损伤或晚期屈曲压缩损伤）	4
椎间盘韧带复合结构	
完整	0
不确定（如单纯椎间隙增宽、仅有 MRI 信号改变）	1
破坏（如椎间盘前方间隙增宽，关节突关节错位或脱位，后凸畸形）	2
神经功能状态	

续表

损伤形态	分值
完好	0
神经根受损	1
完全性脊髓损伤	2
不完全性脊髓损伤	3
持续性脊髓压迫（有神经功能损伤情况下）	+1
治疗	总分
保守治疗（刚性支具、Halo 架等）	<4
手术治疗（手术减压/固定）	>4

脊柱的损伤形态：普通 X 线平片和 CT、MRI 等先进的成像技术可显示出前柱解剖支撑结构，软组织结构、连接面之间的关系和脊柱整体走向，据此可显示出椎骨间相互关系。损伤形态可分型为压缩、牵拉或旋转/平移，损伤严重程度依次增加。

椎间盘韧带复合结构（DLC）：指椎间盘、前后纵韧带、棘间韧带、椎间小关节囊和黄韧带这些结构。这是 SLIC 中独有的术语。该结构损伤可分型为破坏、完整或不确定。

DLC 结构破坏可表现为关节突间对位异常（关节突间接触面＜50% 或分离＞2mm），椎间盘前方间隙异常增大，椎体平移或旋转，或脊柱后凸。MRI 矢状位 T_2 加权脂肪抑制成像中髓核、纤维环或韧带有额外的高信号可推断该 DLC 结构破坏，据此"破坏"表现可确诊 DLC 结构损伤；当 X 线平片或 CT 影像上 DLC 结构破坏表现不明显，而 MRI T_2 加权成像上后方韧带区域有高信号提示水肿和损伤时，可认为是不确定损伤；当脊柱对位关系、椎间盘间隙特征和韧带外观结构正常时，可认为 DLC 结构完整。

神经损伤：往往是手术决策的关键性因素，此外，也高度提示脊柱不稳定。神经功能状态可分型为：神经功能完好、神经根损伤、完全性脊髓损伤或不完全性脊髓损伤，此外，因椎间盘、椎体、韧带、血肿或其他结构压迫脊髓导致的完全性或不完全性脊髓损伤可看作持续性脊髓压迫。伴有平移或旋转损伤的患者，应在尝试骨折复位后，评估脊髓受压情况。

以上各主要损伤特征都有各自的加权评分，这些分值相加可得到一个损伤严重程度评分，该评分量化了脊柱不稳定的程度，可用来指导手术决策。评分＜4 分采用保守治疗，评分＞4 分采用手术治疗。已有研究证明 SLIC 比 Allen-Fergusion 或 Harris 的分型可靠性更高。

二、下颈椎损伤影像学检查

1.影像学检查人群筛选　为了控制消耗，减少医疗资源浪费，有必要确定真正需要脊柱影像学检查的群体。一项加拿大多中心研究旨在根据影像学检查的敏感性和特异性，制订针对清醒并平稳患者的临床路径（表 9-2）。

表 9-2　加拿大颈椎路径

高风险因素	如果有任何一项高风险因素，则需进一步行影像学检查
大于 65 岁	
损伤机制	
从大于 1 米或 5 个台阶处摔下	
从头部轴向施压（坠落伤）	
高速车祸伤（大于 100 千米 / 小时）	
翻转伤，喷射伤	
机动娱乐设施引起的损伤	
车祸伤	
自行车碰撞	
肢体瘫痪	
低风险因素	如果任何低风险因素出现，并且高风险因素没有出现，进一步行平片检查
单纯汽车追尾、在急诊室或救护车保持坐位，或延迟出现颈部疼痛，或没有颈后正中线压痛	
可以主动地左右转动颈部 45°	如果没有感到疼痛，不需要平片检查

这项加拿大人提出的颈椎临床路径是最早用高风险标准强制进行影像学检查的路径，之后用低风险标准，允许患者在医生的监督下主动旋转颈部。此项临床决策路径成功地筛选出几乎没有颈椎损伤危险的患者，极大地减少了医疗资源的过度使用。

2. 影像学检查

（1）X 线：包括颈椎正位、侧位 X 线平片，这是检出颈椎损伤所需最少的、最具特异性和敏感性的检查（图 9-1）。

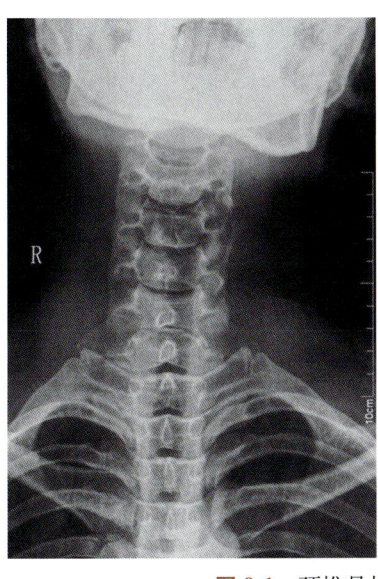

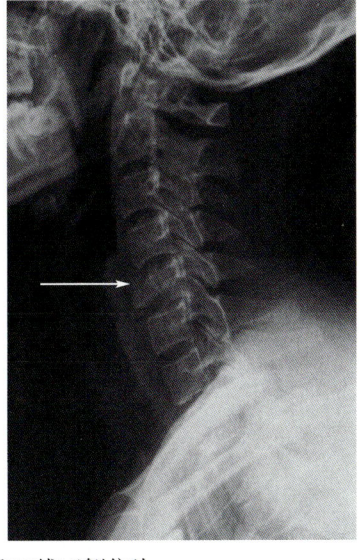

图 9-1　颈椎骨折 X 线正侧位片

（2）CT：适用于X线平片无异常而有持续症状、X线平片可疑异常和X线平片可见椎前肿胀提示颈椎外伤的患者（图9-2）。

（3）MRI：主要适用于存在神经功能缺损的患者。对这类患者来说，MRI是评价颈椎损伤安全有效的方法，因为它可以显示出：硬膜外血肿，脊髓血肿，脊髓压迫。此外可疑韧带损伤也适宜行MRI检查，如临床查体发现患者棘突间或脊椎后凸处有局部压痛或者存在间隙，以及CT或X线平片显示患者棘突间隙增宽时（图9-3）。

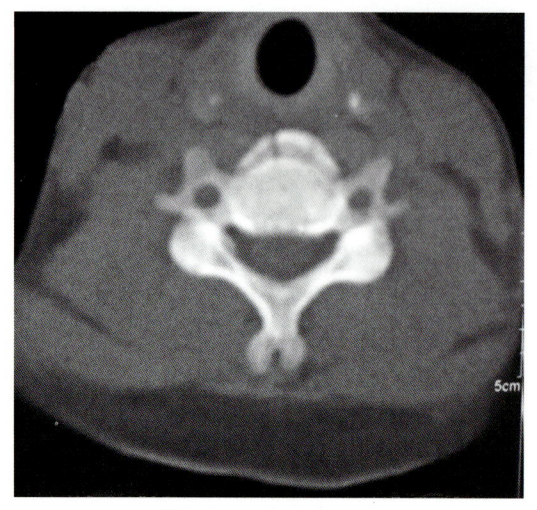

图 9-2　颈椎骨折 CT

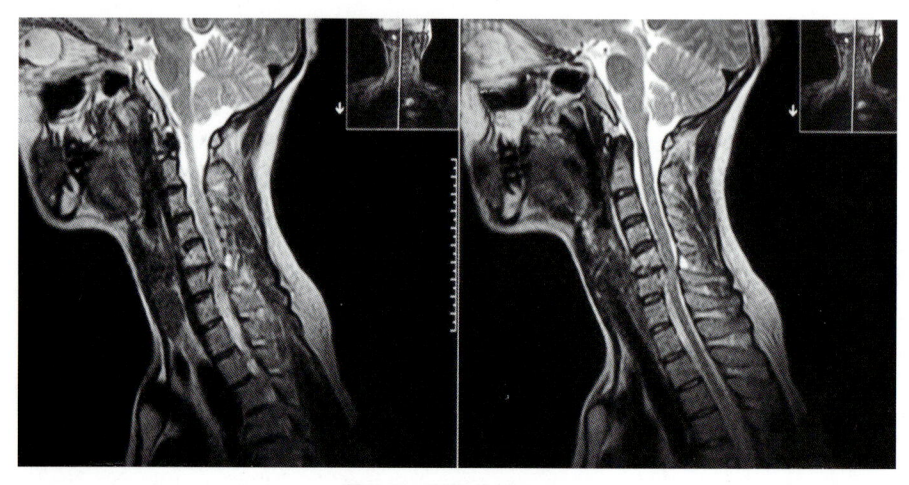

图 9-3　颈椎骨折 MRI

第一节　颈椎前入路椎间盘切除减压植骨融合内固定术

一、适应证

小关节脱位、关节突交锁经牵引后复位，颈椎椎体压缩骨折，外伤后颈椎不稳。

二、禁忌证

颈椎关节突交锁经牵引后无法复位、椎体爆裂骨折。

三、术前准备

1. **影像学评估**　颈椎正侧位 X 线片，可疑颈椎损伤禁拍颈椎过伸、过屈位片，以免加重或造成二次颈椎损伤，颈椎 CT+ 三维重建，颈椎 MRI，明确颈椎损伤类型、颈椎骨折脱位、椎间盘突出及脊髓受压情况。

2. **颅骨牵引复位**　术前行颅骨牵引，牵引后当天或第二天复查床旁颈椎侧位 X 线片，调整牵引位置及重量，过伸型损伤维持轻度屈曲位牵引，屈曲型损伤反之，关节突交锁可先行屈曲位牵引，床旁增加牵引重量，拍片。当脱位处上位关节突超过下位关节突时，改过伸位即可复位，复位后改行中立位牵引，维持重量 6kg。对已发生呼吸困难者，应行气管切开。

3. **麻醉**　气管插管全身麻醉；已行气管切开者，由气管插管处进行全身麻醉。

4. **体位**　患者取仰卧位，双肩垫软枕，颈部后伸放置圆枕，头部置于可调节头颈支架上；行 C_6 或 C_7 节段手术的患者，可下拉双肩使用长胶布条固定在胸前两侧，便于术中 C 形臂透视。

四、手术要点、难点及对策

1. 手术步骤

（1）采用标准的前外侧入路，切口超过颈正中线至对侧 1cm。

（2）切开皮肤，剥离皮下层至颈阔肌，距离切口各方向至少 10mm 锐性剥离颈阔肌筋膜外的脂肪。垂直于肌纤维切开颈阔肌。

（3）在切口的外侧，辨认胸锁乳突肌的内侧缘，直接显露颈动脉鞘平面，在 C_5 椎间盘平面，前面由肩胛舌骨肌覆盖。

（4）如果需要，向上或向下牵拉肩胛舌骨肌（C_5 椎间盘平面），沿颈动脉鞘内侧缘纵行切开气管前筋膜。

（5）手指钝性分离至颈椎前部，使用剥离器可使位于颈长肌之间的颈椎前部显露得更清楚。

（6）利用金属短针头插入目标节段椎间盘进行透视定位。

（7）使用钝性撑开器牵开气管和食管，以确保其足够安全，向两端牵开颈长肌，从上位椎的中部到下位椎的中部，避免不必要的显露导致的相邻节段的退变。放置自动撑开器，深度至颈长肌内侧缘。

（8）广泛切除受累的椎间盘，两侧至钩突关节。用刮匙将大部分的椎间盘刮除，清晰地显露出双侧的钩突关节。

（9）在外科显微镜视野下，用高速磨钻或椎板咬骨钳将上、下位椎体近椎间盘的前面部分切除。一并去除前侧的骨赘。使手术视野更有利于椎间融合器的安放。刮除全部椎间盘组织。如果需要，可以切除后纵韧带和后侧的骨赘。如果椎间孔区有压迫，可行椎间孔切开术。

（10）分别在牵引和不在牵引下，仔细地测量椎间隙的高度。植入椎间融合器或骨块的尺寸应该既维持稳定不前后移位，又不过度撑开椎间隙。

（11）取椎间融合器或者自体的髂骨，椎间融合器可以用前面手术切除的碎骨块填充。植骨块前后径一般是 12～13mm，所以能向深处打入 2mm 且不会突入到椎管内。夯实植骨块，拍摄 X 线片以确认其位置良好，或通过直视下观察植骨块的后侧是否突入椎管内。移去外固定牵引，植骨块必须保证足够稳定，并且不会被轻易地从椎间隙中拉出来。

（12）选取尽可能短的带锁钢板，避免对相邻椎间盘的损伤。当钢板放置在合适的位置时，通过钢板螺钉的孔道应刚好可以看见准备好的终板。

（13）钻孔然后置入单骨皮质螺钉，一般长度是 16mm。近远端螺钉置入的角度是分别向近远端倾斜并内聚，这样来增加螺钉的抗拔出力。置入全部 4 枚螺钉后，检查钢板的锁定能力，透视检测螺钉和椎间融合器的位置。

（14）仔细充分地止血后，放置引流管，分层缝合颈阔肌、皮下、皮肤。

2. 注意事项　术前行颅环牵引，务必使颈椎脱位达到满意复位。

五、术后监测与处理

保证呼吸道通畅，预防感染，伤口引流量少于 30ml 时拔除引流管。拔除引流管进行术后影像学检查，如一般情况良好，术后第 1 天未瘫痪患者可以在颈围保护下坐起，逐渐下床活动。瘫痪患者开始进行积极康复治疗。术后颈围固定 4～6 周，直至影像学植骨连续处融合，拍摄屈伸位 X 线片证实稳定性，决定是否需要继续使用颈围固定。

六、术后常见并发症的预防与处理

1. 喉上神经、喉返神经与甲状腺上、下动脉损伤及食管瘘、气管损伤　要熟悉该部的解剖结构，从间隙进行分离，C_3～C_4 部位的操作易损伤喉上神经及甲状腺上动脉，C_5～C_7 部位的操作易伤及喉返神经和甲状腺下动脉。因此暴露过程采用避开血管神经的方法，从间隙显露逐层直达椎体。影响操作时，切断缝扎血管。出现上述损伤时，需积极修复处理，降低损伤的不良后果。术中发现食管瘘可缝合，放置胃肠引流，保持引流通畅，或术中及术后请胸外科处理。如术后发现食管瘘，放置胃肠减压，早期可修复缝合，晚期只能伤口引流，换药处理。

2. 术后伤口血肿形成　非常严重的并发症，处理不及时可直接危及生命。术中应严格止血，伤口留置引流管，术后密切观察患者状况，出现呼吸困难、进行性加重、伤口周围肿胀等表现时，应考虑血肿形成的可能，术后床旁放置切开包备用，出现上述情况时，及时全层打开伤口，清除血肿之后，手术放置闭式冲洗引流 3 天。

3. 硬脊膜损伤致脑脊液漏及脊髓损伤　脊髓腹侧硬膜损伤缝合相对较为困难，发生损伤时不易修补，术中应尽量避免损伤硬脊膜，术后保持引流管通畅，加压包扎，一周后拔除引流管，一般能够愈合；脊髓损伤后果严重，术中应严格规范操作，避免暴力操作造成或压迫脊髓损伤。

4. 术后内固定断裂、螺钉脱出　多由于植骨融合不良或操作不规范所致。一旦发现未融合者或者螺钉断裂做翻修手术，必要时行颈椎前入路椎体次全切除植骨融合内固定（ACCF）术。

第二节　颈椎前入路椎体次全切除植骨融合内固定术

一、适应证

颈椎椎体爆裂骨折者；陈旧性骨折脱位未能复位且有神经症状者。

二、禁忌证

椎板、关节突、附件骨折压迫脊髓者。

三、术前准备

1. 影像学评估　颈椎正侧位 X 线片，禁拍颈椎过伸、过屈位片，以免加重或造成二次颈椎损伤，颈椎 CT+ 三维重建，颈椎 MRI（图 9-4），明确颈椎损伤类型、椎间盘突出及脊髓受压情况。
2. 颅骨牵引复位　术前行颅骨牵引，牵引后当天或第二天复查床旁颈椎侧位 X 线片，调整牵引位置及重量，牵引重量一般为 4～8kg，恢复颈椎序列。此外牵引应避免颈椎骨折再次移位导致脊髓损伤加重。对于不全瘫痪者，颈围制动情况下或 C_5 以上重度损伤常规行气管切开术后尽早手术。对已发生呼吸困难者，应行气管切开。
3. 麻醉　气管插管全身麻醉；已行气管切开者，由气管插管处进行全身麻醉。
4. 体位　患者取仰卧位，双肩垫软枕，颈部后伸放置圆枕，头部置于可调节头颈支架上；行 C_6 或 C_7 节段手术的患者，可下拉双肩使用长胶布条固定在胸前两侧，便于术中 C 形臂透视。

四、手术要点、难点与对策

1. 手术步骤
（1）手术切口和术野显露基本同 ACDF，范围较大。
（2）广泛地切除骨折椎体上端和下端的椎间盘，范围是到两侧的钩突关节。用刮匙刮除大部分椎间盘组织，在每个平面显露出双侧的钩突关节。如果用钛笼，则移去受损椎体的碎骨片，并保存用来填充椎间融合器；如果用结构性植骨块，则用高速磨钻去除椎体。

（3）在外科显微镜视野下，用高速磨钻去除椎体，在椎体的每一面都磨出一个垂直的凹槽，范围从受损椎体平面的钩突关节向下到受损椎体平面的下一个钩突关节。这些凹槽决定了去除的骨的区域。用磨钻去除两个凹槽之间的所有骨质，必要时将每个凹槽加深。操作起来很迅速，直到通过骨松质到达骨皮质，这提示已经到达椎体后侧的骨皮质了。停留在钩突的内侧缘，通过停留在钩突的内侧缘可以避免损伤椎动脉，尽管有少数扭曲的椎动脉走行在钩突的内侧，这种情况应该在术前 CT 检查上发现。继续用磨钻去除后方的骨皮质。如果需要保留骨质用于填充钛笼，用尖嘴和椎板咬骨钳去除损伤椎体，范围同上。

（4）如果有必要，去除后纵韧带和后方的骨赘，并行椎间孔切开术。一般地，椎体次全切需要切除约 15mm 的宽度。去除上位椎的前下部分，留下平坦的平面，并保存好软骨下骨。同样的，磨出下位椎的上终板。这两个终板都必须是平坦的且相互平行。

（5）分别在牵引和不在牵引下，仔细地测量两个终板之间的高度。当停止牵引时，几乎不再移动，需要十分仔细地测量植入骨块的尺寸，以避免下沉或移位。

（6）取合适长度的自体骨，同种异体腓骨或装有自体骨的钛笼。

（7）重新支撑起椎体牵引架，如果需要可稍微增加牵引的力度，以便于植入支撑物，小心地夯实支撑物。当植入骨块与每个终板良好接触时，为了适应终板，植入骨块的下端可能会更靠后侧。摄 X 线片已确认其位置良好，或通过直视下观察植骨块的后侧是否突入椎管内。植骨块必须保证足够的稳定，并且不会被轻易地从椎间隙中拉出来。移去牵引。

（8）选取尽可能短的带锁钢板，以避免对相邻椎间盘的冲击性损伤。当钢板放置在合适的位置时，通过钢板螺钉的孔道应刚好可以看见准备好的终板。钻孔然后置入单骨皮质螺钉，一般长度是 16mm。确保螺钉置入的角度是正确的，这样螺钉与钢板之间锁住是最佳的。置入全部的 4 枚螺钉后，检查钢板的锁定能力。支撑物上不置入螺钉。

（9）仔细充分地止血后，缝合颈阔肌，放置引流，缝合剩下各分层。

2. 注意事项　显露 C_3 椎体时，甲状腺上动脉有时影响操作；显露 C_6 椎体时，肩胛舌骨肌和甲状腺下动脉影响操作可切断、缝扎。喉上神经牵拉时应动作轻柔，避免损伤。切除椎间盘时采用刮除和髓核钳钳出相结合的方式。咬除及刮除椎体时动作要轻柔，应避免暴力刮、咬时误伤椎动脉及脊髓。接近椎体后壁时，需仔细耐心寻找椎体后壁与后纵韧带间隙，找到突破口时用小椎板钳咬除后壁。用小刀结合小椎板钳切除后纵韧带，同时，探查后纵韧带后方残留椎间盘组织。

五、术后监测与处理

术后监测与处理同 ACDF。

六、术后常见并发症的预防与处理

1. 喉上神经、喉返神经与甲状腺上、下动脉损伤及食管瘘等 应提高手术技术，仔细轻柔操作。出现上述损伤时，需积极修复处理，降低损伤的不良后果。椎动脉损伤一般不会发生，大多因椎体侧方刮除太多或操作粗暴，一旦损伤用大量明胶海绵填塞止血。

2. 术后伤口血肿形成 术中应严格止血，伤口留置引流管，术后密切观察患者状况，出现呼吸困难等表现时，应考虑到血肿形成可能，及时敞开伤口，清除血肿。

3. 硬脊膜及脊髓损伤 脊髓腹侧硬膜损伤愈合相对较为困难，发生损伤时不易修补，术中应尽量避免损伤硬脊膜。一旦损伤应术后保持引流通畅；脊髓损伤后果严重，术中应严格规范操作，避免脊髓损伤。

4. 术后内固定断裂、螺钉脱出，植骨不愈合，钛网脱出 行 X 线及 CT 检查可确定，行前入路翻修手术。

5. 钛网沉陷 多由于骨质疏松，钛网嵌入过紧，复查 X 线片可确定。一旦发生，延长围领固定时间，一般为 3 个月，大多可愈合。

七、临床效果评价

下颈椎骨折脱位合并颈脊髓损伤是临床上常见的颈椎严重创伤。尽早复位、脊髓减压及坚固内固定是目前公认的治疗原则。前路手术可达到 3 个目的：①抢救颈脊髓功能，尽早解除脊髓伤后压迫引起的继发损伤，给予充分减压，为其恢复创造条件。②复位，尽可能地恢复颈椎正常序列，防止伤后椎间高度和生理曲度的丢失所导致的颈椎后凸畸形及邻近节段退变。③坚固的固定，重建颈椎稳定性，避免脊髓再损伤，方便患者的护理，有效预防并发症的发生（图 9-4 ~ 图 9-6）。

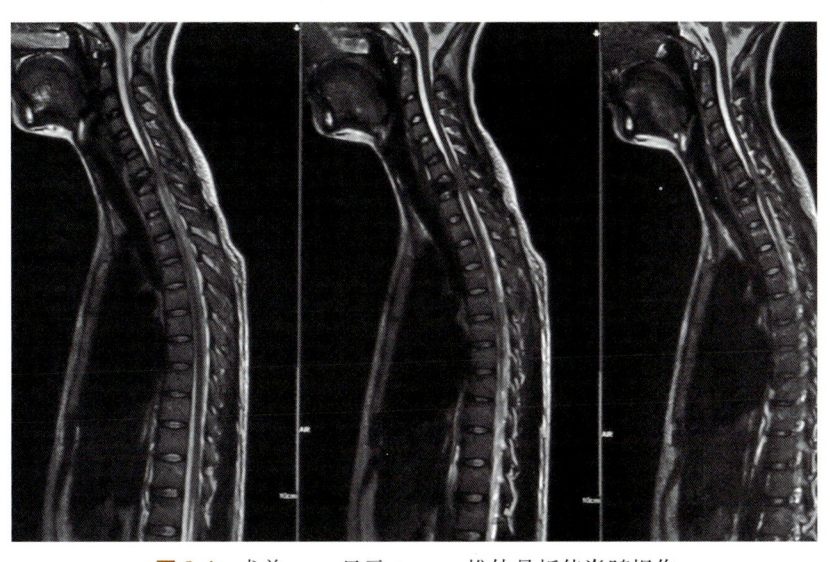

图 9-4 术前 MRI 显示 C_5、C_6 椎体骨折伴脊髓损伤

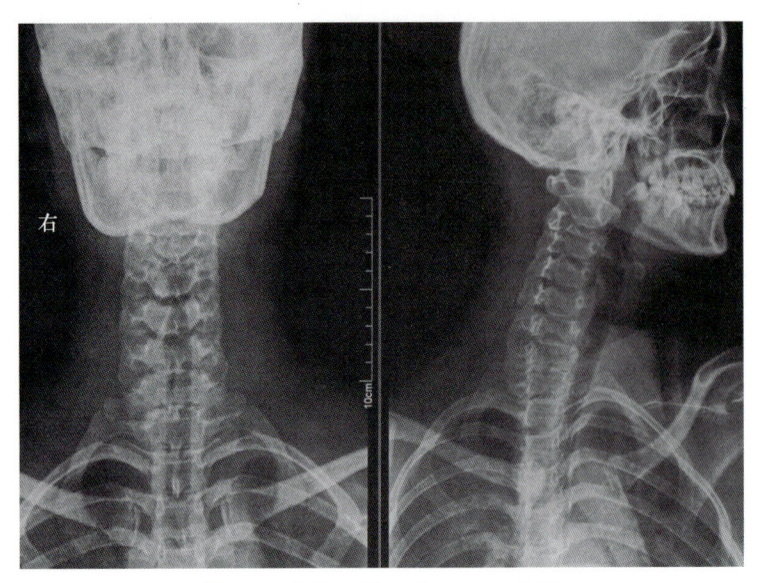

图 9-5　术前 X 线显示 C_6、C_7 骨折

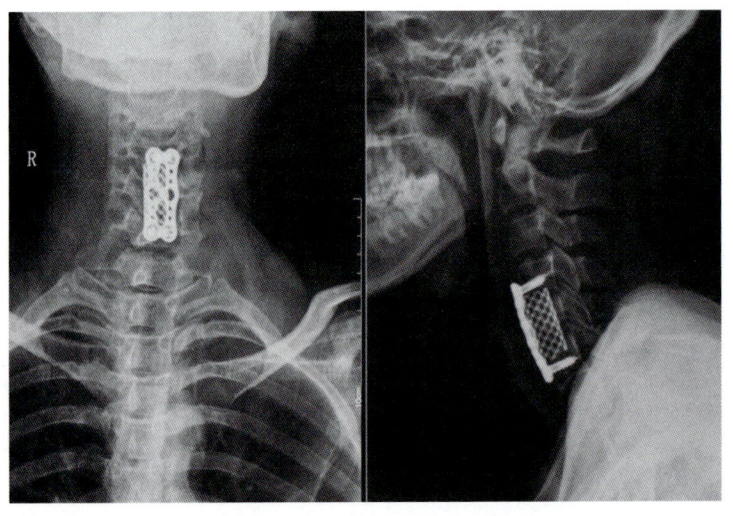

图 9-6　术后 X 线片，椎体次全切除固定融合

第三节　下颈椎后入路固定融合手术（侧块螺钉技术、椎弓根钉技术）

一、适应证

颈椎骨折脱位伴关节突交锁、术前牵引未能复位者，存在颈椎椎板、关节突、椎弓骨折及黄韧带肥厚等后方直接致压因素，后方椎板减压后不稳定者。

二、禁忌证

外伤致下颈椎侧块结构严重受损、严重骨质疏松属于相对禁忌证。

三、术前准备

1. 影像学评估　颈椎正侧位 X 线片，禁拍颈椎过伸、过屈位片，颈椎 CT+ 三维重建、颈椎 MRI，明确颈椎骨折脱位、椎间盘突出及脊髓前后方受压情况。应用颈椎 CT 及三维重建评估下颈椎侧块结构受损情况。

2. 颅骨牵引复位　术前行颅骨牵引，复查床旁颈椎侧位 X 线片，调整牵引位置及重量，关节突交锁者可先行屈曲位牵引，复位达到两关节平齐后，过伸复位，如不能复位，术中撬拨复位。对已发生呼吸困难者，应行气管切开。C_5 以上严重脊髓损伤者可行预防性气管切开。

3. 麻醉　气管插管全身麻醉。已行气管切开的可通过气管插管处进行全身麻醉。

4. 体位　患者俯卧，翻身时需要多人配合，胸腹部垫俯卧垫，头部置于 Mayfield 头架上，避免双眼受压，保持颈椎中立位。

四、手术要点、难点及对策

1. 手术步骤

（1）以损伤节段为中心取颈部后正中切口，长度应包括损伤节段上下两颈椎棘突，长 8～10cm；切开皮肤和皮下组织，显露深筋膜。以棘突分叉为准，切断肌肉组织附着点，既可减少出血，也可将肌肉组织剔除干净。在进行骨膜下剥离的过程中，尤其是每节椎板关节突外缘剥离后，要注意用纱布填塞止血。两侧椎板显露后，自动拉钩牵开肌肉韧带组织，将残留肌纤维组织做彻底切除，更好地显露手术视野。

（2）显露损伤节段及固定融合范围内的椎板、关节突，当存在颈椎小关节脱位或关节交锁时，应仔细将撕裂的关节囊切除，以清楚显露上下关节突及上关节突关节面，了解脱位情况及有无交锁、椎板剥离范围达小关节外侧缘。

（3）小关节脱位没有交锁时颈椎过伸，Kocher 钳向后提拉上位椎体棘突，或用骨刀下压下位椎体棘突或椎板即可复位。

（4）复位颈椎脱位小关节交锁时，可在适当的颅骨牵引下，将损伤节段上下棘突分别向上下牵引，后伸即可复位关节突；如存在复位困难，可用窄骨膜剥离子或骨刀插入脱位的关节突之间，撬拨使之复位，复位后用剥离子或骨刀向下压住下位关节突，Kocher 钳夹持棘突向上提拉后伸上位棘突，以保持复位，避免再脱位，此时可在关节突上钻孔置钉，上棒，先固定一侧，再固定另一侧。如双侧小关节完全复位，椎体亦可完全复位，除非存在双侧椎弓断裂，椎体不能复位，此时可加前路手术；另外撬拨复位困难者，可将损伤节段脱位的下位颈椎上关节突上缘部分咬除后再行复位。如果存在极不稳定的情况，如复位后很容易再脱位，此时可加用棘突钢丝固定后再做侧块螺钉固定。

（5）对于存在椎板骨折内陷，以及其他椎管后方脊髓致压因素者，应切除椎板，去除骨块，充分减压。

（6）使用侧块螺钉固定损伤节段，进钉点为侧块中心或中心内上方1mm处，方向为头倾15°，外倾10°～20°。先开孔，再用定深钻钻透关节突，一般定深14mm，攻丝后置入螺钉。侧块螺钉进钉上下方向有三种，主要是为了避开神经根，可以水平进入，也可与上关节面平行进入，或向下垂直于关节面穿入以固定相邻上下关节突（图9-7）。

（7）适当折弯下颈椎侧块螺钉固定棒，安装固定棒，锁紧螺帽，C形臂透视；磨钻或骨刀处理关节突外侧植骨床，将减压取出的棘突和椎板剪碎，或用同种骨植到双侧小关节突处，也可做小关节融合，即刮除小关节面上软骨，复位固定加压即可。

（8）冲洗，伤口置引流管，逐层缝合，包扎。颈围固定。

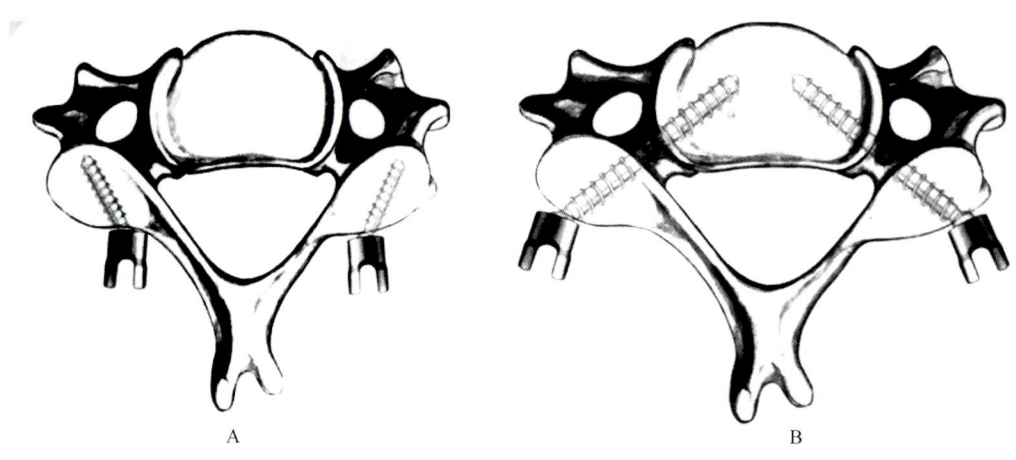

图9-7 下颈椎侧块螺钉内固定术

A.侧块螺钉；B.椎弓根螺钉

2.注意事项

（1）严格按照进钉点、方向及深度进钉，以免损伤椎动脉、神经根和脊髓。

（2）小关节骨折不能穿钉，可固定上下关节节段，对单纯脱位只复位固定，不进行椎板减压。

（3）手术先复位，再穿钉固定，有时术中可用加压钳适当加压螺钉达到更理想复位和小关节加压。

（4）有血肿时，血液由椎板间流出，未流出血液的血肿，行椎板间切开减压清除。

（5）单侧脱位复位后较稳定，双侧脱位复位后很不稳定，要维持好复位，有时可用棘突钢丝，临时加压固定和联合固定。

（6）剥离棘突和椎板时，使用骨膜剥离器不宜用力过猛，防止通过骨折的椎板进入椎管损伤脊髓。

（7）复位时用力应均匀缓慢，复位受阻应仔细观察影响复位的原因；对于不能复位者，切不可使用暴力强行复位，可行椎板减压后原位固定，复位不良者必要时可再进行经前路固定融合。

五、术后监测与处理

保证呼吸道通畅，预防感染，术后 24～72 小时伤口引流量少于 30ml 时拔除引流管。拔除引流管后行术后影像学检查，术后第 2 天要根据瘫痪程度和一般情况逐步开始康复锻炼，围领固定至术后 6～12 周，定期复查临床及影像学。

六、术后常见并发症的预防与处理

1. 椎动脉损伤　少见但有报道，术前严格影像学评估，术中置钉时严格按标准进钉点及方向操作，避免暴力操作损伤椎动脉。如表现为针孔急速喷血，可用骨蜡填塞；如从侧方软组织大量出血，大量明胶海绵压迫止血，如双侧损伤可导致大面积脑梗死，后果严重，应避免。
2. 神经根损伤　多由于进钉点及角度不正确，如术后出现螺钉位置不当引起的神经根损伤症状，轻度的先保守，重度的可取出该螺钉。
3. 脊髓损伤　严格按照操作程序和原则进行手术。
4. 内固定松动　多数由于置钉位置不正确或术中反复置钉所致或在骨折侧块上置钉，应严格按照标准进钉点及方向操作，避免反复置钉。

七、临床效果评价

颈椎诱发屈曲型损伤患者以往应用后路椎弓根螺钉内固定进行手术，但由于椎弓根体积小，术中有可能损伤血管和神经。而侧块螺钉在关节突上固定，周围解剖结构简单，手术技术要求不高，螺钉与钢板也能很好吻合。更重要的是，后路手术能够对椎间小关节交锁在术野下清晰矫正，椎管内的凸入杂物如椎板、骨碎片、韧带碎片等均能同期彻底清除。

第四节　下颈椎椎弓根螺钉内固定术

一、适应证

颈椎骨折脱位伴关节突交锁、术前牵引未能复位，或存在颈椎椎板、关节突骨折及黄韧带肥厚等后方直接致压因素，侧块骨折、骨质疏松或严重的三柱骨折者。

二、禁忌证

下颈椎椎弓根发育不良（dysplasia）、狭窄、结构异常，椎弓根骨折移位明显，椎动脉走行异常。

三、术前准备

1. 影像学评估　颈椎正侧位 X 线片，禁拍颈椎过伸、过屈位片，颈椎 CT+ 三维重建，颈椎 MRI，颈椎 MRA 和 CTA，明确颈椎骨折脱位、椎间盘突出及脊髓前后方受压情况。应用颈椎 CT 评估下颈椎侧块、椎弓根的结构有无严重受损，并评估下颈椎椎弓根骨质结构情况。

2. 颅骨牵引复位　术前行颅骨牵引，术日或第 2 天复查床旁颈椎侧位 X 线片，调整牵引位置及重量，关节突交锁者先行屈曲位牵引，拍片示复位后改行中立位牵引，重量 6～10kg。对已发生呼吸困难者，应行气管切开。C_5 以上严重脊髓损伤可行预防性气管切开。

3. 麻醉　气管插管全身麻醉。已行气管切开的可带管麻醉。

4. 体位　患者俯卧，胸腹部垫俯卧垫，头部置于 Mayfield 头架上，避免双眼受压，保持颈椎中立位。

四、手术要点、难点及对策

1. 手术步骤

（1）以损伤节段为中心取颈部后正中切口，长度应包括损伤节段上下两颈椎棘突，长 8～10cm。

（2）切开皮肤和皮下组织，显露深筋膜。将项韧带自上而下做正中切开，沿正中线将颈部各肌切开，包括斜方肌、头夹肌（splenius capitis）、头颈棘肌和项头棘肌等联合部。

（3）以棘突分叉为准，切断肌肉组织附着点，既可减少出血，也可将肌肉组织剔除干净。在进行骨膜下剥离的过程中，尤其是每节椎板关节突外缘剥离后，要注意用纱布填塞止血。两侧椎板显露后，自动拉钩牵开肌肉韧带组织，将残留肌纤维组织做彻底切除，更好地显露手术视野。

（4）显露棘突、椎板和关节突后，关节脱位无交锁时，加压棘突和小关节即可复位。如单侧交锁，可撬拨复位。先手法复位，可在适当的颅骨牵引下，将损伤节段上下棘突分别向上下牵引，对合关节面，有时可复位关节突；如存在复位困难，可用小骨膜剥离器或骨刀伸入脱位交锁下关节突，撬拨使之复位；仍不能复位者，可将脱位的颈椎的下位椎体上关节突咬除部分上缘后再行复位，C 形臂透视观察复位情况。

（5）对于存在椎板骨折内陷，以及其他椎管后方脊髓致压因素者，应切除椎板，充分减压。

（6）使用颈椎椎弓根螺钉内固定损伤节段，采用直视法置入下颈椎椎弓根螺钉，首先确定进钉点，C_3～C_6 椎弓根进钉点在关节突背面外 1/3 垂线上，距离上关节面约 3mm；或者根据侧块的外上象限中点定位。C_7 入点在中垂线上，距离上关节面约 2mm。头尾倾角平行于上终板。内聚角度依照入点不同为 25°～40°。磨钻开孔，严格按照不同节段的进钉角度置入导针、探查、攻丝，置入 3.0～3.5mm 螺钉。

（7）适当折弯固定棒，安装固定棒，锁紧螺帽，C 形臂透视。

（8）冲洗手术切口。

（9）磨钻或骨刀处理下颈椎椎板及关节突外侧植骨床，取减压的棘突、椎板或同种骨植于小关节外侧。

（10）伤口置引流管，逐层缝合、包扎。颈围固定。

2. 注意事项　剥离椎板时不宜用力过猛，防止骨膜剥离器进入椎管；如关节完全复位，C 形臂示椎体未复位，说明椎弓根骨折，改用侧块固定加前路 ACCF 术；复位时用力应均匀缓慢，复位受阻时应仔细观察引起复位困难的原因；对于不能复位者，切不可使用暴力强求复位，可行椎管减压后复位固定，C 形臂透视后一期或二期行经前入路固定融合；后入路行颈椎复位后，如复位不稳定，可使用棘突钢丝临时固定，待颈椎椎弓根螺钉系统安置后，去除棘突钢丝或联合固定；颈椎椎弓根内侧壁较厚，外侧壁较薄且靠近椎动脉，椎弓根上方与神经根邻近，因而，与腰椎不同，颈椎椎弓根螺钉靠椎弓根内下方置入时更为安全。

五、术后监测与处理

保证呼吸道通畅，预防感染，伤口引流量少于 30ml 时拔除引流管。拔除引流管后行术后影像学检查。术后第 2 天根据患者瘫痪情况及一般情况开始进行康复锻炼。颈围固定至术后 4～6 周，定期进行临床及影像学复查。

六、术后常见并发症的预防与处理

1. 椎动脉损伤　术前严格行 MRA 或 CTA 评估，术中置钉时严格按标准进钉点及方向操作。椎动脉损伤后，骨孔有新鲜血液流出，骨蜡填塞止血；软组织渗血，大量明胶海绵填塞止血，局部填塞压迫止血往往有效，必要时行血管内栓塞止血。绝对避免双侧椎动脉同时损伤，以免出现大面积脑梗死。

2. 脊髓及神经根损伤　神经根损伤更为多见，严格按照操作程序和原则进行手术。出现神经根损伤时，为使神经根功能得到恢复，轻度可以观察，康复治疗，重度应去除内固定物。

3. 内固定松动　多数由于置钉位置不正确或术中反复置钉所致，应严格按照标准进钉点及方向操作，避免反复置钉。

4. 螺钉断裂，植骨不融合　翻修加长节段固定，大量植骨。

七、临床效果评价

与后路侧块螺钉固定相比，尽管置钉要求相对较高且术中剥离范围相对较大，但椎弓根钉能够提供强度远远高于侧块螺钉的稳定性，同时也更有利于恢复和维持颈椎的生理前凸，对于脊髓损伤的患者，稳定往往是最重要的。

第五节　下颈椎前后入路联合手术

一、适应证

颈椎严重三柱损伤，不稳定者；椎体爆裂骨折合并椎板和关节突骨折压迫脊髓神经者；骨折脱位合并双侧椎弓跟骨折；强直性脊柱炎骨折脱位，严重骨质疏松骨折。

二、禁忌证

损伤仅为前方或后方结构致压者，或患者全身条件差不能耐受前后路联合手术者。

三、术前准备

1. 影像学评估　颈椎正侧位 X 线片，颈椎 CT+ 三维重建，颈椎 MRI（图 9-8），明确颈椎骨折脱位、椎间盘突出及脊髓前后方受压情况。

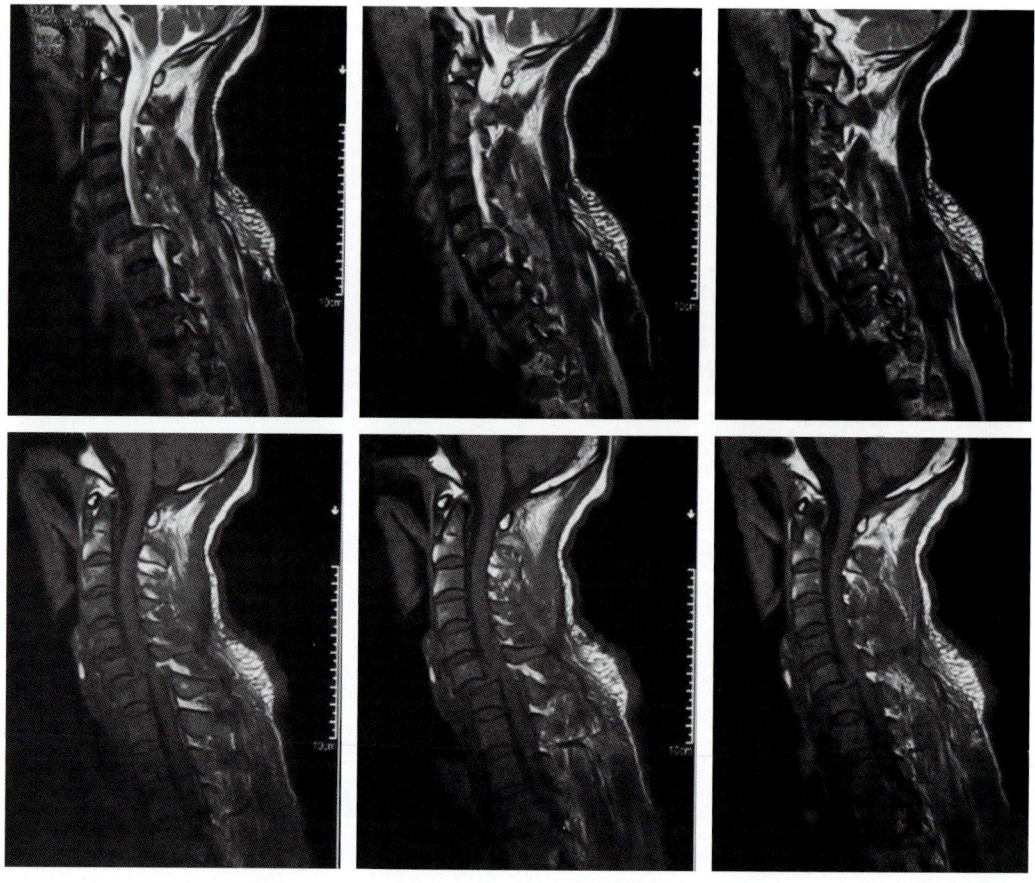

图 9-8　术前 MRI 矢状位示 C_7 椎体滑脱伴脊髓损伤

2. 颅骨牵引复位　术前行颅骨牵引，手术当日或第 2 日复查床旁颈椎侧位 X 线片，调整牵引位置及重量；对已发生呼吸困难者，应行气管切开。C_5 以上严重脊髓损伤可行预防性气管切开；给予营养支持、对症治疗、调节患者一般状况。

3. 麻醉　气管插管全身麻醉。已行气管切开的可带管麻醉。

4. 体位　（以先前入路再后入路为例）患者先采取仰卧，双肩垫软枕，颈部自然后伸放置圆枕，枕部垫软头圈；行 C_6 或 C_7 手术的患者，应下拉双肩并使用长胶布条固定，以便术中 C 形臂透视。颈前入路手术结束后，患者仰卧，胸腹部垫俯卧垫，头部置于 Mayfiled 头架上，避免双眼受压，保持颈椎中立位，重新消毒铺单。先后入路再前入路则与之相反。后入路俯卧位之后患者翻身，采取颈椎前入路手术体位。

四、手术要点、难点及对策

1. 手术步骤　手术分为两种：①先前入路，再后入路，最后再次前路，即前 - 后 - 前，主要用于有椎间盘突出在椎体后方的患者，先行前路减压，防止后路复位过程中椎间盘挤压到椎管内加重神经损伤。减压后尝试前路复位，如果复位不成功（如关节交锁）需要从后路复位固定，最后再次前路植骨融合固定。②先后入路再前入路，用于没有椎间盘突出到椎体后缘的情况。

方式主要有前入路 ACDF 或 ACCF 联合后入路侧块或椎弓根钉内固定术。如下步骤以先前入路 ACDF 再后入路椎弓根螺钉内固定术为例。

（1）前入路手术

1）取颈部右侧沿皮纹方向的横切口，自右侧胸锁乳突肌前缘至正中线，长 3～5cm。

2）切开皮肤、皮下组织、颈阔肌，在颈阔肌深层上下游离皮瓣。沿颈阔肌深面进行潜行剥离，注意保护胸锁乳突肌内缘的颈浅静脉，从胸锁乳突肌内侧缘与颈浅静脉的外侧缘切开软组织，向深层钝性分离，显露胸锁乳突肌内侧与颈内脏鞘（气管、食管）之间的联合筋膜，剪开后，逐层向上下方向扩大分离。

3）由血管鞘（颈总动脉、颈内静脉、迷走神经）及内脏鞘（气管、食管）间隙进入，以左手食指在间隙内做钝性分离，可见并触及颈动脉搏动。

4）$C_5 \sim C_7$ 节段可见由内上向外下走行的肩胛舌骨肌及胸骨舌骨肌，多数情况下不要切断肩胛舌骨肌，拉钩向内拉开即可。在行 $C_6 \sim C_7$ 椎间盘切除时，有时为显露充分，可切断结扎，保留一定长度结扎线，以利关闭伤口时打结，必要时可将该肌的肌腹两端穿线固定后切断。

5）显露 $C_2 \sim C_4$ 节段时，可能遇到甲状腺上动脉和喉上神经，$C_6 \sim C_7$ 节段可遇到甲状腺下动脉，$C_4 \sim C_6$ 节段可能遇到甲状腺中静脉，最好推开或者拉开，影响操作时切断、双重结扎或缝扎血管。

6）剪开深层软组织，将气管及食管向内侧牵拉，将胸锁乳突肌及颈动脉鞘向外侧牵拉，直达椎体，即可见到椎前筋膜；切开椎前筋膜及前纵韧带，达椎体和椎间盘。

7）颈椎椎体和椎间盘前方有椎前筋膜，切开后向上下延伸，可用双极电凝对无名横行

8）颈椎侧位 C 形臂透视定位，确定手术椎间隙，椎间隙可插入定位针或用血管钳夹住右侧间盘旁的部分颈长肌进行定位。

9）在椎间盘边缘四周切开椎间盘，刮匙刮除，髓核钳钳夹出部分椎间盘组织后，安置撑开钉。

10）撑开钉置于椎间盘间隙上下椎体左侧、近间隙部，先用开孔锥开孔，遂拧入撑开钉。安置撑开器撑开椎间隙，再使用刮勺及髓核钳摘除椎间盘，接近椎体后缘时改用刮匙将残余椎间盘组织刮除，彻底刮除上下终板软骨，保留骨性终板，咬骨钳咬除上位椎体下缘和下位椎体上缘骨赘，并修整上位椎体下缘，以与所置入的椎间融合器相匹配，并保留骨赘骨。如有椎间盘组织脱入椎管，可直视下使用神经剥离子勾住后纵韧带，使用小刀切开及椎板钳切除后纵韧带，神经钩取出已游离的椎间盘组织。有时后纵韧带已破裂，可用神经钩探查椎管，勾出游离椎管内的椎间盘组织。

11）取合适高度的自体三面皮质髂骨植骨（现已少用）或使用椎间融合器置入，如用矩形椎间融合器，将保留骨赘骨，充填入椎间融合器中，如骨量不足，可用刮匙刮除部分椎体后缘骨。上位椎体下缘可用咬骨钳咬平椎体下缘与终板成一平面，以利于矩形椎间融合器置入，如选解剖型椎间融合器，可不修平。

12）取出撑开钉，利用钉孔位置选择合适长度的钛板，拧入螺钉，再钻孔拧入对侧螺钉，再次 C 形臂透视。

13）也可使用 Zero-p 椎间融合器直接进行椎间固定融合，如用 Zero-p，撑开钉拧在上下椎体中部。

14）冲洗，伤口置引流管，逐层缝合，包扎。

15）颈前入路手术切口无菌敷料包扎覆盖。

16）颈围保护下翻身，患者取俯卧位，重新消毒铺单。

（2）后入路手术

1）以损伤节段为中心取颈部后正中切口，长度应包括损伤节段上下两个颈椎棘突，长 8～10cm。

2）切开皮肤和皮下组织，显露深筋膜。将项韧带自上而下做正中切开，沿正中线切开。

3）以棘突分叉为准，切断肌肉组织附着点，既可减少出血，也可将肌肉组织剔除干净。在进行骨膜下剥离的过程中，尤其是每节椎板关节突外缘剥离后，要注意用干纱布填塞止血。两侧椎板显露后，自动拉钩牵开肌肉韧带组织，将残留肌纤维组织做彻底切除，更好地显露手术视野。

4）损伤节段及固定融合范围内的椎板、关节突：当存在颈椎小关节脱位或关节交锁时，应仔细将撕裂的关节囊切除，以清楚地显露上下关节突及上关节突关节面，了解脱位情况及有无交锁，椎板剥离范围达小关节外侧缘。

5）小关节脱位没有交锁时颈椎过伸，Kocher 钳向后提拉上位椎体棘突，或用骨刀下压下位椎体棘突或椎板即可复位。

6）复位颈椎脱位小关节交锁时，可在适当的颅骨牵引下，将损伤节段上下棘突分别向上下牵引，后伸即可复位关节突交锁；如存在复位困难，可用窄骨膜剥离子或骨刀插入脱位的关节突之间，撬拨使之复位，复位后用剥离子或骨刀向下压住下位关节突，Kocher钳夹持棘突向上提拉后伸上位棘突，以保持复位，避免再脱位，此时可在关节突上钻孔置钉，上棒，先固定一侧，再固定另一侧。如双侧小关节完全复位，椎体亦可完全复位，除非存在双侧椎弓断裂，椎体不能复位，此时可加前路手术。另外撬拨复位困难者，可将损伤节段脱位的下位颈椎上关节突上缘部分咬除后再行复位。

7）如果存在极不稳定的情况，如复位后很容易再脱位，此时可加用棘突钢丝固定后再做侧块螺钉固定。

8）对于存在椎板骨折内陷，以及其他椎管后方脊髓致压因素者，应切除椎板，取出骨块，充分减压。

9）使用颈椎椎弓根螺钉内固定损伤节段，采用直视法置入下颈椎椎弓根螺钉，先确定进钉点，$C_3 \sim C_6$椎弓根进钉点在关节突背面外1/3垂线上，距离上关节面约3mm；或者根据侧块的外上象限中点定位。C_7入点在中垂线上，距离上关节面约2mm。头尾倾角度平行于上终板。内聚角度依照入点不同为25°～40°。磨钻开孔，严格按照不同节段的进钉角度置入导针，探查，攻丝，置入3.0～3.5mm螺钉。

10）适当折弯下颈椎侧块螺钉固定棒，安装固定棒，锁紧螺帽，C形臂透视。

11）磨钻或骨刀处理关节突外侧植骨床，将减压取出的棘突和椎板剪碎或用同种骨，植到双侧小关节突处，也可做小关节融合，即刮除小关节面上软骨，复位固定加压即可。

12）冲洗，前后手术切口均放置引流管，逐层缝合，包扎。

13）术后颈围固定4～6周。

2. 注意事项　同前入路及后入路手术。

五、术后监测与处理

保证呼吸道通畅，预防感染，给予对症支持治疗，前后手术切口引流量少于30ml时拔除引流管，可分别不同时间拔除。拔除引流管后进行术后影像学检查。术后第2天开始四肢康复治疗，颈围固定至术后3周。定期临床及影像学复查（图9-9）。

六、术后常见并发症的预防与处理

术后常见并发症的预防与处理同前入路及后入路手术。

七、临床效果评价

前后路联合优势：前后路联合手术一次性使脱位复位，去除破坏并突入椎管的椎间盘，使颈椎前后柱在损伤后早期得到及时的复位、确切的减压和牢靠的固定；一方面前后路同时减压，减压彻底，同时前后方用生理盐水对损伤的脊髓进行冲洗降温、清除内毒素，减少了对边缘部脊髓组织的继发性损害；前后路同时植骨，植骨充分，加上钢板的固定，植骨融合率高，远期的稳定性好，无须外固定，脊髓功能平均提高 1 级左右。避免了手术后椎间高度的丧失和因椎间隙塌陷造成的后凸畸形和继发性神经损害；颈椎骨折后，颈髓明显受压，缺血水肿，椎管容积明显变小。如果单纯从前路减压，由于手术入路深，操作器械对脊髓的任何刺激都会加重脊髓的损伤，引起术后症状加重的可能。先从后路行椎管减压，使交锁的关节突关节复位，可明显扩大椎管的有效容积，增大了颈髓的缓冲空间，提高了再从前路手术的安全性。

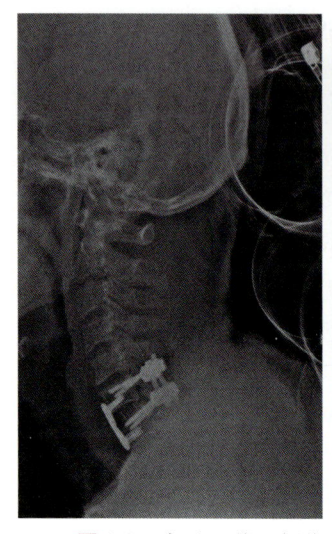

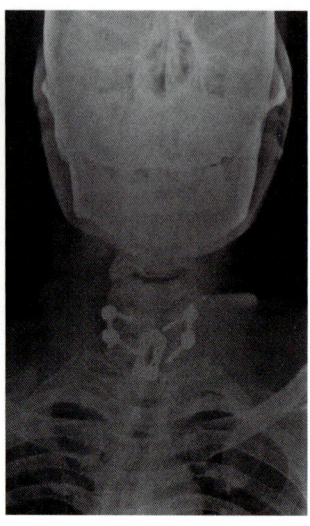

图 9-9　术后 X 线正侧位，颈椎前后入路联合手术椎体融合内固定

第六节　Gardner Wells 牵引

颈椎骨折脊髓损伤患者，伤后大多发生四肢瘫、尿潴留和肋间肌麻痹、呼吸无力，尤其是高位颈髓损伤，呼吸更加困难，而且由于颈椎不稳定，还可加重颈髓损伤，致使伤情更趋严重。颅骨牵引自 Crutchfield 1933 年报告以来，临床应用已很普遍，牵引后脱位颈椎可以复位，可减轻或消除脊髓的受压，并可防止骨折椎骨移动而加重脊髓损伤。此法仍是目前颈椎骨折脊髓损伤的有效治疗方法（图 9-10，图 9-11）。

一、适应证

颅骨牵引术可提供较为严格的制动及复位作用，适用于颈椎外伤性疾病，上颈椎畸形、脱位疾患。适用于枕颌带牵引术的病例，在下颌部皮肤情况不佳或其他特殊情况时，可用颅骨牵引术替代。持续枕颌带牵引时间估计超过 3 周的病例应直接施以颅骨牵引术。

二、禁忌证

颅骨骨折或入钉点处感染患者。

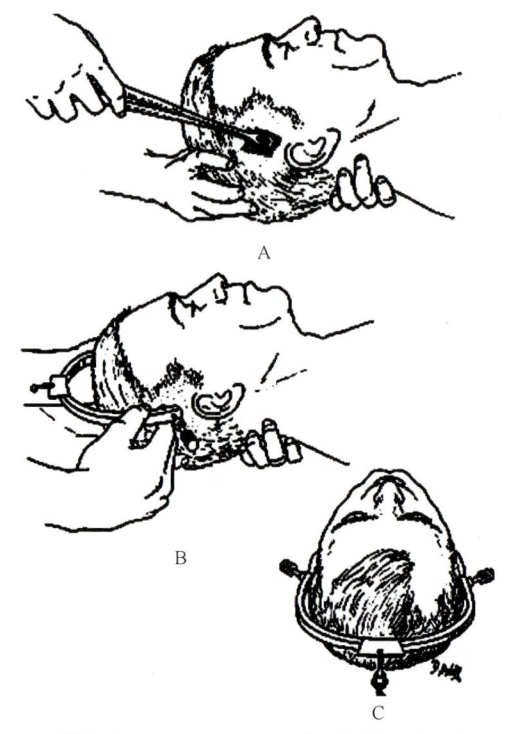

图 9-10　Gardner Wells 牵引操作示意图
A. 手术部位消毒；B. 颅骨相应位置钻孔置入牵引弓；C. 持续牵引

三、手术要点、难点及对策

1. 操作步骤

（1）入钉点为颅骨周径以下，外耳道上 2cm 左右。

（2）侧外耳道上 2cm 处备皮消毒。

（3）进钉时无须做皮肤切口，可将两枚钉顶紧头皮。

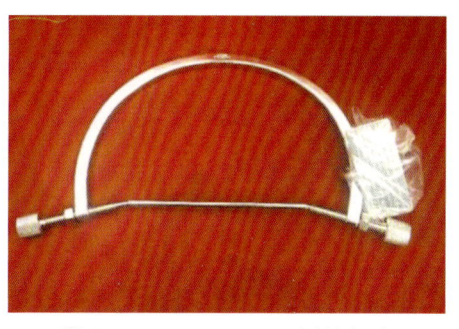

图 9-11　Gardner Wells 颅骨牵引

（4）旋钉尾手柄使两侧固定钉自然刺透皮肤嵌入颅骨外板。旋紧固定螺钉。消毒钉点，如保持干燥、清洁，可不用敷料覆盖。调整床头架的滑轮位置，使牵引力线符合要求。抬高床头，安装砝码，重量视病情而定。

2. 注意事项　保持正确体位和有效牵引。牵引过程中勿扭曲头颈，翻身时应有专人保护颈部，使头、颈、躯干纵轴一致，行轴形翻身，防止颈髓进一步受损。经常检查牵引装置，牵引螺丝随时扭紧，防止牵引滑脱；观察牵引的力线和头部的位置是否恰当，牵引绳要悬挂在滑轮上，长度不能随意加长或缩短，也不能受任何外力作用，滑轮滚动良好，牵引砝码必须悬空，牵引的重量不能随意增减。

四、术后常见并发症的预防与处理

1. 肺部感染　保持呼吸道通畅，协助并鼓励患者进行咳嗽、咳痰，痰液黏稠不易排出时给予雾化吸入，做深呼吸及扩胸运动，防止坠积性肺炎的发生。

2. 压疮　每 2 小时翻身 1 次，每 1～2 小时按摩枕后部、骶尾部等骨突受压部位及皮肤，枕后部可垫棉圈或棉垫；保持床单清洁、平整、干燥。

3. 泌尿系统感染和结石形成　鼓励患者多饮水，每日饮水量宜为 2000～3000ml，尿潴留时严格无菌导尿术，留置尿管要定时更换、定时排尿。

第七节　Halo 架固定技术

Halo-vest 头颈胸外固定架见图 9-12。

一、适应证

复位和固定颈椎骨折、脱位及半脱位；完全或不完全的脊髓损伤时，恢复正常的脊髓腔容积；提供足够的脊柱稳定性，使多发伤的患者可以维持坐位或卧位，最大限度地为治疗和预防肺功能障碍提供便利；提供足够的脊柱稳定性，以便于在手术室时维持必须的特殊体位；在行最终治疗之前，提供暂时的稳定性；对于某些类型的损伤，Halo 架可以提供充分稳定性并作为最终治疗手段。

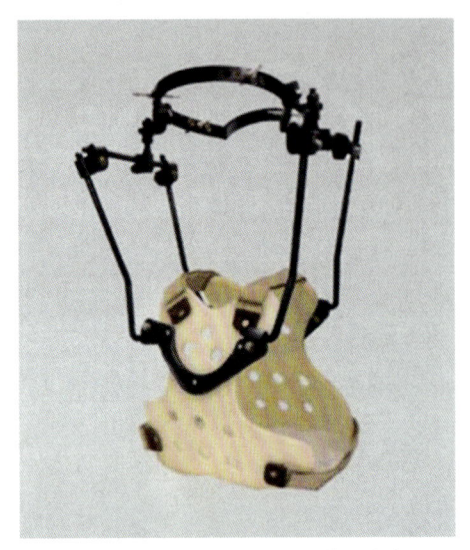

图 9-12　Halo-vest 头颈胸外固定架

二、禁忌证

安全置钉区域存在颅骨骨折。

三、术前准备

测量颅骨及胸腔的周径、肩部到剑突和肩部到髂嵴的距离，选择大小合适的 Hallo 头环及背心支架。

临时支撑头部有利于更好地显露后方入钉点。可使用专门设计的支架，也可使用儿童小号创伤板，或者更简单些，使用前臂或Ⅳ型夹板。将上述支架放于患者的下方，在患者使用颈托的前提下，滚动患者于支架上。

剔除耳后及耳上的头发，以便对置钉区进行碘伏（聚维酮碘）消毒、局部麻醉及后方置钉。

前方颅钉的指定点应位于眼眉外 1/2 上方的眶上脊，避免损伤眶上神经。

准备 4 枚 25 号脊髓针及 2 个 10ml 注射器，先在皮下注射 1% 盐酸利多卡因局部麻醉，再进行颅骨骨膜麻醉。

准备好心肺复苏急救车，以防万一。

四、手术要点、难点及对策

手术步骤：

（1）选择合适环，保证放在颅骨最大直径下有至少 1cm 的皮肤间隙。

（2）前方固定针应放置至眉毛上外侧 1/3 处，避开眶上神经、滑车神经和颞肌。后方固定针的位置通常要略低于前方固定针，低于耳朵。

（3）后方背心的位置在患者下方，以便合理放置肩带。

（4）需要时剔除头发，进针部位用消毒液消毒 3 次。

（5）使用头环放置固定针，确定头环位置，由助手将头环套在患者头上，固定头环位置。

（6）在固定针的位置使用针头注射 0.5ml 的皮下局部麻醉药物。在注射局部麻醉药时避免提起大块皮肤，因其在放置固定针后可能牵引皮肤。

（7）让患者缓慢闭上双眼，在放置头环期间保持闭眼，以保证作用于皮肤和肌肉的牵引力不会影响眼睛的闭合。

（8）依次放置各枚固定针。

（9）将钉拧入，将呈对角的两个钉同时旋紧（如右前侧和左后外侧），重复以上动作确保所有固定针拧紧，避免在拧紧针的同时固定环向一侧移动。

（10）使用扭力扳手，选择合适扭力，较小扭力可造成固定针松动，较大扭力可能穿透颅骨。

（11）用锁定螺母将钉与头环固定。

（12）安置前侧背心，保护好肩部及腹部的固定带。
（13）固定连接固定环和背心，调整位置。
（14）影像学检查确定骨折复位，脊柱序列良好。
（15）在24小时内，重新用扳手调整螺钉松动情况。
（16）每天使用双氧水（过氧化氢溶液）或碘伏消毒固定针。

五、术后监测与处理

根据患者活动情况，每天对固定针进行消毒，头环背心上的零件每2～4周需要重新拧紧一次。患者可以同无颈椎损伤患者一样活动，颈椎影像学确定骨折复位和脊柱序列大体稳定。在头环背心固定完成、固定针去除后，应当对固定针部位消毒。按摩固定针部位的皮肤以防止瘢痕皱缩影响骨膜，这样可以保证患者面部表情正常，减少外观明显的瘢痕。

六、术后常见并发症的预防与处理

1. 并发症　颅钉松动；颅钉引起的感染；颅钉引起的严重不适；压疮；严重瘢痕；神经损伤；吞咽困难；钉道出血；穿透硬脑膜。

2. 预防与处理　充分的皮肤及置钉点护理，可以预防皮肤感染和颅钉松动。如果已经出现了皮肤感染或颅钉松动，可在其邻近位置置入替换螺钉。置钉时选择合适扭力，减少穿透硬脑膜风险。进行四肢屈伸运动，适当抬高双下肢，行肌肉等长收缩和关节功能锻炼，防止压疮。

七、临床效果评价

Halo外固定架于1959年由Nickel等首次运用于临床，近年已广泛用于各型颈椎病术前、术后的辅助治疗及各型颈椎骨折脱位的治疗。

Halo外固定架的优点在于该固定架在三维空间上通过稳定连接，使颈椎获得即刻稳定，其在固定时还具有牵引复位功能，术中术后易于调整，其牵引和固定作用较同类装置有显著的优越性。该装置可根据患者病情需要随时安装，安装后可使颈椎处于三维空间下的立体固定，且不受患者体位影响，避免搬动时对颈髓的再损伤危险。Halo外固定架的固定时间可根据患者的年龄、损伤的严重程度而具体制订。患者年龄越小固定时间越短，损伤程度越重固定时间越长。

（华中科技大学同济医学院附属协和医院　吴永超）

参 考 文 献

Aebi M, Zuber K, Marchesi D. 1991. Treatment of cervical spine injuries with anterior plating. Indications, techniques, and results. Spine, 16（3 Suppl）：S38-45.
Ajiboye RM, D'Oro A, Ashana AO, et al. 2016. The routine use of intraoperative neuromonitoring during

ACDFs for the treatment of spondylotic myelopathy and radiculopathy is questionable: A review of 15395 cases. Spine, 42（1）: 14.

Garfin SR, Botte MJ, Waters RL, et al. 1986. Complications in the use of the halo fixation device. The Journal of Bone and Joint Surgery American Volume, 68（3）: 320-325.

Glaser JA, Jaworski BA, Cuddy BG, et al. 1998. Variation in surgical opinion regarding management of selected cervical spine injuries. A preliminary study. Spine, 23（9）: 975-982; discussion 83.

Goldberg W, Mueller C, Panacek E, et al. 2001. Distribution and patterns of blunt traumatic cervical spine injury. Annals of Emergency Medicine, 38（1）: 17-21.

Hadley MN, Walters BC, Grabb PA, et al. 2002. Guidelines for the management of acute cervical spine and spinal cord injuries. Clinical Neurosurgery, 49: 407-498.

Hiller KN. 2013. Excessive occipital-C1 flexion via halo vest immobilization: oropharyngeal space reduction leading to difficult airway establishment. Anesthesiology, 118（3）: 711.

Kepler CK, Vaccaro AR, Chen E, et al. 2015. Treatment of isolated cervical facet fractures: a systematic review. Journal of Neurosurgery Spine, 30: 1-8.

Kostuik JP. 1981. Indications for the use of the halo immobilization. Clinical Orthopaedics and Related Research, （154）: 46-50.

Loder RT. 1996. Skull thickness and halo-pin placement in children: the effects of race, gender, and laterality. Journal of Pediatric Orthopedics, 16（3）: 340-343.

Lowery DW, Wald MM, Browne BJ, et al. 2001. Epidemiology of cervical spine injury victims. Annals of Emergency Medicine. 38（1）: 12-16.

Nickel VL, Perry J, Garrett A, et al. 1989. The halo. A spinal skeletal traction fixation device. Clinical Orthopaedics and Related Research, （239）: 4-11.

Ogihara N, Takahashi J, Hirabayashi H, et al. 2002. Stable reconstruction using halo vest for unstable upper cervical spine and occipitocervical instability. European Spine Journal, 21（2）: 295-303.

Osawa S, Suzuki S, Sasaki T, et al. 2014. Efficacy of halo-vest fixation in the assessment and prediction of the effectiveness of permanent fixation in a patient with basilar invagination with ambiguous vertebral instability. No Shinkei Geka Neurological Surgery, 42（10）: 931-935.

Pigolkin YI, Dubrovin IA, Sedykh EP, et al. 2016. Characteristic of the fractures of the cervical, thoracic and lumbar vertebrae in the victims of a traffic accident found in the passenger compartment of a modern motor vehicle. Sudebno Meditsinskaia Ekspertiza, 59（1）: 13-17.

Raudenbush BL, McCalla D, Mesfin A, et al. 2016. Myositis ossificans of the longus coli muscle following cervical spine fracture-dislocation. The Journal of Spinal Cord Medicine, 9: 1-5.

Stiell IG, Wells GA, Vandemheen KL, et al. 2001. The Canadian C-spine rule for radiography in alert and stable trauma patients. JAMA, 286（15）: 1841-1848.

Thompson H. 1962. The "halo" traction apparatus. A method of external splinting of the cervical spine after injury. The Journal of Bone and Joint Surgery British Volume, 44-b: 655-661.

Tomaszewski R, Pyzinska M. 2014. Treatment of cervical spine fractures with halo vest method in children and young people. Ortopedia, Traumatologia, Rehabilitacja, 16（5）: 449-454.

Vaccaro AR, Hulbert RJ, Patel AA, et al. 2007. The subaxial cervical spine injury classification system: a novel approach to recognize the importance of morphology, neurology, and integrity of the disco-ligamentous complex. Spine, 32（21）: 2365-2374.

第十章　胸腰椎骨折

概　论

胸腰椎骨折为骨科常见创伤，在脊柱骨折中以胸腰段骨折发生率最高，其次为腰椎，胸椎最少，常可并发脊髓和马尾神经损伤。

一、解剖概要

脊柱由 32 个椎骨组成，每个椎骨包括椎体、椎弓根、椎板、上和下关节突、横突和棘突。胸腰段一般指 $T_{12} \sim L_1$，或 $T_{11} \sim L_1$ 段脊柱。此段为活动的腰椎与固定的胸椎的转换点，躯干活动应力集中于此，且为胸椎与腰椎两生理曲度的衔接点，肩背的应力集中于此。因此脊柱骨折多发生于此，并往往合并有脊髓损伤。腰椎椎体厚大，关节突长，有较好的活动性和稳定性。其生理前凸的存在，对人体适应站、坐、卧的姿势极为重要。脊柱椎管内在 L_1 以上为脊髓，L_2 以下为马尾神经。

Ferguson 于 1984 年对 Denis 提出将脊椎胸腰椎分为三柱，即前、中、后三柱的概念进行改进。将前柱定义为前纵韧带、椎体和椎间盘的前 2/3；中柱包括椎体和椎间盘的后 1/3 及后纵韧带；后柱包括关节突关节和关节囊、棘间韧带和黄韧带（图 10-1）。

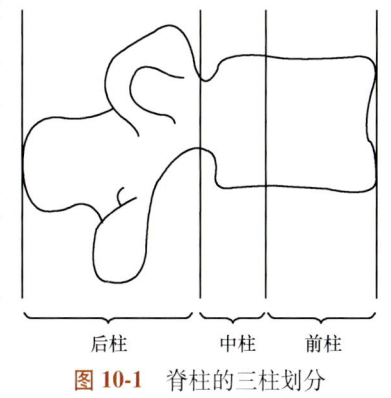

图 10-1　脊柱的三柱划分

二、胸腰椎骨折的分类

（一）按受力机制分类

1. 屈曲压缩　为最常见的损伤机制，如在前屈腰体位，肩背部受重物砸伤，使椎体前方压缩，发生楔形变（图 10-2）。重者可发生骨折脱位，前部压缩，后部分离。
2. 垂直压缩　如重物砸于头顶或肩部，高空坠落，足或臀部着地，脊柱受垂直方向压力，

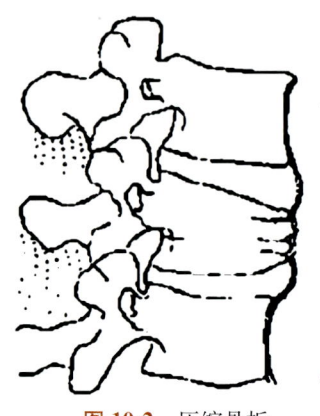

致椎间盘髓核突入椎体中，椎体粉碎骨折，又称爆裂骨折。

3. 屈曲-分离损伤　多见于汽车安全带损伤，躯干被固定，突然刹车头颈及上半身向前部屈曲，致脊柱水平骨折，又称Chance骨折（图10-3）。

4. 旋转及侧屈　脊柱由小关节突及椎体等连接，由于小关节的方向不同，侧屈时常伴有旋转或旋转侧屈。此类骨折常发生于胸腰段，多并发有肋骨和横突骨折。

5. 伸展-分离损伤　常发生于颈椎，向前跌倒或前额着地致颈向后伸展。常无骨折或脱位，偶见椎体下缘撕裂的小骨片。

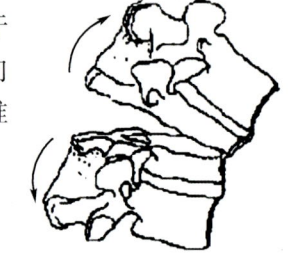

图10-2　压缩骨折

图10-3　屈曲-分离骨折

（二）按脊柱损伤部位分类

按脊柱损伤部位可分为椎体骨折、关节突骨折、棘突骨折、横突骨折等。

（三）按骨折的稳定性分类

1. 稳定性骨折　棘突骨折、横突骨折及单纯性的压缩骨折属于稳定性骨折。
2. 不稳定骨折　脊柱三柱中二柱骨折；后柱损伤的爆裂骨折；骨折-脱位累及三柱的骨折；压缩骨折伴有棘间韧带断裂。

（四）按骨折形态分类

此法为临床最常用的分类方法。

1. 压缩骨折　椎体前方受压楔形变，即上位椎间盘压其下方椎体上缘骨折。压缩程度以椎体前缘高度占后缘高度的比值计算。分Ⅰ度轻度压缩1/3，Ⅱ度中度压缩1/2，Ⅲ度重度压缩2/3（图10-4）。

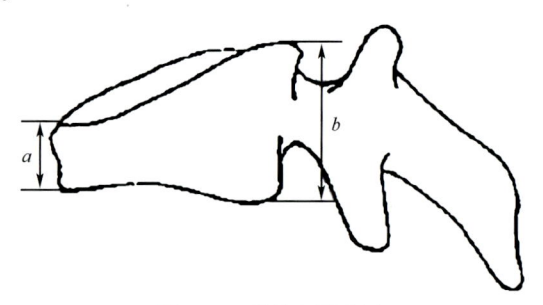

图10-4　椎体压缩程度

计算压缩度（%）=a/b×100%

2. 爆裂骨折　椎体成粉碎性骨折，其骨折块可向四方移位，向后可压迫脊髓、神经，椎体前后径和横径增加，两侧椎弓根距离加宽。

3. Chance 骨折 骨折线呈水平走向，经椎体前缘、椎弓及棘突的横向骨折。骨折移位不大，脊髓损伤少见。

4. 骨折-脱位 又称移动性损伤。脊柱骨折并脱位，依据暴力的打击方向，脱位可向前或向后移位并有关节突关节脱位或骨折。当关节突完全脱位时，下关节突移至下一节脊椎骨的上关节突前方，互相阻挡，称关节突交锁。这类损伤极为严重，脊髓损伤难免，预后较差。

5. 脱位 在过屈或过伸位损伤时，在韧带附着点发生撕脱骨折，脊椎关节出现脱位。有单侧脱位和双侧脱位。

三、临床表现

患者常有明显的外伤史，如车祸、高空坠落、挤压等。表现为伤部疼痛，活动受限，骨折椎体的棘突有明显的浅压痛。检查时可发现脊柱有畸形，脊柱棘突骨折可见皮下淤血。脊背部肌痉挛，骨折部位有压痛和叩击痛。有棘突间韧带撕裂和脱位者，可见棘突间隙增宽。胸椎骨折并肋骨骨折时可呼吸受限或呼吸音减弱。腰椎骨折时腰部有明显压痛，伸、屈下肢可感到腰痛。腰椎骨折导致腹膜后血肿，患者可出现腹痛、腹胀、肠鸣音减弱，腹部有压痛或反跳痛。胸腰椎骨折可并发脊髓、脊髓圆锥及马尾神经损伤，患者可表现为截瘫、Brown-Sequard 综合征和大小便功能障碍等。同时可出现完全或不完全感觉、运动和括约肌功能障碍。

四、影像学检查

凡疑有胸腰椎骨折的患者均应进行 X 线摄片检查，为胸腰椎骨折的最基本的检查手段，以了解骨折的部位、损伤的类型及脱位的严重程度。CT 可从轴状位了解椎体、椎弓和关节突的损伤，以及椎管容积的改变。MRI 为脊髓和神经损伤的重要检查手段，可了解椎骨、椎间盘对脊髓的压迫，脊髓组织损伤的表现，是否有出血、水肿及变形。

五、治疗

胸腰椎骨折患者的治疗见下文。

胸腰椎骨折减压复位内固定术

一、适应证

脊髓损伤的手术时机问题也有很多争议。但是大多数作者一致同意，进行性神经损伤是急诊减压手术的指征。对完全性脊髓损伤或静止的不完全性脊髓损伤患者，一些作者主张延迟几天再做手术，以等待脊髓水肿消除；而其他作者则主张早期手术固定。目前文献中尚无确切的证据说明早期手术减压和固定可以促进神经恢复，或者神经恢复因为延迟数日手术而受影响。Bohlman 和 Transfeldt 等、Bradford 等和其他一些作者的研究提供了这样的证据：脊髓损伤一年以后行前路减压手术，神经功能也可以得到恢复。笔者认为对神经功能正常的不稳定性脊椎损伤患者或有非进行性神经症状加重的患者，应该尽早行开放复位和内固定手术。

二、禁忌证

无绝对禁忌证。

三、手术要点、难点及对策

胸腰椎骨折多为外部重大创伤导致，常合并有其他严重多发伤，抢救时应优先治疗其他损伤，以挽救伤员生命为主。如合并脊髓损伤应尽早治疗，进行脊髓减压并稳定脊柱，积极预防各种并发症。

（一）压缩骨折的治疗

脊柱前柱压缩小于Ⅰ度，脊柱后凸成角小于30°，可取手法复位。患者仰卧，于胸腰段置横带向上在床牵引架上悬吊，固定股部于床面，悬吊至肩部离床，利用悬垂之体重即可复位。复位后即在此位置打过伸位石膏背心，石膏干透后鼓励患者起床活动，固定时间约3个月，在此期间应坚持每天做背肌锻炼，并逐日增加锻炼时间。对Ⅲ度骨折或Ⅱ度伴有棘间韧带断裂之骨折，需手术治疗复位固定及植骨融合后伸不稳定间隙，后伸标准为椎体前缘张开达80%，脊椎后弓角消失。

（二）爆裂骨折

对没有神经症状，经CT证实没有骨块挤入椎管内的患者，可以谨慎采用悬吊法复位，在卧床8周或石膏背心固定8周后，可带支具下地活动。若患者椎管受累超过30%，脊柱后凸明显，或有神经症状，易于从侧前方途径手术复位，除去压迫脊髓的骨折片及椎间盘组织，减压应达该椎体上下缘，然后施行椎体间植骨融合术。后路有损伤者必要时还需做后路内固定术。

（三）Chance 骨折

Chance 骨折患者可卧床 8～12 周或过伸位石膏外固定 8～12 周。对于有明显的脊柱韧带结构断裂及椎间盘损伤的脊柱不稳定性骨折，可行复位固定脊柱融合术。

（四）骨折-脱位

此类损伤常合并有脊髓损伤，大部分患者需手术治疗。对未合并脊髓损伤者，治疗原则为复位及固定。可选择切开复位恢复脊柱的正常序列并进行内固定植骨融合，术中应注意防止脊髓损伤。如为不完全性脊髓损伤，需行复位、减压和脊柱稳定手术，恢复脊柱正常序列，解除脊髓神经受压，以利早期康复活动。

（五）附件骨折

附件骨折移位小者可以愈合，多行保守治疗，可卧床制动休息数周，当疼痛症状缓解后可下地活动锻炼。横突骨折有的可合并神经根牵拉损伤，根据该神经支配的感觉区域和肌肉运动可以诊断。单纯椎弓峡部骨折 X 线斜位片有助诊断，可采取石膏固定或用螺钉固定骨折峡部。

（华中科技大学同济医学院附属协和医院　郑启新）

参 考 文 献

Chen JX，Xu DL，Sheng SR，et al.2016.Risk factors of kyphosis recurrence after implant removal in thoracolumbar burst fractures following posterior short-segment fixation.Int Orthop，40（6）：1253-1260

Choi YJ，Ock SY，Chung YS.2016.Trabecular bone score（TBS）and TBS-adjusted fracture risk assessment tool are potential supplementary tools for the discrimination of Morphometric vertebral fractures in postmenopausal women with type 2 diabetes.J Clin Densitom，pii：S1094-6950（16）30039-7.

Eichler MC，Spross C，Ewers A，et al.2016.Prophylactic adjacent-segment vertebroplasty following kyphoplasty for a single osteoporotic vertebral fracture and the risk of adjacent fractures：a retrospective study and clinical experience.J Neurosurg Spine，6：1-7.

Fan J，Shen Y，Zhang N，et al.2016.Evaluation of surgical outcome of Jack vertebral dilator kyphoplasty for osteoporotic vertebral compression fracture-clinical experience of 218 cases.J Orthop Surg Res，11（1）：56.

Germaneau A，Vendeuvre T，Saget M，et al. 2016. A novel approach for biomechanical spine analysis：Mechanical response of vertebral bone augmentation by kyphoplasty to stabilise thoracolumbar burst fractures. J Mech Behav Biomed Mater，59：291-303.

Guarnieri G，Izzo R，Muto M.2016.The role of emergency radiology in spinal trauma.Br J Radiol，89（1061）：20150833.

Indelicato DJ，Rotondo RL，Begosh-Mayne D，et al.2016.A prospective outcomes study of proton therapy for chordomas and chondrosarcomas of the spine.Int J Radiat Oncol Biol Phys，95（1）：297-303.

Koh I，Marini G，Widmer RP，et al.2006.In silico investigation of vertebroplasty as a stand-alone treatment for vertebral burst fractures.Clin Biomech（Bristol，Avon），34：53-61.

McDonnell M，Shah KN，Paller DJ，et al. 2016.Biomechanical asnalysis of pedicle screw fixation for thoracolumbar burst fractures.Orthopedics，2：1-5.

Qian BP，Ji ML，Qiu Y，et al.2016.Is there any correlation between pathological profile of facet joints and clinical feature in patients with thoracolumbar kyphosis secondary to ankylosing spondylitis：An immunohistochemical investigation.Spine（Phila Pa 1976），41（9）：E512-518.

Sellin JN，Steele WJ，Simpson L，et al.2016.Multicenter retrospective evaluation of the validity of the thoracolumbar injury classification and severity score system in children.J Neurosurg Pediatr，8：1-7.

Yan L，He B，Guo H，et al.2016.The prospective self-controlled study of unilateral transverse process-pedicle and bilateral puncture techniques in percutaneous kyphoplasty.Osteoporos Int，27（5）：1849-1855.

Zhuang Q，Zhang J，Li S，et al.2016.One-stage posterior-only lumbosacral hemivertebra resection with short segmental fusion：a more than 2-year follow-up.Eur Spine J，25（5）：1567-1574.

第十一章 骶骨骨折

概 论

骶骨位于脊柱的末端，骶骨对骨盆与脊柱间的稳定起到至关重要的作用。骶骨骨折（sacrum fracture）相对少见，在所有脊柱骨折中骶骨骨折比例不到 1%，在骨盆骨折中占 20%～30%，其中 22%～60% 骶骨骨折合并有神经损伤，而这些神经对肠道、膀胱和性功能起着重要的作用。骶骨骨折常合并骨盆其他部分的骨折和器官的损伤，同时骶骨的位置也比较隐蔽，因此骶骨骨折在复合伤的诊治过程中容易漏诊。

对于骶骨骨折手术治疗，其目的是重建骨盆环与腰骶关节的稳定，纠正和防止骨盆环、腰骶关节的后凸和平移畸形，治疗骨折所致的神经损伤或避免进一步神经损害。骨盆后环残存的错位是公认的骨盆环骨折远期不稳定的重要因素之一，因此通过开放或闭合复位对不稳定或潜在不稳定的骶骨骨折进行内固定越来越重要。

骶骨骨折手术可根据个体的情况采用骶髂螺钉、经髂骨棒（早期也称作骶骨棒）、接骨板、骶骨椎弓根螺钉、M 形钢板、π 棒固定系统等内固定系统进行固定。目前对于骶骨骨折的复位固定技术都在不断探索更新，本章将介绍目前治疗骶骨骨折的常见复位内固定技术。

一、分类

大多数的骶骨骨折合并有骨盆环骨折，长期以来，骶骨骨折被列入骨盆环骨折的领域或受到忽视。临床上在描述完骨盆环损伤后，应进一步采用 1～2 种分类系统描述骶骨骨折。本章主要介绍目前常用的骶腰椎骨折分类系统来描述骶骨骨折。

（一）Denis 三区分类

Denis 根据骨折是否累及骶神经孔和中央管，将骶骨骨折分为三个区域（图 11-1）。Ⅰ区：骶骨翼骨折，不波及骶前孔和骶管。Ⅱ区：经神经孔骨折，骨折波及骶孔，但不累及骶管。Ⅲ区：中央骨折，骨折波及骶管。

Denis Ⅰ型骨折约 24% 引起神经损伤，主要为坐骨神经及 L_5 神经根损伤。

Denis Ⅱ型骨折30%～50%引起神经损伤，通常表现为腹侧L_5、S_1、S_2神经根损伤。Denis Ⅲ型骨折神经损伤发生率最高，多出现膀胱、直肠受损及性功能障碍，也可发生坐骨神经痛。

Denis分类是目前较常用的骶骨骨折的分类方式，其解剖位置明确，仅涉及骶骨区，该分类方式简单、实用，并将骨折的形态与临床表现、治疗的选择较为紧密地联系起来，缺点是Denis分类系统没有考虑到创伤的机制及移位的类型、程度和方向。

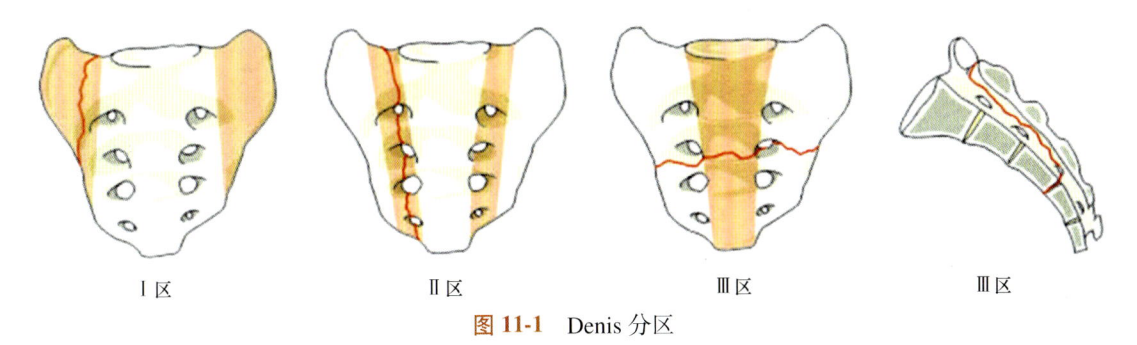

Ⅰ区　　　　　Ⅱ区　　　　　Ⅲ区　　　　　Ⅲ区

图 11-1　Denis 分区

（二）AO/OTA 分类

一般来说，骶骨骨折属于骨盆环骨折的一部分，根据对骨盆结构完整性的影响分类：

A 型骶骨骨折（图 11-2）包括尾骨骨折和骶尾间脱位（AO/OTA：61-A3.1）；S_2以下无移位的骶骨横行骨折，未累及骨盆环（AO/OTA：61-A3.2）；S_2以下有移位的骶骨横行骨折，但未累及骨盆环（AO/OTA：61-A3.3）。

B 型骶骨骨折（图 11-3）包括单侧或双侧"翻书状"骶骨骨折（AO/OTA：61-B1.2 AO/OTA：61-CB3.1）、单侧侧方挤压（AO/OTA：61-B2.1）或双侧侧方挤压型损伤（AO/OTA：61-B3.3）。

C 型骶骨骨折（图 11-4）包括单侧不稳定性骶骨骨折（AO/OTA：61-C1.3）、单侧骶骨骨折合并对侧 B 型骨盆环损伤（AO/OTA：61-C2.3）、双侧骶骨骨折（AO/OTA：61-C3.3）。

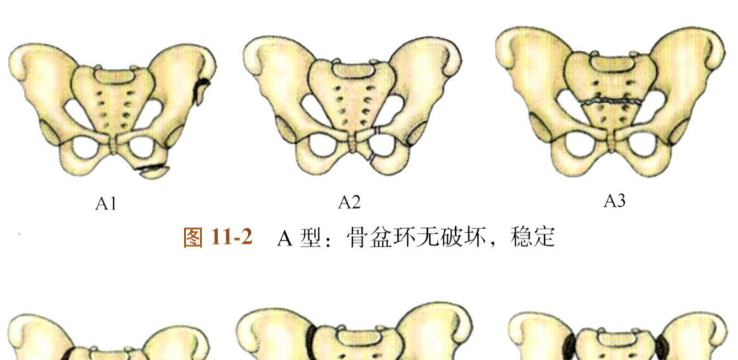

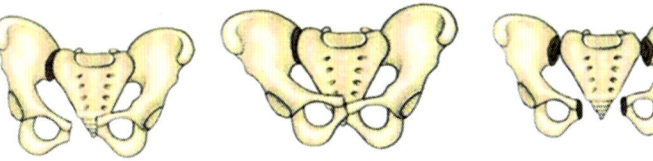

A1　　　　　A2　　　　　A3

图 11-2　A 型：骨盆环无破坏，稳定

B1　　　　　　　　　　B2　　　　　　　　　　B3

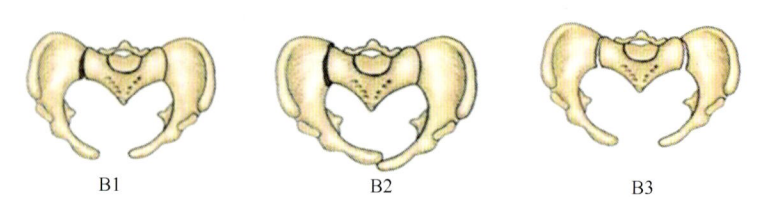

图 11-3　B 型：骨盆环破坏，无垂直脱位，部分稳定

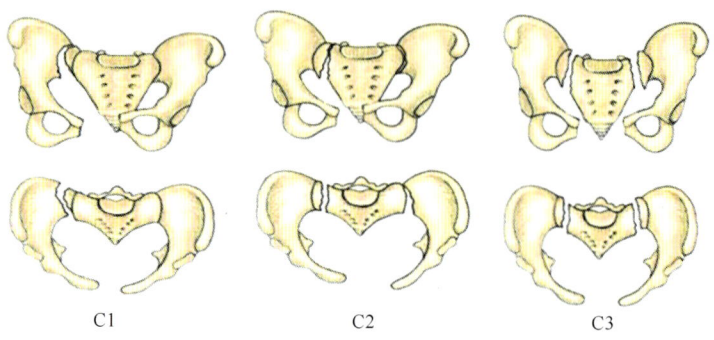

C1　　　　　　　　　　C2　　　　　　　　　　C3

图 11-4　C 型：骨盆环破坏，垂直脱位，不稳定

（三）Gibbons 分类

该类分型根据 Denis 三个分区的骨折程度进行分类，根据骶骨骨折后是否具有神经系统症状，对骶骨相关的神经损伤进行等级分级，即 1 级：无损伤；2 级：仅有感觉障碍；3 级：肌力丧失，但大小便控制正常；4 级：大小便功能障碍。通常而言，等级越高，骨折损伤程度越严重（图 11-5）。

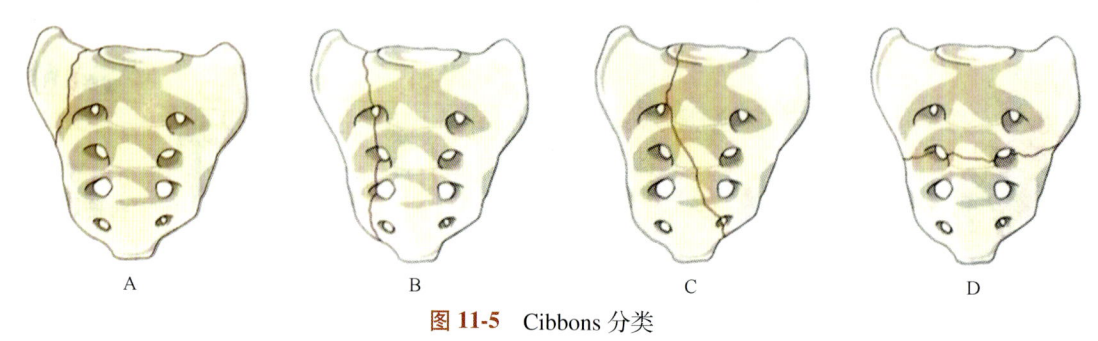

A　　　　　　　B　　　　　　　C　　　　　　　D

图 11-5　Cibbons 分类

A. Ⅰ区——骨折线通过骶骨翼，但不通过骶孔和骶管；B. Ⅱ区——骨折线仅通过骶孔；C. Ⅲ区——涉及骶管的纵向骨折；D. Ⅲ区——涉及骶管的水平方向骨折

（四）Sabiston 分类

根据骶骨骨折的模式和区域进行分类。1 型：伴有骨盆骨折的骶骨骨折；2 型：低位单独的骶骨骨折；3 型：高位单独的骶骨骨折。该种分类方式仅是对骨折的部位的描述，并非是一种类型的骨折比其他类型的骨折更严重（图 11-6）。

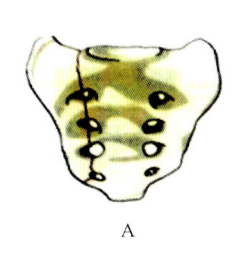

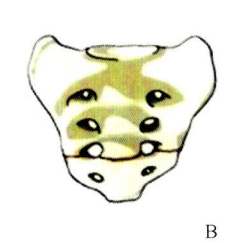

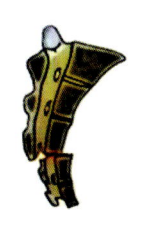

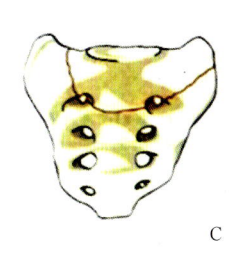

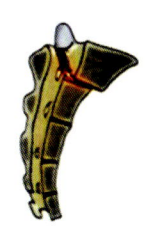

图 11-6 Sabiston 分类

A.1 型——合并骨盆骨折的纵向骨折；B.2 型——骶骨下部骨折；C.3 型——骶骨上部骨折

（五）"Letters"分类

此种类型的分类方法仅仅是基于骨折线的描述的分类，并不一定代表一种类型的骨折比其他类型的骨折更严重（图 11-7）。

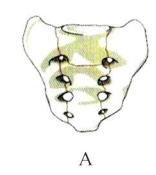

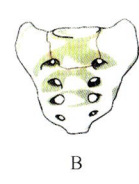

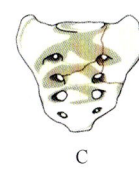

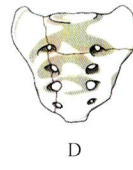

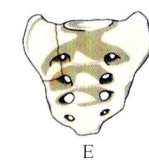

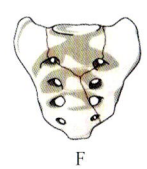

图 11-7 "Letters"分类

A.H 形；B.U 形；C.λ 形；D.T 形；E.L 形；F.Y 形

（六）Schmidek 分型

Schmidek 按照创伤的机制将骶骨骨折分为直接创伤和间接创伤。

直接创伤：①贯通伤：最常见为火器伤，虽常同时合并内脏损伤，但骨折多局限于后骨盆环，对骨盆的稳定性破坏较小，该类骨折为稳定骨折。②粉碎骨折：为严重钝性伤所致，骶神经根常常受累。③低位横行骨折：为直接打击尾骨所致，导致骶尾部向前移位。

间接创伤：①高位横行骨折：Ⅰ型，骶骨翼骨折；Ⅱ型，神经孔区骨折；Ⅲ型，椎管区骨折。②垂直形骨折：Ⅰ型，侧块骨折；Ⅱ型，关节旁骨折；Ⅲ型，劈裂骨折；Ⅳ型，撕脱骨折。骶骨骨折大部分为间接创伤所致。

二、诊断

骶骨是骨盆环的一部分，在伤及骨盆时，应警惕合并骶骨骨折。充分考虑患者的病史、症状、体征，并结合影像学检查不难做出诊断。

1. 临床检查

（1）外伤史：骶骨骨折往往合并有其他部位的损伤，如骨盆骨折、头部外伤、胸腹部闭合伤等，故受伤后一段时间内易被其他疾病所掩盖而漏诊。因此，交通事故、挤压伤、高处坠落伤等高能量损伤的患者，应考虑到骨盆骨折及骶骨骨折的可能性，分析不同的受伤机制有助于判断骨折的类型。

（2）临床症状：主要是局部疼痛，合并神经损伤时有相应的皮肤区域的感觉障碍，患侧下肢的放射性疼痛及相应的神经支配肌群的功能障碍。

（3）体征：骶区局部压痛及叩击痛，有血肿存在常提示骨折发生，骨擦感一般较难查到，应做骨盆挤压和分离试验，判断骨盆及骶骨的稳定情况，仔细评估软组织的损伤情况。同时仔细检查有无神经、直肠、尿道及阴道损伤等并发症的体征。

当存在以下情况应充分怀疑骶骨骨折存在：①骨盆骨折，尤其是一侧耻骨上下支同时骨折且有移位者。②合并有腰骶神经损伤症状者。③合并有直肠、膀胱功能障碍者。

2. 影像学诊断

（1）X线检查是诊断骶骨骨折的常规方法，一般常规拍摄骨盆前后位、入口位和出口位，读片时应注意观察骶骨骨皮质边缘、椎间孔轮廓、骶髂关节缘有无连续性中断，两侧骶孔是否保持对称；骶骨弓状线中断、L_5横突骨折、骶棘韧带和骶结节韧带的撕脱骨折等均提示骶骨骨折。但由于骶骨生理后凸及肠胀气等原因，骨盆前后位片对S_1、S_2显影欠满意。

（2）CT能够准确反映骶骨骨折的详细情况，包括骶孔、骶管破坏程度，CT扫描已经是诊断骶骨骨折的重要手段，多排螺旋CT可进行骶骨三维图像重建，但CT扫描以轴位图像显示为主，当骨折发生于横断面时容易被漏诊。

（3）MRI检查对神经软组织有较好的分辨率，当骶神经损伤时MRI图像可发现骶神经周围脂肪组织消失，神经直径改变等表现。垂直冠状位扫描和水平轴位扫描层面较佳地显示骶丛的根、丛、干、段结构，骶骨长轴冠状位适于观察骶骨体、骶孔内和$S_1 \sim S_4$及其骶孔外周近段的改变。骶骨斜冠状位扫描可显示骶神经全长，对腰骶干$S_1 \sim S_4$神经根损伤诊断意义很大。

骶骨骨折复位内固定术

一、适应证

移位较大（>5mm）的Ⅰ区和Ⅱ区骨折；Ⅲ区骨折脱位；骶管或骶孔破坏压迫神经者需行神经探查。对于存在以下情况者常需要手术治疗：

（1）合并神经损伤、CT证实有骨性碎片压迫神经根（旋转不稳定的骶骨骨折）。

（2）完全不稳定骨盆环损伤，有较大移位，移位大于1cm。

（3）特殊类型（"H""U""#"形骶骨骨折）。

（4）完全不稳定骨盆环损伤，有潜在移位，但无神经损伤。

（5）A3.3型骨折（有移位的骶骨横行骨折）。通常S_2以下有移位的骶骨横行骨折较少见，但影响直肠或肛管区，或合并骶神经损伤并不少见，因而常采用骶骨椎板切除术、神经根减压、复位内固定等手术方法。

二、禁忌证

全身情况差、软组织条件较差、骨盆有严重的骨质疏松等是手术治疗的禁忌证。

三、手术要点、难点及对策

1. 手术时机　对于骶骨骨折手术，一般而言，手术时机越早，复位效果越好。争取在伤后4～10天手术。早期固定可以促进韧带的修复，陈旧性骨折治疗十分棘手，手术复位困难。

2. 手术切口

（1）纵行正中切口：在髂后嵴和骶正中嵴之间行纵行的正中切口，在邻近L_4、L_5棘突和腰骶筋膜起点处切开腰骶筋膜，锐性剥离肌肉，并显露；若显露外侧骶骨区，则延长此处切口，如此整个肌肉可以自髂后上棘附着处剥离（图11-8）。

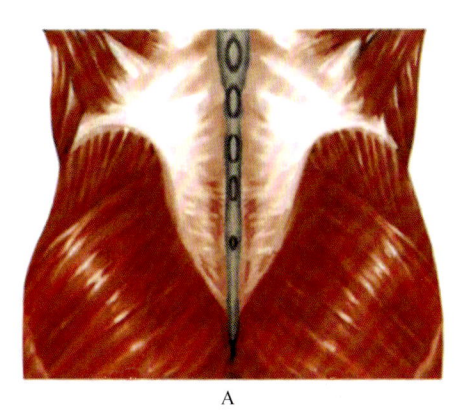

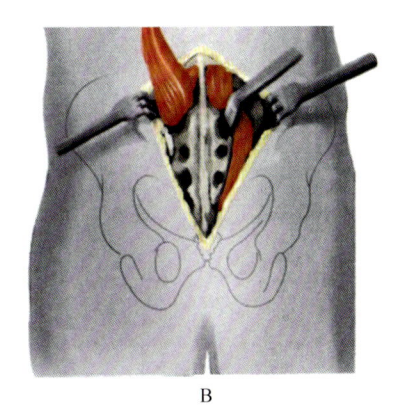

图11-8　深部显露，在邻近腰骶筋膜骶正中嵴附着处，并沿着后部髂嵴切开腰骶筋膜（A）；通过翻开腰骶肌肉显露骶骨后面部分（B）

（2）骶髂关节横行切口（Mears-Rubash切口）：适用于骶骨纵行粉碎性骨折。取俯卧位。切口自一侧髂后上棘下1cm处开始，沿骶骨中部横行至对侧的髂后上棘下，切开深筋膜，在双侧髂后上棘处显露臀大肌起点的上份，剥离竖脊肌，自中间向两侧行髂后上棘截骨，将其与臀大肌起点一起向外牵开，这样可以显露骶骨背侧及双侧骶髂关节后缘来进行复位，并且为放置钢板提供了一个平坦的表面。关闭时，将髂后上棘复位，一螺钉固定，将竖脊肌与臀大肌拉拢缝合，术后注意定时翻身，避免切口长期受压。

（一）经皮骶髂螺钉固定术

1. 适应证　骨盆骶髂螺钉固定的生物力学强度相对较高，可较好地恢复后环的稳定性。手术简单、出血少、创伤小，骶髂螺钉可经皮固定，固定效果可靠。主要适用于Denis Ⅰ、Ⅱ型骨折不伴神经损伤者。

2. 禁忌证　①骨盆后环损伤闭合复位失败；②严重骨质疏松；③骶骨粉碎性骨折；④骶骨畸形等骨盆解剖异常。

3. 术前准备　①对于骶髂关节脱位、骶骨骨折移位者应先行骨牵引，尤其是垂直移位者，牵引重量为患者自身体重的1/5～1/4。②对于骶髂关节和骶骨骨折移位复位情况，定时床边X线片观察，根据复位情况及时调整牵引重量、决定手术时间，此过程一般不超过2周。

③术前行肠道准备，避免过多的肠道内容物和积气的叠影。

4. 骶髂螺钉　直径 7～8mm 螺钉，一般采用直径 7.3mm 的空心加压螺纹钉，使其对髂骨的把持力明显加强。

5. 体位　患者可采取仰卧位或俯卧位。

6. 手术前应行标准的骨盆 X 线检查（观察在前后位、入口位、出口位的投照情况，图 11-9），通过影像学检查获得标准图像，从而确定进钉点和钉道位置。同时确认在皮肤上的标志，供进钉过程中的定位。

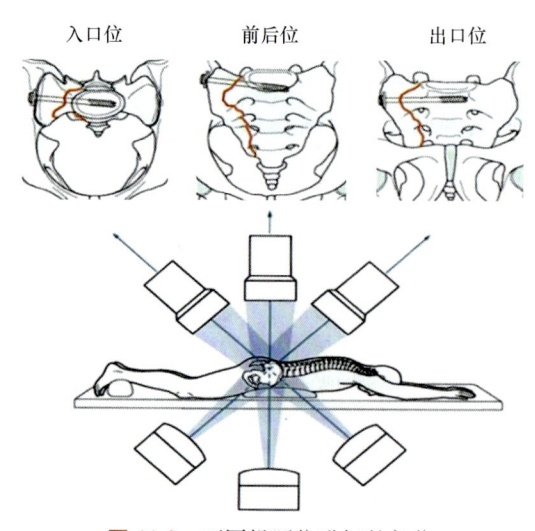

图 11-9　不同投照位进钉的部位

7. 消毒铺巾后，每一步都应在影像增强器的控制下进行，在已标记的进钉点做一小的切口，以把持钳将导针指向 S_1 椎弓根中央（图 11-10）。

8. 通常使用 7.3mm 空心螺钉，2.8mm 导针有足够的硬度，适用于摆动钻装置，通过"触觉感"来引导骨内通路（图 11-11）。

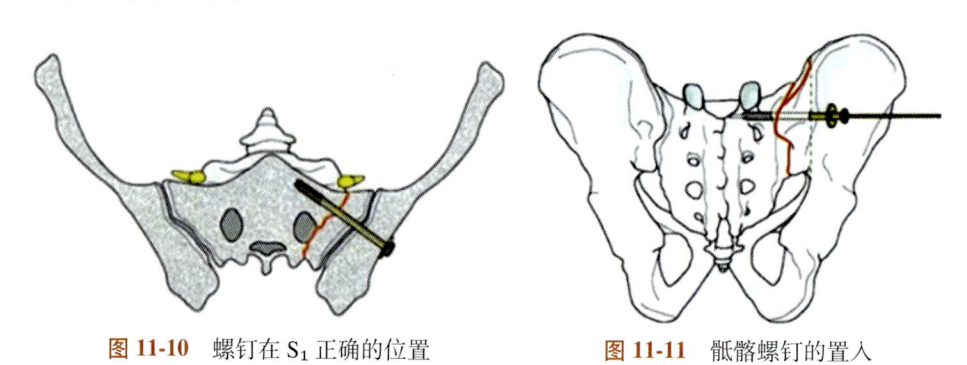

图 11-10　螺钉在 S_1 正确的位置

图 11-11　骶髂螺钉的置入

9. 经正确的路径，可到达紧靠 S_1 关节面的位置。第二枚螺钉以同样的方法打入，第一枚螺钉的导针保持在原来的位置以确定进钉的方向。

10. 手术要点

（1）该手术适用范围较窄，仅适用于 Denis Ⅰ 型骶骨骨折。对 Ⅱ、Ⅲ 型骶骨骨折及骶骨严重粉碎性骨折或骶骨横行骨折不适用。

（2）需要在精准的透视下进行，术中需反复透视骨盆出入口位或在CT引导下进行，且要求操作者有较丰富的临床经验，如操作稍有纰漏便有可能误入骶孔，损伤神经或穿出椎体前缘损伤骶前部神经及血管。

（3）螺钉固定的"安全通道"狭窄，如螺钉误入盆腔或坐骨大孔有可能发生血管神经损伤等并发症。骶骨粉碎性骨折、Denis分型Ⅱ和Ⅲ型骶骨骨折、髂骨翼后部骨折通过耳状关节面者、骶骨及骶髂关节发育异常等，均无法经皮螺钉内固定获得满意骨盆稳定效果，故需要改变固定方式。

（4）无法直视下复位骶骨，也无法直接固定骶骨，无法解决骶骨骨折伴神经损伤的问题，且如遇到复位困难，加压固定有可能加重神经嵌压症状。

（5）骶髂螺钉置入技术包括3种：固定在骶骨翼的骶髂短螺钉、单S_1螺钉及S_1、S_2平行双螺钉。生物力学研究发现，S_1螺钉的固定效果优于只固定在骶骨翼的骶髂短螺钉，S_1、S_2平行双螺钉较单枚S_1螺钉有更好的骨盆后环稳定性；但S_1、S_2平行双螺钉损伤骶神经根风险更高。

11. 传统的骶髂螺钉置入术发生神经血管损伤的概率很大，且后遗症很严重。传统的经皮骶髂螺钉固定技术是透视下螺钉固定术，螺钉置入神经血管及盆腔器官损伤发生率高。侯志勇、张英泽教授通过对解剖学、影像学研究，提出了S_1椎弓根轴位技术辅助骶髂螺钉置入。该技术与传统技术相比操作简单、安全性高、学习曲线短。以下简要地介绍S_1椎弓根轴位技术辅助骶髂螺钉植入术：

（1）S_1椎弓根轴位技术的投照方向（图11-12）。

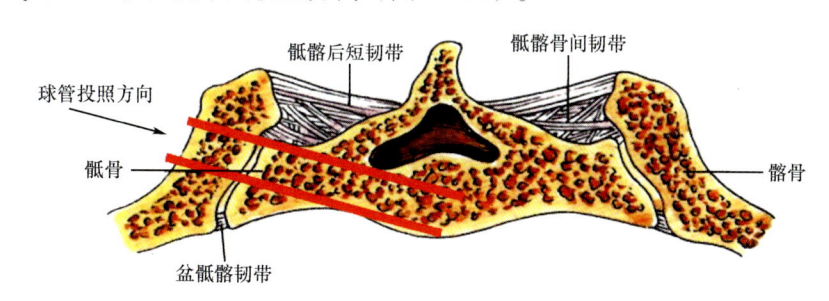

图11-12 球管的投照方向

（2）进针的方向和角度：水平面上与腹侧呈38.3°，冠状面上与头侧呈29.6°（图11-13）。

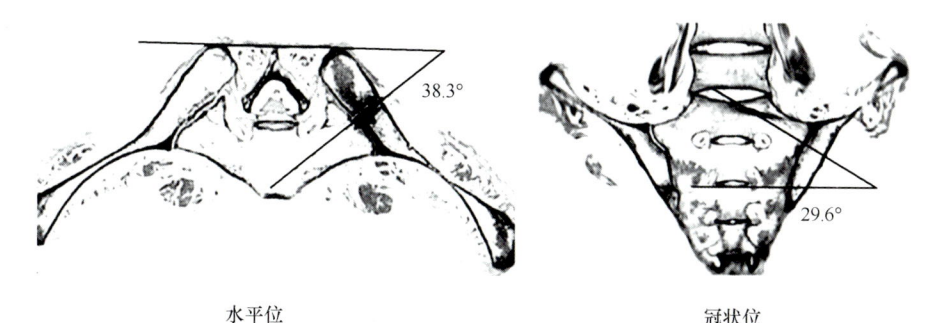

图11-13 水平位与腹侧呈38.3°；冠状位与头侧呈29.6°

（3）调整投照角度：调整球管角度，S_1部位逐渐出现一个清晰的椭圆形图像（图11-14），此即椎弓根轴位，固定C形臂的位置。将导针沿着C形臂X线投照的方向放置，调整导针的方向使其与X线投照方向在一条直线上，此时导针影像表现为圆点，打入克氏针（图11-15）。

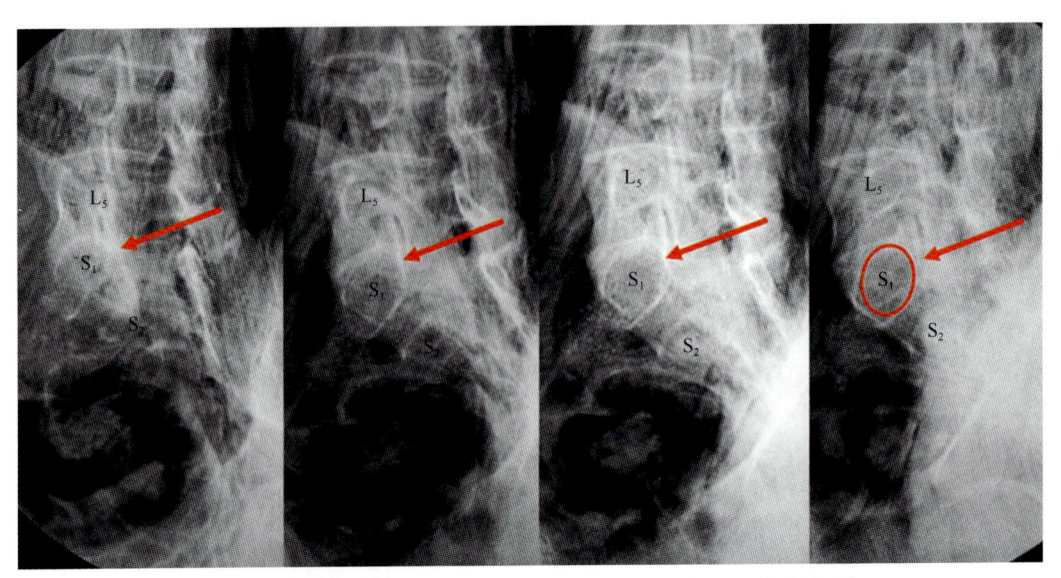

图11-14 调整球管角度，S_1部位逐渐出现一个清晰的椭圆形图像

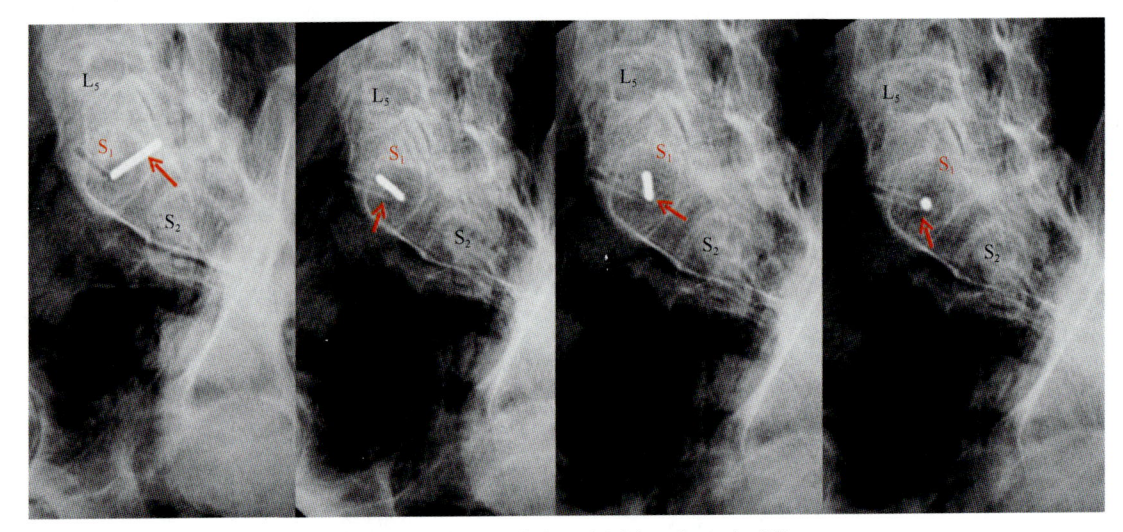

图11-15 导针影像表现为圆点，打入克氏针

（4）最后，正位片确认螺钉的深度：一般不超过椎体横径的2/3（图11-16）。

（5）技术特点：所有患者均可置入；仰卧或俯卧位可置入；复位不佳或存在变异时可以使用该项技术。

（6）技术要点：该种微创不能以牺牲复位为代价；过于肥胖有一定局限性；对X线设备有一定的要求；腰椎骶化或骶椎腰化时，注意S_1椎体的位置。

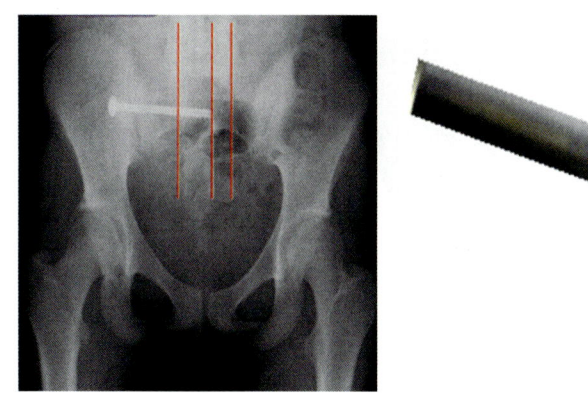

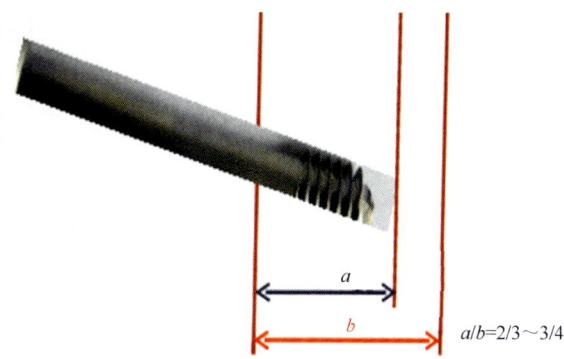

图 11-16　确认螺钉的深度

（二）经髂骨棒固定

1.适应证　主要用于骨盆后环不稳定骨折，尤其是 Denis Ⅰ、Ⅱ区骶骨骨折。

2.取俯卧位，经小切口显露髂后上、下棘之间的髂骨翼外侧面，自外侧面剥离部分外展肌（图 11-17A）。

3.以复位钳夹持髂后上棘附近，以导针钻孔，经骶骨背侧，打入对侧髂后上棘附近，注意避免打入骶骨骨折处。

4.然后在其下方 2～4cm 处，再钻一对孔，在皮肤外侧测量双侧髂后上棘间的距离，分别选择长度适宜的髂骨棒，沿导针自外侧打入对侧髂骨（图 11-17B、C）。

5.根据情况决定是否使用垫圈，安置螺帽，同时旋紧螺帽加压，增强稳定性。透视满意后，拔出导针、冲洗、闭合伤口（图 11-17D）。

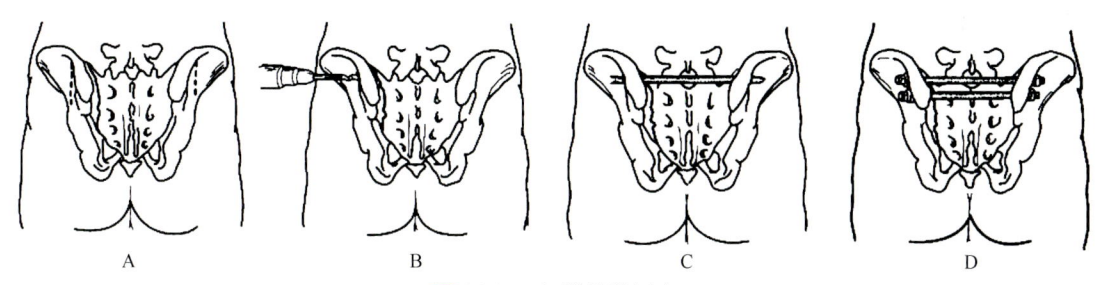

图 11-17　经髂骨棒固定

A.做髂嵴外侧的小弧形切口，骨膜下剥离髂骨后部的外板和骶骨，显露患侧骶骨骨折处；B.用长钻头经骶骨后方由一侧髂骨后部向另一侧的对应部位钻孔；C.通过此孔拧入骶骨螺栓或经骶骨棒；D.固定后的示意图

6.急诊手术或暂时没有髂骨棒，可以用普通骨栓替代，斯氏针钻孔时，一定要使用垫圈，骨栓长度要适宜，一般在 11cm 以上。术后处理：24～48 小时拔出引流，若无骨盆前环骨折，此时可取坐位，8～10 周可下地部分负重行走。

7.手术要点

（1）治疗复杂的粉碎性骶骨骨折时，对骶骨本身进行内固定有时较困难，此时经双侧髂骨行经髂骨棒固定,通过双侧的加压能对骶骨产生稳定作用。

(2)骶骨骨折可经骨牵引复位,若闭合复位失败,则行切开复位,复位成功并经拍片证实后,可安装经髂骨棒。

(3)采用此法后路固定是安全有效的方法,钛棒置于骶骨后方而不是打入骶骨,2枚棒相互靠近,避免进入骶管而损伤马尾神经。此方法的优点是固定物经骶骨后方,从而减少了神经根损伤的可能性,当然若经髂骨棒进入骶管或加压时神经根嵌压在骶骨骨折线中,也可发生神经损伤。第1根棒应接近第1骶孔,而第2根棒应离开此骶孔。

(4)若有骶孔处骨折,加压应格外小心,经髂骨棒拧紧后,应立即透视或拍片观察骶骨复位的情况及固定物的位置。

(三)接骨板固定

1.体位(图11-18) 俯卧位,支持胸部和骨盆,垫空腹部,无菌铺巾从腰椎中段到臀边。

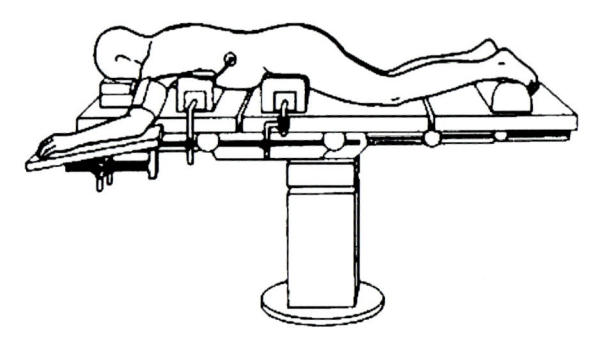

图 11-18 患者体位图

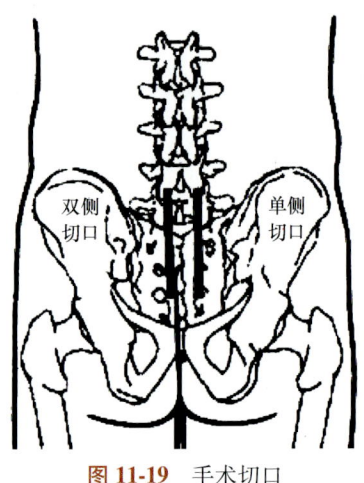

2.手术切口 以后正中或稍微偏一侧的皮肤切口,暴露双侧或单侧的骶骨(图11-19)。

3.侧方牵开重叠的臀大肌纤维后,在腰骶筋膜上做V形切口,从骶骨后皮质游离肌肉筋膜瓣,以显示完整的骨折线,需要连续止血,特别是骶后孔附近。

4.神经减压和复位 对于严重的脱位骨折,将2枚Schanz螺钉(直径5mm)置入髂后上棘。

5.使用T形扳手或撑开器、椎板分离器小心地打开骨折线(图11-20),骶骨前静脉丛出血在受伤3天或更久时很难被发现,但必须仔细操作以避免出血,如果出现出血,应及时直接止血。

图 11-19 手术切口

6.术前CT定位,术中仔细查找危险的碎骨片,并除去这些碎骨片,探查骶丛神经根以完全减压。对错位的经骶骨孔骨折行切开复位的目的是小心地去除有害的碎骨片,仔细地处理神经根及骶丛。

7.通过T形扳手或骨撑开器对双侧半骨盆进行复位,复位后的效果可以通过对后位骨折线椎间孔部分的位置进行控制,因为该区域的粉碎性骨折常与椎间孔直接联系。一般而言,用常规的复位钳就可以达到初步的稳定(图 11-21)。

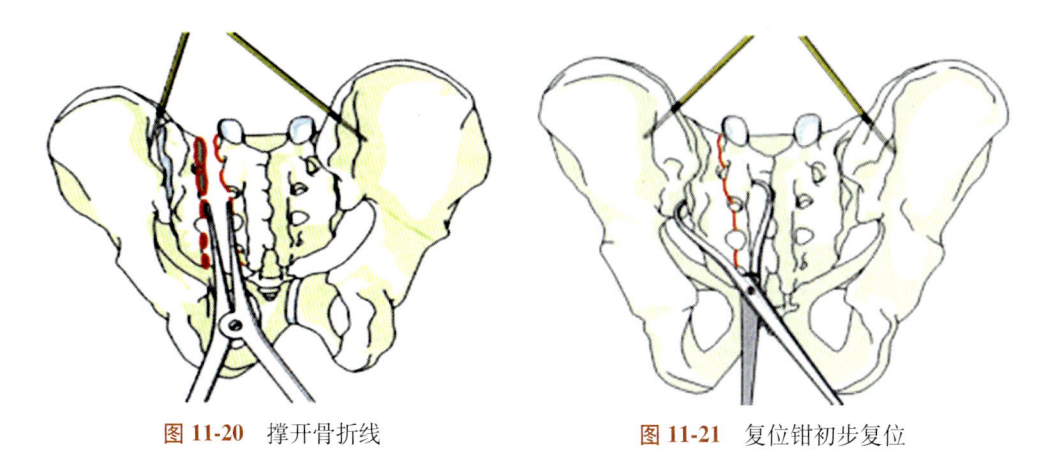

图 11-20　撑开骨折线　　　　　　图 11-21　复位钳初步复位

8. 在内固定置入前对骶骨的解剖、进钉点和进钉的方向进行全面的了解和严密的观察追踪。一般推荐使用丁字形钻头和捶打钻进技术。严格遵守安全区域的进入点和螺丝钉放置方向(图 11-22)。

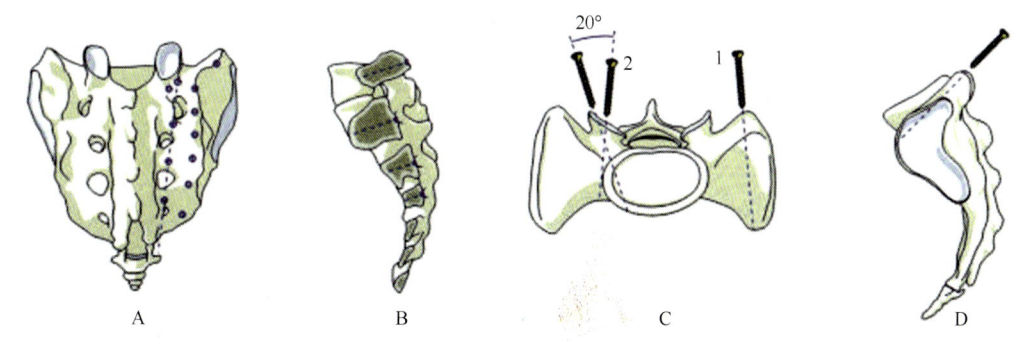

图 11-22　螺钉进入的安全区域(A,B);S_1 水平螺钉可能的入路(C,D)

9. 骶骨的内固定接骨板有多种,可选用短节段的 3.5mm 的重建钢板、1/3 管状钢板、锁定钢板等,将其塑形以适应骶后方的形状。图 11-23 为按照 Denis 分型三种类型的骶骨骨折内固定接骨板常见的置放位置。

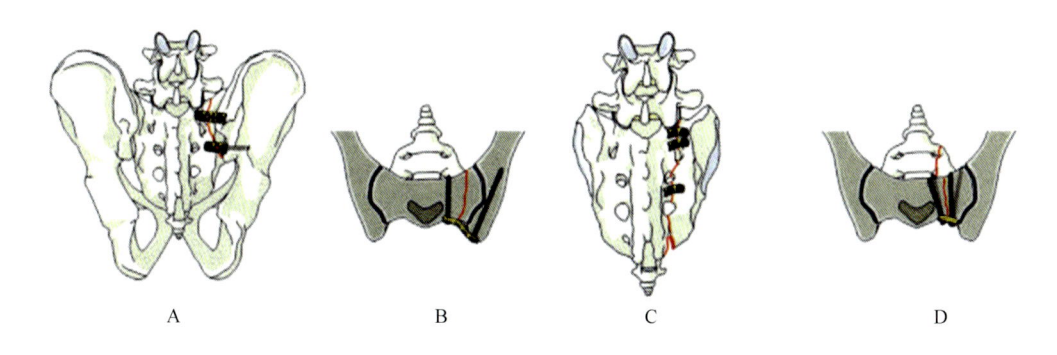

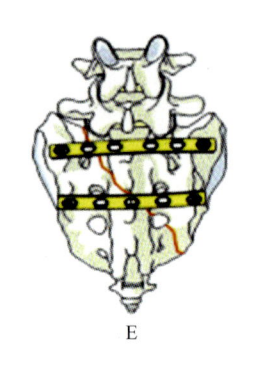

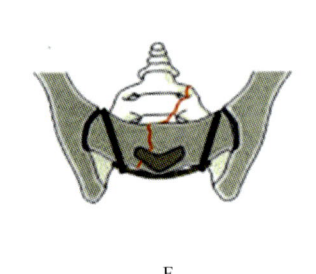

图 11-23 内固定置入的位置

当安全的骶骨翼螺钉固定不可能时，侧方、垂直的椎体骨折可选择的置入物的位置（A，B）；经骶骨孔的骶骨骨折中典型的内置入物位置（C，D）；中央型骶骨骨折中，典型的内置入物位置，双侧骶骨翼螺钉固定（E，F）

10. 技术要点　①最好至少有 2 枚钢板跨过骨折线，钢板要塑形以适应骶骨后方的外形。②若骨折线外侧骶骨可以容纳螺钉，那么至少打入 1 枚螺钉，若骨折线处外侧的骶骨块粉碎不足以容纳螺钉，那外侧螺钉应固定在髂骨。③若骨折线内侧骶骨区不能够容纳螺钉，则可以采用 M 型钢板固定或附加 1/3 管状钢板固定。④双内固定接骨板固定：远端内固定接骨板可以预防骨折碎片的分散和旋转。⑤手术时应该严格遵守安全区的进入点和螺钉放置的位置，避免骶前静脉出血和相应的神经的损伤。

（四）脊柱 - 骨盆内固定

1. 适应证　主要用于一些粉碎性骨折、脊柱和骨盆出现相对脱离（腰盆分离）的骶骨骨折。

（1）特殊类型骶骨骨折，如"H""U""#"形骶骨骨折。

（2）高位骶骨横行粉碎性骨折。

（3）骶骨骨折不愈合或合并 L_5 峡部滑脱。

（4）严重的骶髂关节脱位和腰髂关节脱位等。

2. 体位　俯卧位。

3. 切口　自 L_3 至臀沟上缘纵行切开皮肤，将臀肌自髂骨外板向外下方行骨膜下剥离，显露 $L_3\sim S_2$ 两侧椎板。

4. 置钉　置入椎弓根钉，在 L_5 和（或）L_4 两侧椎弓根分别置入 2 枚椎弓根螺钉（图 11-24），双侧髂骨置入 2 枚或 4 枚直径 6.5mm 或 7.0mm、长 5~11cm 的髂骨螺钉（图 11-25）。

5. 探查椎管　对伴有神经损伤或Ⅲ型骨折者应先进行骶椎板切除、骶管减压、骶神经探查，在神经减压、骨折复位完成后，向两侧分离显露双侧髂嵴后区。

6. 安置固定棒及连接系统　根据骨折移位情况提升、复位、固定（图 11-26 为脊柱骨盆固定术后）。

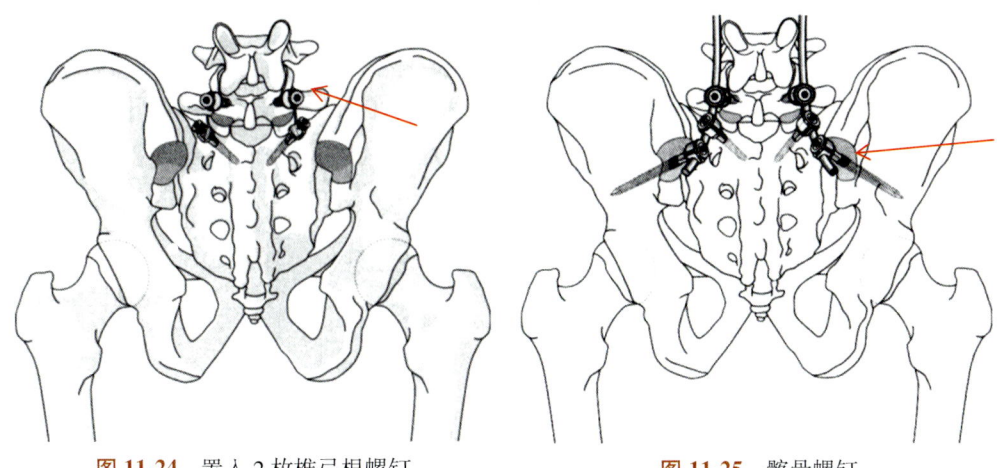

图 11-24　置入 2 枚椎弓根螺钉　　　　图 11-25　髂骨螺钉

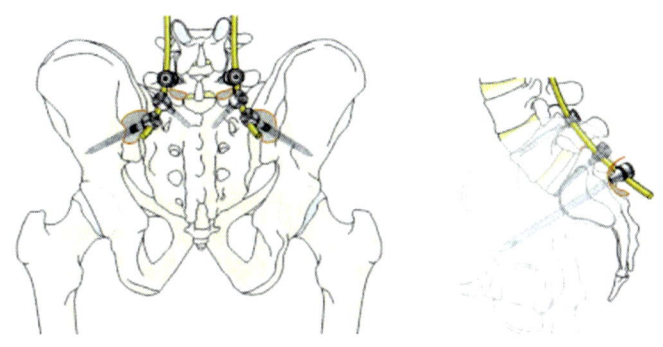

图 11-26　两侧的髂骨螺钉通过 6mm 的固定棒连接

7. 技术要点　脊柱-骨盆固定术是将脊柱与骨盆连接起来，模拟了腰椎—骶髂关节—髋臼的应力传导，缓解了应力对骨折的冲击避免骶骨骨折再次移位和二次神经损伤。

（1）该技术通过 L_4 或 L_5 椎弓根钉连接髂骨螺钉的钉棒系统组成，固定腰椎和髂骨来治疗骶骨骨折，其缺点是丢失腰椎部分活动能力，因此应选择恰当的适应证。

（2）双侧髂腰固定作用机制是提供一个三维的、三角立体生物力学支撑，控制骨盆的旋转和剪切，在骶骨的"H""U""#"形骨折中，脊柱已处于相对的分离和游离的状态，在高位骶骨横断粉碎性骨折及严重的骶髂关节脱位和腰骶关节脱位也是与脊柱相对失去联系，也是该方法的适应证之一。其固定方法可根据骶骨骨折粉碎程度确定固定脊柱的节段，单一的 L_5 和髂骨固定或者是 L_4、L_5 和髂骨固定。

（3）骶骨有纵向移位者予以纵向撑开，使骶骨骨折复位，分离或重叠移位者予以相反的力量复位。有神经症状者据 CT、三维重建、肌电图情况可行 $L_5 \sim S_1$ 椎板切除、S_1 神经根探查。

四、骶骨骨折合并伤处理

1. 早期并发症　骶骨骨折在所有骨折比例中不到 1%，在骨盆骨折中占 20%～30%。

常合并骨盆其他部分的骨折和器官的损伤。失血性休克、泌尿道感染、电解质的紊乱、深静脉血栓、伤口感染等是骶骨骨折常见的早期并发症。

早期并发症的处理：因多发伤收治入院的患者一般都按照临床治疗的标准化原则进行治疗，紧急的处理应包括以下几点。

（1）休克患者及时早期输血。

（2）早期使用新鲜冷冻血浆、血小板及冷沉淀。

（3）避免体温过低和酸中毒。

（4）对于不稳定型骨折伴血流动力学不稳定的患者，进行必要的填塞止血。

（5）判断周围器官的损伤情况，若合并腹腔内器官的损伤，根据患者一般情况，按照普外科手术原则进行修补。

2. 神经损伤　据文献报道，骶骨骨折患者中合并神经系统损伤者占骨盆骨折高达22%～60%。骶骨骨折合并其他部位严重损伤时，骶骨骨折合并神经损伤所致的功能障碍常常被掩盖，待合并伤稳定后，神经损伤症状才逐渐凸现，因此，骶骨骨折的漏诊率、延迟诊断率较高。

对患者行骶骨部位检查时，若有局部压痛、血肿、畸形等常提示骶骨骨折的存在。若患者肢伸髋、屈膝和足踝部运动瘫痪；臀部、大腿后侧、小腿踝足部，肛周感觉障碍；膀胱括约肌功能不全；肌电图失神经表现，常提示骶丛神经的损伤。

骶骨骨折合并神经损伤的处理：对于骶骨骨折合并神经损伤，如早期未能复位或复位不理想，将导致持续骶神经损伤的症状。目前对于不稳定的骶骨骨折或伴有神经损伤的骶骨骨折，部分学者主张要积极手术治疗，尽可能给予良好的复位。良好的复位、牢固的内固定可明显降低骨折对神经的压迫和继发性损伤，减少后遗症。对于存在以下情况者，多主张手术治疗：

（1）当骨性嵌压一个或多个神经根，而单纯复位不能解决压迫时，可行骶骨椎板切除，神经减压术；

（2）对于有直肠功能障碍者，及时行椎板减压术疗效较好；

（3）探查明确的神经根断裂可行神经缝合术或移植术，但效果欠佳。

3. 骶前静脉出血　骨折的错位、粉碎性骨折或者粗暴复位导致骶骨的前静脉出血。骶前静脉基本上被固定于骶骨前面，闭合型骨盆骨折时，骨折端向后移位时，易造成骶前静脉的撕裂。骶前静脉有广泛交通，且无静脉瓣，出血量大，止血困难。

骶前静脉出血的处理：

（1）骨折大出血的患者就诊时多数已处于休克状态，因此应立即采取输血补液，应用抗休克等措施进行抢救，迅速足量补充丢失的血容量及组织间液和控制出血。

（2）处理这种出血性休克的一个重要措施是外固定骨盆环，外固定主要目的是通过复原和稳定骨盆环有效地控制出血。

（3）对于骶前静脉出血，由于静脉血压力较低，可通过增加腹内压的自填塞作用而达到止血的目的。

（4）骶前区静脉损伤出血后在骶骨前后腹膜后形成巨大血肿，剖腹探查很难找到明确出血点，而且剖腹探查破坏了盆腔容积的完整性，降低了盆腔内压，减弱了盆腔内压的自填塞止血作用，增加了感染的机会。因此，在进行积极止血的过程中，也要避免盲目剖腹探查止血。若术中发现骶前区静脉出血可用纱布填塞压迫止血。

（华中科技大学同济医学院附属协和医院　熊蠡茗）

参 考 文 献

戴力扬.2002.骶骨骨折与骨盆骨折.中国矫形外科杂志，9（5）：427.

付德生，林龙，王峰，等.2013.后路钉棒系统治疗胸腰椎骨折并脊髓损伤.创伤外科杂志，15（4）：355.

郭爱君.2012.腰椎爆裂骨折手术疗效研究，伤残医学，20（10）：53-57.

方钧，郑季南，洪庆南，等.2012.经伤椎椎弓根钉内固定治疗胸腰椎爆裂骨折.临床骨科杂志，15（4）：364-367.

黄劲东.2013.TSRH 脊柱内固定系统治疗脊柱骨折的临床效果观察.临床骨科杂志，41（3）：403，404.

孙海，潘进社.2009.骶骨骨折合并神经损伤的诊断和治疗新进展.中国矫形外科杂志，17：1866，1867.

张英泽.2013.临床骨折分型.北京：人民卫生出版社.

张英泽，宋朝晖，潘进社，等.2004.骶前静脉的解剖及在骨盆骨折大出血中的临床意义.中华创伤骨科杂志，4：369-371.

周东生.2011.骨盆创伤学.2 版.济南：山东科学技术出版社.

Aebi M，Arlet V，Webb J K.2010.AO 脊柱手册.陈仲强译.济南：山东科学技术出版社.

Bellabarba C，SchildauerTA，Vaccaro AR，et al.2006.Complications associated with surgical stabilization of high grade sacral fracture dissocations with spinopelvic instability.Spine，31（11suppl）：176-178.

Canale ST，Beaty J H.2013.坎贝尔骨科手术学.12 版.王岩译.北京：人民军医出版社.

Chapman JR，Dettori JR，Norvell DC.2011.脊柱疾病分类与严重程度评测.邵增务译.北京：人民卫生出版社.

Dalle Carbonare L，Zanatta M，Braga V，et al.2011.Densitometric threshold and vertebral fractures in heart transplant patients.Transplantation，92（1）：106-111.

Gibbons KJ，Soloniuk DS，Razack N.1990.Neurological injury and partterns of sacral fracture.J Neurosurg，72（6）：889-893.

Han A，Li LJ，Mirmirani P.2006.Successful treatment of auricular pseudocyst using a surgical bolster：a case report and review of the literature.Cutis，77（2）：102-104.

Ho KI，Liao JH，Huang CH，et al.2013.One-Step Formation of a Single Atomic-Layer Transistor by the Selective Fluorination of a Graphene Film.Small，10（5）：989-997.

Li LJ，Ikram MK，Broekman L，et al.2013.Antenatal mental health and retinal vascular caliber in pregnant women.Transl Vis Sci Technol，2（2）：2

Marsh JL，SlongoTF，Agel J，et al.2007.Fracture and dislocation classification compendium：J Orthop Trauma，21l supplement S1-S6.

Qian L，Pan J，Liu ZD，et al.2013.The correlation between vertebral wedge-shaped changes in X-ray imaging at supine and standing positions and the efficacy of operative treatment of thoracolumbar spinal fracture in the elderly.Spinal Cord，51（12）：904-908.

Tile M.1988.Pelvic ring fractures：should they be fixed.J Bone Joint Surg Br，70（1）：1-12.

van Zwienen CM，van den Bosch EW，Snijders CJ，et al.2004.Biomechanical comparison of sacroiliac screw techniques for unstable pelvic ring fractures.J Orthop Trauma，18（9）：589-595.

Wilde GE，Miller TT，Schneider R，et al.2011.Sacral fractures after lumbosacral fusion：a characteristic fracture pattern.AJR Am J Roentgenol，197（1）：184-188.

第三篇　脊柱畸形

Section3

第十二章　下颈椎畸形

概　论

一、颈椎先天性融合

颈椎先天性融合又称 Klippel-Feil 综合征。此病于 1912 年首先由 Klippel 和 Feil 报道，又称为短颈畸形，先天性骨性斜颈或先天性颈椎融合畸形，系指两个或两个以上颈椎融合。主要表现为颈椎缩短。两个或两个以上颈椎的互相融合，可以是完全融合，或局限于椎体或椎弓的一部分的融合。临床上以 $C_2 \sim C_3$ 先天融合较多见，此综合征还常合并有其他先天畸形如颈肋、脊椎裂、腰椎骶化等。现在对该综合征的诊断及预后判断仍有一定的困难，故应对患者进行全面评估，以选择正确的治疗方法。另外，对于 Klippel-Feil 综合征是独立存在的疾病还是一组先天性脊柱畸形中的一种，至今尚存争议。其确切遗传学病因至今不明，家族系谱分析确定了该病的基因位点。大鼠相关实验模型提示 PAX 基因家族成员及 Notch 信号通路异常可能是其病因。确定基因遗传及病理解剖之间的关系可能会对该综合征的多样性作出最终的解释。

（一）临床表现

颈部短、发际短、颈部活动受限为三大主要症状。但并非所有患者都具有上述特点，Gray 等认为只有 32% 出现典型的三联征。有时还伴发脊髓功能障碍及神经根受压症状。其他可有斜颈、脊柱侧凸、高肩胛、翼状颈蹼。

1. 颈部短粗　常不太明显，但仔细观察其颈部可发现较正常人短。面部不对称，从乳突至肩峰的两侧颈部皮肤增宽，呈翼状颈。

2. 后发际低平　主要表现为后发际明显低于正常人。

3. 颈椎活动受限　由于椎体的融合，使颈椎的活动范围明显受限，旋转和侧凸受限尤为明显。多节段和全节段融合活动受限明显，单节段和下节段融合不太明显。

4. 上颈椎融合引起的短颈畸形　常合并枕颈部畸形，多在早期出现神经症状，主要表现为枕部不稳引起的脊髓受压表现。

5. 中低位颈椎融合引起的短颈畸形　早期多不伴有神经症状。随着年龄的增长，在融合椎体上、下非融合颈椎节段的活动度增加，劳损和退变也相继发生。退行性变包括椎体后缘骨质增生和韧带结构增厚、钙化，上述病理变化将导致椎管狭窄，颈脊髓硬膜外的缓冲间隙减小，一旦遇到轻微外伤即可引起神经症状，故此类患者几乎都是在遭受轻微外伤后出现明显的神经症状。其临床特点是创伤轻、症状重，可造成四肢瘫痪，而 X 线检查又不表现出明显的骨损伤征象。

6. 短颈畸形合并颈肋、隐性脊柱裂、神经根或丛分布畸形　可出现臂痛、腰痛和坐骨神经痛。合并心脏畸形、肾脏畸形者也会出现相应的临床症状。此外，短颈畸形可合并脊柱侧凸、高位肩胛骨和蹼状畸形。

（二）诊断

根据疾病的临床表现、X 线检查及 CT 检查足以明确短颈畸形的诊断。MRI 能够明确地显示颈椎融合的节段，并可确定脊髓受压部位和严重程度，为治疗方案的选择提供可靠的依据，值得注意的是，在婴幼儿因椎体未完全骨化，融合椎体间有透明带类似椎间盘，仔细观察会发现此透明带比正常椎间隙窄；若还不能明确诊断，可行屈伸拉动力性颈椎侧位片，融合椎体节段失去正常颈椎的圆滑曲线，椎间隙不发生变化。

（三）治疗

短颈畸形治疗方案的选择主要根据畸形椎体的数目、部位及有无神经症状。

（1）单纯中下位颈椎融合引起的短颈畸形，早期常无神经症状，不需特殊处理，但应注意避免颈椎过度活动，防止外伤，延缓颈椎退变的进程。晚期因颈椎退变引起椎管狭窄出现脊髓受压症状者，可根据脊髓受压部位行前路或后路减压术。

（2）上颈椎融合引起的短颈畸形，因可在早期出现神经症状，应予以高度重视。对无神经症状者，应随访观察，防止颈部外伤，减少颈部活动或局部颈托固定，对出现神经症状者，可采用相应的减压和稳定手术。

（3）短颈畸形创伤和引起脊髓损伤但不伴有骨性损伤者，应先采用非手术治疗，如颅骨牵引或枕颌带牵引，症状消失后给予头颈胸石膏固定；伴明显骨折脱位者，则先采用颅骨牵引使之复位，然后根据神经症状变化情况选择治疗方案。

（4）对短颈畸形合并其他异常，如脊柱侧凸、心脏畸形、肾脏畸形和枕颈部畸形等应给予相应的治疗。

二、唐氏综合征

唐氏（Down）综合征是第一个混合有精神发育迟滞的综合征之一。1866 年，一位叫 John Langdon Down 的医生第一次对唐氏综合征的典型体征，包括这类患儿具有相似的面部特征进行了完整的描述并发表。因此，这一综合征以其名字命名为唐氏综合征。1959 年，研究人员证实了唐氏综合征是由染色体异常（多了一条 21 号染色体）导致的。

临床表现

患者面容特殊，两外眼角上翘，鼻梁扁平，舌头常往外伸出，肌无力及通贯手，身材矮小，肌肉紧张度低下，体力低下，颈椎脆弱。头部长度较常人短，面部起伏较小，鼻子、眼睛之间的部分较低，眼角上挑，深双眼皮。耳朵上方朝内侧弯曲，耳朵整体看上去呈圆形而且位置较低。舌头比较大。脖子粗壮。手比较宽，手指较短，拇指和食指之间间隔较远，小指缺少一个关节，向内弯曲。手掌的横向纹路只有一条，指纹为弓状。脚趾第一趾与第二趾之间间隔也比较大。患者绝大多数为严重智能障碍并伴有多种器官的异常，如先天性心脏病、白血病、消化道、骨骼畸形等。本病发生几乎波及世界各地，很少有人种差异。据统计，染色体异常在新生儿中的发生率为（5～6）/1000，唐氏综合征约为1/750，绝大多数患者属随机发生，但随母亲年龄的增长其发生率随之升高，一般母亲年龄35岁以上，该患儿的出生率可高达1/350。以上特征并非全部出现在患者身上，根据个人差异，也有身体特征不明显的例子。

唐氏综合征患儿骨科疾病的发病也相当常见，这可能和韧带存在异常有关，包括寰枢椎半脱位或不稳定、髋关节脱位、髌骨不稳定、扁平足等。

寰枢椎半脱位是这一类疾病中最具争论的和最令人困惑的问题，在唐氏综合征患儿的发病率约为15%。但是有症状的只有1%，而且这类半脱位极少导致瘫痪。寰枢椎半脱位的症状包括易疲劳性、行走困难、步态异常、颈痛、颈部活动受限、斜颈、手功能改变、尿潴留或失禁、动作失调、笨拙、感觉功能缺损、强直状态、反射亢进及阵挛，一般情况下，如出现上述情况后要做牵引和固定。如果还导致明确的上颈椎不稳，可以行上颈椎融合术。

三、颈椎半椎体畸形

颈椎半椎体畸形较少见。脊椎的缺如可表现为1/2或2/3规则或不规则缺如。残存的部分椎体可与上一个椎体或下一个椎体呈先天性融合。若椎体前2/3缺如，可引起楔形改变，颈椎向后凸。一侧半脊椎楔形变，造成颈椎侧凸。

（一）临床表现

临床表现因颈椎畸形程度及部位而异。除颈椎外观畸形和颈椎活动受限外，可能出现脊髓神经症状，如锥体束征及运动障碍、肢体麻木、大小便障碍等。应做常规高质量X线正侧位照片检查，同时辅以CT和MRI，注意凹侧的椎间盘是否存在，椎弓根是否清晰，椎体的终板结构是否正常或接近正常，脊髓是否有损伤。

（二）治疗

由于颈椎椎体一侧缺如1/2或2/3，所出现的颈椎侧凸畸形是进行性发展的，所以应早期发现、早期治疗，防止发生严重畸形，防止神经症状出现。

半锥体侧凸畸形使用外支架作用有限，它不能控制畸形的发展。3～4岁前儿童是否做脊柱融合尚难决定，可试用外支架。4岁以后应早期做单纯脊柱后路融合，或后路融合及器械内固定，或前路和后路分期融合术；有文献报告做前路及后路骨骺阻滞和融合。若有神经症状应进行椎管减压，可根据患者具体情况做椎体后路、前路或侧前方减压，甚至半椎体切除减压。减压后均应进行脊柱融合，除达到稳定脊柱目的外，主要为防止畸形发展。

四、颈椎椎弓不连

颈椎椎弓不连接可发生脊柱不稳定，脊椎滑脱，滑脱一般较轻，不超过 I°。常发生在 $C_5 \sim C_6$。

临床表现为颈痛，活动轻度受限。偶尔发生 C_1 后弓部分缺如，甚至 C_1 后结节游离。当颈做后伸动作时，后结节与枕骨相触，甚至可引起四肢瘫痪或锥体束征。

颈椎椎弓根裂可进行后路融合术。C_1 后弓缺如或游离，并有神经症状者，应进行颈枕融合术，以恢复其稳定性。

五、神经肌肉性颈椎畸形

神经纤维瘤病是一种常见的单基因遗传性疾病，它常涉及全身多个系统。其中以脊柱畸形常见，可以表现为脊柱侧凸及后凸畸形等。在神经纤维瘤病中，颈椎后凸畸形的发生率较低，且常常以后凸畸形为主。颈椎后凸可以导致颈椎应力异常，畸形进行性加重，甚至可导致神经、脊髓损害。

神经纤维瘤病如何导致脊柱畸形，包括颈椎后凸的发生，原因并不清楚。推测可能与软骨病、内分泌紊乱、原发中胚层缺陷，以及神经纤维瘤组织直接侵入骨骼等因素有关。发生于脊椎或椎旁的神经纤维瘤过度生长，侵犯脊椎和椎管，使脊柱结构改变和脊髓受压，从而出现后凸畸形及神经损害症状。

神经纤维瘤病累及椎体，减压、病灶清除、恢复脊柱稳定性、预防假关节的形成在治疗神经纤维瘤病导致的颈椎畸形中十分重要。分期前、后路矫形融合或一期前后联合矫形术是治疗该疾病有效的方法。

六、强直性脊柱炎的后凸畸形

强直性脊柱炎继发后凸畸形通常跨越颈胸结合部，患者主要表现为僵硬性后凸畸形，偶尔在早期阶段可能是柔软性的。对于早期柔软性的轻度后凸畸形，通过 Halo 背心牵引也许能缓慢纠正，从而免除截骨。一旦获得的角度可以接受，就可以施行后路颈椎融合术。骨性标志可能因为骨质增生和硬化而模糊不清，使后路颈椎钢板固定困难。可以应用改良 Bohlman 三联钢丝融合技术。

强直性脊柱炎继发的固定性后凸畸形需要后方截骨术来矫正。部位是在 C_7 和 T_1 之间。因此间隙较大，椎管相对较宽，一旦出现神经损伤不会累及臂丛神经。

七、其他原因所致颈椎后凸畸形

此外，引起颈椎后凸畸形的因素还包括颈椎退变性后凸畸形、医源性颈椎后凸畸形等。在退行性颈椎疾病患者中，后凸畸形较为常见，是由椎间盘高度丢失所致；在颈椎手术中，椎板切除术最容易导致颈椎后凸畸形的发生，正常情况下，颈椎承受前屈力；当椎板切除后，其背侧肌肉韧带组织，失去了抗衡这种前屈力的作用，因而诱发颈椎后凸畸形。

第一节　下颈椎畸形前路手术

一、适应证

下颈椎畸形。

二、禁忌证

1. 颈前路手术路径有感染、肿瘤等阻挡手术路径。
2. 前纵韧带骨化，很难从手术前路减压者。
3. 相对禁忌证　多节段后纵韧带骨化，不能从前路充分减压者，或前路巨大骨性压迫，可能需后路减压后再行前路手术，减少脊髓损伤风险。

三、手术要点、难点及对策

1. 体位与切口选择

（1）体位：患者取仰卧位、双肩下方垫以软枕，头颈自然向后仰伸。此时，于颈后部放置一中号沙袋或圆枕，维持颈部的自然仰伸状态，以便于手术操作；于后枕部垫以软圈，头部两侧各放置一小沙袋起固定作用（图12-1）。

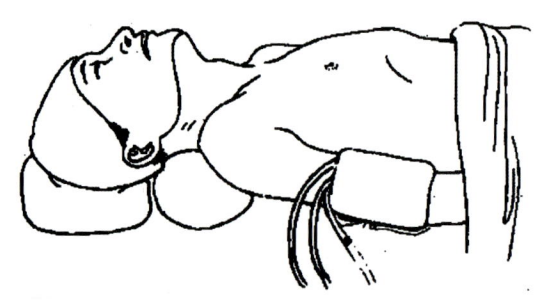

图 12-1　下颈椎前方入路手术体位，颈椎自然伸展

（2）切口选择：有横行及斜行切口两种，切口应根据减压节段和范围酌情选择。

颈部横切口符合颈部的皮纹走行，术后不易出现切口挛缩，因而切口瘢痕小，基本上不影响美观，因此患者条件允许时，应尽量选择横切口（图12-2）。该切口外侧起自胸锁乳突肌中点，内侧止于颈中线，长度可根据医师经验延长或缩小，但一般不应超过7cm。切口水平高度视病变部位而异，对颈椎病患者，一般C_6～C_7和C_5～C_6椎节分别在胸骨柄上2～3cm和3.5～4.5cm处。本切口虽较小，但如能充分游离筋膜，也可显露2～3个椎节。斜行切口为沿胸锁乳突肌内侧缘由外上方向内下方之斜行切口，便于同时显露多个节段，但该切口术后易引起切口挛缩而有碍美观。

2. 显露椎体前方

（1）切开颈阔肌：切开皮肤及皮下组织后止血。浅静脉如妨碍操作可将其切断、结扎，之后沿切口走行切开颈阔肌。

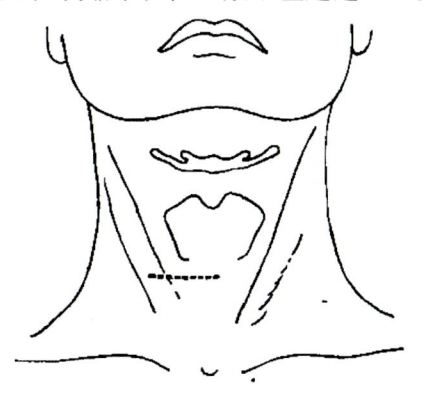

图12-2 下颈椎前方入路右侧横行切口

（2）松解联合筋膜：该筋膜较致密，如松解范围不够则影响对椎体前方之暴露，尤其是横切口者。术者及助手分别提起颈阔肌，术者用脑膜剪小心分离其下的联合筋膜，以使切口呈松弛状。然后沿胸锁乳突肌内缘的结缔组织剪开，即可显露内脏鞘与血管鞘之间的间隙。

（3）分离内脏鞘与血管神经鞘间隙：内脏鞘指包绕甲状腺、气管与食管的纤维包膜。血管神经鞘位于内脏鞘外侧，两者之间有一层十分疏松的结缔组织。当颈深筋膜被充分松解后，将胸锁乳突肌与肩胛舌骨肌牵向外侧，用手指朝椎体前缘方向轻轻分离即达椎体前方。

（4）处理血管及避开喉返神经：在显露过程中遇到小出血点可予以结扎。由于分离在内脏鞘和血管神经鞘之间，应谨慎使用电凝止血，避免损伤血管或气管、食管。甲状腺中静脉或甲状腺下动脉可能横行经过切口，影响显露，通常松解后牵开即可，无须结扎。如其影响向深部施术时，应在靠近主干处双重结扎切断之。位于气管两侧内的喉返神经，并不妨碍操作，无须刻意暴露。

（5）分离松解椎体前筋膜：椎体前筋膜由2～3层疏松的膜样组织组成，当将内脏鞘等组织牵向对侧后即可清晰显示。术者与助手分别用长柄镊将其逐层提起，先用尖刀在中部切开一小口，之后再用脑膜剪纵行剪开直达前纵韧带，并同时用锐性及钝性骨膜剥离器向上下左右分离松解（图12-3）。

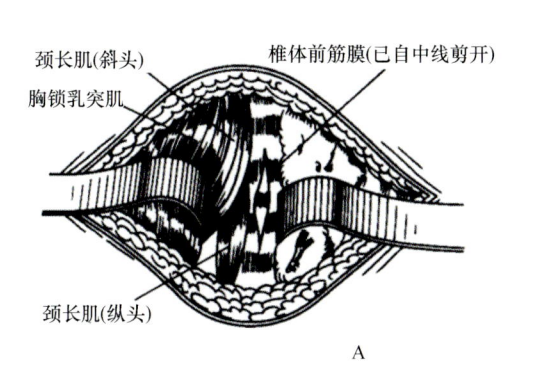

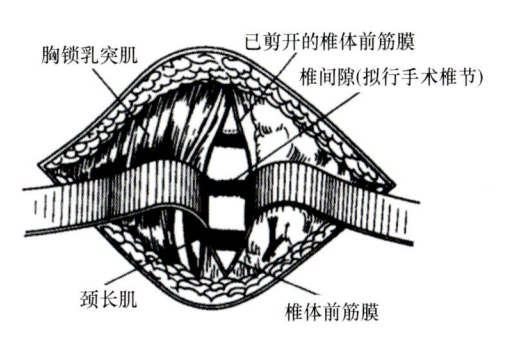

图12-3 剪开椎前筋膜见椎体和椎间盘前部

3. 前路矫正畸形及重建稳定性　前路手术后根据脊髓压迫形态、后凸畸形的解剖学因素等分别采用椎间盘切除术和（或）椎体次全切除术。如压迫为单一椎间隙、后凸畸形来源于椎间隙楔形变，则行前路椎间盘切除术；如多个椎间隙压迫、后凸畸形来源于椎体楔形变，则行前路椎体次全切除术。椎体间支撑采用自体三面皮质髂骨、椎间融合器或钛网（图12-4）。当前方椎体切除范围过长（超过2个椎体以上次全切除）、前路手术后颈椎后凸畸形矫正不满意时再加行后路手术。

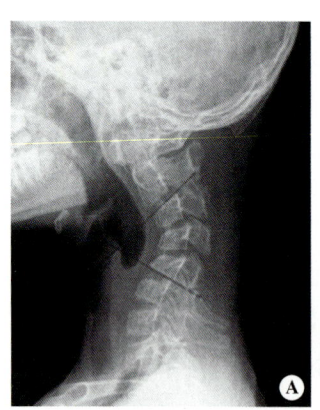

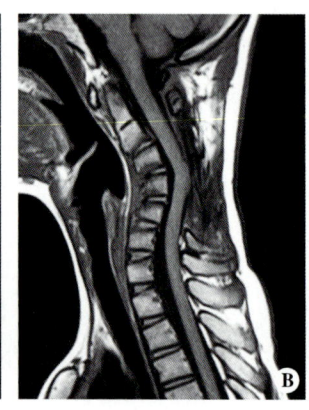

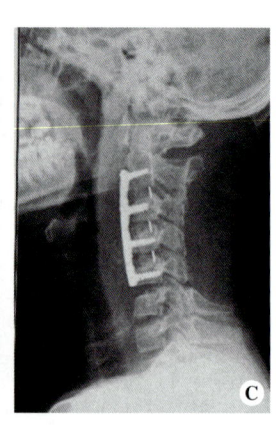

图12-4　颈椎前路矫形联合钢板内固定术
A. 术前颈椎侧位X线片；B. 术前MRI；C. 术后颈椎X线片

四、术后常见并发症的预防与处理

1. 颈髓和神经根损伤　是颈椎手术中最严重的并发症，多数是不可逆损伤，这种损伤可能源于直接挫伤、过度牵引、术中操作失误及植骨块压迫等。神经功能受损可以分为两类，即脊髓损伤和神经根损伤。前者主要表现为从手无力到四肢瘫等不同程度的神经功能受损，而后者主要表现为C_5神经根瘫痪，出现单侧三角肌麻痹或肱二头肌麻痹，同时有该神经根支配区域的皮肤感觉障碍。

2. 周围神经损伤　颈前路手术途径周围有喉上神经、喉返神经等重要神经穿行，在显露过程中有可能造成这些神经的损伤。喉上神经外支损伤会使环甲肌麻痹，引起声带松弛，音调降低；如伤及内支，则使喉黏膜感觉丧失，表现为术后在饮水或进食时出现呛咳。在取自体骨进行植骨时，可能引起取骨区皮神经损伤。前部取骨常致皮神经损伤，为骨外侧皮神经，后部取骨易伤及臀上皮神经。皮神经损伤后出现该神经支配区的皮肤感觉异常、麻木或疼痛。

3. 硬脊膜撕裂　颈前路手术出现硬脊膜撕裂、脑脊液漏的情况并不少见。主要原因是前方致压物与硬脊膜有粘连、手术操作不谨慎。发生硬脊膜撕裂时，如裂口较小，可先将外流的脑脊液吸净，然后用明胶海绵覆盖，关闭切口时肌肉分层严密缝合，加压包扎，伤口外不放置引流。如裂口撕裂较大，可试用肌膜、肌片修补，也可以用纤维蛋白胶进一步增强修复效果。

4. 术后吞咽困难　颈前路手术由于术中对咽、食管等的牵拉，以及术后软组织的肿胀，术后患者多有短暂的咽喉疼痛与吞咽困难,一般几天内可消失。吞咽困难也可能是术后血肿所致,故症状比较严重,持续时间较长的患者应密切观察,症状轻、血肿小的随着血肿的自行吸收,吞咽困难可逐渐缓解乃至消失,持续时间长、症状重的应开放引流。

5. 术后食管瘘　是颈前路手术罕见但十分严重的并发症,可能原因如下:①手术器械伤及食管或食管壁受压时间过长而缺血坏死;② 术后内置物或植骨块移位压迫;③局部血肿、伤口感染侵及食管壁。凡颈前路术后颈部切口肿胀、疼痛发热、咽痛均应警惕。术后长时间的吞咽困难、颈部伤口内有消化道分泌物、难治性严重伤口感染均提示有食管瘘发生的可能。

第二节　下颈椎畸形后路手术

一、适应证

下颈椎畸形。

二、禁忌证

1. 有颈椎轴向痛,因为保留了颈椎的活动性而导致症状缓解差。
2. 以前经历过颈椎后路手术,因瘢痕和粘连无法顺利进行后路手术。
3. 颈椎不稳,甚至滑脱。黄韧带骨化,导致后路手术困难。

三、手术要点、难点及对策

1. 体位　患者取俯卧位,胸、腹部两侧垫以软枕,以保持胸腹部免受压迫而影响呼吸(图 12-5)。应用术前预制的头颈胸腹石膏,或者头额部置于可调式马蹄形支架上,也可应用 Halo 头盆支架支撑头部。根据手术需要,头颈部的位置可取屈曲、正中和伸展位。肩部下拉后以宽胶布或巾单固定,避免术中透视肩关节阻挡。手术切口靠近头端时术前应剃头,以显露枕部,保证术中有足够的无菌范围。

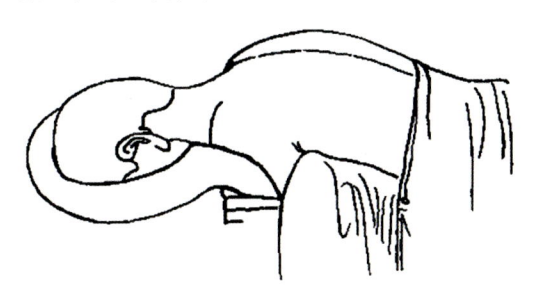

图 12-5　颈椎后入路手术体位示意图
患者俯卧于石膏床上

2. 手术切口 根据所需显露范围大小决定切口的长短，最高自发际上1.0cm，最低至T_1棘突连线，做正中纵行直线切口（图12-6）。

3. 显露椎板 切开皮肤和皮下组织，显露深筋膜，将项韧带自上而下做正中切开，从正中线切开颈项诸肌、斜方肌、头夹肌、头颈棘肌和项头棘肌等联合部。或者从已显露的筋膜开始，将项韧带侧方切开但不切断，推向一侧，连同肌肉自棘突、椎板做骨膜下剥离（图12-7）。整个显露过程中，切口居中，即使不切开项韧带也应在其边缘切割，这样可以减少出血。如仅显露半椎板，则项韧带可以不做切割或分离。在每椎节椎板剥离后立即用干纱布填塞止血。

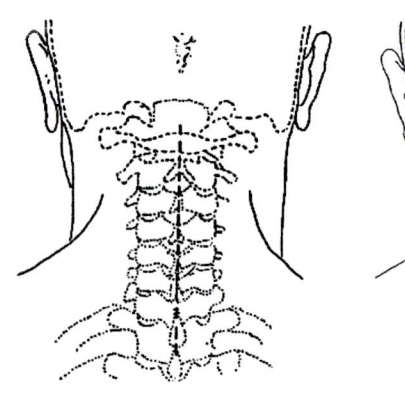

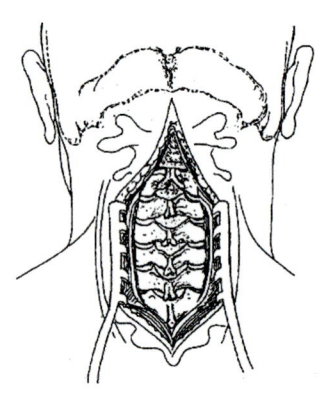

图12-6 颈后路正中纵行切口位置　图12-7 下颈椎后结构完全显露

4. 后方截骨及重建稳定性 对于颈椎后方小关节骨性强直者，先行后路手术。后路手术为顶椎区域多节段的Smith-Peterson截骨，采用磨钻磨除部分上下关节突，$C_3 \sim C_6$椎体采用侧块螺钉固定，C_2、C_7椎体采用椎弓根螺钉固定。稳定性重建，可以通过棘突间植骨融合、后方或后外侧方植骨融合实现（图12-8）。

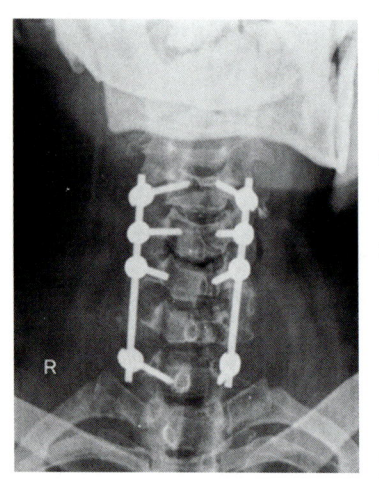

图12-8 下颈椎后路椎弓根螺钉内固定术

四、术后常见并发症的预防与处理

1. 神经功能障碍加重 如果除外术中造成神经损伤，术后出现神经功能障碍加重一般有如下原因：椎板切除减压后脊髓向后漂移，第5神经根受到牵拉而致该神经不同程度瘫痪；不均匀的椎板切除减压，或者减压不彻底，造成减压与未减压交界处压迫应力集中；术后脊髓膨胀性水肿，术后3～4天达高峰；硬脊膜外血肿形成。值得注意的是，由于颈项部肌肉软组织肿胀，增强了血肿的压迫作用，血肿不一定很大即可致术后四肢瘫痪。

对于术后出现脊髓损伤，其处理原则是早期发现、早期治疗。对每一例手术都要提高警惕，术后立即观察患者的情况，一旦出现新的神经功能障碍，应全面检查，密切观察，分析其原因。如果神经功能障碍在术后 2～6 小时内迅速出现恶化，而 X 线平片又无异常发现，则硬脊膜外血肿可能性很大，应立即给予甲泼尼龙冲击治疗，并急诊手术探查。

2. 术后颈肩痛　对于颈椎管狭窄和多节段的颈椎病，颈后路椎板切除减压可取得较好的疗效，但许多患者术后出现顽固性的颈肩痛。表现为颈肩部僵硬、疼痛，常术后持续多年。这种并发症相当常见，目前认为其发生与颈椎旁肌损伤、小关节突损伤及椎板成形时铰链侧开槽有关。颈后路植骨融合范围过大，造成术后颈椎活动显著受限也是原因之一。处理可行对症治疗，如理疗等。一般数月到数年逐渐好转。

3. 医源性椎管狭窄　颈后路手术后出现医源性椎管狭窄有以下常见原因：硬脊膜外瘢痕组织形成，由于纤维组织粘连，可造成脊髓及神经根的牵拉性损害，也可造成新的压迫；OPLL 行后路椎板切除或椎板成形减压后，椎管前壁的后纵韧带骨化病变仍可继续生长、骨化灶增厚压迫脊髓；后路椎管"开门"后再"关门"也是造成医源性椎管狭窄的原因之一。预防硬脊膜外瘢痕粘连，可在关闭切口前硬脊膜外放置吸收性明胶海绵、自体脂肪块及透明质酸。术后再"关门"主要与手术操作技术有关。其关键是活页侧的骨槽要充分，椎板掀起时不应有太大的阻力。

4. 术后颈椎不稳和畸形　颈椎稳定性很大程度上依赖于与其相连的韧带、肌肉组织，当手术尤其是后路手术破坏了这些软组织时，则丧失了肌肉对颈椎的支持力，使颈椎更加不稳，易发生后凸畸形。常见的症状包括根性症状、髓性症状、颈部疼痛、肌肉乏力及视功能丧失。

症状重及有明显脊髓功能障碍的颈椎不稳或畸形应手术治疗。因为此类患者缺乏颈椎后结构，术后畸形容易复发。术前或术中应做颈椎牵引，以矫正畸形并松解软组织。手术行前路多节段椎体次全切减压、腓骨或髂骨植骨融合、内固定术，必要时还应进行后路内固定术。术后颈部严格制动。治疗也可采用颈椎截骨术。

5. 植骨不融合　可表现为假关节形成或颈椎不稳，在生理负荷下无法维持正常脊椎序列，可导致脊髓和神经根损伤、畸形和疼痛。颈椎术后植骨不融合与患者全身营养状况不佳、感染、植骨床准备不充分、缺乏坚强的固定等有关。充分而仔细地处理植骨床，合理使用自体骨及进行适当固定，都是避免植骨不融合和假关节形成的重要因素。

6. 内固定失败　颈后路手术中所置入内固定如钛缆与螺钉，都有松动、断裂或拔出的可能。多与局部活动度过大、植骨不融合致假关节形成或内固定承受应力过大致金属疲劳有关。医师应对手术区域局部解剖和受力情况有充分了解，合理选择内固定和植骨方法。正确的手术方法可大大降低内固定失败的比率。

如在行枕颈部固定时，枕骨骨质最厚的部位位于枕外隆凸的中线附近，在这一区域被允许入长度 10～12mm 的螺钉，而不会侵及枕骨下方的硬脊膜。但是在枕外隆凸中线稍外侧，枕骨的厚度就会有明显下降，一般为 4～6mm，在这一区域置入螺钉的长度就要相应变短。使用长度短的螺钉，可减少脑组织潜在的损伤，但同样减少了整个内固定系统的抗拉强度，从而增加了螺钉断裂和内固定失败的危险。

第三节　前后联合手术

对于颈椎前、后方均有骨性强直者，行前后路联合手术，具体方法同前，多数情况下

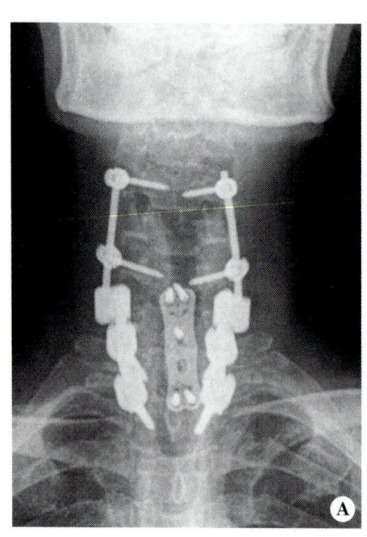

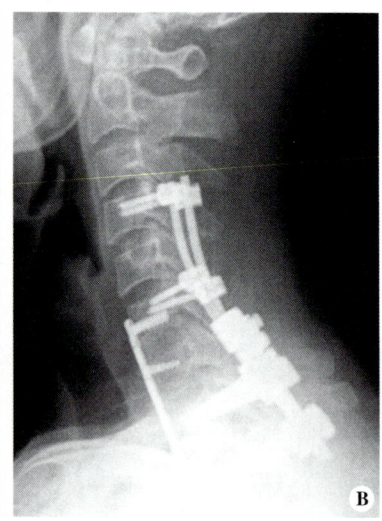

需行前—后—前或后—前—后路手术。如合并脊髓病变，则采用前—后—前入路，即先前路减压松解，然后后路截骨矫形，最后前路支撑融合内固定；如无脊髓病变，则采用后—前—后入路，即先后路截骨松解，然后前路松解矫形融合，最后后路进一步矫形内固定。前路和后路入路手术方法同上（图 12-9）。

图 12-9 下颈椎前后联合入路内固定术

一、适应证

（一）柔软性畸形

对于柔软性后凸畸形，如果没有脊髓受压的临床和影像学表现，那么是否手术取决于畸形的进展、畸形的严重程度和疼痛。柔软性后凸畸形延误治疗可导致畸形发展成固定性畸形，因此对这些患者应当积极早期治疗。对于存在脊髓压迫的患者，如果复位后脊髓获得减压，则仅需要在该位置上行后路颈椎融合术，如果复位后仍有持续性的脊髓压迫，则需要前路减压和前路内固定重建手术。

颈椎融合的方法包括单纯植骨和应用结构性骨块植骨或内固定，或者二者结合。对于儿童患者，将后方椎板小关节去皮质后，使用骨松质植骨，使用 Halo 背心将颈部维持在适当的位置直至融合，此方法有较高的融合率。成人后路颈椎融合术经常使用内固定，以提供临时稳定和提高融合率。内固定方式的选择部分地取决于后方结构的稳定性。如果后方结构完整，可选用钢丝固定。当椎弓结构不完整时，如椎板切除术后后凸和不稳定，可选用侧块钢板固定。该技术不需要累及相邻的完整的节段而获得稳定。

（二）僵硬性畸形

1. 无脊髓压迫的固定性畸形　不伴脊髓压迫的部分或完全性固定性后凸畸形，如伴有严重的持续性颈部疼痛，则需要手术治疗。手术采用前路或者前路结合后路手术。前路松解颈椎前部的结构，切除椎间盘或者切除椎体并植骨。前方松解要彻底，通过骨牵引牵开椎间隙并恢复颈椎前凸，植入有三面皮质结构的髂骨。应用前路钢板固定和后路增强性固定可获得即刻稳定并减少术后对外固定的要求。对因强直性脊柱炎造成的功能性畸形，单纯行后路截骨术就可以获得矫正。

2. 有脊髓压迫的固定性畸形　伴有脊髓压迫的固定性后凸畸形需要手术治疗，而且手术比较困难。手术需要对脊髓前方进行减压和融合。如果后凸比较轻而且前方的压迫仅在椎间盘水平，可根据需要行单一或多节段椎间盘切除和椎体间融合术。如果有明显的后凸畸形，则需要切除一个或多个椎体以充分减压，使脊髓移向前方。椎体重建可以采用自体或同种异体骨块植骨，可以将植骨块修成适当的形状防止移位或借助颈椎前路钢板固定。如果后方结构完整，单独采用前路钢板固定即可。如后方结构不完整，如椎板切除术后后凸伴不稳定的患者，单独前路融合失败率很高，可采用前路减压和椎体重建结合后路颈椎固定融合术。颈椎后路内固定可采用棘突钢丝固定、小关节钢丝固定或侧块钢板固定。如颈椎后方结构已经切除或不完整，可采用$C_3 \sim C_6$侧块钢板和C_2、C_7及T_1椎弓根螺钉钢板固定。

二、手术要点、难点及对策

1. 前路手术　由于颈椎后凸畸形时脊髓相应前屈，压迫主要来自前方，且前路手术对患者的创伤较小，所以首选前路手术直接减压矫形。由于重度颈椎后凸畸形大部分患者存在先天的畸形或骨性的融合，后凸非常僵硬，难以通过单纯前路手术完全矫正至正常颈椎前凸，但通过仔细的手术操作去除压迫，获得良好的融合稳定，阻止颈椎后凸的进展，疗效是满意的。Zdeblick早期通过单纯前路手术矫正颈椎后凸畸形，术中未使用内固定，其治疗病例中出现植骨块的移位及塌陷，矫正丢失率为12.5%，共有3例患者需要行二次手术矫形治疗。袁文等认为大部分柔软的颈椎后凸畸形可以行单纯前路手术解决，即使是严重的畸形都能通过前路手术获得满意的矫形，避免后路手术的并发症。

2. 后路手术　颈椎后凸畸形患者前方结构多因椎体缺如、楔变、椎间隙变窄甚至融合等短缩融合，后方结构被相对拉长，后路手术创伤较大，且会破坏颈椎的张力带结构，单纯后路手术难以恢复并维持颈椎曲度，甚至远期有加重后凸的可能性，故我们未选择单纯后路手术。Bridwell等认为，对于大多数患者，后路融合术疗效满意，不必常规实施两期前后路手术。

3. 前后联合入路手术　手术治疗的主要目的是获得神经结构的减压，重建颈椎的平衡，而不能过于追求矫正的度数或矫正率，否则将因过多的操作刺激及大幅度矫形增加神经损害的发生率。Mummaneni等通过前后联合入路手术治疗30例颈椎后凸畸形患者，矫形效果满意，但并发症发生率接近50%。虽然前后路联合手术治疗僵硬型颈椎后凸畸形较单纯前路或后路手术可获得更佳的畸形矫正，平均矫正约50°，但该手术创伤大、并发症多。僵硬来源于前方骨性强直者行前路手术，如前路椎体次切范围超过2个椎体或前路手术后凸畸形矫正仍不满意，需加做后路手术。僵硬来源于后方小关节骨性强直者，行后路手术，如后路内固定节段长、前方需要融合或结构支撑时，加做前路手术。对于僵硬同时来源于前后方骨性强直者，需要前后路联合手术，前—后—前或后—前—后入路均可获得满意疗效，由于后—前—后矫形作用较强、神经损害并发症发生率较低，所以推荐首选该方案。

（华中科技大学同济医学院附属协和医院　吴星火）

参 考 文 献

李方财，陈其昕，陈维善.2015.严重僵硬型颈椎后凸畸形的手术入路选择.中华骨科杂志，35（4）：368-373.

袁文，刘洋，陈德玉，等.2007.重度颈椎后凸畸形的手术治疗.中华骨科杂志，27（9）：671-676.

Crawford AH.1989.Pitfalls of spinal deformities associated with neurofibronmtosis in children.Clin Orthop Relat Res，245：29-42

Emohare O，Mendez A.2013.Posterior fusion for an unstable axial fracture dislocation.Surg Neurol Int，4（Suppl 2）：S58-60.

Ghogawala Z.2013.Commentary：Patient heterogeneity complicates efforts to compare effectiveness for anterior versus posterior surgery for cervical spondylotic myelopathy.Spine J，13（7）：732，733.

Guigui P，Benoist M，Deburge A.1998.Spinal deformity and instabilityafter multilevel cervical laminectomy for spondylotie myelopathy. Spine（Phila Pa 1976），23（4）：440-447.

Hopf C，Eysel P.2001.Principles of surgical treatment of upper thoracic and cervicothoracic kyphosis .Orthopade，30（12）：i937-946.

J Hann S，Chalouhi N，Madineni R，et al.2014.An algorithmic strategyfor selecting a surgical approach in cervical deformity correction. Neurosurg Focus，36（5）：E5.

Nottmeier EW，Deen HG，Patel N，et al. 2009.Cervical kyphotic deformity correction using 360-degree reconstruction.J Spinal Disord Tech，22（6）：385-391.

Sheth JH，Patankar AP，Shah R.2012.Anterior cervical microdiscectomy：is bone grafting and in-situ fusion with instrumentation required? Br J Neurosurg，26（1）：12-15.

Slewafl TJ，Steinmetz MP，Benzel EC.2005.Techniques for the ventral correction of postsurgical cervical kyphotic deformity.Neurosurg，56（Suppl 1）：191-195.

Steinmetz MP，Stewart TJ，Kager CD，et al.2007.Cervical deformity correction.Neurosurgery，60（1 Suppl 1）：S90.

Yong-Hiug K，Kalamehi A，MaeEwen GD.1979.Cervical spine abnormalities in neurofibromatosis.J Bone Joint Surg（Am），61（5）：695-699.

Zhu B，Xu Y，Liu X，et al.2013.Anterior approach versus posterior approach for the treatment of multilevel cervical spondylotic myelopathy：a systemic review and meta-analysis.Eur Spine J，22（7）：1583-1593.

第十三章 先天性脊柱侧凸

概 论

一、概况

先天性脊柱侧凸的定义是因椎骨结构畸形而引起的侧凸。其患病率大约为1‰，女性发病率高于男性，二者发病比率约为 2.5 : 1。其中胸椎发生先天性脊柱侧凸的发病率约为 0.5‰。目前病因不明。动物实验中有很强的证据证明，接触如一氧化碳这样的有毒物质可以引起先天性脊柱侧凸。怀孕期间患有糖尿病，以及怀孕期间摄入抗癫痫药也可能是致病因素。一些先天性椎体畸形具有遗传性，但是病因学并不明确。

二、分类和自然史

先天性脊柱侧凸根据椎体畸形的类型可分为三类：

（一）分节不良

分节不良的特点就是椎体间存在异常的骨桥接。可以表现为：单侧骨桥，将限制一侧椎体生长；一侧骨桥合并对侧相同节段半椎体；骨性桥接也可以是双侧对称性的，产生块状椎。

（二）形成不良

形成不全产生楔形椎，楔形椎的椎体一侧发育不全，导致椎体两侧高度不均衡，但是楔形椎有双侧椎弓根；完全性形成不良产生半椎体，一侧椎弓根和部分椎体缺如。半椎体可以根据其与邻近椎体融合与否进一步细分：与上下方椎体均融合的半椎体为未分节半椎体，与上方或下方椎体融合的半椎体为部分分节半椎体，与上方及下方椎体完全分离的半椎体为完全分节半椎体。脊柱单侧存在半椎体将导致脊柱生长严重失衡。脊柱双侧相同区域均存在半椎体，且两个半椎体被一个或数个正常椎体分开，这样的脊柱可以获得平衡。

（三）混合型

混合型既包括分节不良也包括形成缺陷（图 13-1）。

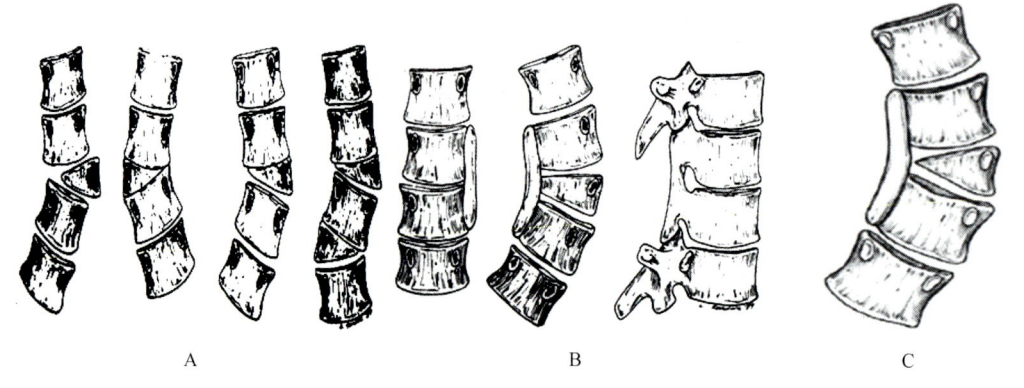

图 13-1 先天性脊柱侧凸的分型

A. 分节不良；B. 形成不良；C. 混合型

脊柱弯曲的形态和部位对于治疗选择和预后也非常重要。先天性脊柱侧凸向左凸和向右凸大致相等。多数（95%）为单一结构性侧凸伴随代偿性侧凸。对于先天性脊柱侧凸，要从侧凸的方向、侧凸发生的部位，以及代偿弯和矢状面上的弯曲几个方面进行描述。先天发育异常的椎体一般位于侧凸弧的顶点，33% 位于上胸椎，31% 位于下胸椎，20% 位于胸腰段，11% 位于腰椎，5% 位于腰骶段。总之，胸腰弯预后最差、最具进展性（图 13-2），其次是下胸弯，再次为上胸弯。

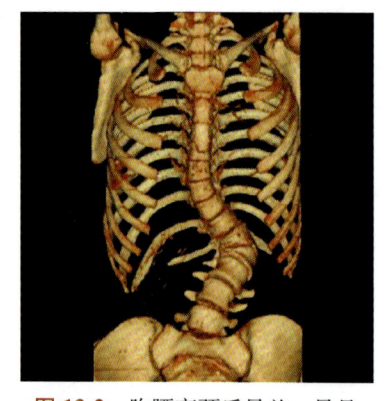

图 13-2 胸腰弯预后最差、最具进展性

75% 的先天性脊柱侧凸患者需要治疗，而未经过治疗的患者在骨骼成熟时，84% 脊柱侧凸角度超过 40°。先天性脊柱侧凸的预后和进展情况与畸形的类型、患者的年龄及侧凸的部位有关。多数先天性脊柱侧凸患者出生时或 1 岁以内即可发现脊柱存在弯曲畸形，多不能幸免于恶化，出生后即开始进展，进展速度各异，在青春期生长高峰时加速进展，骨骼成熟后进展放慢或停止，平均每年加重 4°（1°～33°）。在 1 岁以内出现外观畸形的患者早期即可显著进展，预后最差。出现晚（大龄儿童期）的脊柱侧凸畸形在青春发育高峰期会快速进展。

半椎体占先天性脊柱侧凸的 46%。半椎体致脊柱侧凸每年平均进展 1°～2°，10 岁时可超过 40°。多节半椎体并存，脊柱侧凸进展更快。腰骶结合部半椎体将导致腰椎出现短斜侧凸，延伸到 L_4 或 L_3，并出现一个长的代偿性弯曲延伸到胸椎。单一半椎体的治疗可以延迟到青春期身体加速生长前，但是多节半椎体的治疗应在 5 岁以前。

单侧骨桥占先天性脊柱侧凸的 40%，多位于胸椎，阻碍侧凸凹侧椎体生长。骨桥可以达到 2～8 个椎体节段，可伴有多根肋骨融合。只有在 3～4 岁时出现骨化后才能在影像学上发现上述畸形。10岁以前，单侧骨桥导致的脊柱侧凸每年进展 2°～6°，到青春期时畸形进展加速。一旦确诊就应进行后路融合手术。

一侧骨桥合并对侧相同节段半椎体占脊柱畸形的 11%。脊柱侧凸多位于胸段。在影像学上先出现半椎体，而骨桥只有到 3～4 岁骨化时才能被发现。骨桥合并半椎体畸形预后最差，脊柱侧凸每年进展可达 10°，很多患者在 3 岁时脊柱侧凸可超过 50°。这种畸形一旦确诊即应进行前后路融合手术，手术越早越好，因为畸形的进展是无情的。

楔形椎和脊柱分节不全少见，它们导致的畸形不重，侧凸一般不超过 20°。对于这些患者应该密切观察。

单侧骨桥合并对侧半椎体畸形导致的侧凸最严重，之后依次为单侧骨桥、半椎体、楔形椎，预后最好的是块状椎。混合畸形的进展是不可预知的，它们的严重程度取决于生长潜能的不平衡程度。

三、临床表现

先天性脊柱侧凸除了脊柱畸形以外往往合并其他系统的畸形，病史询问和体格检查要全面和仔细。病史应注意患儿的出生、生长发育和家族史，尤其是寻找各种可能的神经系统、骨骼肌肉系统、生殖泌尿系统或心血管系统的异常。体格检查的时候应注意检查皮肤是否有包块、凹陷和毛发斑，这些特征提示脊柱可能有异常；神经系统检查应全面完整，皮肤浅感觉、四肢肌力、生理反射和病理反射可提示神经系统的异常；脊柱检查应注意侧凸的类型和位置，躯干和骨盆的平衡性，脊柱在冠状面和矢状面上的平衡性都需要进行评估。检查并记录躯干的不平衡情况、头颈偏斜情况、肩部偏斜情况及骨盆的平衡情况。多数侧凸畸形都会影响美观。上胸弯的患者会出现凸侧肩部升高、头向凹侧倾斜。侧凸角度超过 30° 就可显著影响美观了，尤其在女性更是如此。结构性、先天性脊柱侧凸的旋转畸形较轻，因此肋骨隆起较轻。在下胸椎和腰椎出现不平衡的脊柱侧凸将导致骨盆倾斜，凹侧下肢明显短缩。身体的偏斜导致行动和身体平衡困难。

35% 的先天性脊柱侧凸患者存在神经轴异常，包括脊髓纵裂、脊髓拴系、Chiari 畸形和硬膜内脂瘤。不存在皮肤和神经缺陷并不能排除椎管内闭合不全。高达 25% 的先天性脊柱侧凸的患者存在先天性心脏病。合并的先天性心脏病有房间隔缺损、室间隔缺损、法络四联症和大血管错位等。需要进行先天性脊柱侧凸矫形的患者要先进行超声心动图检查，如果存在先天性心脏病，应请心脏病专家会诊。先天性脊柱侧凸患者中有 20% 存在泌尿生殖系统异常。这些异常可能是无症状的，需要进行常规筛选试验，这些异常也可能是经过确诊的，而且需要治疗。畸形可以发生在肾脏、输尿管、膀胱或尿道，出现马蹄肾、肾不发育、双重输尿管及尿道下裂。超声检查是这些畸形的筛查手段。先天性脊柱侧凸患者常存在肌肉骨骼异常。这些异常包括足部畸形、高肩胛畸形、先天性脊椎畸形、先天性髋关节发育不良及上下肢的畸形。

X 线平片检查是先天性畸形的诊断与随访的基本检查手段。X 线平片可以发现脊柱畸形的存在及其细节情况。术前应该进行特殊的 X 线检查来确定脊柱的柔韧性，包括提头位、仰卧侧屈位 X 线片。这些 X 线片有助于确定僵硬度及稳定椎。CT 和 MRI 可以提高我们对脊柱解剖和畸形的认识能力。常规行三维 CT 重建来进行术前评估和复杂畸形的评估（图13-3），但不用于随访。MRI 检查取代了脊髓造影术，可以发现隐密性脊柱裂等先天性畸形。

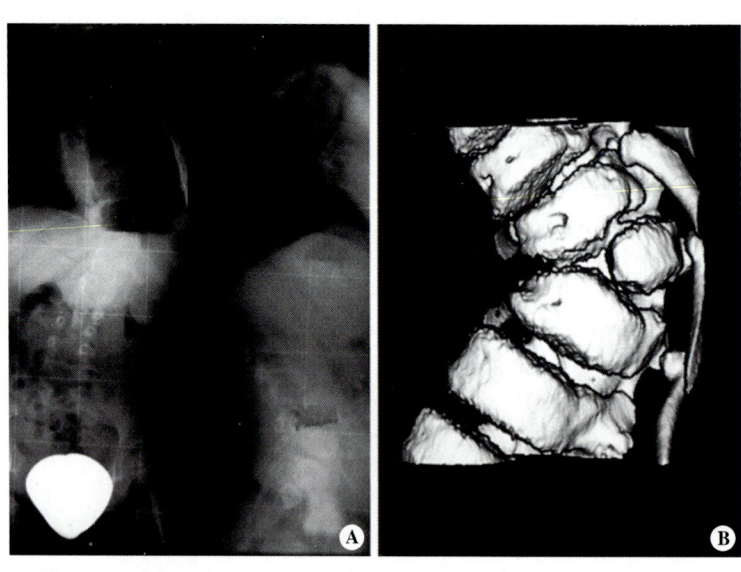

图 13-3　常规进行三维 CT 重建来进行术前评估和复杂畸形的评估

四、治疗

（一）非手术治疗

先天性脊柱侧凸的治疗应根据畸形椎体的类型、位置、数目及患儿的年龄而定，对于畸形进展缓慢、躯干平衡良好的病例可进行密切随访。支具不能阻止侧凸的进展或矫正侧凸，但是它可以延缓长的柔软度好的先天性脊柱侧凸上、下端出现的代偿性侧凸，从而推迟手术年龄。支具对于短的、成角的和僵硬的侧凸无效。

（二）手术治疗

手术治疗见下文。

先天性脊柱侧凸矫形术

一、适应证

半椎体畸形导致明显脊柱侧凸或者侧凸进展的病例，应尽早进行手术治疗，手术的目的就是在儿童生长期阻止或限制脊柱畸形的进展，在患者生长终止时可以获得一个平衡的脊柱（图13-4）。

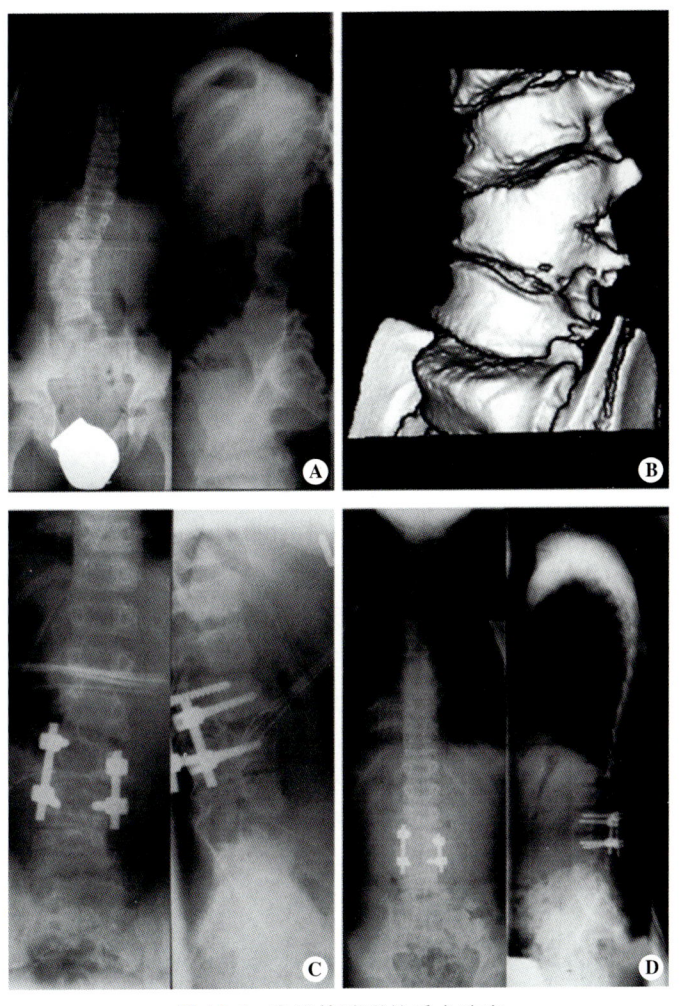

图13-4 半椎体畸形的手术治疗

半椎体畸形的术前影像学表现（A，B）；术后矫形效果（C，D）

二、术前准备

理想的手术方式应该能够在很大程度上降低对脊柱和胸廓生长的限制，能够阻止或限制畸形的进展，而且造成神经系统损伤的风险最低。先天性脊柱侧凸矫正手术造成神经损伤的风险高于特发性脊柱侧凸。早期进行积极治疗可以降低患者承担的风险。术前应常规进行脊柱MRI检查。术中进行压缩而不是撑开可以降低围术期神经损伤的风险。

三、手术要点、难点及对策

先天性脊柱侧凸的手术方式大致分为：脊柱融合术、骨骺阻滞术、半椎体切除术。对于特定的患者，最佳术式的选择存在争议。

（1）后路脊柱融合是最早开展和最安全的脊柱手术，该术式对脊柱后部结构进行融合，而不处理椎体、椎间盘和韧带。单纯后路原位融合适用于进展缓慢的、较轻的侧凸或前方融合困难的侧凸。对于年幼有生长潜力的侧凸患者应辅以前路融合，以免发生"曲轴"现象。成功的融合术必须彻底切除小关节、充分去皮质并进行大量植骨，融合节段必须包含Cobb角以内的所有脊椎，而且延伸到畸形节段上下各一个脊椎。幼儿可用的髂骨量十分有限，而同种异体骨移植可以获得与自体骨同等有效的疗效。常见的并发症包括感染、假关节形成、融合体弯曲、麻痹和神经损伤。脊柱后部生长因融合受到阻碍，前部继续生长将导致"曲轴"现象。由于前部结构未处理，畸形的矫正受到限制，平均矫正10°～20°。术后佩戴支具至少6个月直至植骨愈合。后路融合加器械固定适合于没有明显后凸的中度到重度的侧凸患者，手术的目的是有限地矫正及控制弯曲不发展。内固定可以减少术后支具固定时间，但是神经损伤的风险增加了。目前原位融合术除就诊较晚的病例外，极少用于先天性半椎体的治疗。

是否选择前路椎间盘切除椎间融合联合后路原位融合术取决于椎间盘的生长潜能、剩余的生长能力及脊柱侧凸的程度和方向。通过X线平片、术前MRI和CT扫描来评价椎间盘的质量和邻近椎体终板的生长潜能。尽管残留的间盘隙很小，但是如果没有通过前路进行摘除则将产生"曲轴"现象。前后路脊柱融合消除了前后方生长不平衡的问题，术中可以进行更多矫正。但是术中过度矫正可以导致脊髓缺血。在前凸畸形中，仅进行前方融合足以阻止畸形进展。后凸畸形单纯进行后路融合即可。

（2）凸侧骨骺阻滞术是对脊椎生长进行部分阻滞的术式，矫正侧凸的基本原理就是对侧凸弧的凸侧脊椎进行骨骺阻滞而保留凹侧的生长板，因凹侧具有生长能力，从而自发矫正侧凸。该术式适用于年龄小于5岁、凸侧有生长的先天性半椎体患者，由于凸侧骨骺阻滞术对畸形的矫正一般不超过15°，甚至对于某些患者的畸形无矫正作用，所以仅适用于脊柱侧凸不严重的患者。不具有生长潜能的脊椎分节不良不适用于该术式。凸侧骨骺阻滞术疗效差异较大，年龄越小，矫正效果越好。对于畸形累及短节段脊柱的患者，可以采用半椎体切除取代凸侧骨骺阻滞术。

（3）半椎体切除术是治疗孤立半椎体安全有效的方法。半椎体切除的最佳指征为：胸腰段、腰段或腰骶段半椎体导致躯干失衡，年龄小于5岁。半椎体切除的方式可以是一期或分期前后路切除半椎体，这取决于术者的经验和习惯。最近报道单纯后路半椎体切除可以获得满意疗效，畸形矫正率可达34%～64%。一般认为经后路半椎体切除对手术技术要求比较高，而且存在较大的神经损伤危险性。但实际上半椎体位于畸形顶端凸侧，而脊髓向凹侧移位，且后方结构切除后可以直接看到脊髓。半椎体的椎弓根为前路切除半椎体提供了足够的空间，因此无须用力牵开脊髓，即可安全地进行前方半椎体和椎间盘的切除。对于生长中的脊柱，融合节段越短越好。每固定融合1个椎节每年大约会造成0.2mm身高丢失，短节段椎弓根螺钉固定、植骨融合对于脊柱生长发育的影响较小。只有骨桥形成和肋骨融合，以及严重的后凸畸形才有必要进行多节段融合。

先天性脊柱侧凸的处理对于骨科医生而言非常棘手。脊柱畸形的发展既可以是一个缓慢、温和的过程，也可以是无情进展的过程。骨科医生必须正确辨别这两种过程，适当、适时地进行干预。

术中应进行运动和体感诱发电位监护。如果不进行监护，神经损伤率大大增加。术中神经监护不能恢复到基线水平，就应该进行唤醒试验。通常在手术结束时应进行唤醒试验。术后进行神经监护也很重要，因为畸形矫正手术后有迟发神经损伤的可能，尤其是术后72小时。

先天性脊柱侧凸的治疗较为复杂，手术方法和时机的选择取决于患者年龄、侧凸程度、病理类型、进展速度及合并畸形等诸多因素。决定先天性脊柱侧凸是否需要手术矫正的因素主要有两方面：侧凸局部的畸形情况及侧凸发展的趋势。手术矫正先天性半椎体畸形的目的是在较短的矫形范围内取得近似生理弯曲的功能性好的脊柱，不适当的延迟治疗时间会造成代偿弯最终被包括在固定融合的范围内，随着脊柱僵硬性的增加，矫形效果也会下降，而手术时间和出血量会相应增加。

四、临床效果评价

随着内固定技术的提高，内固定物可以安全地用于年幼患者。椎弓根螺钉内固定可以用于2岁以下患者。而国内相当一部分患儿前来就诊时为5岁以后，我们认为在青春期前（5～12岁）手术也可取得良好的手术疗效。

（华中科技大学同济医学院附属协和医院　杨　操）

参 考 文 献

Bozcali E，Ucpunar H，Sevencan A，et al.2016.A retrospective study of congenital cardiac abnormality associated with scoliosis.Asian Spine J，10（2）：226-230.

Chang DG，Yang JH，Lee JH，et al.2016.Congenital kyphoscoliosis in monozygotic twins：ten-year follow-up treated by posteriorvertebral column resection（PVCR）：a case report.Medicine（Baltimore），95（17）：e3499.

Erdman MK，Warnick DE.2016.Revision pediatric anterior cruciate ligament reconstruction after failure of iliotibial band technique treated with all-epiphyseal technique in a prepubescent with Ehlers-Danlos syndrome：a case report.J Pediatr Orthop B.[Epnb ahead of print]

Feng Y，Hai Y，Zhao S，et al.2016.Hemivertebra resection with posterior unilateral intervertebral fusion and transpedicular fixation for congenital scoliosis：results with at least 3 years of follow-up.Eur Spine J，25（10）：3274-3281.

Gupta N，SR，GB，et al.2016.Vertebral and intraspinal anomalies in Indian population with congenital scoliosis：a study of 119 consecutive patients.Asian Spine J，10（2）：276-281.

Jayaswal A，Kandwal P，Goswami A，et al.2016.Early onset scoliosis with intraspinal anomalies：management with growing rod.Eur Spine J，25（10）：3301-3307.

Murphy RF，Moisan A，Kelly DM，et al.2016.Use of vertical expandable prosthetic titanium rib（VEPTR）in the treatment of congenital scoliosis without fused ribs.J Pediatr Orthop，36（4）：329-335.

Öst E，Joelsson MÖ，Burgos CM，et al.2016.Self-assessed physical health among children with congenital diaphragmatic hernia.Pediatr Surg Int，32（5）：493-503.

Santos Dos Reis SD, de Oliveira RS, Correia Marcelino SA, et al.2016.Congenital malformations and other reproductive losses in goats due to poisoning by Poincianella pyramidalis (Tul.) L.P.Queiroz (=Caesalpinia pyramidalis Tul.).Toxicon, 118: 91-94.

Wataya T, Horikawa K, Kitagawa M, et al.2016.Thoracic meningocele in lumbo-costo-vertebral syndrome in a child: possible enlargement with repeated motion by anchoring to the diaphragm.J Neurosurg Pediatr, 8: 1-4.

Zhuang Q, Zhang J, Li S, et al.2016.One-stage posterior-only lumbosacral hemivertebra resection with short segmental fusion: a more than 2-year follow-up.Eur Spine J, 25 (5): 1567-1574.

第十四章 特发性脊柱侧凸

概 论

青少年特发性脊柱侧凸（adolescent idiopathic scoliosis，AIS）是指发生于青春发育期前后的脊柱结构性侧凸畸形，通常因站立位时姿态不对称而被发现，但确切的证实需摄站立位全脊柱 X 线片。目前常用 Cobb 角 10° 作为诊断脊柱侧凸的最低标准，国内外报道 10～16 岁的青少年有 10° 以上的脊柱侧凸可达 2%～3%。随着 Cobb 角的增加和年龄的增加，女性的患病率明显高于男性。在青少年，10° 以下脊柱侧凸的发病率在男女性别上无明显差异。

一、AIS 的自然史

AIS 在成年前将进展是一公认的自然规律，其进展程度主要取决于生长潜能和脊柱侧凸的部位类型，其共同的规律是：①发病越早，进展的可能性越大；②在月经前，进展的危险性较大；③发病时的 Risser 征越低，进展的可能性越大；④双弯型脊柱侧凸比单弯型更易进展；⑤脊柱侧凸发现时的度数和旋转越大，越易进展。

脊柱侧凸进入成年期后仍有 65%～75% 的患者进展，特别是骨骼成熟时的 Cobb 角 > 30°、顶椎旋转 > 30° 的 AIS。最易进展的是 50°～80° 的胸弯，每年可进展 0.75°～1°。胸腰弯也很具进展性，后期几乎均发生 L_3～L_4 旋转半脱位。腰弯大部分向后凸型侧凸进展，脱位易发生于 L_4～L_5，旋转、Cobb 角、侧凸区矢状面形态和 L_5 与骨盆的相互关系决定了腰椎侧凸的进展。双弯型的侧凸在成年后可长期保持平衡，进展加重的发生较迟。腰弯的进展较胸弯明显，可在上下两弯间出现交界性后凸畸形。

二、特发性脊柱侧凸的临床分类

1. 根据脊柱侧凸发病时的年龄分类　婴儿型脊柱侧凸（0～3 岁）、儿童型脊柱侧凸（4～9 岁）、青少年型脊柱侧凸（10～16 岁）。

2. 根据顶椎的位置分类

（1）单胸弯：最为常见，顶椎在 T_8 或 T_9，常包括 6～7 节脊椎，一般为右侧凸。由于整个脊柱侧凸区均在胸椎，可早期引起凸侧肋骨向背侧隆起而较早被发现。双肩不等高明显，有时也可成为首发症状。该类脊柱侧凸发病越早，造成的胸廓畸形越明显，还常伴有胸椎后凸的减小甚至出现前凸，称为前凸型胸椎侧凸。

（2）胸腰弯：顶椎常为 T_{12} 或 L_1，由于可引起明显的躯干侧倾而外观畸形严重。

（3）单腰弯：顶椎常为 L_2 或 L_3，由于脊柱侧凸位置低，正常腰椎又是前凸，因而有时即使脊椎旋转很明显，但外观畸形轻，早期不易被发现。

（4）胸腰双主弯：胸椎常为右弯，腰椎常为左弯。两个弯曲的度数、旋转、与中线的距离常接近，但腰弯的柔软性常大于胸弯。由于躯干平衡好、双肩等高，穿衣后即使度数很大，外观畸形也可以不明显。但在矢状面上可以在两个弯曲的交界区出现一后凸畸形，即交界性后凸畸形。

（5）胸椎双主弯：不常见，在胸椎出现两个方向相反的弯曲，通常为上胸椎左弯，呈后凸型，下胸椎右弯，呈前凸型，因而在两弯交界处可出现一明显的交界性后凸，患者双肩不等高，但常为右肩低于左肩，左颈胸部比右侧饱满。

（6）颈胸弯：少见，外观畸形明显，常被早期发现，但支具治疗极为困难，手术的矫形效果也差。

（7）多个互补性侧凸（又称"蛇"形脊柱侧凸）：很少见，在胸椎和腰椎出现几个方向相反的脊柱侧凸，由于度数接近，互相补充因而平衡维持好、外观畸形轻，进展也相对较慢。

三、AIS 的 X 线特征

AIS 常在青少年起病，偶有家族史，通常呈渐进性进展，一般无神经损害，极少数出现腰痛。由于 AIS 目前尚无诊断标准，临床对 AIS 的诊断主要为排除其他原因的脊柱侧凸，但 AIS 的 X 线影像特征具有特殊的规律：①无明显脊椎结构性改变；②脊柱侧凸的侧凸弧度呈均匀性改变；③脊柱侧凸具有一定的呈均匀变化的柔韧性；④胸弯以右侧凸多见；⑤前凸型脊柱侧凸多见；⑥脊椎的旋转方向：特发性脊柱侧凸的前柱（即椎体），大多是转向凸侧，而后柱则是转向凹侧。

四、脊柱侧凸的三维畸形特征

正常人体脊柱保持着三维平衡，而在脊柱侧凸中这种平衡被打破。目前公认脊柱侧凸为在三维空间上发生发展的畸形，临床需要从三维的角度来理解脊柱侧凸。

1. 冠状面　正常脊柱在冠状面的平衡应该达到使头部处于骨盆中心。脊柱侧凸对冠状面平衡造成的影响是头部偏离骨盆中心、视线不水平、双肩不等高、骨盆倾斜、胸廓侧移等。

2. 矢状面　正常脊柱在矢状面上有 20°～40° 的胸椎后凸和 30°～50° 的腰椎前凸，在胸腰段则呈垂直，无任何后凸存在。脊柱侧凸时发生的矢状面畸形由于脊柱侧凸部位不同而比较复杂，如特发性胸椎脊柱侧凸可发生胸椎后凸减少或前凸畸形和胸腰段后凸畸形。而在胸腰双主弯时可以出现双弯交界性后凸畸形。胸椎的前凸减少会导致胸腔的前后径减少、肋骨变为垂直，如果胸椎变为前凸，这一畸形更加重呼吸功能障碍。

3. 水平面　脊柱在水平面上的旋转也是脊柱侧凸的基本畸形，它不仅与临床剃刀背畸形、胸廓旋转的严重度有直接关系，也与额状面和矢状面的畸形相互影响，严重的旋转畸形都伴有严重的另两平面的畸形和失代偿。值得注意的是，相对躯干而言，脊柱绝对旋转在顶椎区为最严重，但脊椎之间的相对旋转却在终椎区最为严重，使得两个弯曲的交界处成为一个不稳定区。脊柱侧凸水平面畸形最严重的情形便是旋转脱位。处在脊柱侧凸交界区的两个脊椎因为旋转方向相反，局部存在很大的剪切力，随着时间的推移，在这一应力集中区域会出现脊椎的脱位，处在剪切力中的脊髓也会受累从而出现神经并发症。

特发性脊柱侧凸矫形术

自从十多年前脊柱侧凸的三维畸形理论创立后，目前已公认脊柱侧凸手术重建的目的不是最大程度的 Cobb 角纠正，而是使脊柱获得最大可能的平衡，要使原来不平衡的脊柱建立新的平衡，同时不能破坏平衡和制造新的不平衡。

一、适应证

1. 生长期儿童不断增大的侧凸。通常，骨骼不成熟患者的侧凸超过 40° 时应行脊柱融合。牢固的脊柱融合可以停止或明显减缓融合区域的纵向生长，但通过矫正侧弯所获得的脊柱延长常常超过融合所引起的纵向生长的损失。对于一些年龄非常小的患儿，这种程度的侧凸可以用支具治疗，使脊柱在融合前可继续生长，以减少"曲轴"现象的可能性。

2. 伴有躯干不对称的青少年脊柱严重畸形，无论脊柱生长是否已经停止。大多数外科医生认为，50° 以上的侧凸必须坚决考虑脊柱融合，当成年后脊柱侧凸可能继续发展时，甚至骨骼成熟患者也可以行脊柱融合。一个可能的例外是需要融合至腰椎的平衡良好的双弧侧凸。

3. 不能用非手术治疗控制的疼痛。脊柱侧凸的小儿或青少年需要格外注意寻找特发性脊柱侧凸以外的疼痛原因。如果没有其他的原因，则是脊柱融合的适应证。

4. 胸椎前凸对肺功能有不良影响，并且支具可加重胸椎前凸。因此，对于青少年，伴有胸椎前凸的进展型侧凸保守治疗无效时，应行脊柱融合。

5. 明显的外观畸形。40° ～ 50° 的侧凸可引起外观难看的畸形，以致患儿对外貌很不满意，这也是脊柱融合的适应证，以预防可能引起的心理问题。

二、术前准备

一旦决定行脊柱融合手术，就应该采取一些基本的预防措施或进行试验以使患者做好术前准备。术前应该停止使用含阿司匹林的药物或非甾体抗炎药物，因为这些药物可能增加术中失血。术前一个月应该停止服用避孕药丸，这些药丸可能增加术后血栓性静脉炎的发生。术前必须拍摄欲融合节段的 X 线片。如果有必要，要拍胸部前后位和侧位 X 线片。有时可根据需要行特殊的影像学检查，如 CT、MRI 和脊髓造影以排除脊髓空洞症、脊髓纵裂和脊髓拴系综合征。对于麻痹性脊柱侧凸、特发性脊柱侧凸或先天性脊柱侧凸而有严重的弯曲或脊柱后凸或脊柱前凸患者，通常需要检查肺功能。

建议对所有适合的患者进行术前自体供血。同种异体输血的危险包括传染疾病，如肝炎（尤其是非甲和非乙型）、疟疾、巨细胞病毒感染、HIV 感染，以及同种异体免疫排斥反应和移植组织与受体之间的反应。Bailey 和 Mahoney 证明，进行择期脊柱侧凸手术的患者中，85% 可以通过自体输血来避免同种输血。MacEwen 等表明，体重低于 45.5kg（100 磅）的患儿进行自体输血是替代换血的安全方法，63% 的患儿不需要同种输血。可给患者口服铁制剂，一天三次。大一些的孩子可以一周抽血一个单位。每次供血前检查血细胞比容，它必须大于 34%。如果血细胞比容太低，可让患者下周再来。MacEwen 等建议，对于较小的患儿，每次可取少量血。随着采集和储存技术的提高，血液可以以液态保存 45 天。Oga 等表明，自体血冷冻保存也是为脊柱侧凸手术准备充足血液的有效办法。血液冷冻保存需要在 -85℃进行，以甘油作为冷冻保护剂，设备较昂贵，不易普及。而且，血液解冻后，必须去除甘油。血液一旦融化和清洗后，必须在 24 小时内使用。自体供血的冷冻保存方法为获取手术用血提供了更多的机会。Roye 等表明，红细胞生成素是增加红细胞数量，减少同种输血的有效方法。笔者所在医院使用红细胞生成素的困难在于价格昂贵，故并不常规使用。

三、手术要点、难点及对策

（一）Lenke 分型及融合节段的选择

Lenke 1 型：1 型主胸椎侧凸（MT）是最常见的 AIS 类型，虽然这类侧凸可通过前路融合 ASF 或后路融合 PSF 治疗，但是后路的固定融合仍是金标准。由于近胸弯（PT）和胸腰弯/腰弯（TL/L）为非结构性的，大部分可以选择性融合主胸弯。上固定椎（UIV）根据肩部的平衡确定。以右主胸椎侧凸患者为例，如果右肩高于左肩，近端通常固定到 T_4 或 T_5。如果双肩平衡，通常固定节段需延伸至 T_3 或 T_4。如果左肩高于右肩，一般需融合至 T_2，这样可以在术中对左侧上胸椎加压，从而降低左肩，纠正患者术前的肩部失平衡。下固定椎（LIV）的确定则根据腰椎修正参数不同而异。对于腰椎修正参数为 A 的腰椎侧凸选择与骶骨中垂线（CSVL）接触的最低位椎体作为下固定椎，通常这一椎体位于稳定椎近端一个椎体甚至两个椎体（图 14-1）。对于 1B 型侧凸，下固定椎可选择稳定椎，通常位于胸腰交界段。

Lenkel C 型患者进行选择性胸椎融合具有争议性，这一型患者腰椎侧凸较大、平移较大，并且是柔韧的，进行选择性胸椎融合时，需要进一步评估胸椎侧凸和腰椎侧凸的 Cobb 角的角比率、顶椎旋转（AVR）比率及顶椎偏移（AVT）比率。当 MT 与 TL/L 的 Cobb 角比率，以及各自的 AVR 和 AVT 的比率都大于 1.2 时，并且胸腰交界段没有后凸时，可以进行选择性融合，下固定椎可选择稳定椎（图 14-2）。

Lenke 2 型：2 型双胸椎（DT）侧凸包括一个结构性的主胸椎侧凸和一个较小的结构性的近胸椎侧凸，一般需要进行双侧凸融合。对 LIV 的选择与 1 型侧凸相似，近端融合节段应考虑患者肩部平衡情况。术前左肩高的患者将需要融合到 T_2。术前肩部水平的患者，UIV 可在 T_2 或 T_3。对于右肩高的患者，UIV 可以是 T_3（图 14-3）。

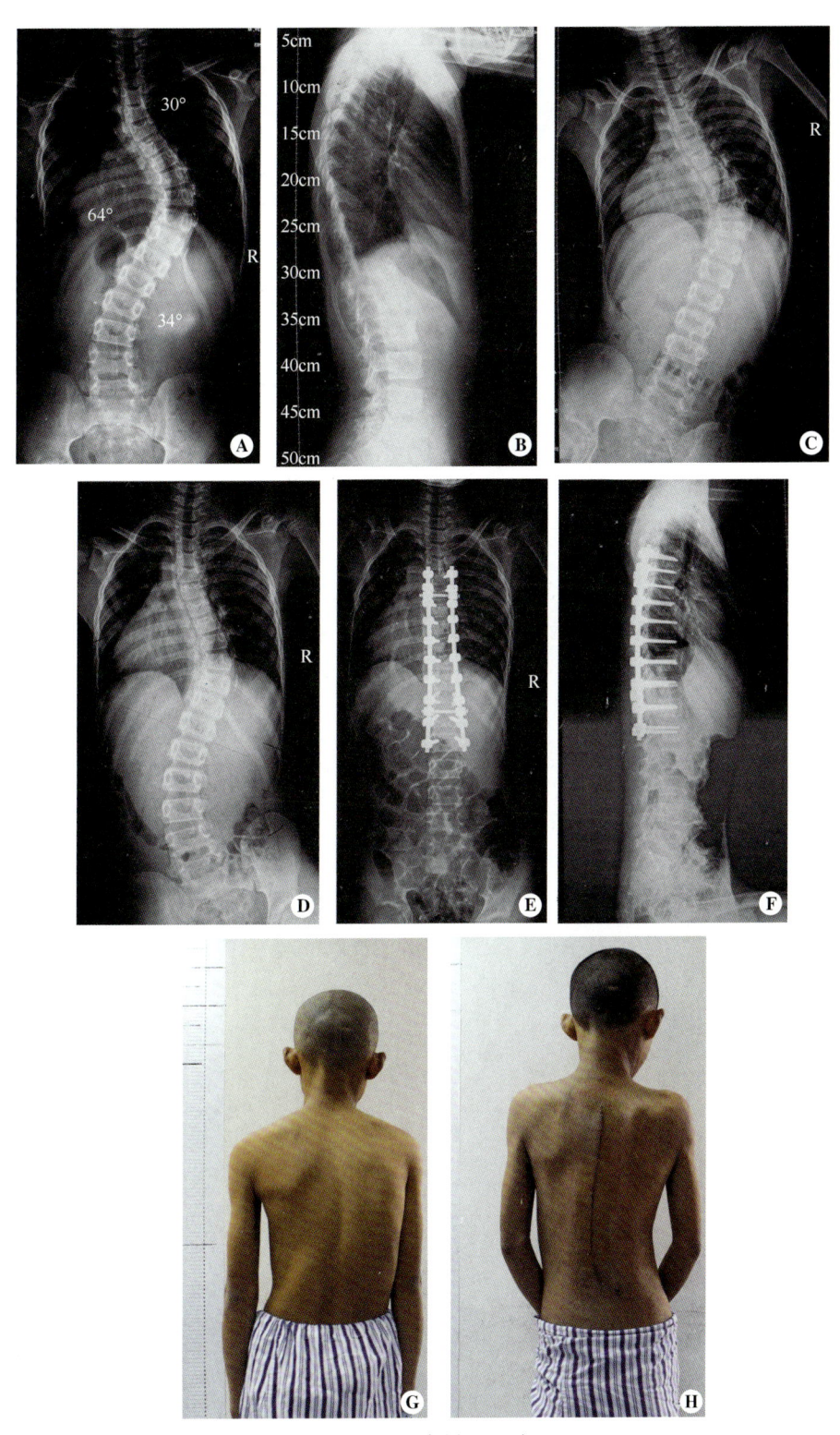

图 14-1 患者男，13 岁

近胸弯 30°，主胸弯 64°，腰弯 34°（A，B）；Bending 像近胸弯 12°，主胸弯 42°，腰弯 0°（C，D）；Lenke 1 AN 型，融合范围 T$_4$～L$_1$（E，F）；手术前后外观（G，H）

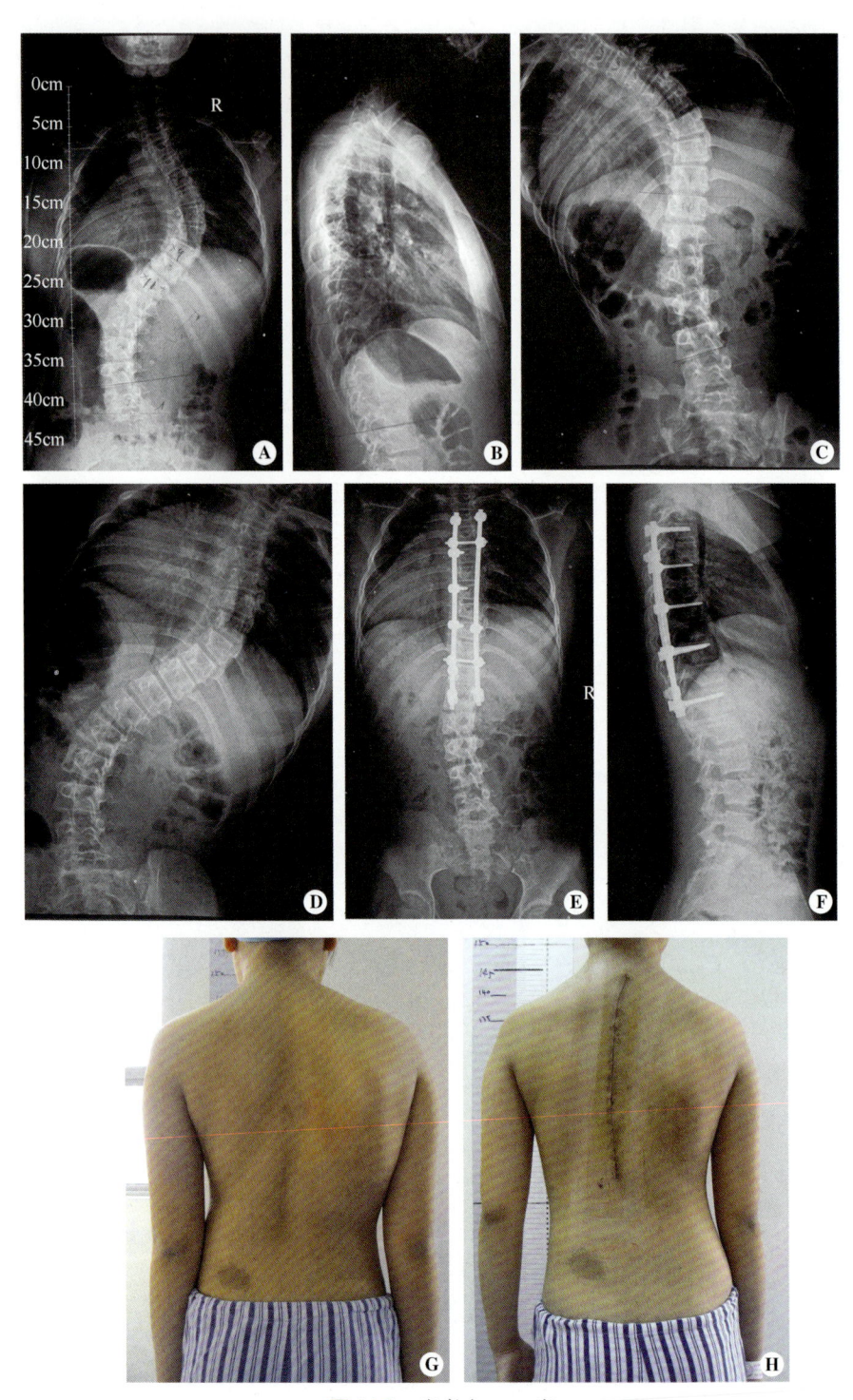

图 14-2 患者女，11 岁

近胸弯 23°，主胸弯 75°，腰弯 54°（A，B）；Bending 像近胸弯 15°，主胸弯 33°，腰弯 23°（C，D）；Lenke 1CN 型，融合范围 $T_4 \sim T_{12}$（E，F）；手术前后外观（G，H）

图 14-3 患者女，16 岁

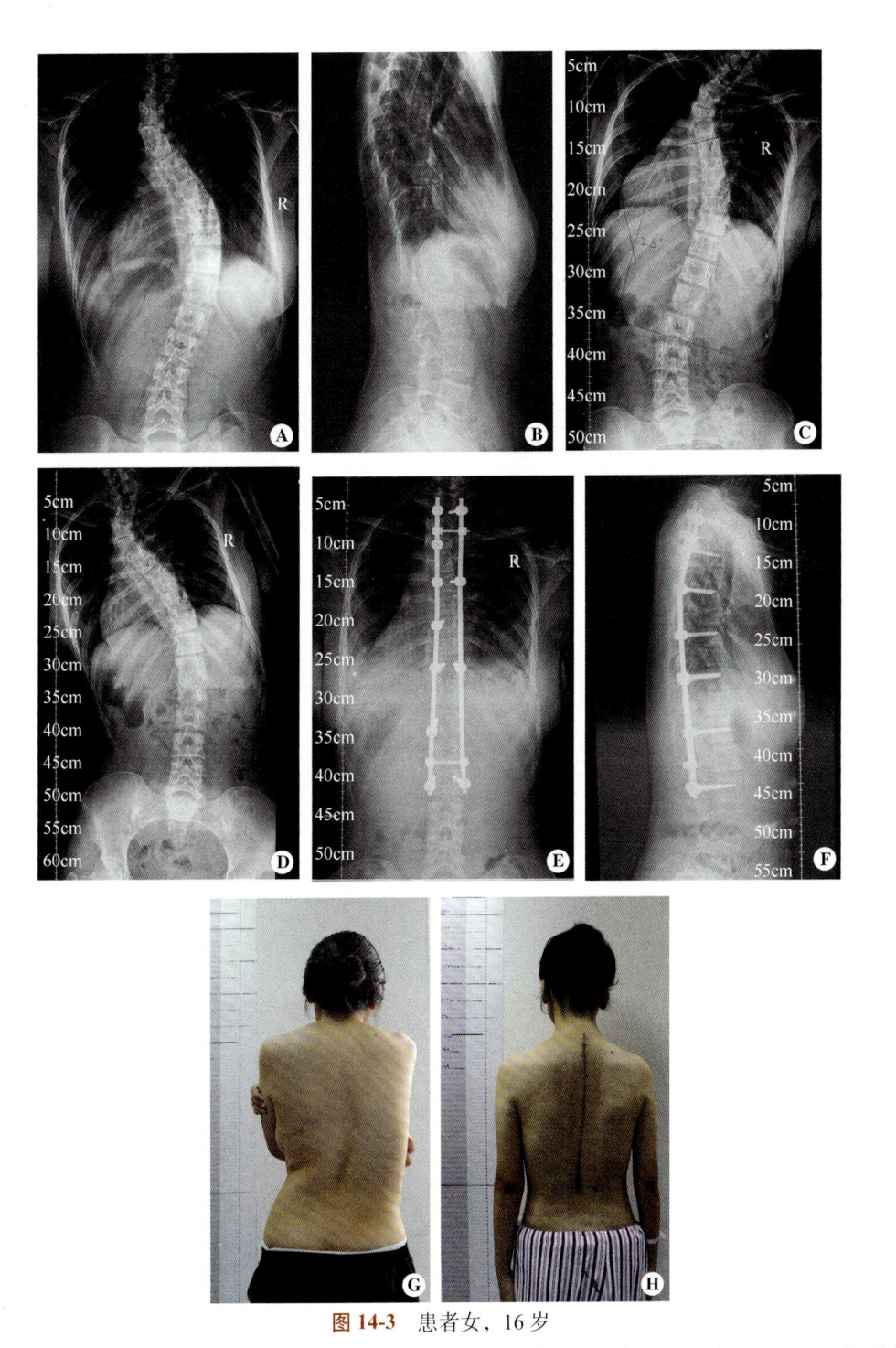

近胸弯 51°，主胸弯 61°，腰弯 20°（A，B）；Bending 像近胸弯 45°，主胸弯 28°，腰弯 0°（C，D）；Lenke 2AN 型，融合范围 $T_2 \sim L_2$（E，F）；手术前后外观（G，H）

Lenke 3 型：Lenke 3 型双弯（DM）包含了一个主要的结构性 MT 侧凸和一个较小的结构性 TL/L 侧凸，通常需要融合双弯。上固定椎选择与 1 型侧凸一样，根据肩部平衡情况，从 T_3 或 T_5 开始。LIV 通常是靠近头端第 1 个与 CVSL 相交的椎体，一般是 L_3 或 L_4（图 14-4）。

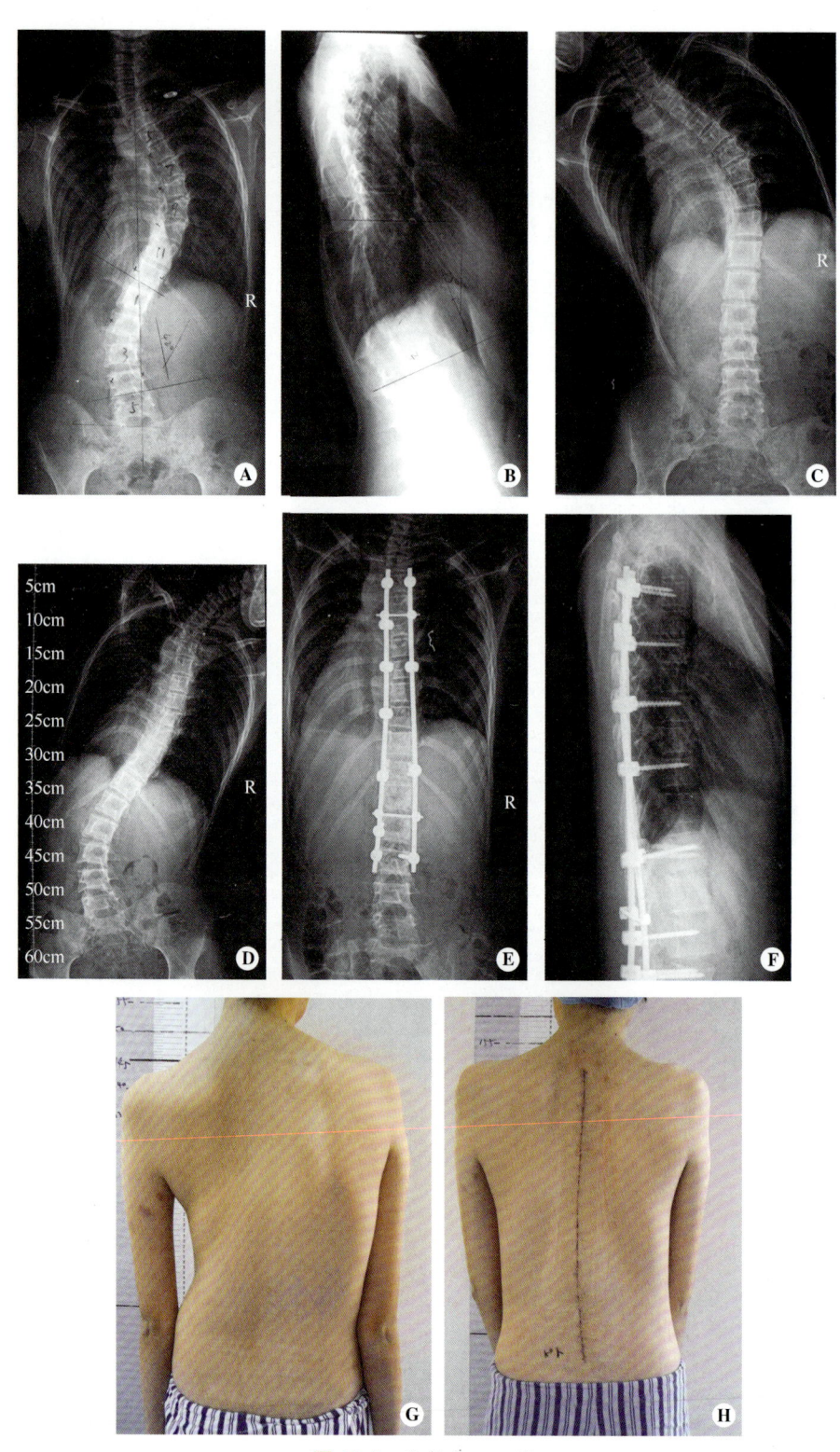

图 14-4 患者女，14 岁

近胸弯 23°，主胸弯 61°，腰弯 42°（A）；Bending 像近胸弯 20°，主胸弯 30°，腰弯 10°，胸腰段后凸 25°（B～D）；Lenke 3BN 型，融合范围 T_4～L_3（E，F）；手术前后外观（G，H）

Lenke 4 型：4 型三主弯中近胸弯、主胸弯及胸腰/腰弯均是结构性的，因此三个弯均包括在融合范围内。上固定椎应考虑患者肩部平衡情况。术前左肩高的患者将需要融合到 T_2。术前肩部水平的患者，UIV 可在 T_2 或 T_3。对于右肩高的患者，UIV 可以是 T_3。LIV 通常是靠近头端第 1 个与 CVSL 相交的椎体，一般是 L_3 或 L_4。

Lenke 5 型：5 型有一个主 TL/L 侧凸和一个较小的非结构性 MT 侧凸，这类侧凸可以通过前路或后路手术治疗，固定节段从上端椎至下端椎（图 14-5）。对于较小的柔韧侧凸，可采用 Hall 等提出的前路短节段融合技术，如果顶椎是椎间盘，融合上下各两个椎体，共 4 个椎体（图 14-6）。如果顶椎是椎体，融合顶椎及上下各一个椎体，共 3 个椎体。

Lenke 6 型：6 型胸腰椎/腰椎侧凸有一个主要的结构性 TL/L 侧凸和一个较小的结构性 MT 侧凸，大多数需要对两个结构性侧凸施行后路融合术。UIV 是否通常从 T_2 做到 T_5，要根据肩部水平决定，LIV 通常是靠近头端第 1 个与 CVSL 相交的椎体，一般是 L_3 或 L_4（图 14-7）。

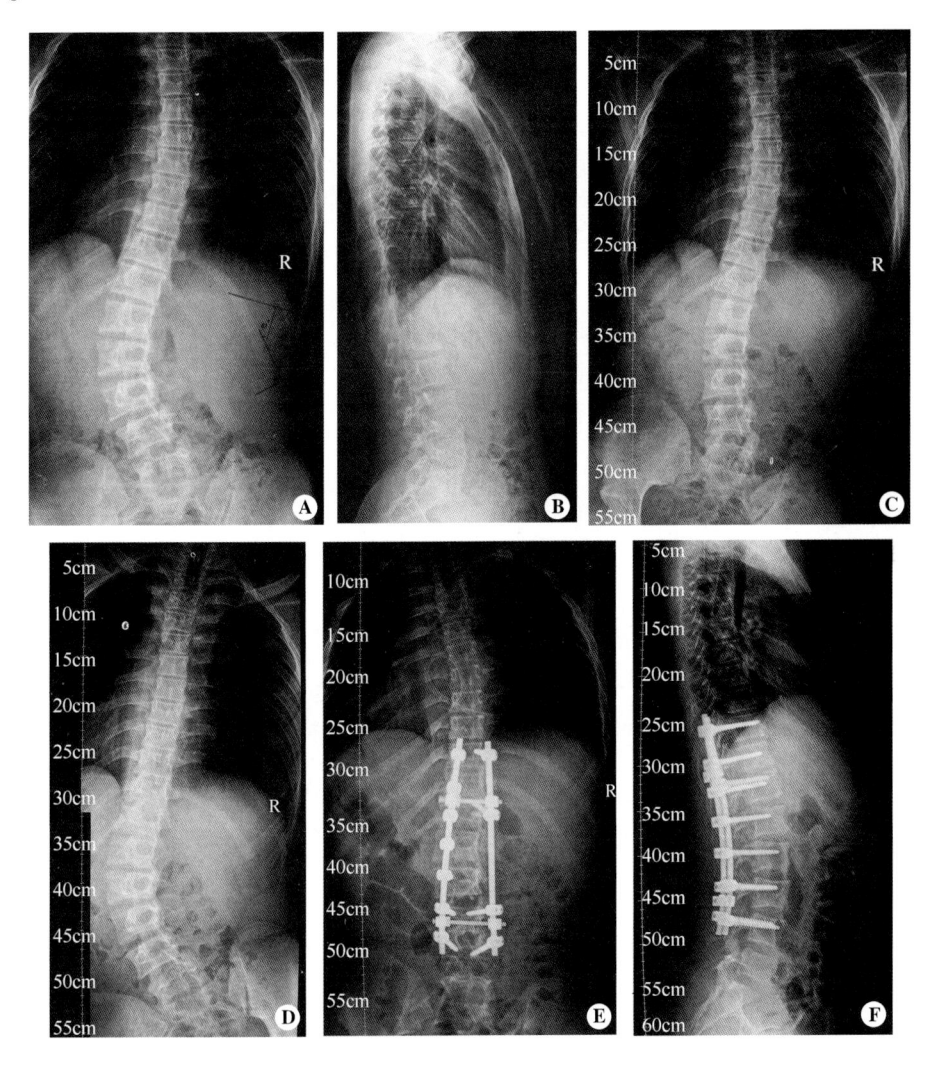

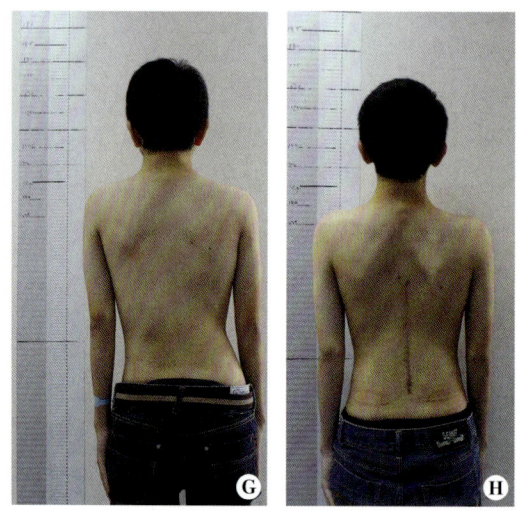

图 14-5 患者男，17 岁

主胸弯 20°，腰弯 41°（A，B）；Bending 像主胸弯 0°，腰弯 10°（C，D）；Lenke 5CN 型，融合范围 $T_{10}\sim L_4$（E，F）；手术前后外观（G，H）

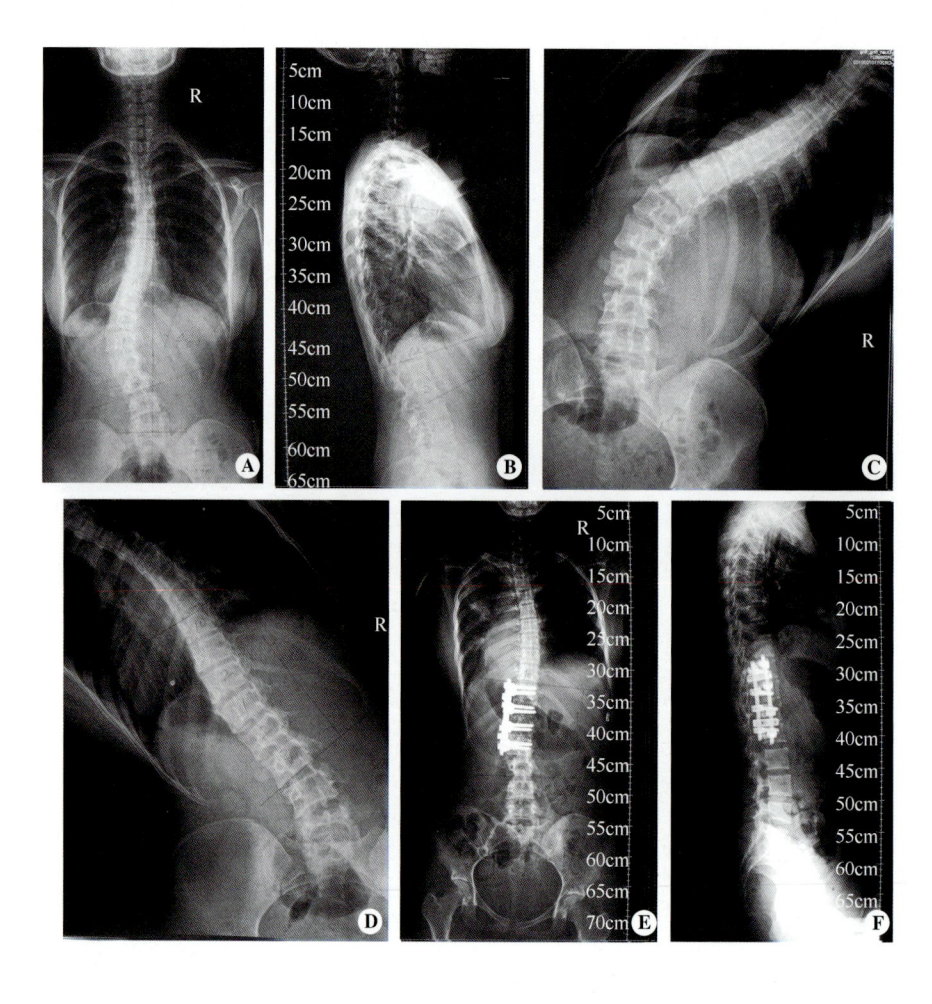

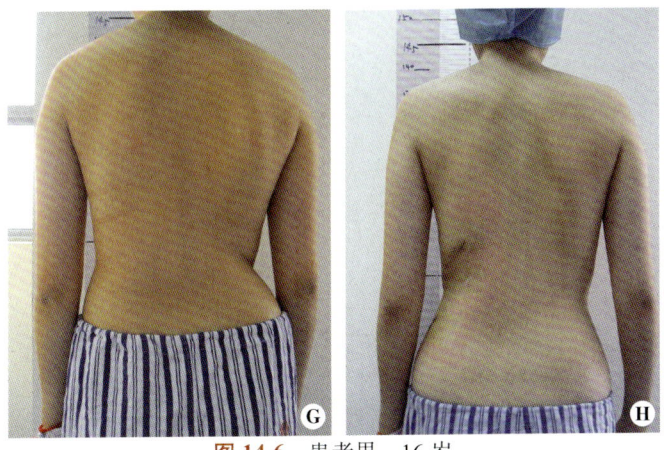

图 14-6 患者男，16 岁

主胸弯 20°，胸腰弯 40°（A，B）；Bending 像主胸弯 10°，胸腰弯 11°（C，D）；Lenke 5CN 型，前路短节段融合，融合范围 $T_{10} \sim L_2$（E，F）；手术前后外观（G，H）

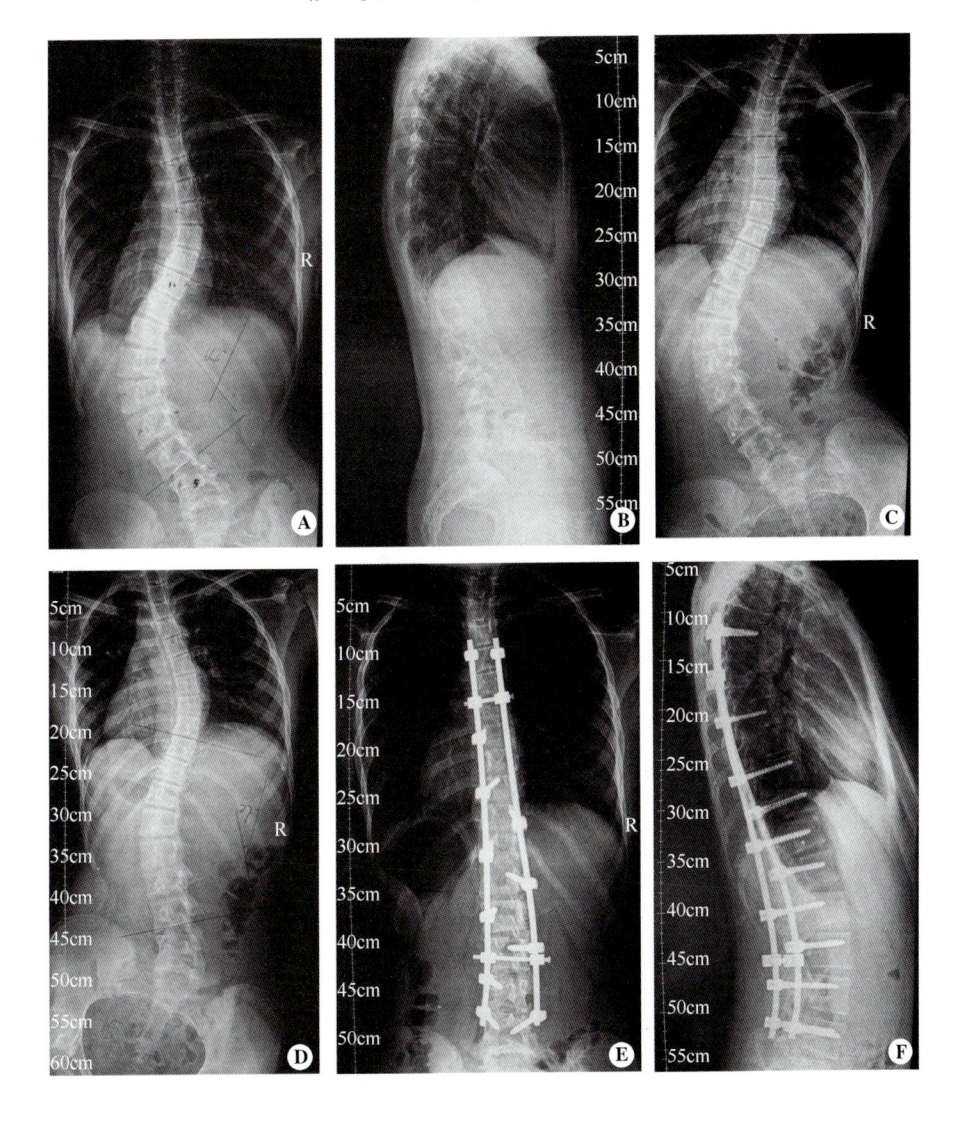

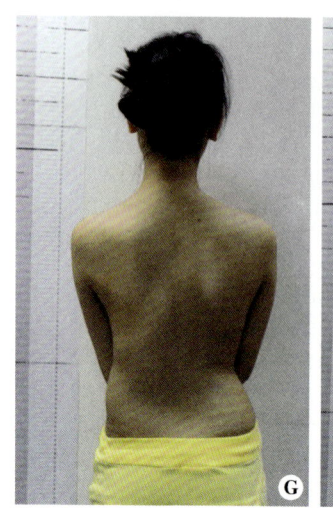

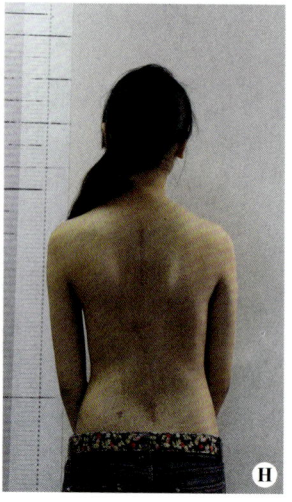

图 14-7 患者女，16 岁

主胸弯 44°，胸腰弯 64°（A）；Bending 像主胸弯 22°，腰弯 27°，胸腰段后凸 20°（B～D）；Lenke 6CN 型，融合范围 T_5～L_5（E, F）；手术前后外观（G, H）

（二）胸椎侧凸后路矫形

1. 切口与显露　仔细显露后方结构对于成功置入椎弓根钉非常关键，在向脊柱两侧显露至横突顶端时，应注意在骨膜下剥离，以减少出血。显露应局限于融合节段，不影响其上、下节段的关节囊、棘上韧带、棘间韧带及黄韧带，对这些组织的破坏可增加邻近节段后凸或退变的潜在风险。小关节充分显露后进行部分切除，去除下关节突的下部 1～5 mm 和上关节突关节软骨，以获得良好视野，同时提高融合率。上关节突底部是椎弓根钉置入的重要标志点，需要充分显露。

2. 椎弓根钉的置入　每一胸椎节段的入钉点会有不同，这取决于横突、峡部侧方和上关节突底部的解剖结构。T_1 至胸椎中段水平入针点则应偏向椎弓根外下方，胸椎中段至远段的入针点更偏向于椎弓根内上方（图 14-8）。

用磨钻开口去除骨皮质，看到红色的显露出来的椎弓根底部的骨松质。在侧弯凹侧椎弓根通常变细，骨松质非常少，可能无法看到，可使用探针找到其位置。

将特制的有 2mm 钝性头端、轻微弯曲的胸椎椎弓根开道探针放置到椎弓根基底部，寻找由骨松质构成的疏松区域，从而确定椎弓根的入口。先让探针头部向外侧进入椎弓根，以避免穿破椎板腹侧或椎弓根内壁。当探针插入 20～25mm（椎弓根的长度）后，将其头部转向内侧，继续沿椎弓根通道向内侧倾斜钻孔直达椎体内（图 14-9）。对于青少年和多数成年人，其最大深度在胸椎上段平均为 30～35mm，胸椎中段平均为 35～40mm，胸椎下段平均为 40～45mm。取出开道探针后，用椎弓根探子探明孔洞的 5 个骨性边界，包括底部和内、外、上、下侧壁。

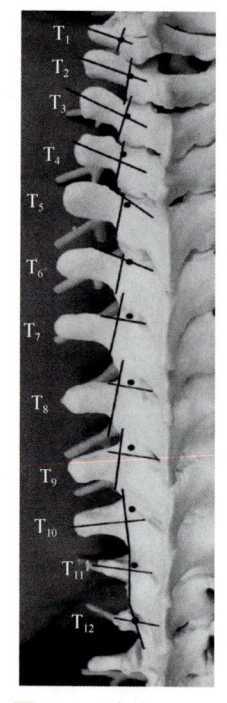

图 14-8　胸椎入钉点取决于横突、峡部侧方和上关节突底部的解剖结构

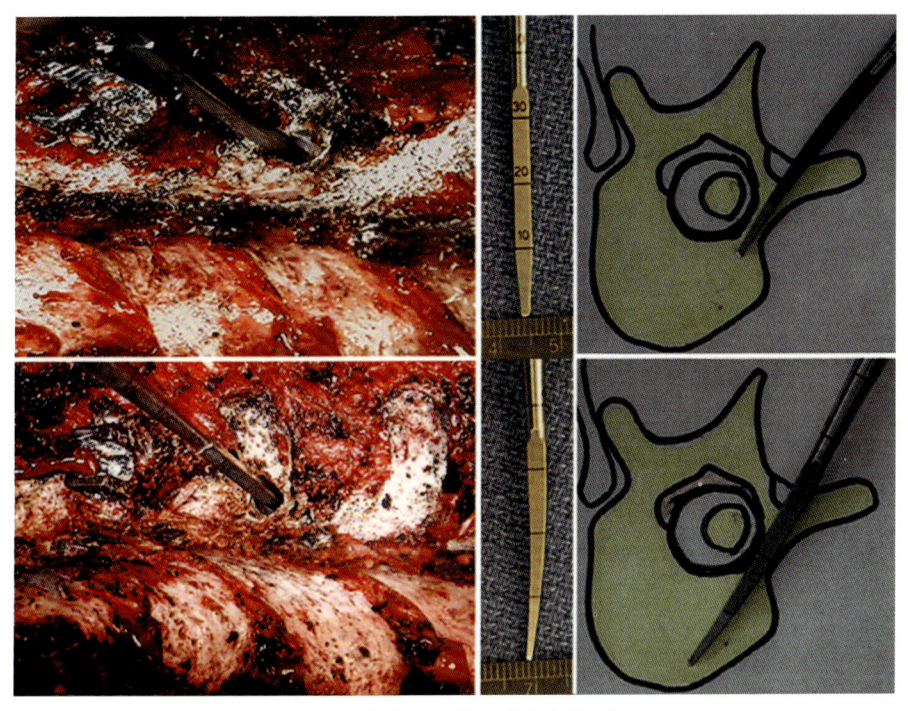

图 14-9　脊柱侧凸椎弓根钉置钉技巧

弯曲的胸椎椎弓根开道探针头部先向外侧进入椎弓根，以避免穿破椎板腹侧或椎弓根内壁。当探针插入 20～25mm 后，将其头部转向内侧钻孔直达椎体内

确定 5 个骨壁完整后，测量其深度。用直径比拟置入椎弓根钉直径细 1mm 的攻丝椎攻丝，如直径 5.5mm 的螺钉使用直径 4.5mm 的攻丝椎。如果攻丝困难，可换用更细的攻丝椎。攻丝后还需要再次用椎弓根探子触探孔洞的 5 个骨壁，以确保其完整。

将椎弓根钉沿钉道准确地置入椎弓根内。通常在胸椎上段选择长 30～35mm 的螺钉，在胸椎下段选择长 45mm 的螺钉。多数情况下，使用单向螺钉有利于椎体去旋转，而畸形严重或采用全节段椎弓根钉使用万向螺钉则置入更方便。螺钉置入后可在术中透视或拍片以确保椎弓根钉位于椎弓根内。置入椎弓根钉后，测量连接棒的长度，并在矢状面和冠状面上进行预弯。通常情况下，对于后凸正常或轻度后凸者，首先在凹侧放置连接棒并进行矫形，当存在重度后凸时，应首先放置凸侧连接棒。

3. 常用矫形技术　棒 - 去旋转技术：对于典型的脊柱前凸或后凸不足的胸弯畸形，可使用棒 - 去旋转技术。将矫形棒根据脊柱正常生理弧度预弯，按照冠状面畸形放置在畸形凹侧面的螺钉中，拧入螺帽，但不要拧紧。金属棒被旋转到正确的位置，将冠状面上的侧凸转变到矢状面上（图 14-10）。这种方法能够矫正冠状面的畸形并恢复正常的胸椎后凸。用来去旋转的金属棒必须足够坚硬，以保持它的弯曲外形，骨质必须足够稳固，以承受螺钉的拔出力，同时脊柱必须有足够的韧性来被矫形。

4. 撑开及加压技术　在胸段脊柱侧凸中，凹侧沿金属棒的撑开减轻了脊柱侧凸。同时由于在特发性脊柱侧凸中，常出现胸椎后凸减少，因此术中通过撑开也增加了胸段脊柱后凸（图 14-11）。在腰段脊柱侧凸中，在凸侧沿金属棒进行加压，可矫正脊柱侧凸，同时可恢复或维持腰椎的脊柱前凸。撑开及加压技术可能产生的不利影响包括脊柱邻近水平不对称力量的传导，尤其是邻近未行内固定的节段，导致交界节段排列不齐。过度使用矫形力可导致置入物松动。

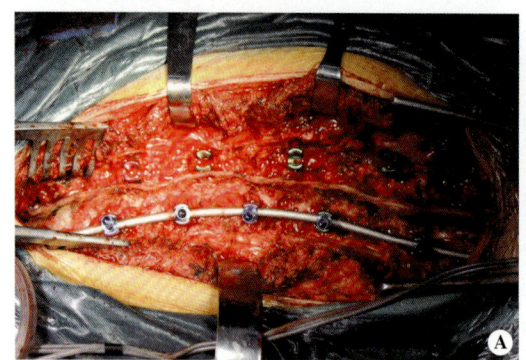

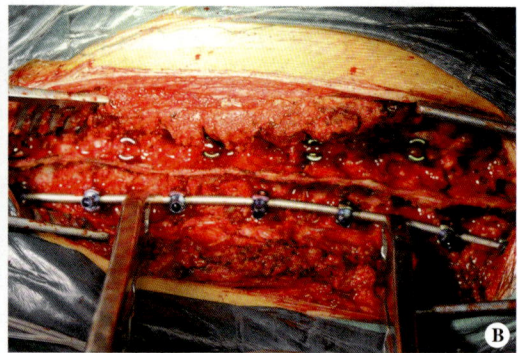

图 14-10 棒 - 去旋转技术

A. 将矫形棒根据脊柱正常生理弧度预弯，按照冠状面畸形放置在畸形凹侧面的螺钉中；B. 把金属棒旋转 90°，将冠状面上的侧凸转变到了矢状面上

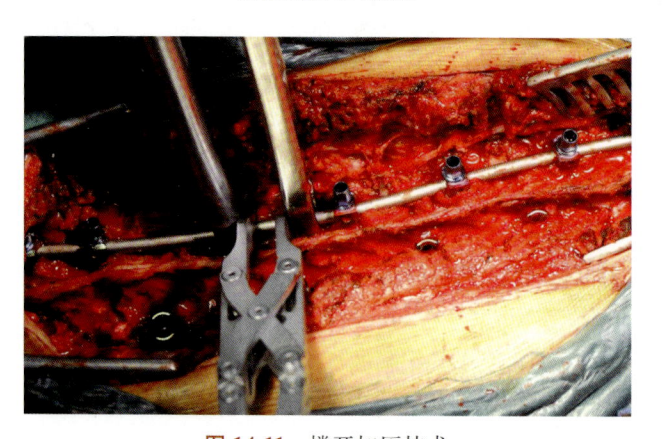

图 14-11 撑开加压技术

在胸段脊柱侧凸凹侧沿金属棒撑开减轻了脊柱侧凸，同时也增加了胸段脊柱后凸

5. 悬梁臂技术　在脊柱后凸中发挥了最大的有效性，凸侧金属棒首先被放置。在近端或远端开始置入金属棒。然后有序地用悬梁臂操作方法将金属棒矫形到每个置入物中，螺钉不要拧紧。再通过合适的加压或撑开来完成矫正。如果没有剩余的冠状面畸形，置入螺钉应简单地重新拧紧。如果有剩余冠状畸形或旋转畸形，在第 2 根棒放置之前，可应用椎体去旋转技术。然后置入第 2 根棒，最后拧紧螺钉。

6. 原位弯棒　能够在冠状面和矢状面进一步矫正脊柱畸形，尤其是对于进一步矫正冠状面畸形比矫正矢状面畸形更有效。矢状面原位弯棒技术对于恢复腰椎前凸更有效，而对于矫正胸椎后凸不足不理想。在原位弯棒过程中，注意不要导致螺钉松动。

7. 去旋转技术　在远端节段椎弓根钉上安装去旋转工具以锁住基底中立位脊椎，在下一个近端脊椎或 2 个脊椎椎弓根钉上安装去旋转工具。有序地向近端对旋转的脊椎去旋转，参考中立位脊椎来达到中立位置（图 14-12）。每一个节段去旋转后，固定螺钉被拧紧。重复对每一个节段的去旋转直到所有的脊椎与远端旋转中立位脊椎接近。在节段性脊柱去旋转过程中，可同时进行节段性地加压（凸侧）、撑开（凹侧），或两者同时应用，这都在固定螺钉被最终拧紧之前实施。

在影像检查后，凿除脊柱后方结构的骨皮质。将自体或异体移植骨制成颗粒状铺入，安装两枚横向连接杆。植骨粒及横连放置到位后，清理术野、放置深部引流管并引出后，缝合腰背筋膜，最后使用可吸收线逐层缝合。

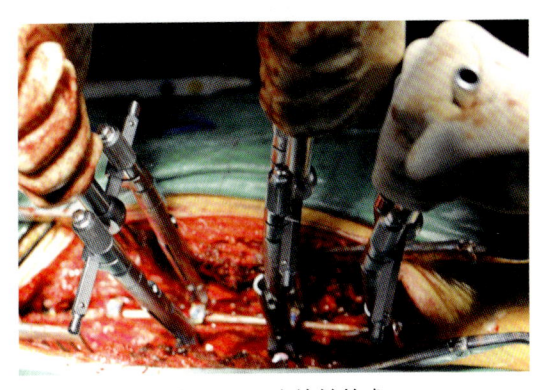

图 14-12 去旋转技术
在远端节段椎弓根钉上安装去旋转工具以锁住基底中立脊椎，在下一个近端脊椎或 2 个脊椎椎弓根钉上安装去旋转工具

（三）胸腰椎及腰椎侧凸前路矫形

皮肤切口沿着准备切除的肋骨，通常是 T_{10}，切口起自椎旁肌的外侧，终止于腹直肌外侧缘（图 14-13）。如果需要扩大切口，可以沿着腹直肌鞘外缘向尾端延伸。沿皮肤切口一同切开筋膜和表浅的肌肉，切除第 10 肋有助于很好地显露整个胸腰段和腰段。沿骨膜下剥离肋骨，使用肋骨剪尽可能靠后地切除肋骨（图 14-14）。沿肋骨床切开胸膜，打开胸腔（图 14-15），放入肋骨撑开器撑开，在膈肌与周围肋骨附着处的边缘 1～2 cm 处锐性切开膈肌（图 14-16），因为膈神经是从中央向周围分布的，这样避免了切断神经。

在中线纵向切开位于胸椎上方的胸膜，从前向后掀开。腰椎椎体上方的组织用相似方法剖开。在前侧显露并结扎节段动、静脉（图 14-17）。钝性分离腰大肌，显露椎体侧面，注意不要损伤交感神经链（图 14-18）。

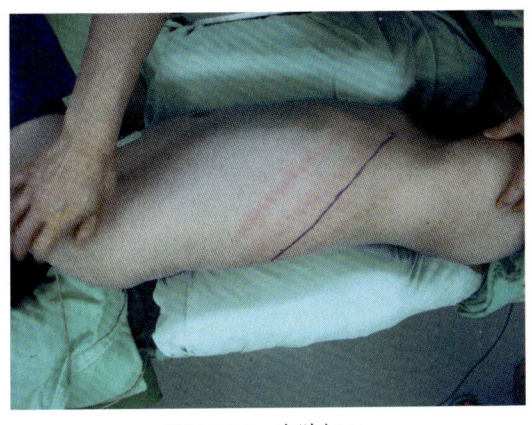

图 14-13 皮肤切口
沿着准备切除的肋骨，起自椎旁肌的外侧，终止于腹直肌外侧缘

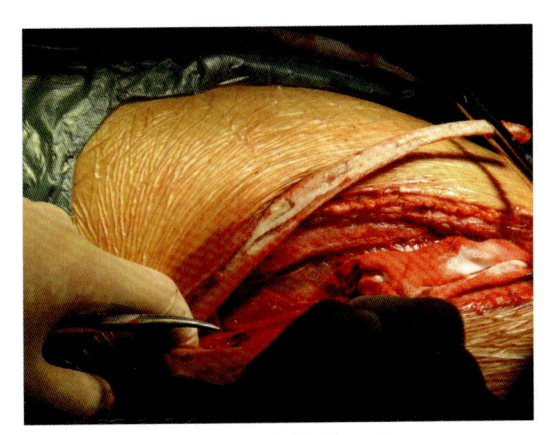

图 14-14 切除第 10 肋

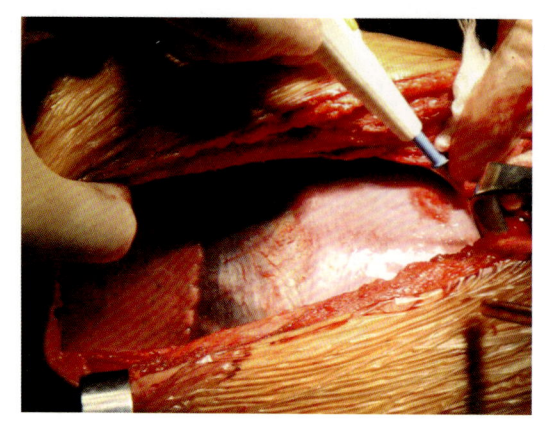

图 14-15 沿肋骨床切开胸膜，打开胸腔

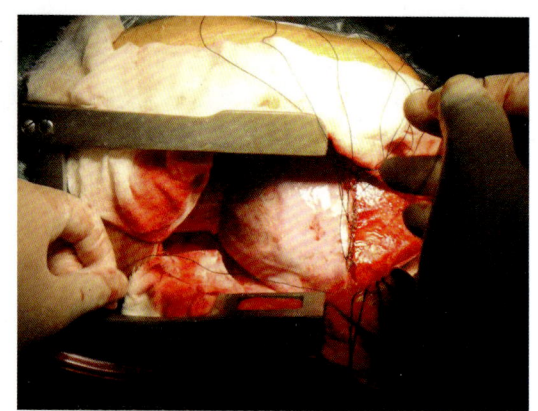

图 14-16 在膈肌与周围肋骨附着处的边缘 1～2 cm 处锐性切开膈肌

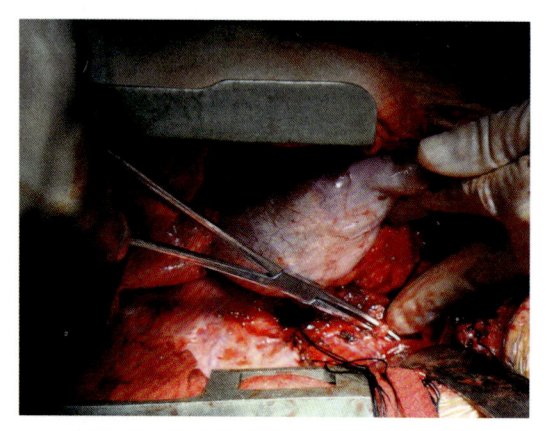

图 14-17 在前侧显露并结扎节段动、静脉

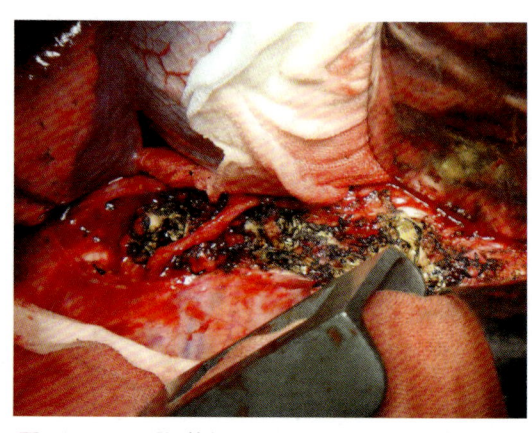

图 14-18 显露椎体侧面，注意不要损伤交感神经链

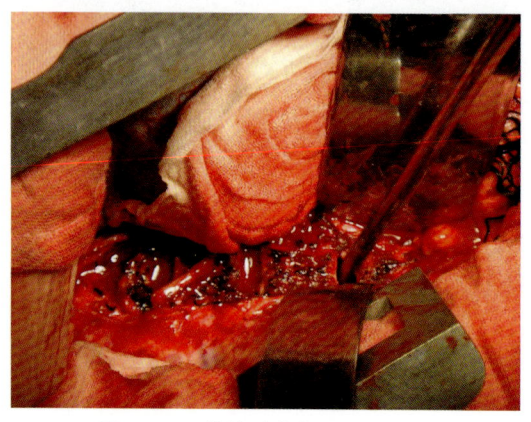

图 14-19 摘除融合节段的椎间盘

摘除融合节段的椎间盘，应完整保留对侧纤维环，可用于容纳椎间移植骨，并且在矫形过程中发挥张力带的作用。刮除软骨终板直至渗血的骨面，但要避免损伤终板的结构完整性（图 14-19）。

所有节段准备完毕后，在椎体侧面安装垫片，以便置入螺钉。垫片的作用极为重要，因为在前路系统中最薄弱的部位就是骨与螺钉交界处，另外，转棒操作时，螺钉承受了最大的拔出力，而这种力量因垫片的使用而变得更均匀。用锥子钻出螺钉开口后，后侧的螺钉以轻度后前成角的方向拧入椎体，拧入长度以达到双皮质固定为准，对侧皮质只穿出一个螺纹（图 14-20）。以轻度前后向拧入前侧的螺钉，两枚螺钉均应平行于椎体终板。对于脊柱侧凸，为适应侧凸弯曲并增加去旋转力，顶椎螺钉应轻度靠后置入，而对于顶椎上、下的椎体，螺钉应依次前移。

四、术后监测与处理

患者从手术台上抬到床上。继续静脉输液直至患者能够经口摄入，不需要静脉用药时。术前、术中和术后预防性应用抗生素。大多数患者术中插入 Foley 尿管，可于术后 48～72 小时撤掉。其他术后处理，如石膏、支具或行走，可根据具体手术使用的内固定类型而定。

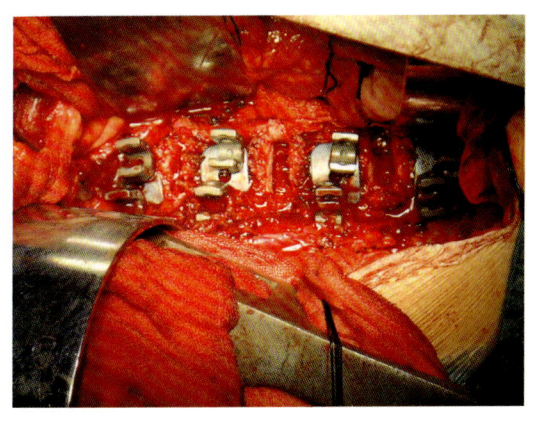

图 14-20　置入螺钉

五、术后常见并发症的预防与处理

（一）早期并发症

1．神经损伤　脊柱侧凸手术最可怕的和最难以预料的并发症仍然是神经损伤。它可以由内固定器械意外地进入椎管引起。更新的和更复杂的器械要求医生知道各种器械的潜在问题（见上文）。矫正时随脊柱的延长，术中神经损伤的其他可能原因有未发觉的脊髓拴系综合征或其他脊柱异常和血管损伤（脊髓监测和唤醒试验在前文已讨论）。

2．感染　Moe 等报告了脊柱侧凸手术后创口的两种感染。第一种很明显，通常在术后 2～5 天内出现高热，伤口通常有感染征象。第二种为术后体温轻度或中度升高，而伤口看起来相对正常，其化脓的诊断可能很困难。患者的术后体温常常升高到 38.9℃，应在术后 4 天内开始逐渐降低。当体温高峰超过 38.9℃时就应高度怀疑深部感染，尤其是当患者的全身状态不能持续改善时。创口的外观可能有欺骗性，无明显的充血和压痛。Moe 等建议迅速进行多个部位穿刺。应该进行培养，但不应该等待结果，应该即刻准备再次手术。

与术后感染有关的最常见的病原菌为金黄色葡萄球菌。当诊断感染后，伤口应广泛切开、彻底冲洗和清创。仍保留置入体和大部分植骨，放置引流后闭合伤口。根据感染的严重程度，使用适当的抗生素 3～6 周。如果感染发现较晚，有必要行伤口清创、彻底冲洗、敞开伤口和敷料覆盖。3～5 天后再进手术室，放置引流管后关闭伤口。对于严重感染或革兰氏阴性菌感染，如假单胞菌属或大肠杆菌感染，有必要使伤口在敷料覆盖下维持开放更长时间，允许肉芽组织自伤口底部生长。若伤口经放置引流关闭后数天内感染复发，有时也需要采用上述方法。

由于术前、术中和术后预防性使用抗生素，特发性脊柱侧凸患者手术后伤口感染率应少于 1%。

3．肠梗阻　是前路和后路脊柱融合术后的一个常见并发症。通常在术后 36～72 小时肠鸣音恢复后停止禁食。此前应静脉输液。特发性脊柱侧凸的青少年营养不良并不常见，但需要二次矫正手术的患者可能出现营养不良，因为手术间隔太近可能限制经口腔的能量摄入。前后路联合手术更可能用于治疗神经肌肉紊乱患者，应该考虑给这些患者经胃肠外高营养。

4．肺不张　是脊柱侧凸手术后发热的一个常见原因。患者经常翻身、深呼吸和咳嗽能控制或预防严重的肺不张。间歇性正压呼吸性吸入疗法对能合作的患者有利，但在这种治疗过程中必须避免胃充气。现在诱发肺活量测定已替代该方法。一旦患者开始活动，肺不张和继发的体温升高一般会迅速消除。

5．气胸　在骨膜下后路显露脊柱时，胸膜可能意外地进入脊柱侧凸凹侧的横突间。如果同时行胸廓成形术，那么就很可能发生气胸。如果气胸小于20%，适当的处理方法是观察，但更大的气胸就要插管。

6．硬膜撕裂　如果在去除黄韧带或插入骨钩或钢丝时发生硬膜撕裂，应该设法修补。通常需要扩大椎板的切除以达到撕裂的两端。如果不修补，术后通过伤口的脑脊液外流可能会引起很多麻烦。

7．节段错误　在手术室应该慎重地确定正确的节段。如果要融合至骶骨，可将骶骨作为确定椎体节段的标志。对于其他侧凸，我们常规在术中将一个标记物放在待确定的节段上拍 X 线片。另一个确定方法是摸第 12 肋和 L_1 横突。

8．泌尿系统并发症　脊柱融合手术患者术后短期内出现抗利尿激素分泌不当的概率较高。这引起尿量减少，尤以术后当夜最明显。当血清渗透压降低而尿液渗透压升高时，就应该考虑到这个并发症，并避免过度补液。随后的 2～3 天尿量逐渐增多。

（二）晚期并发症

1．假关节　表明手术失败，未能达到手术目的。在青少年特发性脊柱侧凸患者中，假关节发生率约为1%；而神经肌肉型脊柱侧凸患者的假关节发生率更高一些。假关节的最常见区域为胸腰椎交界处或融合的远端节段。由于使用了更坚固的植入物，假关节可能在几个月或几年中看不出来。假关节的诊断一般根据斜位 X 线片、植入物断裂、断层或骨扫描。后路融合成功后，椎间盘前部高度随椎体的继续生长而逐渐减小，椎间隙渐渐变窄。前部椎间高度增大可能提示后路的假关节。不过，常有的情况是甚至最精细的 X 线片也不能确定假关节的存在，只能由手术探查。

如果假关节没有引起疼痛或矫正角度的丧失，则可能没有必要手术。在融合节段的远端节段存在无症状的假关节更普遍。胸腰椎交界处的假关节更可能引起矫正角度的丧失和疼痛。

手术探查时，在融合体的成熟和完整无损部位的骨皮质光滑且坚固，软组织容易剥离。相反，当存在假关节时，软组织常常粘连且延续进入缺损内，但是狭窄的假关节可能不宜定位，尤其是动度较小时。在这种情况下，需要去除可疑融合体的骨皮质，应该寻找几个假关节。一种极难确定的假关节类型是牢固的后路融合体没有紧密贴附于脊柱和椎板上。一旦确定了假关节，去除纤维组织，在假关节处加压行重新内固定。否则由于继发于前次手术的伸脊肌力量不足可能使后凸畸形加重。要像普通的关节融合那样处理假关节：清除边缘、去除骨皮质，除器械内固定外加自体骨植入。

2．腰椎前凸丧失　如果在腰椎部撑开，正常的腰椎前凸可能减小或消失，引起患者站立时躯干前倾，进而导致上腰部、下腰部、甚至臀部疼痛。腰椎的这种矢状面轮廓异常可以通过去除腰椎部撑开和使用更新型的多钩节段性器械内固定来避免。

3．"曲轴"现象　对一个脊柱前部生长潜力很大的患者单纯行后路融合，就可能发生"曲轴"现象（见上文）。这可以通过对少儿患者行前后路联合融合避免。

4．肠系膜上动脉综合征　在很少的情况下，脊柱手术后肠系膜上动脉综合征可能引起小肠梗阻。十二指肠水平部分在脊柱和主动脉前方肠系膜上动脉后方跨过中线。随着这些结构之间的空隙减小，可能发生十二指肠梗阻。患者出现恶心和胆汁性呕吐。需要进行胃肠钡餐来确定诊断。初步治疗包括鼻胃管引流和静脉液体替换，常常可以使十二指肠肿胀减退。如果非手术治疗失败，则可能需要进行普外科手术，如Trietz韧带松解或十二指肠空肠造口吻合术。

六、临床效果评价

近年来，对手术疗效的评估和远期预后的判断不再局限于Cobb角的纠正和维持，而又增加了对融合远端脊柱的解剖功能状态的评价。有时Cobb角的纠正百分比虽然并不很高，但融合远端脊柱长期保持平衡，无后凸畸形，无早期退变，无腰痛，无躯干倾斜等，仍然认为初期治疗是满意的。

矫形术后的脊柱失代偿应引起重视。术后失代偿指的是脊柱负重轴在额状面或矢状面上偏离正常位置，临床可表现为术后双肩不等高、躯干倾斜、胸腰段后凸、C_7～S_1铅线偏离中央等。X线片上则可表现为代偿弯加重、原发弯延长进入代偿弯、内固定偏离稳定区和上下融合端出现交界性后凸畸形等。常见的原因有：①远端融合水平选择错误，通常过短而忽略了腰弯；②近端融合水平选择错误，如忽略了高位胸弯；③术前没有认识到存在的胸腰段交界性后凸；④钩型设计错误，特别是纠正力的方向不正确，如在胸腰段脊柱区使用撑开力；⑤融合固定终止于弯曲的顶椎；⑥胸弯过度纠正而超过了腰弯的代偿能力；⑦生长不成熟的脊柱在单一后融合术后发生"曲轴"现象。

（华中科技大学同济医学院附属协和医院　杨　操）

参 考 文 献

Dede O，Demirkiran G，Bekmez S，et al.2016.Utilizing the "stable-to-be vertebra" saves motion segments in growing rods treatment for early-onset scoliosis.J Pediatr Orthop，36（4）：336-342.

Heller A，Melvani R，Thome A，et al.2016.Predictors of variability in the length of surgery of posterior instrumented arthrodesis in patients with adolescent idiopathic scoliosis.J Pediatr Orthop B，25（3）：258-262.

Herwijnen BV，Evans NR，Dare CJ，et al.2016.An intraoperative irrigation regimen to reduce the surgical site infection rate following adolescent idiopathic scoliosis surgery.Ann R Coll Surg Engl，98（5）：320-323.

Hirsch C，Ilharreborde B，Mazda K.2016.Flexibility analysis in adolescent idiopathic scoliosis on side-bending images using the EOS imaging system.Orthop Traumatol Surg Res，102（4）：495-500.

Makino T, Kaito T, Sakai Y, et al.2016.Asymmetrical ossification in the epiphyseal ring of patients with adolescent idiopathic scoliosis: A retrospective review.Bone Joint J, 98-B (5): 666-671.

Mao SH, Shi B, Sun X, et al.2016.Morphometric analysis of iatrogenic breast asymmetry secondary to operative breast shape changes in thoracic adolescent idiopathic scoliosis.Eur Spine J, 25 (10): 3075-3081.

Nugent M, Tarrant RC, Queally JM, et al.2016.Influence of curve magnitude and other variables on operative time, blood loss and transfusion requirements in adolescent idiopathic scoliosis.Ir J Med Sci, 185 (2): 513-520.

Ohrt-Nissen S, Hallager DW, Gehrchen M, et al.2016.Supine lateral bending radiographs predict the initial in-brace correction of the providence brace in patients with adolescent idiopathic scoliosis.Spine (Phila Pa 1976), 41 (9): 798-802.

Pasha S, Cahill PJ, Dormans JP, et al.2016.Characterizing the differences between the 2D and 3D measurements of spine in adolescent idiopathic scoliosis.Eur Spine J, 25 (10): 3137-3145.

Pasquini G, Cecchi F, Bini C, et al.2016.The outcome of modified version of the cheneau brace in adolescent idiopathic scoliosis (AIS) based on SRS and SOSORT criteria: a retrospective study.Eur J Phys Rehabil Med, 52 (5): 618-629.

Samartzis D, Bow C, Cheung JP, et al.2016.Efficacy of postoperative pain management using continuous local anesthetic infusion at the iliac crest bone graft site in patients with adolescent idiopathic scoliosis: a parallel, double-blinded, randomized controlled pilot trial.Global Spine J, 6 (3): 220-228.

Wallace J, King J, White H, et al.2016.A cross-sectional study of chest kinematics and VO2 in children with adolescent idiopathic scoliosis during steady-state walking.Spine (Phila Pa 1976), 41 (9): 778-784.

Wang Q, Yang J, Lin X, et al.2016.Spot14/Spot14R expression may be involved in MSC adipogenic differentiation in patients with adolescent idiopathic scoliosis.Mol Med Rep, 13 (6): 4636-4642.

第十五章 神经肌肉型脊柱侧凸

概 论

神经肌肉型脊柱侧凸是一组综合征，特点是大脑、脊髓、周围神经、神经肌肉接头处或肌肉丧失了正常功能。脊柱侧凸研究学会制订了神经肌肉型脊柱侧凸的分类（表15-1）。

表 15-1 神经肌肉型脊柱畸形的分类

神经病型	脊柱肌肉萎缩
上神经元型	Werdig-Hoffmann 综合征
大脑瘫型	Kugelberg-Welander 综合征
脊髓与小脑退行性变	家族性自主神经机能异常（Riley-Day 综合征）
Friedreich 遗传性共济失调	肌病型
Rourry-Levy 综合征	关节挛缩症
脊髓空洞症	肌营养不良
脊髓肿瘤	Duchenne 病
脊髓损伤	四肢带
下神经元型	面肩胛肱骨病
脊髓灰质炎	纤维型不成比例
其他病毒性脊髓炎	先天性肌无力
创伤	营养不良性肌强直

神经肌肉型脊柱侧凸的具体病因尚不清楚，但几种有关因素已很清楚。一般认为，脊柱柔软且发育很快的幼年患者丧失肌肉的力量或对随意肌控制，或丧失感觉功能如本体感觉都是出现这类侧凸的因素。随着脊柱的坍塌，侧凸凹侧压力的增加导致凹侧椎体发育抑制和椎体楔形变。营养不良和失用性骨质疏松也能发生椎体结构性改变。

神经肌肉型侧凸比特发性侧凸发病更早，并且大多数是进展型的。不像特发性脊柱侧凸，即使很小的神经肌肉型脊柱侧凸在骨骼成熟后还持续发展。多数神经肌肉型脊柱侧凸是较长的 C 形侧凸，累及骶骨，并且骨盆倾斜常见。神经肌肉型脊柱侧凸患者也可能有由其他原因引起的骨盆倾斜，如髋关节和下肢其他挛缩，都可以影响脊柱。进行性神经或肌肉疾病还可影响躯干的稳定性。这些患者一般不如特发性脊柱侧凸患者能忍受矫形支具治疗。这种患者的脊柱手术易出现失血增加、自体骨源不足及必须融合至骨盆等问题。

很多神经肌肉型脊柱畸形需要手术治疗。手术的目的是使脊柱在水平的骨盆上维持矢状面和冠状面上的平衡。基本治疗方法与特发性脊柱侧凸相似：观察、矫形支具治疗和手术。

一、非手术治疗

1. 观察　并不是所有的神经肌肉型脊柱畸形都需要立刻戴支具或手术。低于 20°～25° 的轻度侧凸在手术治疗前应严密观察是否在发展。同样地，对精神发育严重迟缓患者的严重侧凸，如果侧凸没有引起功能丧失或妨碍护理，那么也可以观察。如果发现较小的侧凸有发展，就应该考虑矫形治疗。如果精神发育严重迟缓患者的功能受到弯曲加重的影响，则应开始治疗。

2. 矫形支具治疗　非常年幼的神经肌肉型脊柱侧凸患者的脊柱侧凸持续加重时应行矫形支具治疗。尽管进行了矫形支具治疗，脊柱侧凸也可能继续发展，但侧凸的进展速度可能减慢，在进行最终的脊柱融合前脊柱可继续生长。如 Brown 等所述，支具能给肌肉无力的患者提供躯干支撑，使患者能使用上肢。

对于能控制躯干或可以走动的患者，可考虑使用动力型胸腰骶（椎）支架（TLSO），如 Milwaukee 支具。不过，这些患者需要用定制的全接触式的 TLSO，因为他们的躯干轮廓不适合标准的支具。笔者的经验是这些被动的装置在治疗神经肌肉型脊柱侧凸时更容易成功。受累严重的和不能控制头颅的患者通常需要定制的坐立装置，与其他的矫形器或头部控制装置一起使用。

Letts 等报道使用一种新型更柔韧的脊柱支具称为柔软型 Boston 矫形器。这种矫形器由一种柔软材料制成，这种材料既容易被患者耐受又具有足够的强度支撑躯干。Letts 等相信这种半坚硬的支具比其他目前采用的坚强脊柱矫形器更容易耐受，而且在侧弯的维持与矫正方面比其他形式的脊柱支具更有效。这种支具的主要不足是散热较差。

二、手术治疗

手术治疗见下文。

神经肌肉型脊柱侧凸矫形术

一、适应证

神经肌肉型脊柱侧凸患者脊柱融合手术的目的是造成脊柱的牢固的关节固定，使脊柱在水平的骨盆上方达到冠状面和矢状面上的平衡。为实现这个目的，融合节段的长度应长于特发性脊柱侧凸通常融合的节段数。Broom 等注意到若融合止于 T₄ 或以下，畸形有向头侧发展的倾向。因此，融合应达到 T₄ 或以上。如果在侧凸位或牵引位 X 线片上骨盆的倾斜是固定的（L₄ 或 L₅ 相对于髂嵴间线的倾斜超过 10°～15°），则融合一般应向下达到骨盆水平。对需要融合至骨盆水平的患者，保持腰椎的生理前凸很重要。这样可使体重更平均地分布到坐骨结节下和股后区域，降低尾骨表面发生压疮的危险。植自体骨时几乎总要添加同种库存骨。

二、术前准备

此类患者潜在的问题较多，术前需要全面的功能评价、充分的准备，否则会给手术带来高风险并增加并发症。通常需要进行以下几个方面的评估：

1. 呼吸系统评定　应详细询问呼吸系统的病史，测定肺功能及血气分析等。
2. 心功能测定。
3. 血液学检查。
4. 营养状况评价　如果血清白蛋白小于 30mg/L，会有较高的感染率，术后恢复期延长。
5. 消化道功能的调整。
6. 运动状况的评价　对手术方案的制订有一定的指导作用，通常采用修改的 Rancho Los Amigos 医院分类系统：①Ⅰ级，没有扶助下，患者能够独立行走；②Ⅱ级，需要扶助下才能行走；③Ⅲ级，不能行走，但能够独自坐立；④Ⅳ级，需要支持下才能坐立；⑤Ⅴ级，必须被限在床上。

三、手术要点、难点及对策

1. 手术原则　主要是对弯曲的脊柱进行可靠的固定及融合，使脊柱在水平的骨盆上达到冠状面和矢状面上的平衡及保持坐立的平衡，使患者的功能及健康状况得到改善。对多数神经肌肉型脊柱侧凸患者，单靠保守及支具治疗很难控制其畸形的发展，因此，手术治疗往往是必要的。手术指征随患者的诊断而有所不同，但主要包括脊柱侧凸和后凸畸形呈进行性加重、背痛及坐立困难、呼吸功能失代偿及神经系统的变化等。

2. 围术期处理　随着对神经肌肉型脊柱侧凸认识观念的进步，其外科治疗取得了很大的进展，尤其注意强调术前患者营养状况和限制性肺功能障碍的改善，有效地减少了术中风险和术后的并发症。对肌营养不良患者，术中的温度控制是很重要的，低温可以减少恶性高热反应，减轻心肌负荷，降低心律失常的发生。此类患者术中出血往往较多，可应用自体血回输技术、血液稀释、控制性低血压及补充异体血成分和新鲜冷冻血浆，以防 DIC。通常神经系统并发症为 0.5%～17%，主要取决于原发病、手术方式、术前畸形的程度，以及矫正的情况。许多学者采用术中唤醒试验或脊柱监测以期减少神经损伤，但由于患者的认识缺乏，不能很好地合作，以及原发的肌肉病变，使得这些措施不能起到应有的效果。神经肌肉型脊柱侧凸的术后并发症通常较多，Bensou 等报道为 44%～62%，多达 20 余种。

3. 固定器械及其技术的进展　基于生物力学的理念及对侧凸畸形认识的完善，脊柱侧凸固定器械及外科技术得到了迅速的发展，主要是节段性脊柱器械的出现。首先是 Luque 器械的使用，继而是钩-棒、钉-棒系统，结合钢丝、钢缆等，使得矫正及固定力点被分散到各个椎体而不是通过单独的牵伸。从而不仅使脊柱冠状位的畸形被矫正，而且也能矫正矢状位上的畸形，保持脊柱在多个平面上的平衡，同时还能够矫正骨盆倾斜，维持一个好的坐立姿势，减少了假关节的发生率。最近的研究发现，三维的矫正，坚强的固定和维持脊柱的平衡，并不会引起高的并发症，但应注意矫正畸形的同时，提供合适的胸后凸和腰前凸，以保证身体重力线在胸椎的前方、腰椎的后方，这是非常重要的。

4. 固定及融合范围　可靠的固定与融合是治疗神经肌肉型脊柱侧凸成功的关键，但固定及融合的范围仍有较大的争议，主要在于是否所有患者应该被固定及融合到骶部和骨盆。Kahn 和 Broom 等认为对严重的脑性瘫痪和外伤性瘫痪患者上界融合水平不应低于 T_4，否则脊柱畸形上端会加重。许多学者认为下界应固定融合到骶部，才能维持脊柱的平衡和预防骨盆的倾斜，并把腰骶融合的标准规定为：下腰部为弯曲一部分的进行性脊柱侧凸，骨盆倾斜 > 15°，严重的失代偿，不能较好地保持坐立平衡，腰骶关节的先天异常及合并腰骶椎的椎板裂等。但是会增加操作难度、延长手术时间及术中出血也会增多，无法利用髂后自体骨植骨，术后患者摇摆步态会丢失。Sussman 对 25 例仅固定融合到 L_5 的患者进行 5.5 年的随访发现，脊柱及骨盆畸形术后均得到明显改善，随着时间增加会进一步好转。Swank 等推荐对能够行走或潜在能够行走的患者不要融合到腰骶关节，因为当患者坐立和行走时腰骶关节具有转移和执行重力变化的功能，并能减轻骨盆倾斜。目前已逐渐倾向于短节段融合，以尽量保留腰骶的活动，但对不能活动的患者，由于不需要骨盆的独立移动，应固定融合到骨盆。

5. 前、后路手术方式的选择　随着脊柱内固定（SSI）的发展和麻醉技术的进步，神经肌肉型脊柱畸形的外科治疗取得了良好的效果，后路的矫正固定与融合技术已被广泛应用，并日臻完善。但对骨骼未成熟的患者可能会继发"曲轴"现象，引起脊柱畸形加重，因此有许多脊柱外科医生选择前入路进行脊柱侧凸的矫正及融合。但对骨骼未成熟的患者是否需要前路松解和（或）融合，结合后路器械和融合纠正弯曲、预防"曲轴"现象仍有争议。对特发性脊柱侧凸前路融合的指征为三角软骨未闭，Risser 征 0°，年龄 < 10 岁。而对神经肌肉型脊柱侧凸是否适合，未见报道。当前许多学者将前路融合的主要适应证归纳为畸形角度 > 70°，弯曲僵硬（Bending 像上代偿 < 30%），并指出前路途径可以使弯曲更柔软，从而能增加矫正效果。联合前后路手术已经被许多学者认同，治疗神经肌肉型脊柱侧凸，它是环椎体的融合，可以增加畸形的矫正，减少畸形的复发和假关节的形成，但在一期还是分期手术的问题也有争议。一些学者主张分期手术可以减少并发症，通过一期前路椎间松解，术后进行脊椎牵引，待患者身体条件恢复后再二期后路矫形、固定、融合。但 Ferguson 等主张同期前后路手术，他们认为这样可以避免患者承受二次手术的痛苦，减少总的失血和住院时间及花费，未增加术后并发症，矫正效果与分期手术没有区别。然而 Mcdonnell 等认为前路手术会增加术中失血和心、肺并发症。Kioschos 等发现单独采用坚强的后路器械，可产生一个机械性的干骺端生长停滞，即使不做融合也能对抗椎体前方的生长，避免畸形的发展。Smucker 和 Miller 等认为对骨骼未成熟的患者，仅采用后路椎板下钢丝

及棒系统固定融合,就能取得好的疗效,未发现有明显的"曲轴"现象,因此前路融合是没有必要的。

6.骨盆倾斜的处理　神经肌肉型脊柱侧凸往往伴有骨盆倾斜,对骨盆倾斜是否需要处理及如何处理仍然存在许多争议。许多学者认为所有的神经肌肉型脊柱侧凸均应被固定到骨盆及融合到骶骨以取得骨盆的控制。只有固定到骨盆才能维持脊柱弯曲的矫正,同时纠正倾斜的骨盆,保持躯干的直立和坐姿的平衡,减少假关节发生。然而 Sussman 和 Frischhut 等认为对能行走或潜在能走动者没有必要固定融合到骨盆,随访发现随着侧弯的矫正,骨盆倾斜没有明显发展,相反却有一定的改善,脊柱仍能保持较好的平衡。但固定骨盆可能增加术中出血和手术难度,延长手术时间,不能利用髂骨植骨,以及术后下肢运动功能可能丢失。事实上,骨盆倾斜往往是一个三维的结构畸形,治疗应是在三个平面上的矫正,就目前而言,仍是一个尚未解决的问题。

7.植骨　为了获得自体植骨的最大化优点,第一步需要制订计划来获得充分的骨量。术前与患者交代可能需要多处取骨,在大多数情况下能够帮助避免植骨不充分的问题。常规准备和选取双侧髂骨翼,也允许当有需要时使用替代性植骨材料。偶尔,在将患者翻身摆放至俯卧位之前,需要获取前方髂骨翼来进行后路手术。当存在不融合风险高或之前融合失败时,需要足够的自体骨量进行植骨。偶尔,需要提前考虑和计划使用一些不常用的植骨来源。如果植骨材料来源单一,且获取的骨量少于预期,可能因过度取骨和取骨范围超过正常安全和合理边界导致取骨部位的并发症增加。取骨部位应最大程度地暴露清楚。使用电凝烧灼骨组织可能破坏其表面骨细胞的存活率,尽管很难做到这一点。尖锐的骨膜起子能够以非创伤性方式打开骨膜下平面且出血很少。对于放置在压缩环境中的三面骨皮质而言,使用摆锯取得的骨组织比使用骨刀获取的骨组织更能够耐受挤压负荷。它的临床意义尚不清楚。对于那些单纯用于覆盖的骨而言,厚度不能超过 5mm。这是渗出营养物质能够提供营养的最大厚度。如果可能,植骨材料应当在实施植骨前 30 分钟内获取。获取的植骨在使用前应该放置于生理盐水或者血液浸泡的海绵中。不允许将植骨块干燥放置或者与毒性化学物质接触(如抗生素溶液)。植骨床的制备:因为在移植过程中移植的成骨细胞和骨细胞存活很低,所以植骨床需要非常小心准备。植骨床能够保护多种活性组织,它们是骨性融合需要的细胞成分的主要来源。这一过程的第一步需要仔细地对植骨床进行骨膜下剥离,需要将软组织全部去除。软组织切除时需要使热损伤最小化,通常强调使用双极电凝来完成。目标融合区域应当进行去皮质操作,使得植骨块与骨松质接触,同时需要避免过度破坏骨皮质造成植骨床的结构不稳。可能需要使用带自动灌洗功能的磨钻,或让助手帮助大量冲洗,这样能避免植骨床的热损伤。应当避免在植骨床中使用骨蜡。植骨块的形态和大小应当与植骨部位相适应。应对植骨块进行仔细加工,因为骨与骨直接接触能够帮助融合。在一些情况下,当无法达到完全对合时,可以用骨松质填塞腔隙。需要考虑使用内固定和制备植骨床、去皮质处理及植骨的相对顺序,因为内植物可能会遮挡植骨床。当进行椎弓根螺钉固定时这种情况极为突出,当内固定组装完毕后对横突和关节面外侧遮挡明显。在放置植骨物之前进行全面冲洗能够避免覆盖的植骨材料不可逆性丢失。

8.植骨材料和内固定器械的选择　理想的植骨材料应当能够成骨(骨生成特性),诱导未分化间充质细胞成熟为成骨细胞(骨诱导特性),作为骨愈合的支架(骨传导特性),

避免感染风险,以及与患者的基因相一致。同时它应当具有良好的机械强度、耐用、有组织活力、与宿主组织兼容、无菌、解剖相符并且经济。目前,所有材料中与这些条件最接近的就是患者的自体骨。脊柱外科中最常见的自体骨包括髂骨翼,局部骨或肋骨。自体骨的缺点包括骨量或骨质量可能不足,伤口疝的风险,髂骨翼取骨时骨盆骨折、出血、感染、神经损伤及取骨部位慢性疼痛,它在髂骨翼取骨时最常见。自体取骨的主要并发症的发生率高达10%,甚至在髂骨翼取骨时使用原皮肤切口时高达17.9%。取骨部位慢性持续性疼痛的发病率为2.8%~70%,绝大多数文献报道为20%~30%。异体植骨的优点在于有多种既有结构可供选择,没有取骨部位的并发症。异体植骨物有一些骨诱导和骨传导特性,但没有骨形成特性。异体植骨时血管长入和新骨形成较晚。异体骨的制备方式可能对其作为植骨材料的成功率有影响。可使用冷冻、干冻或乙烯氧化来减少异体植骨物的免疫原性;然而,由于其基因与患者不同,可能发生其他组织移植时移植排斥相似的炎症反应。新鲜冷冻异体骨似乎比干冻异体骨的融合率高,乙烯氧化灭菌的异体骨融合率不如人意。

9.电生理脊髓监测　术中脊髓监测已被广泛使用,特别是在畸形矫正手术当中。这些病例中的监测目的是确保畸形矫正操作后神经元未发生继发性损伤。多种技术可以使用,每种技术都与其黄金标准——唤醒试验(通过减轻麻醉水平直到患者可以根据指令进行下肢活动,使得术者能够评估运动功能)做了对比。这些监测技术包括体感诱发电位(SSEP)、运动诱发电位、脊髓诱发电位和肌电图监测。体感诱发电位和脊髓诱发电位的目的是监测背柱的完整性,而运动诱发电位的目的是监测腹侧柱完整性。肌电图监测神经根完整性,并且可以连续使用或是刺激诱发。另外,也可以利用多模式监测,其中包括使用的腹侧和背侧脊髓索监测及神经根监测。

这些技术还没有被证明是没有错误的。每种技术都有假阳性和假阴性的检测结果记录。没有检测到轻微的损伤,实际损伤与监视器上改变之间的临时差异,以及脊髓受伤区域与监测技术所评估区域之间的不一致都将导致假阴性结果。更令人关注的是,在脊髓电生理监测过程中缺乏明确的损伤评估标准。然而,如果使用电生理监测,外科医生必须有一个计划来处理术中所遇到的电生理异常。体感诱发电位监测是最常用的技术,在处理体感诱发电位的变化时有大量的经验;因此,它被在这里讨论。如果观察到改变(如潜伏期10%的变化或50%的波幅变化),谨慎的做法是改变可能导致变化的参数。如果患者的血压低,需要升高血压,并升高患者和房间的温度。输注的血液或溶液应进行预热。应该检查电极确保不存在任何技术问题。吸入麻醉药应停药,并使用巴比妥和阿片类药物。如果患者的氧饱和度水平低则应当提高。在伤口中使用过氧化氢可以增加局部氧饱和度。如果这些措施不能使得示踪回到基线,接下来应考虑机械因素。椎板下钢丝或钩可能需要移除,或者它们的位置可能需要重新评估。在与体感诱发电位发生改变接近时间放置的骨移植物应该被移除,或重新测量、重新评估。撑开的力量应该减弱。应该考虑执行唤醒试验。

应当给予时间来观察跟踪返回基线。这一段时间的观察可以长达60分钟。如果诱发电位可以回到基线,骨移植物应再次放置(如果它已被移除),可以重新在器械结构上施加作用力(但不过度)。如果诱发电位不能返回到基线,只在内植物上施加让其维持稳定的作用力。术后依次进行神经系统检查。采用重复X线和(或)造影应记录内固定的位置。任何异常放置的植入物均应在手术室中进行探查。

10. 神经系统损伤　术后出现的新发及意外的神经系统缺陷通常于麻醉恢复后在恢复室中出现。对神经损伤的早期评估非常重要。在某些情况下，一种不可逆的神经损伤可能已经发生。当外科医生不能排除术中可能会导致这种缺陷的事件时，应当立刻考虑采用积极的态度来诊断和确定可逆性损伤原因。应当排除植骨位置不佳、内固定侵犯神经元及术后出血等因素。常常需要急诊影像学检查，其中包括X线摄影、CT和（或）MRI。如果可以的话，发现的任何异常都应立即手术纠正。如果存在复杂或进行性的神经功能缺失，往往不再进行影像学检查，患者应立刻送回手术室进行手术区域探查。问题的"罪魁祸首"（如硬膜外血肿）常是最明显的，应当给予去除和（或）修理。如果没有发现血肿，应当检查内固定物。如先前描述的那样，植入骨应被移除，钩子、钢丝、螺钉和棒应加以注意。如果发现其侵犯神经元，该内固定物，包括移植骨，应当被移除、调整大小，以及替换。如果在手术探查时没有发现明显的异常，患者应紧急行MRI检查。MRI应包括手术部位头侧和尾侧区域，这可能会发现较远处的硬膜外血肿。

节段动脉损伤导致的缺血仅在排除其他情况下才能诊断。前脊髓综合征常发生在手术切除神经孔内容物之后，神经孔内容物包括根动脉，如腰膨大动脉，并且可能是无法治愈的。血管造影通常作用不大，因为在正常的情况下重要的根动脉存在变异。这些情况的治疗方法包括：维持正常血压（或轻微的高血压），建立血流灌注量正常的状态，并解除对外界神经元的压迫。

当怀疑存在新发的神经缺陷时，麻醉药物完全逆转是非常重要的。纳洛酮应该足够剂量给药，以确保逆转在手术过程中给予的阿片类药物。麻醉拮抗药已被证实能够扭转缺血性神经缺陷。因此，在此情况下应该考虑更自由地使用纳洛酮。

四、术后监测与处理

术后很快可能发生的并发症是肺部并发症，因此呼吸科专家的协助意义很大。辅助通气很重要，如吸痰、肺活量测定、间歇性地被动加压呼吸都适用。或许预防肺部并发症最好的办法是允许早期活动的坚强脊柱内固定。

必须小心监测体液平衡。脊柱手术后，尤其是神经肌肉型脊柱侧凸患者，抗利尿激素的水平可能升高，导致少尿症。如果靠增加体液来处理少尿症，很可能发生体液过量。这对于肾功能受损、肺功能损害、心功能不全的患者尤其危险。

术后的矫形支撑必须因人而异。如果某个并发症，如严重的骨质疏松影响脊柱内固定，或者使用了不甚理想的内固定，使用术后外部支撑则是明智的选择。如果患者高大、痉挛或动力不良使脊柱器械内固定应力过度，也应该考虑使用矫形器。

感染是神经肌肉型脊柱侧凸患者的一个常见问题，可能是由于患者代谢功能受损或脊柱融合需要的时间较长。脊髓脊膜膨出和脑瘫患者的感染率最高。术后感染的主要来源是泌尿道。尿中发现任何微生物均应在术前48小时和术后3个月进行积极治疗。脊柱感染的治疗与特发性脊柱侧凸的治疗方式相同（见本章）。

假关节及随后的器械内固定失败是一个潜在的晚期并发症。如果假关节引起疼痛或矫正角度丧失，可能有必要进行修补，但对没有侧弯加重或疼痛的无症状的假关节可进行观察。

（北京协和医院　沈建雄）

参 考 文 献

Beckmann K, Lange T, Gosheger G, et al. 2016. Surgical correction of scoliosis in patients with severe cerebral palsy. Eur Spine J, 25（2）：506-516.

Bissolotti L, Donzelli S, Gobbo M, et al. 2016. Association between sagittal balance and scoliosis in patients with Parkinson disease：A cross-sectional study. Am J Phys Med Rehabil, 95（1）：39-46.

Canavese F, Botnari A, Dimeglio A, et al. 2016. Serial elongation, derotation and flexion (EDF) casting under general anesthesia and neuromuscular blocking drugs improve outcome in patients with juvenile scoliosis：preliminary results. Eur Spine J, 25（2）：487-494.

Funk S, Lovejoy S, Mencio G, et al. 2016. Rigid instrumentation for neuromuscular scoliosis improves deformity correction without increasing complications. Spine（Phila Pa 1976），41（1）：46-52.

Goldstein MJ, Kabirian N, Pawelek JB, et al. 2016. Quantifying anesthesia exposure in growing rod treatment for early onset scoliosis. J Pediatr Orthop. [Epub ahead of print]

Lee JW, Won YH, Kim DH, et al. 2016. Pulmonary rehabilitation to decrease perioperative risks of spinal fusion for patients with neuromuscular scoliosis and low vital capacity. Eur J Phys Rehabil Med, 52（1）：28-35.

Raudenbush BL, Thirukumaran CP, Li Y, et al. 2016. Impact of a comparative study on the management of scoliosis in duchenne muscular dystrophy：are corticosteroids decreasing the rate of scoliosis surgery in the united states? Spine（Phila Pa 1976），41（17）：E1030-1038.

Roberts SB, Tsirikos AI. 2016. Factors influencing the evaluation and management of neuromuscular scoliosis：A review of the literature. J Back Musculoskelet Rehabil, 29（4）：613-623.

Ryu KJ, Suh SW, Kim HW, et al. 2016. Quantitative analysis of a spinal surgeon's learning curve for scoliosis surgery. Bone Joint J, 98-B（5）：679-685.

Shabtai L, Andras LM, Portman M, et al. 2016. Sacral Alar Iliac（SAI）screws fail 75% less frequently than iliac screws in neuromuscular scoliosis. J Pediatr Orthop. [Epub ahead of print]

Wang X, Sun G, Sun R, et al. 2016. Bipolar sealer device reduces blood loss and transfusion requirements in posterior spinal fusion for degenerative lumbar scoliosis：a randomized control trial. Clin Spine Surg, 29（2）：E107-111.

第十六章　成人退变性脊柱侧凸

概　论

一、定义

随着社会老年人群的快速增长，退变性脊柱侧凸（degenerative scoliosis，DS）发病率有上升趋势。脊柱侧凸是指脊柱的一个或数个节段在冠状面上偏离身体中线向侧方弯曲，形成带有弧度的脊柱畸形，通常还伴有脊柱旋转和矢状面上后凸或前凸的增加或减少，同时可有肋骨、骨盆的旋转倾斜畸形和椎旁韧带、肌肉异常。它是一种症状或X线征，可由多种疾病引起。DS是指成年以后才发生的脊柱侧凸性病变，这类侧凸多为脊柱（腰椎为主）非对称性退变的结果，是继发于椎间盘及椎骨关节退变的成人脊柱侧凸，临床特点为广泛的椎间盘退变、小关节增生、黄韧带肥厚、脊柱失稳，多数伴有脊柱冠状面侧方移位、旋转性半脱位和矢状面椎体滑脱。患者常因明显的腰背疼痛和（或）神经根压迫症状，或神经源性跛行而就诊，同时还可伴有椎管狭窄、凹侧椎间孔狭窄、椎间盘退变、运动节段不稳、旋转性半脱位或侧方滑移、骨质疏松伴压缩骨折。此类患者大多发展为腰椎前凸减小或轻微后凸，其脊柱侧凸较为僵硬。

二、流行病学

DS是一个缓慢的病变过程，通常发生在60岁及以上人群，新发现的退变性脊柱侧凸很少在40岁前发生。女性、男性发病率比例接近1∶1，女性略多于男性。DS患者大多数肥胖、超重，对有氧和无氧调节适应能力较差。

三、病因学

随着社会老年人群的快速增长，DS发病率有上升趋势。年龄增长、软组织磨损和撕裂、脊柱椎间盘及椎间关节退变，可以导致患者出现脊柱不稳和弯曲。而且DS多继发于以前有脊柱病史的患者。在腰椎间盘突出症患者中由于椎间盘的突出压迫神经根导致疼痛，由于扩大突出侧的神经根管腰椎发生代偿性侧凸。当患者原发疾病得不到治疗时，腰椎始终保持在代偿侧凸状态，随着发病时间的延长，椎体和关节突在非生理状态下均发生退变性改变，同脊椎畸形同样的机制导致腰椎退变侧凸畸形。虽然文献从未强调骨质疏松在 DS 患者中的作用，但严重的骨质疏松会加快 DS 发展，特别是绝经后骨质疏松女性的代谢性骨病，故骨质疏松患者的 DS 发病率也较高。

四、病理改变

DS 是由脊柱椎体退变，高度降低和间盘退变、间隙变窄，脊柱发生代偿性侧凸未及时治疗继发而形成的。发病机制为脊柱退变，包括椎间盘脱水、椎间隙变窄，以及由于骨质疏松椎体高度丢失，前柱的减少大于后柱的减少，致使椎体发生旋转，而产生侧凸，是在脊柱退变的基础上引起的侧凸。这些患者多伴有一定程度的腰椎前凸消失。伴有侧方滑脱者侧凸进展的速度更快，加重受累节段神经根的牵拉。无论有无滑脱，严重的椎间隙塌陷所造成的疼痛和无力都特别顽固。相邻椎弓根间距的缩小会引起椎间孔狭窄。DS 的椎间孔狭窄的症状发生机制与引起神经源性间歇性跛行的原因很相似，即神经受压缺血，在腰椎后伸时尤其明显，脊柱前屈时（如坐下）缓解。但有一部分继发于退变性脊柱侧凸的椎管狭窄患者自述肢体症状并不能通过前屈动作缓解，可能与椎间孔明显狭窄，前屈不能使椎间孔扩大缓解神经根受压有关，这是 DS 的腰椎管狭窄和一般腰椎管狭窄不同之处之一。DS 患者常见的腰背疼痛、神经根性疼痛和椎管狭窄多是由于腰椎失稳、后凸畸形和椎体旋转半脱位所引起，而非继发于关节突关节的增生肥大。

五、症状与体征

DS 大多发生在腰椎，通常同时有腰痛和腿痛，并伴有椎管狭窄。DS 患者腰痛症状远较退行性脊柱滑脱患者严重得多。这是由于此类患者不仅患有多节段严重的退行性椎间盘病变，而且常在矢状面和冠状面上出现平衡失调、腰椎失稳、后凸畸形和椎体旋转半脱位。这些病变还可以导致神经根受压和椎管狭窄。神经根受压可引起根性症状如腿部疼痛、麻木、无力和麻刺感，但患者的根性症状可能不伴有明确的神经体征。椎管狭窄的常见症状是间歇性跛行，极少数患者可能出现马尾神经综合征，大小便功能障碍，会阴部感觉减退，提睾反射消失，肛门反射消失。

六、影像学检查

影像学检查首先应摄直立后前位和侧位 X 线片，其次摄前屈、后伸及侧屈位片，以进一步评估侧凸的柔软性和运动节段的稳定性。X 线平片常显示 $L_4 \sim L_5$ 侧倾和 $L_3 \sim L_4$ 旋转半脱位。并常见上腰段和下腰段两处弯曲。移行的节段常在 $L_3 \sim L_4$。而 $T_{12} \sim L_1$ 或 $L_5 \sim S_1$ 处的旋转半脱位较少见。部分患者在冠状平面脊柱失平衡，这通常与 $L_4 \sim L_5$ 和 $L_3 \sim L_4$ 畸形有关，这些患者矢状位常呈腰椎生理前凸消失。侧凸的严重性取决于畸形和椎间盘退变的程度。一些退行性脊柱侧凸患者大体只在矢状平面上失去平衡，X 线平片可见

$C_7 \sim T_1$ 重力线位于 $L_5 \sim S_1$ 椎间盘间隙的前方（图 16-1～图 16-4）。

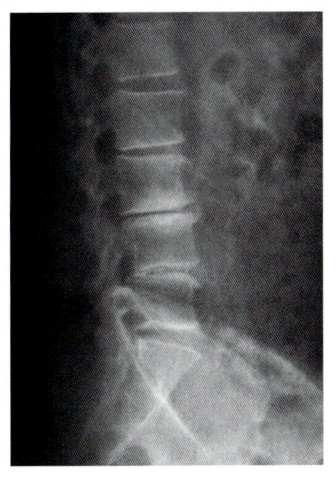

图 16-1　腰椎侧位片

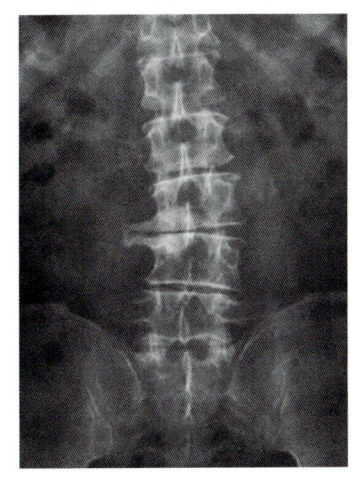

图 16-2　腰椎正位片

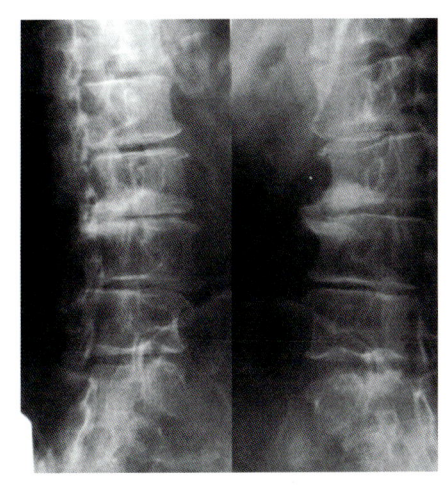

图 16-3　腰椎斜位片

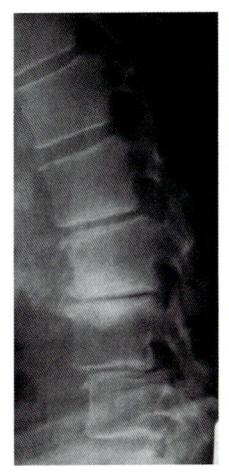

图 16-4　腰椎动力位片

应对 DS 患者进行全面的影像学检查。CT 扫描可提供脊柱的轴位图像，三维重建可以获得腰椎三维图像，MRI 可获得轴位和矢状位图像。脊髓造影有助于明确脊髓受压情况（图 16-5）。脊髓造影、CT 或 MRI 可用于诊断椎管或椎间孔狭窄，有些病例亦可借助椎间盘造影进行确诊。

七、其他检查

体格检查除完整的神经系统检查外，还应行骨盆、腰背部、躯干和肩部检查，测量运动范围和下肢长度。所有特发性侧凸患者要求的术前检查对 DS 患者来说都是必需的。DS 患者常年龄较大并患有全身性疾病，所以应对患者进行蹬车试验以评估其心脏功能，行肺功能测试来评价其肺功能。若患者下肢不能触及脉搏，还应行多普勒血管超声检查。

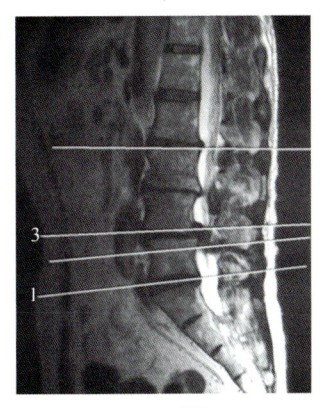

图 16-5　腰椎 MRI

八、与特发性脊柱侧凸的区别

Grubb 曾对原有侧凸逐渐进展成成人侧凸和新形成的成人侧凸如何区分进行过研究。发现两者之间既有显著的差异，亦有相似性。大部分的特发性侧凸为女性，平均年龄为 42 岁。而在退行性变组中，性别分布是相等的，平均年龄为 60 岁。两组患者均有下腰痛并放射至臀部或大腿上部。但 90% 的 DS 患者有椎管狭窄的症状，而特发侧凸组中仅有 31% 的患者有该症状。这种椎管狭窄性的疼痛在脊柱背伸时加重，与典型的退行性椎管狭窄疼痛不同。DS 患者腰背部疼痛在坐位时通常不缓解，并且患者必须用双臂来帮助支撑他们身体的重量。在 Grubb 的研究中，特发侧凸组的侧凸要大些，平均为 52°（34°～78°），退行性变组中平均为 28°（15°～53°），两组中每个椎体平均的畸形均为 9°。椎体侧方旋转半脱位是 DS 的典型特征，81% 患者至少存在 1 个椎体的半脱位。在特发性侧凸组，脊髓造影时充盈缺损最常见于代偿性腰段侧凸处，而退行性变组中充盈缺损大多发生于原发性侧凸处。成人发病组的侧凸有较明显的退行性改变，但椎间盘造影却常不能诱发疼痛。相反地，在特发性侧凸组中椎间盘造影却常诱发疼痛，原因可能是当退行性变发展到一定程度时，椎间盘内注射不能扩张椎间盘，因而疼痛也就不会发生。

九、分类

腰椎退变性侧凸与特发性侧凸是两种不同性质的脊柱侧凸，在治疗的理念上具有根本的不同，因此特发性侧凸的分型不能用于退变性侧凸的分型。合理的分型对治疗具有指导性的意义。而根据 X 线检查进行分类有助于制订手术治疗方案。分类依据是冠状位、矢状位畸形及节段性椎管狭窄的程度和椎体半脱位的侧移距离（表 16-1）。

表 16-1 退变性脊柱侧凸的分型

分类	正位脊柱侧凸角度	侧位前凸角度（L_1～S_1）	椎管狭窄程度	椎体半脱位侧移距离
Ⅰ	（10°～25°）	（40°～60°）	+	<2mm
Ⅱ	（26°～35°）	（20°～39°）	++	2～5mm
Ⅲ	（36°～45°）	（0°～19°）	+++	5～10mm
Ⅳ	>45°	显著后凸	++++	>10mm

十、治疗

与许多与年龄相关的疾病一样，DS 是一种至少能部分预防的疾病。有规律的锻炼计划、适当的饮食、补钙和维生素 D、骨密度常规检查都有利于避免 DS。承受重量的锻炼计划也许对避免出现早期骨质疏松症特别有帮助。DS 依据其严重程度基本上有 4 种类型，分别适合于保守治疗；单纯椎管减压术；椎管减压和后路融合内固定术；椎管减压并前、后路融合和后路内固定术。

(一)非手术治疗

DS 的治疗比较复杂,需要针对不同的个体制订不同的治疗方案。绝大多数老年患者不需要手术治疗,保守治疗,如热疗、镇痛药物、腰背肌练习、鼓励戒烟等多能奏效。对许多 DS 患者,可采用物理治疗以加强和维持脊柱肌肉组织的可屈性和有氧代谢能力,使肌肉力量和弹性得到复原。尽管支具不能矫正畸形,但有助于减缓疼痛。穿戴支架和防止骨质疏松症的饮食都能防止骨质丢失。有些患者需要药物如非甾体抗炎药来缓解疼痛。只有对那些采用非手术疗法无法改善症状,或有迹象显示已有神经损伤,乃至腿、括约肌功能发生障碍的患者,才考虑施行手术。但随着老年人对生活质量的期望值的提高,越来越多的 DS 患者在保守治疗效果不明显的情况下选择了外科手术治疗。保守治疗适用于下列患者:患者矢状面上仍存在适当的平衡,而冠状面的侧凸又较小,半脱位较轻且仅限于 1 或 2 个节段,椎管狭窄不重,患者也没有明显的根性跛行症状,患者典型的症状仅仅是尚可耐受的腰背痛。

(二)手术治疗

1. 适应证
(1)顽固性腰痛和(或)下肢神经根性疼痛,行走距离受限,保守治疗无效。
(2)腰椎侧凸曲线持续进展,出现冠状面或矢状面躯干失衡,出现身体的前倾、严重驼背及正面的倾斜。

2. 禁忌证 年龄不是绝对禁忌证,但要做到个体化,综合考虑患者的身体状况,手术的大小及风险,必要时联合内科、麻醉科及 ICU 医生共同评估手术风险,制订术前、术中及术后对患者的管理方案。

3. 术前准备 通过术前仔细的检查,制订合理的手术方案,患者手术有效率 95% 以上,几乎无神经损伤,无导致瘫痪的可能。

4. 手术方式的选择
(1)减压及短节段固定融合手术:如果患者只有下肢根性疼痛,不伴有腰痛,影像学表现为腰椎中央管或神经根管狭窄,没有明显的腰椎不稳定,并且患者的年龄偏高,身体状况不适合较大手术,可以选择单纯的腰椎管减压术。如果同时存在腰痛,又有明显的节段不稳定,或是减压的节段位于顶椎附近,可同时考虑行局部短节段固定融合术。
(2)后路矫形固定融合手术:如果患者有严重的腰痛,侧凸曲线不断进展,若患者的身体状况允许,应考虑固定融合整个侧凸曲线。

成人退变性脊柱侧凸手术治疗

成人退变性脊柱侧凸(DS)的临床特征:DS 常在椎间盘与小关节等不对称性退变的基础上发生,椎管狭窄发生率较高。顶椎最常位于 L_3/L_4 或 L_2/L_3 间隙,其次是 L_1/L_2 间隙,常有 L_3/L_4 椎体的旋转半脱位和 L_4/L_5 椎体倾斜。成人 DS 女性患病率高于男性,可能与停经后骨质疏松和女性腰背部肌肉力量薄弱有关。成人 DS 的临床表现以腰背痛、下肢神经根性痛及间歇性跛行为主,患者常因疼痛、站立或行走困难等症状而就诊,这与青少年特发性脊柱侧凸（adolescent idiopathic scoliosis，AIS）不同，后者就诊的主要目的是改善畸形外形。DS 出现的疼痛可能由于退变的腰椎间盘和导致椎管狭窄症状的小关节增生引起，也可能因畸形使脊柱冠状面和矢状面失平衡导致生物力学改变，使肌肉疲劳所致。腰痛是 DS 最常见的首发症状，比单纯的腰椎管狭窄症具有更明显的腰痛症状，腰痛多在负重站立位时出现，坐位或者蹲下休息时不能缓解，平卧位时可明显缓解，有学者称为"姿势性腰背痛"。与一般退变性腰椎疾病（腰椎管狭窄、腰椎间盘突、腰椎滑脱）相比，DS 有较大不同：一般退变性疾病最多见于 L_4/L_5 或 L_5/S_1 节段，手术时往往只需要对病变节段进行减压、固定、融合即可，但 DS 除了有椎管狭窄、椎间盘突出、椎体移位（矢状面或者冠状面）外，还通常合并有腰椎前凸减小、胸椎后凸增加、躯干前倾、骨盆后旋等矢状面不平衡。有研究证实矢状面不平衡可导致腰背痛、活动功能受限，是决定患者健康相关的生活质量评分的重要因素。研究报道，成人 DS 冠状面 Cobb 角大小与手术效果无显著相关性，而腰前凸的恢复、冠状面上腰椎椎体倾斜度和滑移程度的矫正，以及脊柱骨盆矢状面力线的重建是影响预后的关键因素。基于 DS 的特点，手术除了要解决椎管狭窄，还要考虑腰椎乃至整个脊柱矢状面的平衡问题，因此融合的节段往往比较长。

一、适应证

DS 手术的指征主要有三个方面：①严重的腰背部疼痛影响正常生活，保守治疗无效。②胸弯 Cobb 角 ≥ 50°～60°，腰弯 Cobb 角 ≥ 30°；腰部冠状面和（或）矢状面畸形进展每年超过 5°。③神经根受压出现根性疼痛、神经源性间歇性跛行及马尾神经损伤症状。手术的目标是受损神经的完全减压，以及冠状面和矢状面平衡的重建。术前必须进行多方面评估和仔细考虑患者可能出现的并发症和手术效果。Birknes 等认为术前需要从以下几个方面综合考量：①畸形本身，如冠状面侧凸 Cobb 角大小、矢状面前凸丢失、顶椎偏移及旋转；脊柱整体矢状面平衡、骨盆入射角（PI）和腰椎前凸（LL）的关系、骨盆倾斜（PT）、骶骨倾斜（SS）及脊柱骨盆平衡力线的重建等。②退变相关，椎间盘退行性改变的程度、小关节增生情况、骨质疏松及退行性滑移情况，椎管狭窄的范围及具体节段。

Schwab 等研究认为骨盆入射角可用来评估最佳的腰前凸度数：LL=PI ± 9°；骨盆倾斜是维持正常站姿的代偿机制，正常 PT < 25°；脊柱畸形矢状面的平衡是通过骨盆的平移来代偿的。因此术前对骨盆参数的评估对术后脊柱骨盆整体躯干的平衡至关重要。成人 DS 手术目标不能单纯追求 X 线片上的矫形或力线平衡，而应该以提高患者生活水平为中心，因而无症状性成人 DS 仅随访即可。

二、手术要点、难点及对策

（一）手术方式的选择

目前成人 DS 的手术治疗方式包括单纯椎管减压、减压短节段内固定融合、减压长节段内固定融合、减压截骨矫形内固定融合等。Silva 等将神经症状、背痛程度、前后及侧方滑移、冠状面 Cobb 角大小、骨赘形成、腰椎前凸及脊柱整体平衡分为 6 个等级并推荐了相应手术方案。1 级：行单纯减压，适用于有神经源性间歇性跛行症状患者，无或仅有轻微腰背痛；影像学上，椎体前方存在骨赘，侧方滑移＜ 2 mm，侧凸角度＜ 30°，且无明显的冠状面/矢状面失衡或胸椎过度后凸。2 级：减压并后路局部内固定，适用于无严重的腰痛，影像学上椎体前方无骨赘，侧方滑移＞ 2 mm，但侧凸角度＜ 30°，同时无冠状面/矢状面失平衡，无胸椎过度后凸，伴有椎体前方骨赘形成。3 级：减压并固定重建整个腰椎，适用于脊柱畸形造成的原发性腰背痛。此时，定位疼痛相关的责任节段至关重要，这与选择合适的减压节段有关。影像学上，侧凸角度＞ 45°，椎体侧方滑移＞ 2mm，且手术区域椎体前方无骨赘形成，尚能维持冠状面及矢状面平衡。当融合至腰骶部时，可经椎间孔入路行椎体间融合。4 级：减压、前后路联合脊柱内固定，适用于严重的椎管狭窄、腰背痛、畸形并轻度矢状面失平衡。影像学上表现为明显腰前凸减小或腰椎后凸，但矢状面失平衡可被代偿；无椎体前方骨赘形成；无胸椎过度后凸；椎体侧方滑移＞ 2 mm。椎体间使用椎间融合器有助于恢复腰椎前凸，提供即刻稳定，预防内固定失败。5 级：延长至胸段的长节段内固定，适用于上述情况，且存在胸椎过度后凸有/无失代偿，以及脊柱整体失平衡和（或）冠状面失平衡。这一部分患者通常需行截骨矫形术。6 级：减压、长节段固定、截骨术。动态位 X 线片上自发矫正＜ 30% 被认为是僵硬性侧凸，需要行截骨术。截骨术不但有助于恢复冠状面及矢状面平衡，而且可减少内固定物上的交界性应力。该分级系统与治疗策略简单实用，对临床治疗具有较高的指导意义。

病例：女，67 岁，反复腰腿疼痛 5 年，加重 2 周。伴下肢麻木、间歇跛行半年，大剂量抗炎+镇痛药物无法缓解，整夜无法入睡，无法站立、行走。大小便功能无明显障碍。既往无脊柱外伤史，无脊柱侧凸病史。术前摄正侧位片，侧凸外观不明显。手术方案：$T_9 \sim L_5$ 置钉；L_2/L_3、L_3/L_4、L_4/L_5 双侧神经根管彻底减压；T_{10}/L_{11}、T_{11}/L_{12} 右椎板减压，黄韧带切除；L_2/L_3、L_3/L_4、L_4/L_5 椎间植骨融合；$T_{10} \sim L_2$ 椎板间植骨融合，术后复查正侧位片。术后患者症状明显改善（图 16-6 ～图 16-8）。

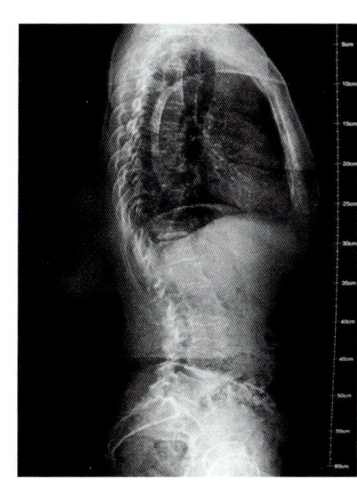

图 16-6 术前正侧位片

（二）融合范围的选择

手术融合节段的选择非常重要，总体原则是尽可能地减少融合节段，其目的不仅是为了保留腰椎的活动度，还可以防止邻近节段的进一步退变。通常，选择融合节段的原则包括：①融合不能停止于弧顶；②相邻的后凸应包括在融合范围内；③严重的侧方移位应当包括在融合范围内；④滑脱和后滑应当包括在融合范围内；⑤上方固定椎体最好为水平位，而不是倾斜的。

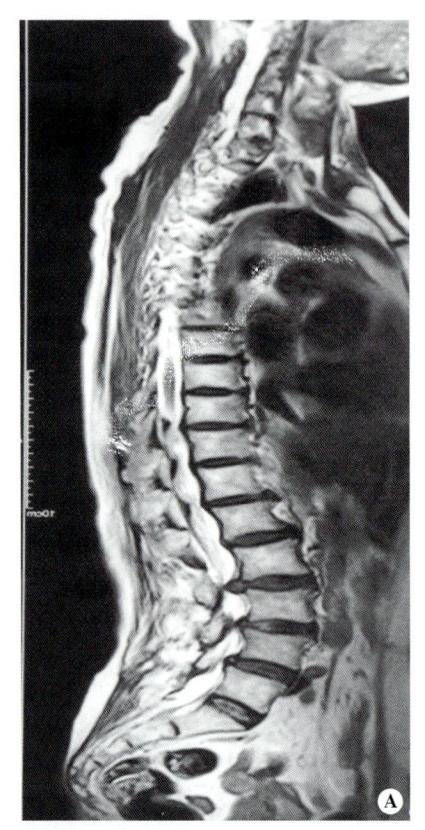

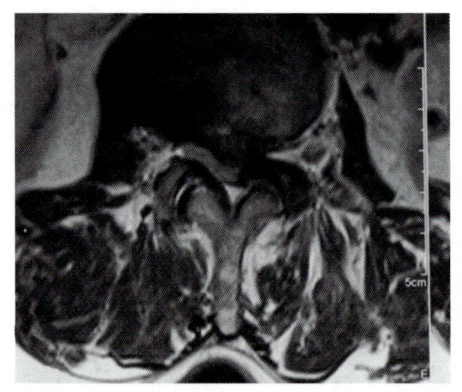

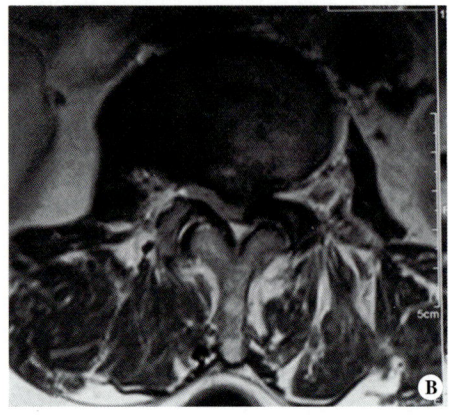

图 16-7　MRI 显示多个节段椎间盘突出，椎管狭窄（A）；L_2/L_3；L_3/L_4 右侧椎间盘突出神经根受压（B）

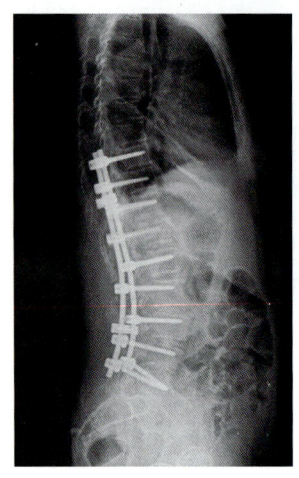

图 16-8　术后复查正侧位片

1. 远端融合椎的选择　成人 DS 远端融合椎的选择一直存在较大的争议。目前的焦点在于是否需要保留 L_5/S_1 节段的活动，以及在什么情况下可以保留。融合到 L_5 需要考虑 L_5/S_1 椎间盘退变的问题；融合到 S_1 需要考虑假关节、内固定失败和步态影响的问题。

（1）远端融合椎至 L_5：一般来说，应在中立椎和稳定椎之间进行融合，融合区必须包含退变和半脱位的相关椎体，这是融合成功的必要条件。远端融合椎至 L_5 的适应证，Polly 等认为如果 L_5/S_1 椎间隙高度相对正常，椎间盘没有退变，同时患者维持基本正常的腰前凸角度和整体的矢状面平衡，可以考虑远端融合止于 L_5，保留 L_5 1 节段的运动功能。Bridwell 等认为，如果 L_5/S_1 椎间盘轻度退变，又位于髂前上棘连线以下，双侧髂骨对 L_5/S_1 的活动起到一定的稳定和保护作用，L_5/S_1 椎间盘的进一步退变也受到相对的保护，远端融合可以止于 L_5，但是目前缺乏有力的证据支持这一观点：若 L_5/S_1 没有腰椎滑脱、退变性倾斜等结构畸形。虽有椎间盘退变，但该节段仍稳定，可以融合至 L_5；对于腰椎前凸消失但矢状位仍保持平衡的患者也没有必要融合到骨盆。

远端融合椎至 L_5 的优点：保留 L_5/S_1 节段的优点在于：①保留 $L_5\sim S_1$ 运动节段，减轻了 S_1 应力和骶髂关节应力；②减少了手术时间、手术难度和出血量，降低手术风险；③减少了融合节段,降低和内固定相关的并发症;④ 降低假关节发生率;⑤不融合 L_5/S_1,避免进行 360° 融合和骨盆的固定;⑥ 减小对髋关节功能和步态的影响,尤其当髋关节存在骨关节炎时。

远端融合椎至 L_5 的缺点:远端融合椎止于 L_5 最常见的近期并发症是 L_5 椎体内固定的失败,原因包括固定不当、骨质较差及多节段融合;相比其他椎体,L_5 的椎弓根较短,骨质较疏松,并且向中间成角;短节段融合时通过 2 枚椎弓根螺钉就可以获得足够坚强的固定,但融合节段较长时 2 枚螺钉的力量就相对不足;另外,螺钉的力量与角度有关,位置较深的 L_5 椎体稳定性好,不利于应力的分散,应力易集中在 L_5 椎弓根螺钉;这些因素都易导致 L_5 椎弓根螺钉抗拔出力减弱。当 L_5 内固定失败时,常会在 L_4/L_5 出现腰前凸的丢失、轻度的后凸或侧后凸畸形;尤其是长节段融合,常会导致矢状面的不平衡;为减少 L_5 椎体内固定失败,可以通过经后路椎间融合(PLIF)或经椎间孔入路椎间融合(TLIF)行 L_4/L_5 椎体间前柱的支撑融合,以保护 L_5 椎弓根螺钉。远端融合止于 L_5 最常见的远期并发症是术后较高的 L_5/S_1 椎间盘继发性退变,这也是争议的焦点,尤其当融合节段较长时,即使 L_5 椎板和后弓结构完整的患者也可以发生退变。可能与腰前凸的减小和明显的矢状面不平衡有关。退变率为 38%~61%。由于腰骶部比较僵硬,一旦该节段上方进行长节段的矫形融合,L_5/S_1 常不能自行代偿,L_5/S_1 椎间盘、小关节将会承受更大的应力,会导致退变加速并出现相应的临床症状。研究结果表明融合止于 L_5,即使 L_5/S_1 椎间盘正常也会导致过度负荷,从而诱发继发性退变,导致该节段的后凸畸形、前柱高度的丢失、椎间盘突出、椎管狭窄、退变性滑脱及总体矢状面平衡的丢失。

(2)远端融合椎至 S_1:L_5/S_1 保留与否取决于 L_5/S_1 椎间盘的质量,而 DS 多见于四五十岁以上中老年人,L_5/S_1 椎间盘通常有退变。融合止于 L_5 术后因继发性退变需要翻修的比例较高,合并矢状面脊柱前滑移,导致矢状面矫正效果的丢失。因此很多学者主张远端融合应止于 S_1。但如果 L_5/S_1 只有轻度退变,是否融合 S_1 及何时融合就存在较大争议。目前临床上主要通过 X 线平片、MRI 和椎间盘造影对椎间盘的退变程度进行评估,评估的一致性存在很大差异。哪一种方法更有助于治疗还有待进一步研究。

远端融合椎至 S_1 的适应证:① 因不平衡的腰骶弯导致的骨盆倾斜;② 在 L_5~S_1 节段存在椎间盘退变及椎管狭窄或脊椎滑脱;③ 有 L_5/S_1 椎板切除手术史,后方结构不完整。

远端融合椎至 S_1 的优点:Kuklo 等指出融合至骶骨有保护 L_5 椎弓根螺钉、允许对 L_5 神经根进行减压、防止脊柱滑脱、消除 L_5/S_1 继发退变等优点。Cho 等认为,对有矢状面不平衡或腰前凸减小的患者,即使 L_5/S_1 椎间盘只有较轻的退变,也应融合至 S_1。

远端融合椎至 S_1 的缺点:研究发现,长节段融合远端融合椎到骶骨的并发症发生率更高(包括假关节、骶髂关节炎和骶骨骨折);与融合止于 L_5 相比,远端融合至骶骨手术暴露范围增大、时间延长、相关的并发症增多;可能引起骶髂关节和髋关节退变、步态改变,尤其当患者已有髋关节骨关节炎时;骶骨螺钉脱出风险较高,L_5/S_1 假关节发生率较高。对于 L_5/S_1 假关节发生率高的原因,目前一些研究认为从生物力学角度,L_5/S_1 处于 2 个主要的杠杆力臂之间,僵硬的骨盆和融合节段,是腰椎活动的转化部位,应力集中。同时,骶骨不是一个独立的单位,它与骨盆紧密相连,单纯进行 S_1 的两点固定对骶骨-骨盆联合体来讲是不充分、不牢固的。为降低假关节的发生率,除了可应用双皮质骶骨螺钉、严格处理植骨床外，目前多主张在 L_5/S_1 前柱椎体间应用融合器支撑和骨形态发生蛋白（BMP）行 360° 融合，同时加用双侧髂骨固定或 S_2 骶骨螺钉固定，除了可以提高腰骶融合率，还可以增加生物学稳定、改善腰前凸、增加椎间隙和椎间孔高度、减小椎间孔狭窄，但并不能完全避免假关节的发生。由于髂骨部位皮下组织薄弱，髂骨螺钉比较突出，尤其是比较瘦的患者，有时可引起强烈的不适感。这部分患者可考虑在术后 2 年获得坚强的融合后去除髂骨螺钉。脊柱长节段固定融合后 42% 的患者出现矢状面的失代偿；术前矢状面的不平衡及骨盆入射角的增大为术后失代偿的高风险因素；矢状面的失代偿导致远端并发症的发生，包括假关节形成和腰骶交界处的内固定失败。

2. 近端融合椎的选择　近端融合椎是延伸至 T_{10} 还是止于近端腰椎，也是存有争议的。当融合止于近端腰椎时，可能在胸腰段出现近端交界性后凸（proximal junctional kyphosis，PJK）。PJK 指近端交界区矢状面 Cobb 角 ≥ 10°，或较术前测量值增加 ≥ 10°。PJK 为脊柱畸形矫正术后常见并发症，发生率约 39%。为防止这一问题，建议融合至 T_{10}，因为 T_{10} 有肋骨连接所以比 T_{11}、T_{12} 更稳定。然而，Cho 等认为，当近端固定于上端椎或更低位椎体时，常发生 PJK；而当近端固定椎高于上端椎时，融合至 T_{10} 与 T_{11}/T_{12} 时的 PJK 发生率的差异无统计学意义，因而可以固定融合至 T_{11} 或 T_{12}。有学者认为 PJK 是一种退变过程，无论近端融合椎如何选择也无法防止其发生；但是融合至 T_{10} 扩大了手术显露的范围，增加了手术时间及围术期并发症发生率。Mendoza-Lattes 等认为 PJK 发生于胸椎后凸相对较大，或骨盆后旋参与矫正矢状面失衡时，故恢复脊柱—骨盆整体平衡才是预防 PJK 的关键。

3. 矢状面平衡　矢状面的脊柱—骨盆协调关系已成为目前成人 DS 研究的热点，并认为矢状面平衡的重要性要超过冠状面畸形。Glassman 等回顾性研究了 298 例成人 DS 患者，分析了他们的临床症状与影像学参数的关系，认为矢状面平衡与患者的生活质量评分有明显的相关性。类似的研究还有 Mac-Thiong 等分析的 73 例成人 DS 患者，结果显示 C_7 铅垂线与 Oswestry 功能障碍指数具有明显的关联性。脊柱矢状面平衡不仅采用矢状垂直轴（sagittal vertical axis，SVA）等整体参数评价，还包括其他重要参数，如骨盆入射角（pelvic incidence，PI）和腰椎前凸（lumbar lordosis，LL）的关系，骨盆入射角和胸椎后凸（thoracic kyphosis，TK）与腰椎前凸差值的关系，骨盆倾斜（pelvic tilt，PT）的增大值等。综合考虑这些参数，提出了许多计算矢状面不平衡所需手术矫形量的方法。Schwab 等认为 SVA < 4 cm，PI-LL < 10° 与 PT < 20° 是矢状面平衡的正常范围与手术目标。

成人退变性脊柱侧凸患者年龄大，全身合并症多，同时有多种症状包括腰背痛、腿痛、间歇性跛行、冠状面侧凸和矢状面失衡，增加了手术风险和围术期并发症。因而，这类患者选择合理的手术治疗较为棘手，包括减压后固定融合节段的选择，近端融合椎和远端融合椎的选择，矢状面失衡的重建。医师应在手术的益处与并发症风险之间权衡利弊。设计手术方案时，术者不仅要考虑脊柱的问题，还应兼顾患者的整体状况。以尽量少的融合节段保留部分节段的活动度，减少围术期并发症发生。但融合节段不足又会加速手术后邻近节段退变和失平衡。根据患者的具体情况制订最合适的融合节段，以达到二者的平衡，症状缓解佳、融合率高、矫正效果好的目的。

（华中科技大学同济医学院附属协和医院　郜　勇）

参 考 文 献

Aebi M.2005.The adult scoliosis.Eur Spine J, 14（10）: 925-948.

Anand N, Baron EM, Khandehroo B. 2014.Is circumferential minimally invasive surgery effective in the treatment of moderate adult idiopathic scoliosis? Clin Orthop Relat Res, 472（6）: 1762-1768.

Cho KJ, Suk SI, Park SR, et al. 2013.Selection of proximal fusion level for adult degenerative lumbar scoliosis. Eur Spine J, 22（2）: 394-401.

Cho SK, Bridwell KH, Lenke LG, et al. 2012. Major complications in revision adult deformity surgery: risk factors and clinical outcomes with two-to seven-year follow-up.Spine, 37（6）: 489-500.

Dangelmajer S, Zadnik PL, Rodriguez ST, et al. 2014.Minimally invasive spine surgery for adult degenerative lumbar scoliosis. Neurosurg Focus, 36（5）: E7.

Daubs MD, Lenke LG, Bridwell KH, et al. 2012.Decompression alone versus decompression with limited fusion for treatment of degenerative lumbar scoliosis in the elderly patient. Evid Based Spine Care J, 3（4）: 27-32.

Glassman SD, Berven S, Bridwell K, et al. 2005.Correction of radiographic parameters and clinical symptoms in adult scoliosis. Spine, 30（6）: 682-688.

Glassman SD, Bridwell K, Dimar JR, et al. 2005.The impact of positive sagittal balance in adult spinal deformity. Spine, 30（18）: 2024-2029.

Kleinstueck FS, Fekete TF, Jeszenszky D, et al. 2014.Adult degenerative scoliosis: comparison of patient-rated outcome after three different surgical treatment. Eur Spine J, 28（8）: 2649-2656.

Kobayashi T, Atsuta Y, Takemitsu M, et al. 2016. A prospective study of de novo scoliosis in a community based cohort.Spine, 31（2）: 178-182.

Lamartina C, Berjano P, Petruzzi M, et al. 2012.Criteria to restore the sagittal balance in deformity and degenerative spondylolisthesis. Eur Spine, 21（Suppl 1）: S27-31.

Mac-Thiong JM, Ransfeldt EE, Mehbod AA, et al. 2009.Can C_7 plumbline and gravity line predict health related quality of life in adult scoliosis? Spine, 34（15）: E519-527.

Mendoza-Lattes S, Ries Z, Gao Y, et al. 2011.Proximal junctional kyphosis in adult reconstructive spine surgery results from incomplete restoration of the lumbar lordosis relative to the magnitude of the thoracic kyphosis. Iowa Othop J, 31: 199-206.

Polly DW Jr, Hamill CL, Bridwell KH. 2006.Debate: to fuse or not to fuse to the sacrum, the fate of the L_5-S_1 disc. Spine, 31（Suppl 19）: S179-184.

Schroeder JE, Cunningham ME, Ross T, et al. 2014.Early results of sacro-iliac joint fixation following long fusion to the sacrum in adult spine deformity. HSS J, 10（1）: 30-35.

Schwab FJ, Blondel B, Bess S, et al. 2013. Radiographical spinopelvic parameters and disability in the setting of adult spinal deformity: a prospective multicenter analysis. Spine, 38（13）: E803-812.

Schwarzenbach O.2011.Short segment treatment of adult degenerative scoliosis with TLIF L_3/L_4.Eur Spine J, 20（3）: 510, 511.

Shufflebarger H, Suk SI, Mardjetko S. 2006. Debate: determining the upper instrumented vertebra in the management of adult degenerative scoliosis: stopping at T_{10} versus L_1. Spine, 31（19 Suppl）: S185-194.

Silva FE, Lenke LG. 2010. Adult degenerative scoliosis: evaluation and management. Neurosurg Focus, 28（3）: E1.

Smith JS, Shaffrey CI, Fu KM, et al. 2013.Clinical and radiographic evaluation of the adult spinal deformity patient. Neurosurg Clin N Am, 24（2）: 143-156.

Tempel ZJ, Gandhoke GS, Bonfield CM, et al. 2014.Radiographic and clinical outcomes following combined lateral lumbar interbody fusion and posterior segmental stabilization in patients with adult degenerative scoliosis. Neurosurg Focus, 36 (5): E11.

Tsuchiya K, Bridwell KH, Kuklo TR, et al.2006.Minimum 5-year analysis of L_5-S_1 fusion using sacropelvie fixation (bilateral S_1 and iliac screws) for spinal deformity.Spine, 31 (3): 303-308.

Uribe JS, Deukmedjian AR, Mummaneni PV, et al. 2014.Complications in adult spinal deformity surgery: an analysis of minimally invasive, hybrid, and open surgical techniques. Neurosurg Focus, 36 (5): E15.

Weistroffer JK, Perra JH, Lonstein JE, et al.2008.Complications in long fusions to the sacru m for adult scoliosis: minimal five-year analysis of fifty patients.Spine, 33 (13): 1478-1483.

第十七章 脊柱后凸畸形

概 述

脊柱后凸是常见的脊柱畸形。正常人胸椎生理性后凸小于50°，后凸顶点在$T_6 \sim T_8$处，与腰前凸形成平衡的生理弧度，此时矢状面重力垂线经过C_1、T_1、T_{12}和S_1，维持最佳生理曲线和身体平衡，保证人体能正常前视。先天性脊柱畸形、脊柱创伤、结核等多种疾病可以导致脊柱后凸角度增大。当后凸畸形大于60°时，畸形会继续加重并招致背部疼痛发生，甚至发生截瘫，一般需要进行矫正治疗。以下对脊柱后凸畸形的分类和外科治疗，以及存在的问题并结合作者实践作一总结。

一、分类

1.非固定性畸形 如姿势性驼背，因肌肉力弱所致后凸或代偿腰前凸加大的胸后凸畸形。

2.固定性畸形 如舒尔曼病，强直性脊柱炎（最多见），老年性骨质疏松所致后凸，先天性后方半椎体、结核或创伤等所致畸形。

二、脊柱后凸畸形的手术治疗

1.手术目的 恢复前视和脊柱矢状面上的生理曲线。

2.与手术设计有关的一些因素 ①强直性髋关节应先行关节置换术。②严重后凸畸形最好做多平面截骨术，一般60°±畸形，一个平面即可。③在有颈部僵直时，矫正不能过度，需根据眉颌线与身体重力线夹角来设计矫正角度，眉颌重力线夹角为眉弓与下颌骨连线与身体重力线夹角，一般20°为宜，使术后能看到书桌及足下3.3m范围。④截骨应选在前纵韧带无骨化处，如有骨化应先做前路松解或采取经后方入路椎体后部楔状截骨法或经椎弓根掏空法。⑤截骨宽度为"楔状521"（棘突间5cm，椎板处2cm，椎体后缘1cm）。

Smith-Peterson 截骨术

一、适应证

有症状的固定的脊柱后凸或者侧后凸畸形，主要包括：
（1）强直性脊柱炎并脊柱后凸。
（2）术后平背综合征。
（3）外伤后脊柱后凸畸形。
（4）脊柱融合术后交界性后凸（近端或远端交界性后凸）。

二、禁忌证

1. 采用更简单的方法即可矫正的相对柔软的脊柱后凸。
2. 脊柱畸形严重，Smith-Peterson 截骨术难以重建脊柱平衡者，包括冠状面失平衡大于 6cm；固定的上胸弯同时合并骨盆倾斜。上述情况应考虑椎体切除术。
3. 一般情况差、严重肺功能障碍、肺动脉高压、不能耐受手术者。

三、术前准备

除一般手术的常规准备外，需要做站立位全脊柱正侧位 X 线片、全脊柱 CT 扫描 + 三维重建、胸椎、腰椎磁共振，必要时行有创性的脊髓造影 +CT 扫描。强直性脊柱炎患者应处于病情缓解期，红细胞沉降率、C 反应蛋白应接近正常水平。

麻醉：全身麻醉，术中控制性低血压。

监测：除心电监护外，有条件者可在术前经桡动脉置管，可在术中严格监测和控制动脉压、血氧饱和度。术前可经对侧颈外或颈内静脉或锁骨下静脉或肘静脉插管至上腔静脉，监测中心静脉压。常规行神经电生理监测，包括感觉诱发电位监测和运动诱发电位监测。

四、手术要点、难点及对策

1. 体位及切口　俯卧位，患者置于体位垫上，保持腹部悬空，避免腋部、眼部受压，髋关节伸展有利于保持或增加腰前凸。后凸比较严重者，可以采用软枕，手术台保持屈曲，以帮助患者实现各种体位，术中可以伸直手术床以帮助截骨面的闭合。手术采取背部正中切口。

2. 骨膜下剥离椎旁肌　显露手术节段椎体后方结构，两侧需要显露至横突。当合并先天畸形或者发生脊柱后方结构融合时（如强直性脊柱炎），横突可以作为很好的解剖标志。

3. 内固定物的放置　目前，一般多采用椎弓根螺钉内固定。显露脊柱后，先在截骨部位的上下置入椎弓根螺钉，这样做可以减少截骨后的出血。如果脊柱后凸比较严重，在截骨的远端可以选择放置长尾的提拉复位螺钉，这可以减少手术操作的难度，逐步获得一个满意的矫形，也相对更加安全。

4. 截骨 用电刀标记截骨的轮廓。截骨面呈 V 形，中间低，基底部位于椎板间隙，截骨面向外侧通过小关节，在椎弓根的近端通过椎间孔（图 17-1）。做好标记后，如果截骨部位没有融合，可以用咬骨钳、骨刀切除棘突、椎板等后方结构，然后用椎板咬钳进一步切除椎板、关节突关节，打开椎管、椎间孔以完成 V 形截骨（图 17-2）。如果截骨部位做过融合手术或者自发融合，可以采用磨钻或者超声骨刀将椎板的外层骨皮质、骨松质磨除，直至薄层的内侧骨皮质，然后再用椎板咬钳切除椎板内侧骨皮质、关节突。黄韧带尽量保留至截骨完成，以减少出血和硬脊膜撕裂的风险。截骨面有自发闭合的风险，可以采用临时棒固定。椎板切除范围要足够，以防止截骨面闭合后造成硬膜、神经根的卡压。

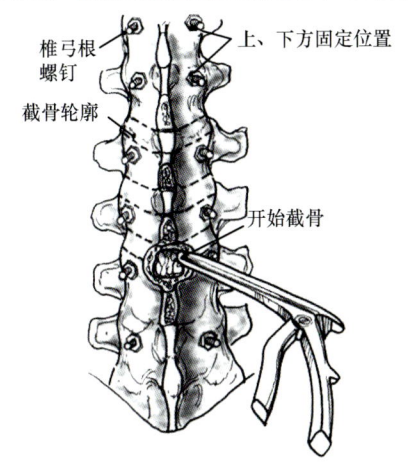

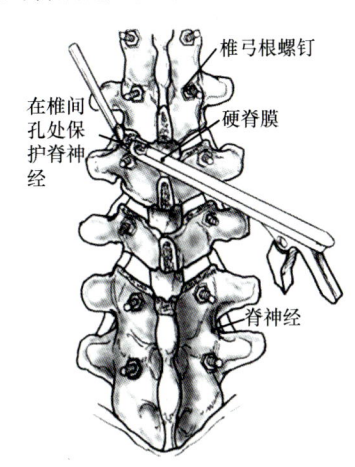

图 17-1 截骨面呈 V 形，中间低，基底部位于椎板间隙

图 17-2 用椎板咬钳进一步切除椎板、关节突关节，打开椎管、椎间孔以完成 V 形截骨

5. 闭合截骨面 松开临时固定棒，调整手术床，逐渐伸直以利于截骨面的闭合。采用悬臂杠杆的原理置入内固定棒，头侧先预锁紧螺母，向下压棒以置入尾侧，然后预锁紧尾侧螺母，置棒的同时就是一个后凸矫形的过程。然后逐步、交替进行加压以关闭截骨面的间隙。关闭截骨面时要注意检查两侧是否对等、是否造成硬膜的卡压。关闭截骨面后，锁紧螺母，透视检查冠状面、矢状面矫形是否满意（图 17-3）。

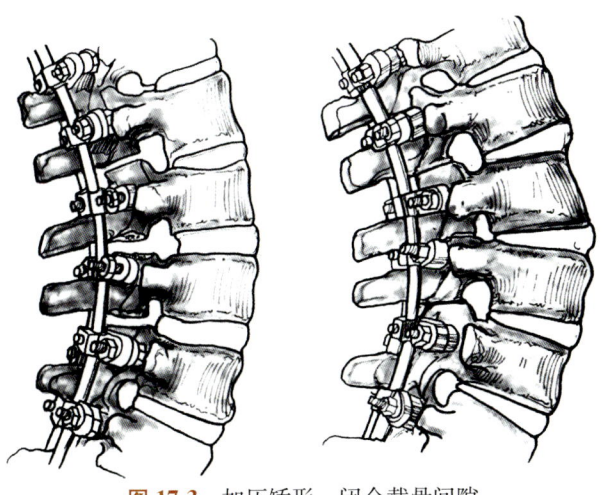

图 17-3 加压矫形，闭合截骨间隙

6. 植骨融合　用骨刀去除椎板外层骨皮质，显露关节突关节面、去除软骨，采用自体碎骨块、同种异体骨等植骨材料行 Moe 植骨融合术。

7. 充分止血后，留置肌层下伤口引流管，逐步缝合肌层、筋膜层、皮下及皮肤层。

五、术后监测与处理

术后早期主要关注血容量情况和神经功能状况。注意监测生命体征、24 小时出入量、伤口引流液的总量和性状，及时复查血常规、肝肾功能。神经功能状况需要密切观察，注意下肢的感觉、运动功能，术后患者麻醉清醒后需要检查双下肢的感觉、运动是否正常，如有异常需要及时处理，如使用甲泼尼龙冲击治疗，及时进行 X 线、CT 扫描或磁共振检查，必要时需要及时进行翻修手术。另外，需要注意迟发性神经损伤可能，如硬膜外血肿形成、内固定位置不良，早期患者可能肢体功能正常，可能术后 2～3 天，甚至更迟时间才出现症状，需要及时发现、及时处理，以免造成严重后果。

术后患者需要卧床一段时间，一般 3～4 天可以拔除伤口引流管。患者需要轴向翻身，逐步练习坐起、站立，然后逐渐恢复下地活动。术后可以辅以支具保护。

术后需要复查站立位全脊柱正侧位 X 线片，一般术后 1 个半月进行第一次随访，然后术后 3 个月、6 个月、1 年时复查，此后每年复查一次。

六、术后常见并发症的预防与处理

1. 脊髓、神经根损伤　围术期脊髓、神经根损伤是脊柱截骨术中最严重的并发症之一。脊髓损伤的发生率报道不一，可以分为不完全损伤和完全性损伤。

造成脊髓损伤的原因包括脊髓的拉长，脊髓的过度短缩，脊髓或神经根受到椎板、椎间孔的挤压，内固定位置不良如椎弓根螺钉挤压脊髓、神经根等，脊髓的缺血等。

术中一旦发现脊髓监测信号异常，需要及时处理，可以暂停手术操作，看脊髓监测信号是否能够恢复，同时注意查看椎板有无造成神经卡压、椎弓根螺钉位置是否有问题，并及时进行相应处理。如果脊髓监测信号没有恢复或者恢复不良，需要手术放松矫形器械，使脊柱畸形恢复至术前状态，并予以甲泼尼龙冲击治疗。

如果患者在术后当时无神经系统病变，而在术后最初数小时内出现神经病变，此时应迅速做出处理的决定，是将患者返回手术室进行评定还是暂且保守支持治疗。治疗方式取决于客观证据，以及患者病情及进展情况。一般需要进行全脊柱 CT 扫描，注意内固定物有无进入椎管、有无血肿形成，如果有异常发现或者神经功能进行性恶化，需要及时进行探查，及时调整内固定物，清理血肿，进行脊髓、神经根探查减压，并予以甲泼尼龙冲击治疗。如果患者影像学检查无异常，神经功能逐渐稳定或者趋于改善，则可以保守治疗，予以皮质激素、神经营养药物和脱水药物治疗。

脊髓损伤贵在预防，术前除了 X 线片，还需要进行脊柱的 CT、MRI 检查，了解有无脊髓纵裂、脊髓拴系、脊髓空洞、脊髓肿瘤等异常，有一部分情况需要术前及时处理，以防止手术时损伤脊髓。手术矫形需要适度，不要过矫，尤其是脊柱后凸矫形时避免过度短缩脊髓，造成脊髓皱褶、扭曲。术中神经电生理监测是必须具备的条件，必要时要结合术中唤醒试验。

2. 硬脊膜损伤、脑脊液漏　手术中操作不慎可以造成硬脊膜撕裂，部分强直性脊柱炎患者硬膜可以发生骨化，手术时容易发生硬脊膜撕裂、缺损。术中发现硬脊膜撕裂，应尽量予以缝合修补。缝合伤口时应严密缝合肌层、筋膜层，减少死腔和防止渗漏。术后需要卧床，采取头低脚高位，伤口引流管一般要等待引流液变得清亮后再拔除，在5~7天拔除比较合适，注意预防性抗生素的使用，以免发生颅内感染。

3. 内固定并发症　早期主要是椎弓根螺钉位置不良，术中一旦透视发现椎弓根螺钉位置不良需要及时调整，必要时甚至需要放弃在该位置置钉。术后如果内固定物位置伴有神经功能受损，也需要及时处理，需要二次探查、翻修，以免贻误时机。远期的并发症包括断钉、断棒，一般多伴有假关节形成，如有症状，也需要再次手术翻修。

4. 冠状面或矢状面失平衡　手术中截骨面应该做到双侧对称，如果术前存在冠状面失平衡，则需要做好术前设计，通过不对称截骨矫正冠状面的躯干偏斜。脊柱侧后凸的患者需要在矫形时做好主弯和代偿弯的平衡。在矢状面上要重建胸后凸和腰前凸，防止平背畸形、腰前凸过小。对于强直性脊柱炎患者，尤其是颈椎强直者，则要结合术前颏眉角、骨盆的解剖学参数如骨盆入射角、骨盆倾斜角等设计矫正度数，防止过矫，造成患者术后仰天，不能平视。

5. 伤口感染　脊柱矫形手术时间长、出血多，内固定物较多，使感染的机会增加。手术时应严格无菌操作，注意伤口用大量生理盐水冲洗，合理使用预防性抗生素，术后使用引流。一旦感染，需要及时处理，包括抗生素治疗、伤口置管冲洗等，严重者甚至需要取出内固定。少数患者有可能出现迟发性感染，多数需要取出内固定物并进行严格的清创处理。

七、临床效果评价

手术后需要复查站立位全脊柱正侧位X线片来评估矫形效果，注意冠状面、矢状面有无失平衡，脊柱畸形的矫正程度、内固定物位置是否良好。此后，术后1个半月、3个月、6个月和1年时需要再次复查X线片。此后每年需要复查一次。

脊柱矫形手术后复查非常重要，一般术后2年才能获得相对稳定的治疗效果，远期还有可能发生假关节形成、失代偿、"曲轴"现象、内固定物断裂、迟发性感染等并发症，需要进行良好的患者教育，让其理解复查的重要性，以做到良好的随诊。

（北京协和医院　余可谊）

参 考 文 献

Chen F，Kang Y，Li H，et al. 2016. Modified pedicle subtraction osteotomy as a salvage method for failed short-segment pedicle instrumentation in the treatment of thoracolumbar fracture.Clin Spine Surg，29（3）：E120-126.

Hu X，Thapa AJ，Cai Z，et al. 2016. Comparison of smith-petersen osteotomy，pedicular subtraction osteotomy, and poly-segmental wedge osteotomy in treating rigid thoracolumbar kyphotic deformity in ankylosing spondylitis a systematic review and meta-analysis. BMC Surg, 16: 4.

Liu C, Lin L, Wang W, et al. 2016. Long-term outcomes of vertebral column resection for kyphosis in patients with cured spinal tuberculosis: average 8-year follow-up. J Neurosurg Spine, 24（5）: 777-785.

Nemani VM, Derman PB, Kim HJ. 2016. Osteotomies in the cervical spine. Asian Spine J, 10（1）: 184-195.

Takahashi T, Hanakita J, Kawaoka T, et al. 2016. Indication for partial vertebral osteotomy and realignment in posterior spinal fixation for osteoporotic thoracolumbar vertebral collapse with neurological deficits. Neurol Med Chir（Tokyo）, 56（8）: 485-492.

Taneichi H. 2016. Update on pathology and surgical treatment for adult spinal deformity. J Orthop Sci, 21（2）: 116-123.

Wang MY, Bordon G. 2016. Mini-open pedicle subtraction osteotomy as a treatment for severe adult spinal deformities: case series with initial clinical and radiographic outcomes. J Neurosurg Spine, 24（5）: 769-776.

Watanabe K. 2016. Treatment for patients with charcot-marie-tooth disease: Orthopaedic aspects. Brain Nerve, 68（1）: 51-57.

Yang J, Huang Z, Grevitt M, et al. 2016. Precise bending rod technique a novel method for precise correction of ankylosing spondylitis kyphosis. Clin Spine Surg, 29（9）: E452-E456.

Yang Y, Liu B, Rong L, et al. 2016. Correction of thoracolumbar kyphoscoliosis by modified "eggshell" osteotomy. Zhongguo Xiu Fu Chong Jian Wai Ke Za Zhi, 30（1）: 72-76.

Yao Z, Zheng G, Zhang Y, et al. 2016. Selection of lowest instrumented vertebra for thoracolumbar kyphosis in ankylosing spondylitis. Spine（Phila Pa 1976）, 41（7）: 591-597.

Yu B, Zhu K, Zhao D, et al. 2016. Treatment of extreme tuberculous kyphosis using spinal osteotomy and halo-pelvic traction: a case report. Spine（Phila Pa 1976）, 41（4）: E237-241.

Zhang X, Hu W, Yu J, et al. 2016. An effective treatment option for kümmell's disease with neurological deficits: modified transpedicular subtraction and disc osteotomy combined with long-segment fixation. Spine（Phila Pa 1976）, 41（15）: E923.

Zhang X, Zhang Z, Wang J, et al. 2016. Vertebral column decancellation: a new spinal osteotomy technique for correcting rigid thoracolumbar kyphosis in patients with ankylosing spondylitis. Bone Joint J, 98-B（5）: 672-678.

第四篇 脊柱肿瘤
Section4

第十八章 颈椎肿瘤

概　述

近年来,随着影像技术、核素显像、新辅助化学药物治疗、生物治疗等技术的广泛应用,颈部脊柱肿瘤的诊断和治疗较以往明显提高,但外科手术仍是现阶段治疗颈部脊柱肿瘤最基本、最主要的手段,能否手术彻底切除肿瘤与肿瘤局部复发和患者预后直接相关。

一、颈椎解剖

颈部一般分为固有颈部和项区两部分。固有颈部即通常所指的颈部,由两侧斜方肌前缘和脊柱颈段前方的区域构成,以胸锁乳突肌前、后缘为界,分为颈前区、胸锁乳突肌区和颈外侧区;项区是指两侧斜方肌与脊柱颈段后方之间的部分,又称颈后区。

(一)颈椎的一般解剖

颈椎共7个,是脊柱中最小的椎骨。颈椎有一定的特点:椎体侧方有钩突;椎孔较大呈三角形;关节突方向近似水平;横突有孔,椎动脉由此通过;棘突末端分叉。$C_1 \sim C_2$和C_7因结构形态特殊属于特殊颈椎;$C_3 \sim C_6$为普通颈椎。颈椎椎体较小,呈椭圆形,横径较矢径大,上下面呈鞍状,上位颈椎位于下位颈椎的凹陷处,相互嵌入,增加了颈椎的稳定性。椎体外上方的隆起称为钩突,与上位椎体下面侧方斜坡的相应钝面形成钩椎关节即Luschka关节。它的增生可致椎间孔狭窄而压迫脊神经根。颈椎上关节突的关节面突向后上方,下关节突指向前下方,关节面与水平交角较胸椎小,约45º,受屈曲暴力易造成脱位或半脱位。棘突稍倾斜向下,末端分叉。

(二)颈椎的特殊解剖

1.寰椎　C_1又名寰椎,是一环形骨块,由前后两弓及两侧块构成。无椎体,代之以前弓,其后面正中有一凹形关节面,与齿突相关节,称寰齿关节。后弓比前弓大,约占寰椎的2/5,连接两侧块,其后面正中有粗糙隆起称后结节,有项韧带和头后小直肌附着。后弓与侧块连接处上面有一深沟，称椎动脉沟，有椎动脉和枕下神经通过。前后弓较细，与侧块相连处更为纤细，是力学上的薄弱处，易发生骨折。侧块是 C_1 两侧骨质增厚的部分，上面有椭圆形凹形关节面，称上关节凹，与枕骨髁形成寰枕关节；侧块下方凹形下关节面与 C_2 上关节面构成关节。C_1 侧块是头部运动的主要结构。

2. 枢椎　自椎体向上有柱状突起，称为齿突。齿突前后各有一关节面，分别与 C_1 前弓的齿突关节面及 C_1 韧带相连。齿突基底部较细，骨质较薄易发生骨折。C_2 椎弓短而粗，椎板较厚，棘突粗大，末端分叉。横突粗小，有横突孔。C_2 是头颈部运动的枢纽。

3. 隆椎　C_7 又称隆椎，其棘突长而近水平，末端不再分叉，项韧带附着其上。C_7 棘突可在体表触及，可作为确定椎骨顺序的标志。

（三）颈部层次结构

颈部的体表标志有舌骨、甲状软骨、环状软骨、颈动脉结节等。舌骨平对 C_3、C_4 椎间盘平面；甲状软骨平对 C_4 椎体上缘；环状软骨约平对 C_6 横突，是喉与气管、食管与咽的分界标志；颈动脉结节即 C_6 横突前结节，颈动脉行经其前方。头部出血时，可将颈动脉压向此结节而临时止血。

颈部的皮肤较薄，移动度大，皮纹为横向走形，手术时常做横切口，以利愈合且美观。颈浅筋膜含有脂肪，在颈前外侧部脂肪层的深面，有一菲薄的皮肌，称颈阔肌。颈阔肌深面有浅静脉和浅神经。

颈深筋膜即颈筋膜，位于浅筋膜和颈阔肌的深面，围绕颈、项部诸肌和器官，并在血管和神经周围形成筋膜鞘及筋膜间隙。颈筋膜可分为浅、中、深三层。

浅层又名封套筋膜。围绕整个颈部，包绕斜方肌和胸锁乳突肌，形成两肌的鞘；向后附着于项韧带及 C_7 棘突，向前在正中线两侧彼此延续；向上附着于颈上界的骨面；向下附着于颈、胸交界处的骨面。

中层颈筋膜又称气管前筋膜。紧贴在舌骨下肌群的后面，经甲状腺及其血管、气管颈部及颈动脉鞘的前方，两侧在胸锁乳突肌的深面与颈筋膜浅层相连，上方附于舌骨，下方续于纤维心包。此筋膜于甲状腺侧叶的后外方分为前、后两层包绕甲状腺，形成甲状腺鞘。临床显露此层结构时需特别注意迷走神经的分支喉返神经。左喉返神经勾绕主动脉弓，右喉返神经勾绕锁骨下动脉，二者均沿气管与食管之间的沟上行，至咽下缩肌下缘、环甲关节后方进入喉内，称为喉下神经；其运动支支配除环甲肌以外的所有喉肌，感觉支分布于声门裂以下的喉黏膜。左喉返神经行程较长，位置较深，多行于甲状腺下动脉的后方；右喉返神经行程较短，位置较浅，多行于甲状腺下动脉前方。二者入喉前都经过环甲关节后方，故甲状软骨下角可作为寻找喉返神经的标志。喉返神经损伤，可引起声音嘶哑。

深层颈筋膜又称椎前筋膜。此层位于椎前肌及斜角肌前面，上起自颅底，下续前纵韧带及胸内筋膜。颈交感干、膈神经、臂丛及锁骨下动脉等结构行经其后方。颈动脉鞘是颈筋膜在颈部大血管和迷走神经周围形成的筋膜鞘。上起自颅底，下续连纵隔。鞘内有颈总动脉、颈内动脉、颈内静脉和迷走神经等。

二、颈椎肿瘤分类

脊柱肿瘤的发生率约占全身肿瘤的 6.6%，其中近 50% 为恶性肿瘤且多为转移性肿瘤。一般颈椎肿瘤的发生率次于胸椎或腰椎。颈椎肿瘤根据其病灶起源可分为颈椎原发性骨肿瘤、颈椎原发性椎管内肿瘤和颈椎骨转移性肿瘤。

（一）颈椎原发性骨肿瘤

颈颈椎原发性骨肿瘤是指起源于颈椎骨骼，以及附属血管、神经、脊髓等组织的肿瘤，依据肿瘤良、恶性又可再分为颈椎原发良性骨肿瘤和颈椎原发恶性骨肿瘤。

1. 颈椎原发良性骨肿瘤　包括骨瘤、软骨瘤、骨软骨瘤、骨样骨瘤、动脉瘤样骨囊肿、骨囊肿、血管瘤等。

2. 颈椎原发恶性骨肿瘤　包括骨肉瘤、Ewing 肉瘤、脊索瘤、皮质性软骨肉瘤、骨髓瘤等。

（二）颈椎原发性椎管内肿瘤

椎管内肿瘤是指起源于脊髓本身和椎管内与脊髓相邻的组织结构的原发性肿瘤及转移性肿瘤的统称（图 18-1）。临床依据肿瘤与脊髓、硬脊膜的位置关系，一般将椎管内肿瘤分为髓内、髓外硬膜内和硬膜外三类。髓外硬膜下肿瘤最多见，髓内肿瘤最少见。

颈椎原发性椎管内肿瘤有神经纤维瘤、脊膜瘤、胶质细胞瘤、神经鞘瘤、浆细胞瘤、脂肪瘤、单纯性囊肿、间叶瘤等。

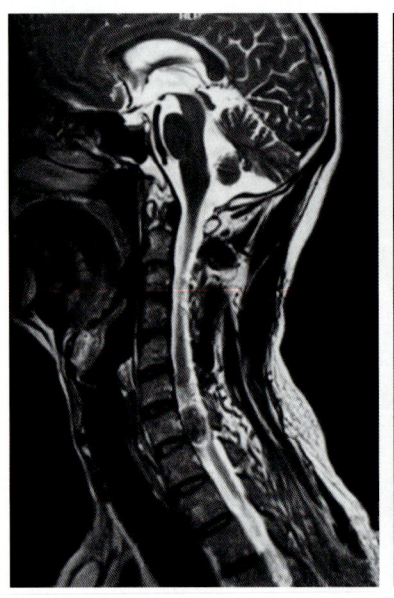

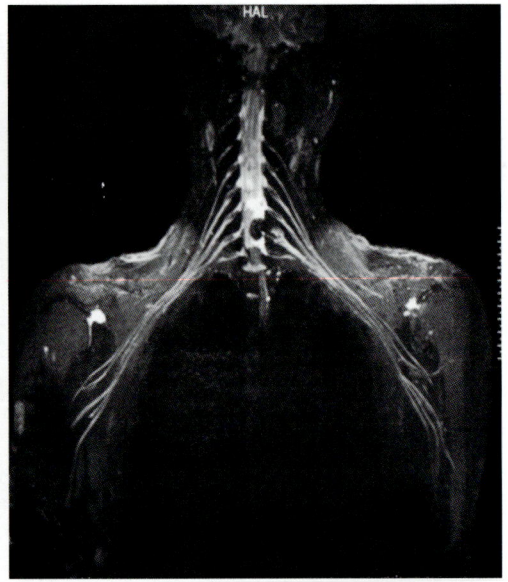

图 18-1　MRI 显示颈椎椎管内肿瘤，神经根显像显示肿瘤压迫的神经根

（三）颈椎骨转移性肿瘤

颈椎骨转移性肿瘤的发病率远高于颈椎原发性恶性肿瘤，最常见的转移性肿瘤主要来源于肺、乳腺、前列腺、肾脏、甲状腺和结肠的恶性肿瘤，少部分可来源于肝脏、膀胱、睾丸和卵巢等器官的恶性肿瘤。从转移的肿瘤性质分析，颈椎转移瘤主要来源于腺癌，如甲状腺癌、肾癌、前列腺癌、乳腺癌等。

颈椎骨转移性肿瘤有一定的特点：主要以椎体转移为主，也可侵及椎弓根、椎弓及横突和棘突；肿瘤侵犯脊椎时可蔓延至硬脊膜外腔，但硬脊膜外肿瘤也可见不到骨质侵犯；骨髓的受累转移最常见于儿童；转移性肿瘤一般是多发性的，可发生跳跃现象。当连续侵犯多个颈椎时，一般不侵及椎间盘。

三、颈椎肿瘤手术

颈椎（$C_1 \sim C_7$）上邻枕部下接胸椎，解剖结构复杂，生理功能重要。颈椎肿瘤显露困难，手术难度大，风险高。手术治疗的目的在于最大限度地切除肿瘤病灶，解除肿瘤对脊髓和神经的破坏与压迫，重建与维持脊柱稳定性，最大程度地保留和改善患者的生存质量，延长生存期。颈椎肿瘤可人为分上颈椎（$C_1 \sim C_2$）肿瘤和下颈椎（$C_3 \sim C_7$）肿瘤。临床应根据颈椎肿瘤的部位、外科分期选择相应的手术入路和式式。

原发颈椎肿瘤的 WBB 外科分期系统包括三部分内容：①在脊椎横断面上依顺时针方向呈辐射状分为 12 个区，其中 4~9 区为前部结构，1~3 区和 10~12 区为后部结构；②由浅表向深部分为 5 层，即 A（骨外软组织）、B（骨性结构的浅层）、C（骨性结构的深层）、D（椎管内硬膜外部分）和 E（硬膜内部分）；③肿瘤涉及的纵向范围（即侵犯的节段）。每例应记录其肿瘤的扇形区位置、侵犯层数及受累脊椎。

第一节　上颈椎肿瘤切除术

一、经口咽入路上颈椎肿瘤切除重建术

（一）适应证

1. 斜坡、C_1 前弓、侧块肿瘤切除。
2. C_1 齿突、椎体肿瘤切除。
3. 病变距中线超过 2cm 或者需要更大范围显露时，可劈开下颌骨，采用经口咽下颌骨入路。

（二）禁忌证

1. 患者同时伴有严重心、肝、肾等重要器官疾病不宜手术者。

2. 年龄过大身体状况较差不能耐受手术者。
3. 预期寿命少于 3 个月者。
4. 口腔咽喉有明显感染灶者。

（三）术前准备

1. 完成各项术前常规化验和检查。
2. 术前 X 线平片、CT 平扫加三维重建、MRI，明确肿瘤侵犯范围，制订手术计划。
3. 检查口腔情况并治疗口腔炎、扁桃体炎等存在的感染灶。
4. 0.5% 氯己定液口服含漱，萘甲唑啉 3~4 天，术前 0.5~2 小时预防应用广谱抗生素。
5. 口咽部超声雾化 3~4 天。
6. 经鼻插胃管。
7. 术前气管切开。
8. 术前或术中椎动脉栓塞，减少术中出血。
9. 牵引手术床头颅固定。
10. 术前准备相应型号的内固定器材和骨科专用工具。
11. 向患者交代手术方式和可能出现的并发症，并取得患者及家属的同意和签字。

（四）手术要点、难点及对策

1. 颅骨牵引下仰卧于手术台上，口腔和鼻腔消毒。会厌部填塞纱布。用 0.5% 氯己定液冲洗鼻咽腔。去除会厌部纱布。用氯己定棉球认真擦拭牙齿和口咽黏膜，会厌部重新填塞纱布，防止血液和冲洗液流入食管和气管。面部用 0.5% 碘伏消毒。用开口器保持最大开口位，通过两侧鼻孔插入细导尿管，将软腭向后上方翻转固定，腭垂翻转缝合固定于软腭上，充分显露口咽部。

2. 用示指触摸 C_1 前结节定位，以此为中心纵行切开咽喉壁，切开前纵韧带，并将两侧的头长肌和颈长肌剥开，上下延长可显露 C_1 前弓、侧块、C_2 椎体及病变位置。

3. 用刮匙、咬骨钳、骨刀、磨钻等工具根据肿瘤性质及术前手术计划切除肿瘤。

4. 通过大块植骨、钛网植骨或骨水泥填充肿瘤病变切除后造成的骨缺损，可根据缺损部位的形状特点修建植骨块和增加螺钉或前路钛板固定来增加植骨的稳定性。必要时一期或二期行后路植骨内固定重建脊柱稳定性。

5. 彻底冲洗创腔。用 3-0 可吸收缝线将椎体前除咽黏膜外所有软组织层一并间断缝合。用 5-0 可吸收缝线严密缝合黏膜层。手术结束，即刻经鼻插入胃管，作术后鼻饲用。

（五）术后监测与处理

1. 密切监护，床旁备呼吸机。
2. 禁食 1 周，以防吞咽反射消失而造成窒息。术后第 2 天起鼻饲 2 周，由营养师配方。1 周后吞咽反射恢复再拔管，进流质或半流质饮食 1 周，2 周后恢复正常饮食。
3. 1~2 周待咽部创口愈合后，能正常呼吸后拔除经气管切开气管插管导管。
4. 每日用 0.5% 氯己定液口腔含漱 3 次，萘甲唑啉滴鼻 3 次。

5. 术后静脉滴注广谱抗生素，每天使用地塞米松 20～30mg，口咽部超声雾化 1 周左右直至切口愈合，切口愈合后缝线可自行脱落。

6. 术后去除颅骨牵引，根据稳定性重建情况选择术后外固定方式及时间，卧床 4～6 周，带颈托或 Halo 架固定保护至少 3 个月。

7. 术后常规 X 线检查。

（六）术后常见并发症的预防与处理

1. 感染　引起感染的主要原因有：①口咽是呼吸通道，正常情况下，隐藏有大量条件致病菌，当机体抵抗力下降或局部损伤及血液循环差时，易继发感染。②术前准备不充分，如口咽部感染灶未治愈，术前没有使用有效抗生素咽喉部喷雾。③咽喉壁软组织较薄，手术操作粗暴或在咬除后的 C_1、C_2 椎间隙及侧关节面植骨不当，造成伤口缝合时张力较高，引起血液循环障碍，局部抵抗力下降，使致病菌有可乘之机。术后护理不当，口腔护理不周到，分泌物及污垢未及时清除。只要我们针对这些原因制订相应对策，术前充分准备和术后正确治疗，术中严格无菌操作，咽部创口感染是能够预防的。防止感染的另一个重要措施是严密、确实地缝合咽后壁创口。

2. 脑脊液漏　手术中操作仔细轻柔和缝合严密、确实是避免脑脊液漏的关键。发生脑脊液漏的患者应取仰卧位。尽可能不讲话、不咳嗽，一般 1 周后可愈合。同时注意加大抗生素的用量，以防蛛网膜下隙感染。

3. 神经、脊髓损伤　神经损伤是上颈椎手术较为常见的并发症。脊髓损伤的后果较严重，由于此处为呼吸及心跳中枢，如损伤脊髓多数患者有生命危险。颈椎手术时，均予以颅骨牵引或者在头颅固定架固定下进行手术。

4. 血管损伤　上颈椎手术的另一较常见的并发症是颈椎血管损伤，其中以椎动脉损伤最常见。当术中出现椎动脉损伤时，应根据以下原则处理：立即予以压迫止血；如不能有效止血，则应在临时止血、纠正休克后通过 DSA 予以血管栓塞。这是目前认为较为可行的方法。另外单侧椎动脉结扎，也是处理椎动脉损伤的方法之一。

5. 肿瘤的复发与转移　手术中彻底切除肿瘤、安全切除边界，以及手术后抗肿瘤辅助治疗是预防肿瘤复发与转移的关键。

6. 脊柱不稳　可通过术中有效的植骨、可靠的内固定和术后辅助外固定来预防其发生。

二、经颈前咽后路上颈椎肿瘤切除重建术

（一）适应证

1. C_1 前弓、侧块肿瘤切除。
2. C_1、C_2 齿突、椎体肿瘤切除。可同时显露下颈椎。

（二）禁忌证

1. 患者同时伴有严重心、肝、肾等重要器官疾病不宜手术者。

2. 年龄过大、身体状况较差不能耐受手术者。
3. 预期寿命少于 3 个月者。

（三）术前准备

1. 完成各项术前常规化验和检查。
2. 术前 X 线平片、CT 平扫加三维重建、MRI，明确肿瘤侵犯范围，制订手术计划。
3. 术前需要彻底检查患者神经功能、营养状况、并发症、吞咽和呼吸功能，特别对老年患者，需要考虑心脑血管病变可能对术中出血和分离带来的影响。
4. 检查头部后仰情况，并训练后仰。
5. 牵引手术床头颅固定。
6. 术前或术中椎动脉栓塞，减少术中出血。
7. 经鼻插胃管。
8. 术前准备相应型号的内固定器材和骨科专用工具。
9. 向患者交代手术方式和可能出现的并发症，并取得患者及家属的同意和签字。

（四）手术要点、难点及对策

1. 患者取平卧位，颈后垫沙袋使上颈部过伸。常规术野消毒、铺无菌巾，将头部适当转向右侧（手术入路选在左侧或者右侧均可，以病变侧入路为佳）。由乳突尖下方 2cm 向舌骨水平做下颌骨下方横行切口。如需同时显露下颈椎，可转向胸锁乳突肌前缘做一纵向切口。
2. 切开皮肤皮下，离断颈阔肌和浅层筋膜，并向外翻转。在颈阔肌深面向上下稍做分离，显露二腹肌和茎突舌骨肌，切断二腹肌和茎突舌骨肌的联合部，并做好标志以便术后缝合。在舌骨止点处将二腹肌切断向外上方翻转，于二腹肌的深面显露舌下动、静脉及舌下神经，于甲状软骨的外上方显露喉上动、静脉及喉上神经。结扎舌下血管，将舌下神经牵向内上方，颈动脉鞘、喉上神经牵向外下方，于颈动脉鞘与颈内脏鞘中间的潜在腔隙向深部分离即达椎前筋膜。上下分离时，范围要足够大，尤其是向上显露时需仔细辨认舌动脉、面动脉及舌下神经，并妥善保护。充分牵开显露，纵行切开椎前筋膜并向四周适当做钝性分离，即可显露上颈椎椎体前方及病变。
3. 用刮匙、咬骨钳、骨刀、磨钻等工具根据肿瘤性质及术前手术计划切除肿瘤。
4. 通过大块植骨、钛网植骨或骨水泥填充肿瘤病变切除后造成的骨缺损，可根据缺损部位的形状特点修建植骨块和增加螺钉或前路钛板固定来增加植骨的稳定性。必要时一期或二期行后路植骨内固定重建脊柱稳定性。
5. 依次缝合各层，并放置引流管。

（五）术后监测与处理

1. 术后患者清醒后常规带气管插管回病房，带管 2～3 天防止咽部及咽后间隙水肿，完全适应自主呼吸后即可去除呼吸机，以避免呼吸机去适应及呼吸机依赖。
2. 术后第 2 天起鼻饲 1 周左右。

3. 术后静脉滴注广谱抗生素。
4. 术后常规 X 线检查。
5. 术后去除颅骨牵引，卧床 4~6 周，根据稳定性重建情况选择术后外固定方式和时间，带颈托或头颈胸支具保护至少 3 个月。

（六）术后常见并发症的预防与处理

1. 窒息　创伤性水肿、喉部或上咽部血肿均可导致气管阻塞引起窒息，术后需要留置气管插管或气管切开来预防此并发症。术中仔细止血，放置术后引流管可以防止血肿形成。

2. 脑脊液漏　手术中操作仔细轻柔和缝合严密、确实是避免脑脊液漏的关键。发生脑脊液漏的患者应取仰卧位。尽可能不讲话、不咳嗽，一般 1 周后可愈合。同时注意加大抗生素的用量，以防蛛网膜下隙感染。

3. 神经、脊髓损伤　神经损伤是上颈椎手术较为常见的并发症。脊髓损伤的后果较严重，由于此处为呼吸及心跳中枢，如损伤脊髓多数患者有生命危险。颈椎手术时，均予以颅骨牵引或者在头颅固定架固定下进行手术。

4. 血管损伤　上颈椎手术的另一较常见的并发症是颈椎血管损伤，其中以椎动脉损伤最常见。当术中出现椎动脉损伤时，应根据以下原则处理：立即予以压迫止血；如不能有效止血，则应在临时止血、纠正休克后通过 DSA 予以血管栓塞。这是目前认为较为可行的方法。另外单侧椎动脉结扎，也是处理椎动脉损伤的方法之一。

5. 肿瘤的复发与转移　手术中彻底切除肿瘤、安全切除边界，以及手术后抗肿瘤辅助治疗是预防肿瘤复发与转移的关键。

6. 脊柱不稳　可通过术中有效的植骨、可靠的内固定和术后辅助外固定来预防发生。

7. 感染　经前方咽后入路与经口咽入路相比消除了感染的潜在危险，故感染的发生率是很低的。

三、枕颈后入路上颈椎肿瘤切除重建术

（一）适应证

1. C_1 后弓肿瘤切除。
2. C_2 椎板、棘突、小关节肿瘤切除。
3. 对于全身情况差，年龄较大的 C_1、C_2 肿瘤患者，可行单纯性 C_1 后弓切除术加枕颈植骨融合内固定术。

（二）禁忌证

1. 患者同时伴有严重心、肝、肾等重要器官疾病不宜手术者。
2. 年龄过大身体状况较差不能耐受手术者。
3. 预期寿命少于 3 个月者。

（三）术前准备

1. 完成各项术前常规化验和检查。
2. 术前 X 线平片、CT 平扫加三维重建、MRI，明确肿瘤侵犯范围，制订手术计划。
3. 剃除毛发。
4. 牵引手术床头颅固定。
5. 呼吸道训练和大小便训练。

（四）手术要点、难点及对策

1. 患者取仰卧位，头颅固定后，常规术野消毒、铺无菌巾，采用自枕骨粗隆至 C_4 棘突的后正中纵行切口。
2. 依次切开皮肤皮下，向两侧剥离，充分显露枕骨、C_1、C_2 的关节突与横突及下颈椎的椎板和关节突。
3. 用刮匙、咬骨钳、骨刀、磨钻等工具根据肿瘤性质及术前手术计划切除肿瘤。肿瘤尽量行假膜外切除。
4. 因肿瘤切除后，C_1、C_2 后方结构缺如，多需行枕骨至下颈椎之间的内固定，肿瘤组织切除后取大块髂骨行枕颈植骨，并用枕颈后方内固定器械固定。单纯融合固定者，可以不切除后方结构，行后方椎板间植骨融合后内固定。注意融合位置应保持头在自然平视位置（图 18-2）。
5. 依次缝合各层，并放置引流管。

（五）术后监测与处理

1. 术后静脉滴注广谱抗生素。
2. 术后常规 X 线检查。
3. 术后去除颅骨牵引，卧床 2～4 周，根据稳定性重建情况选择术后外固定方式和时间，带颈托或头颈胸支具保护至少 3 个月。

（六）术后常见并发症的预防与处理

1. **感染** 注意无菌操作、抗生素的合理应用、缩短手术时间可以有效降低感染的发生率。
2. **脑脊液漏** 手术中操作仔细轻柔和缝合严密、确实是避免脑脊液漏的关键。发生脑脊液漏的患者应取仰卧位。尽可能不讲话、不咳嗽，一般 1 周后可愈合。同时注意加大抗生素的用量，以防蛛网膜下隙感染。
3. **神经、脊髓损伤** 神经损伤是上颈椎手术较为常见的并发症。脊髓损伤的后果较严重，由于此处为呼吸及心跳中枢，如损伤脊髓多数患者有生命危险。颈椎手术时，均予以颅骨牵引或者在头颅固定架固定下进行手术。
4. **血管损伤** 上颈椎手术的另一较常见的并发症是颈椎血管损伤，其中以椎动脉损伤最常见。当术中出现椎动脉损伤时，应根据以下原则处理：立即予以压迫止血；如不能有效止血，则应在临时止血、纠正休克后通过 DSA 予以血管栓塞。这是目前认为较为可行的方法。另外单侧椎动脉结扎，也是处理椎动脉损伤的方法之一。

5. 肿瘤的复发与转移　手术中彻底切除肿瘤、安全切除边界，以及手术后抗肿瘤辅助治疗是预防肿瘤复发与转移的关键。

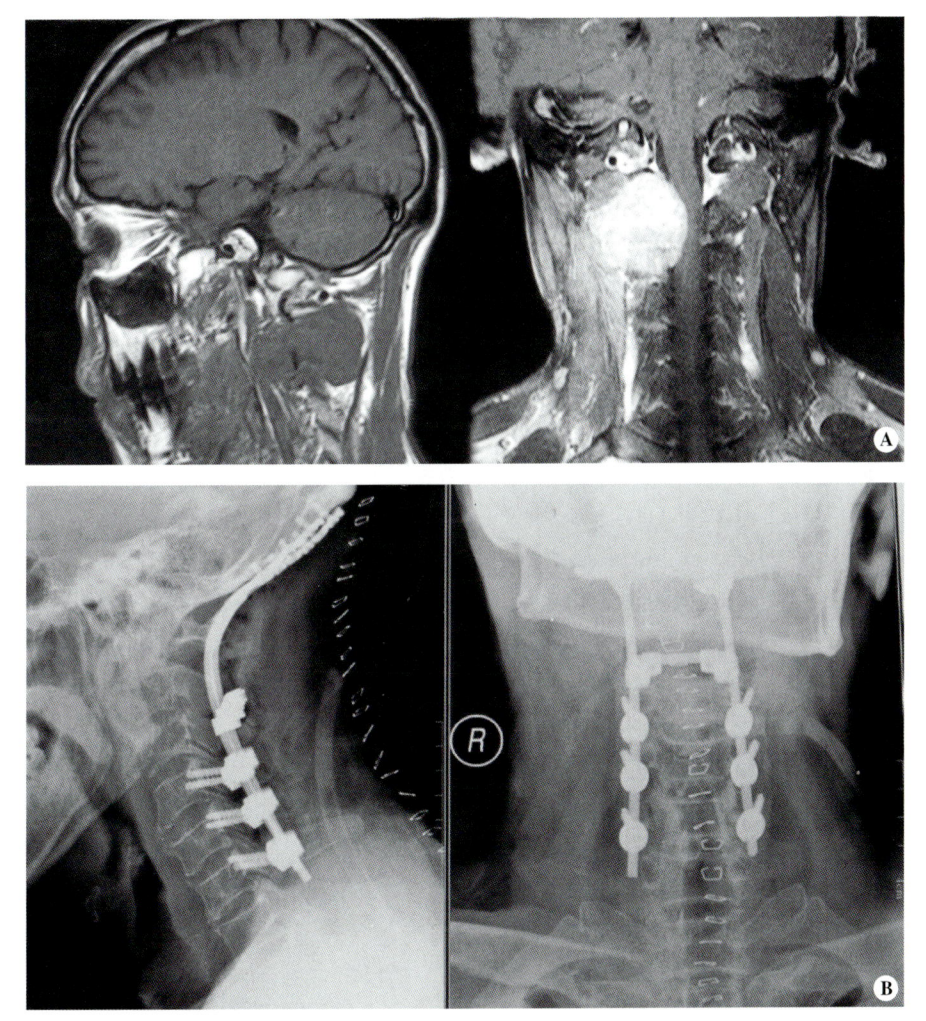

图 18-2　L_2、L_3 椎体脊索瘤

A. 术前 MRI；B. 术后 X 线正侧位片

四、前后联合入路上颈椎肿瘤切除重建术

C_1、C_2 前后均存在肿瘤的患者，包括前路肿瘤切除后需后路植骨固定的患者，均需行前后联合入路上颈椎肿瘤切除重建术，手术可以一期进行，也可以分期进行。有关详细步骤、围术期管理及并发症防治在前均已叙述。

第二节 下颈椎肿瘤切除术

一、适应证

1. 患者预计术后生存期大于 6 个月，除时间因素外，更重要的是考虑生存的质量，只要手术能够改善患者的有限生存质量，就是手术的适应证。
2. 对非手术治疗如体外支具等无效的顽固性疼痛。
3. 放射治疗或放射治疗后神经损害加重。
4. 对放射治疗不敏感的肿瘤。
5. 需取肿瘤组织进行组织学检查和诊断。
6. 肿瘤压迫脊髓神经伴功能障碍需行减压手术者。
7. 脊柱不稳或椎体破坏严重。

二、禁忌证

1. 患者同时伴有严重心、肝、肾等重要器官疾病不宜手术者。
2. 年龄过大身体状况较差不能耐受手术者。
3. 肿瘤发生全身转移不能手术者。

三、术前准备

术前需考虑其他与手术有关的因素，如患者的营养状态、肺功能状态及免疫功能状态。脊柱转移性肿瘤患者常伴慢性营养不良，体重下降。术前应予以调整和纠正。

四、手术要点、难点及对策

1. $C_3 \sim C_7$ 椎体病灶可选用颈部前外侧切口，切口可选斜纵行或横行，因肿瘤一般显露范围较大，同时还常常需辅以内固定，故沿胸锁乳突肌内侧缘的斜纵向切口最为适宜。
2. 行椎体肿瘤切除术时需同时切除其上下椎间盘组织，暴露上下相邻椎体终板下骨，作为植骨床备用，充填缺损区视具体情况可用骨块、人工椎体或骨水泥等。为了达到良好的即刻稳定，颈椎前路内固定是常常选用的内固定技术。
3. 注意避免气管、食管、神经损伤。喉返神经位于气管两侧，在下颈椎区行走于气管食管沟中，并不妨碍操作，故无须特意显露该神经。手术中不要盲目钳夹或切断组织，避免长时间强行牵拉或者使用锐性牵开器，以减少气管、食管、喉返神经、喉上神经、交感神经损伤。另外，术中长时间强行牵拉气管、食管，可能增加术后发生喉头水肿、气管痉挛的机会，严重者可导致窒息、死亡。
4. 避免损伤脊髓。手术动作轻柔，正确使用手术器械。在摘除椎间盘突出髓核或刮除椎体后缘骨赘时，应准确掌握操作的深度，决不允许器械、吸引器等直接撞击、压迫脊髓。

偶有硬膜粘连，不可强行分离与牵拉。术中避免强力锤震动。

5. 根据术前确定的肿瘤部位和范围，力争大块或完整切除，加强切口周围保护，避免局部肿瘤种植。瘤体涉及椎体两侧、颈长肌覆盖部，尤其在椎间盘部位时，需注意勿损伤椎动脉。同时涉及椎弓部位的肿瘤，需在后路切口予以切除并行后路内固定稳定脊柱。如肿瘤包裹单侧椎动脉，确定不能分离时，也可考虑予以瘤外结扎切断（图 18-3）。

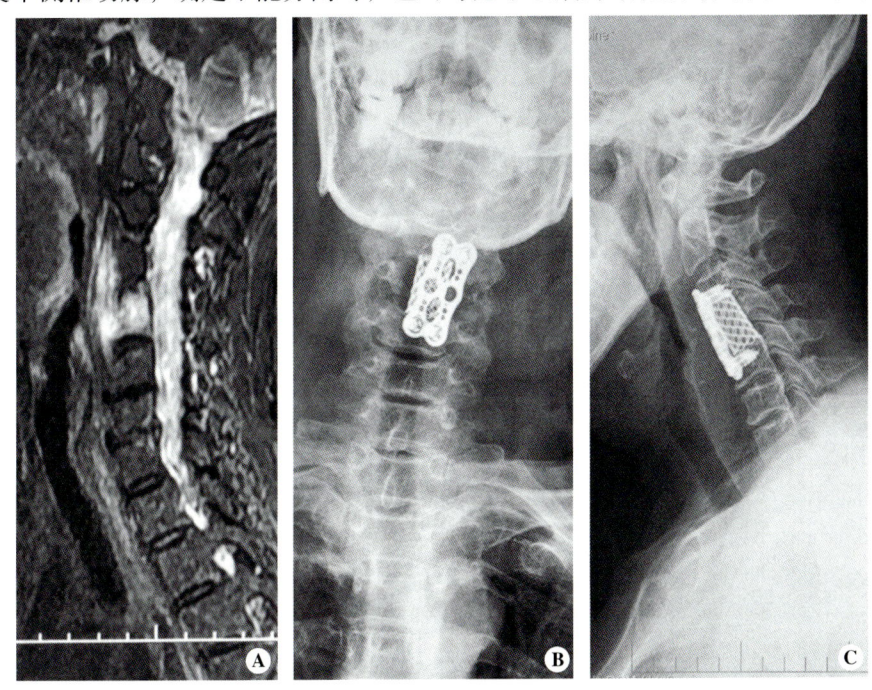

图 18-3 L$_4$ 椎体软骨肉瘤

术前 MRI（A）；术后 X 线正侧位片（B，C）

五、术后监测与处理

1. 密切观察患者生命体征。
2. 保持呼吸道通畅，及时给予吸氧、吸痰。备气管切开包，以备不时之需。
3. 术后血压过高，应给予适当措施，但不可降压太快、太低。血压低下时，应及时给予输血、补液，以保证生命体征稳定。
4. 保持引流管通畅，严密观察引流量。
5. 采用颈托固定颈部。避免过度、过猛扭转颈部。
6. 病情稳定者，尽早下床做功能锻炼。
7. 肿瘤切除后要视情况进行放射治疗或化学药物治疗。

六、术后常见并发症的预防与处理

1. 喉头水肿、气管痉挛　一旦发生此情况而气道堵塞时，应立即行气管切开。
2. 脑脊液漏　可改变体位为头低脚高位，在颈前局部适度加压，压迫数日后脑脊液漏停止。必要时手术探查，修补硬膜。

3. 术后颈部血肿　术后48小时内出现颈部肿胀、呼吸困难。于床边行紧急切口开放减压血肿清除，立即进手术室行手术探查、清创缝合。

4. 颈髓反应性水肿　出现颈髓损害症状反跳性加重，甚至出现瘫痪时，可应用脱水剂治疗。

5. 食管瘘　主要表现为发热、颈痛、咽痛、吞咽困难、引流管内引出食物、颈部伤口周围局限性硬结，吞食亚甲蓝从伤口渗出可确诊。一旦发生，应立即胃肠减压、鼻饲、冲洗修补伤口，必要时行胃造瘘，全身抗感染，才能使得食管气管瘘口闭合。

6. 肢体静脉栓塞或肺栓塞　凡是卧床的老年患者均有可能发生肢体静脉栓塞，甚至发生肺栓塞危及生命。因此，围术期要密切观察，手术前后做肢体血流图，了解肢体血管通畅情况，注意了解肺部情况，正规应用低分子肝素，及早锻炼活动下肢，防止栓塞。一旦发生，及时采取积极有效的抢救措施，如应用尿激酶等药物，或手术取出血栓。

（华中科技大学同济医学院附属协和医院　王佰川）

参 考 文 献

Alafaci C，Grasso G，Granata F，et al. 2016. Ossified spinal meningiomas：Clinical and surgical features. Clin Neurol Neurosurg，142：93-97.

Guerrero-Domínguez R，González-González G，Rubio-Romero R，et al. 2016. Anaesthetic management of excision of a cervical intraspinal tumor with intraoperative neurophysiologic monitoring in a pregnant woman at 29 weeks. Rev Esp Anestesiol Reanim，63（5）：297-300.

Hernández-Durán S，Hanft S，Komotar RJ，et al. 2016. The role of stereotactic radiosurgery in the treatment of intramedullary spinal cord neoplasms：a systematic literature review. Neurosurg Rev，39（2）：175-183.

Kawaguchi Y，Nakano M，Yasuda T，et al. 2016. More than 20 years follow-up after en bloc cervical laminoplasty. Spine（Phila Pa 1976），41（20）：1570-1579.

Kumar N，Zaw AS，Khine HE，et al. 2016. Blood loss and transfusion requirements in metastatic spinal tumor surgery：Evaluation of influencing factors. Ann Surg Oncol，23（6）：2079-2086.

Kumar RM，Finn M. 2016.Primary multifocal gliosarcoma of the spinal cord. Rare Tumors，8（1）：6102.

Kurz C，Nijhuis R，Reiner M，et al. 2016. Feasibility of automated proton therapy plan adaptation for head and neck tumors using cone beam CT images. Radiat Oncol，11（1）：64.

MacFarlane M，Hoover DA，Wong E，et al. 2016. Evaluation of unified intensity-modulated arc therapy for the radiotherapy of head-and-neck cancer. Radiother Oncol，119（2）：331-336.

Nakamura T，Hirakawa K，Takaoka H，et al. 2016. Dystrophic calcinosis with both a huge calcified mass in the cervical spine and calcification in the chest wall in a patient with rheumatoid overlap syndrome. Clin Rheumatol，35（5）：1403-1409.

Patsalides A，Leng LZ，Kimball D，et al. 2016. Preoperative catheter spinal angiography and embolization of cervical spinal tumors：Outcomes from a single center. Interv Neuroradiol，22（4）：457-465.

Velayutham P，Rajshekhar V，Chacko AG，et al. 2016. Influence of tumor location and other variables on predictive value of intraoperative motor evoked potentials in spinal cord tumor surgery. World Neurosurg，92：264-272.

Wu X，Ye Z，Pu F，et al. 2016. Palliative surgery in treating painful metastases of the upper ervical spine：case report and review of the literature. Medicine（Baltimore），95（18）：e3558.

第十九章　胸腰椎肿瘤

概　　论

　　胸腰椎是脊柱肿瘤的好发部位，以转移性恶性肿瘤最多见，其发病率远远高于原发性脊柱肿瘤，因此，脊柱肿瘤的手术治疗往往需要结合患者的全身状况综合考虑。脊柱良性肿瘤多发生于附件，恶性肿瘤多发生于椎体。侵犯部位以胸椎最为常见，其次是腰椎、颈椎和骶椎。

　　脊柱肿瘤手术目的：①切除肿瘤；②解除脊髓的压迫；③重建脊柱的稳定性。胸腰椎脊柱肿瘤的手术是一项具有挑战性的工作，特别是胸椎肿瘤的切除。胸椎椎管相对容积较小，T_6~T_8节段刚好处于血供交接处，手术结扎节段血管容易引起脊髓缺血，因此胸椎肿瘤手术出现脊髓损伤的风险远远高于腰椎和颈椎。

　　脊柱肿瘤手术一般出血量都比较大，术中对于出血的控制和休克的预防是手术成功与否的关键之一。在有效动脉血流灌注不足的情况下，脊髓将会出现血供障碍从而导致神经并发症的发生。当出血超过2000ml时，需要输注冷沉淀和血小板以补充凝血因子的消耗。术前需建立2个以上输液通道以便在发生出血时进行快速输液，最好进行锁骨下静脉或颈外静脉穿刺。

　　在肿瘤切除时，无瘤切缘是肿瘤控制的一个基本原则。与其他脊柱手术相比，脊柱肿瘤的手术还需注重肿瘤切除边界，尽量做到有一个相对安全的切缘。根据脊柱的解剖特点，Roy-Camille和Tomita提出了整块切除（en bloc）的概念以减少肿瘤细胞的扩散及局部和全身复发的风险。脊柱的整块切除术主要有三种方法，椎体切除、矢状面半脊柱切除和后弓切除。将整个脊椎分为前后两个部分整块切除称为全脊柱整块切除术（total en bloc spondylectomy，TES），是目前治疗脊柱恶性肿瘤中最积极和最受欢迎的方式。如果椎弓根受到侵犯，行全脊柱整块切除椎弓根截骨时仍有可能出现肿瘤污染的情况。

　　为了使术中操作顺利，术前需要仔细考虑手术入路、切除方式和重建方法，以便在术中做到胸中有数。考虑手术入路时并不是孤立的思考问题，需要结合切除方式和患者的状况综合考虑。

一、手术入路

脊柱肿瘤的手术入路包括后路手术、前路手术和前后联合入路手术。后路手术，特别是后路全脊柱肿瘤切除术是目前应用最为广泛的手术方式。根据 WBB 分区可以选择合适的手术入路。理论上，从 $T_1 \sim L_4$ 以上脊柱肿瘤均可通过后路手术完成。位于椎体的良性肿瘤或少数恶性肿瘤可以选择前路手术。L_4、L_5 肿瘤的整块切除，或者脊柱肿瘤前方粘连紧密，需要行前方松解时可以考虑前后联合入路。

二、肿瘤部位与切除方式

由于肿瘤位置的不同，采用的切除方式也不一样，但都强调整块切除和边界技术。

1. 位于 3～5 区或 8～10 区的肿瘤可以采用矢状面扇形整块切除（图 19-1）。
2. 4～8 区或 5～9 区的肿瘤，一侧椎弓根未被侵犯，多采用一期后路全脊柱切除（图 19-2）。

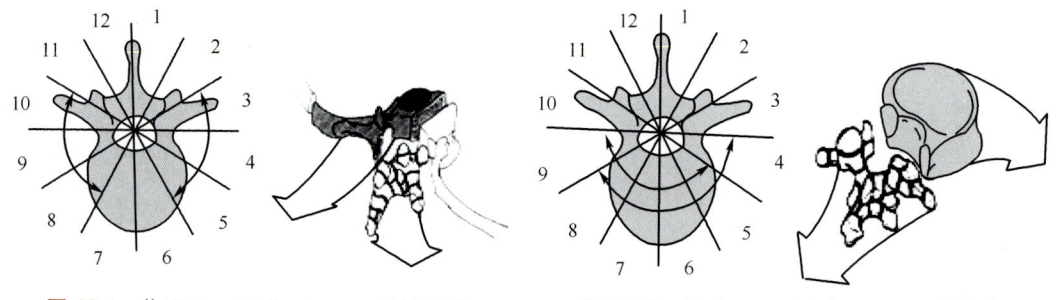

图 19-1　位于 3～5 区、8～10 区的肿瘤

图 19-2　位于 4～8 区或 5～9 区的肿瘤

3. 位于 3～10 区的肿瘤，选择后路手术（图 19-3）。

按上述原则操作时，应该在距离肿瘤至少一区的健康组织截骨才能有一个相对安全的肿瘤边界（图 19-4）。

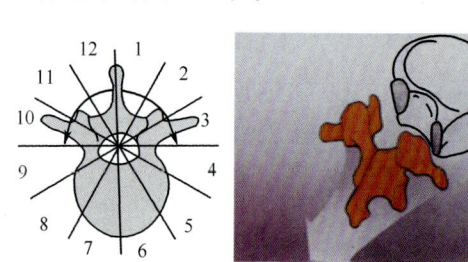

图 19-3　位于 3～10 区的肿瘤

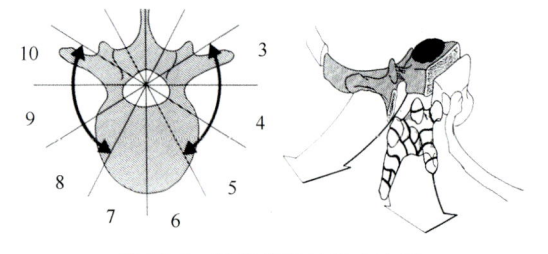

图 19-4　肿瘤截骨的安全边界

三、手术方式与边界

1. 全脊柱切除，其中又包含整块切除和分块切除两种方式，在病灶外可以采用整块或分块切除的方式，肿瘤作为整块切除。如果椎弓根受到侵犯，在椎弓根截骨时仍然存在肿

瘤污染的风险。

2. 肿瘤切除术（减瘤术），分块切除肿瘤，属于囊内手术，肿瘤边界不完整。

3. 姑息手术，以解除神经压迫为主，对肿瘤不做过多处理，目的是短期改善患者的生活质量（图 19-5）。

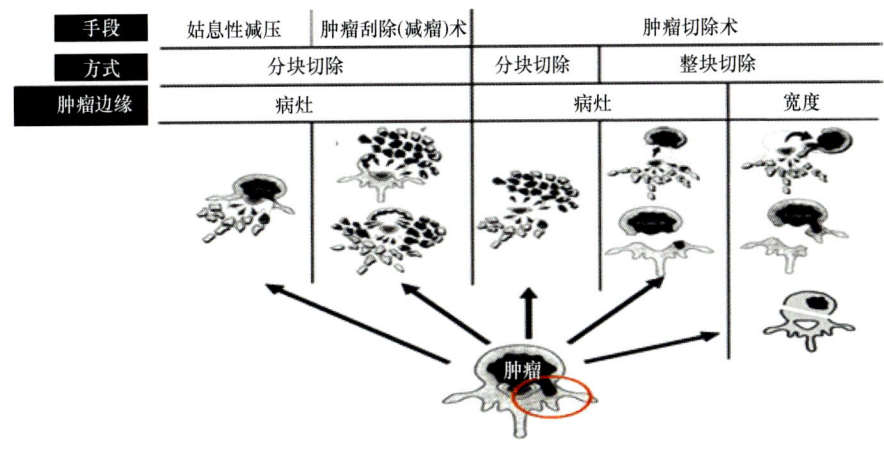

图 19-5 手术方式与边界

第一节 后路全脊柱肿瘤切除术

一、适应证

1. 原发性Ⅲ期良性肿瘤，原发性Ⅰ期或Ⅱ期恶性肿瘤。
2. Tomita 外科分期 3、4、5 型为典型适应证，1、2、6 型为相对适应证。
3. 肿瘤累及 3 个以下椎体。
4. 单一的胸腰椎转移病灶或孤立的复发病灶。

二、禁忌证

1. 肿瘤已经侵犯主动脉、腔静脉及脊髓。
2. 患者重要器官衰竭。
3. 预期寿命较短的患者。
4. 出凝血功能障碍。
5. 局限于椎体的Ⅰ期或Ⅱ期良性肿瘤。
6. L_4、L_5 的肿瘤，后路取出肿瘤困难，宜采用前后联合入路手术。

三、术前准备

1. 术前一般需要常规穿刺活检以明确肿瘤性质。
2. 患者全身状况评估，脊柱肿瘤手术时间长，需要全面评估患者能否耐受手术，并排除重要器官的转移灶。
3. 脊柱肿瘤手术出血量多，术前需准备充足的红细胞，除此之外，需要准备血小板和冷沉淀以补充术中消耗的凝血因子。
4. 对血供丰富的肿瘤，可以考虑术前造影，栓塞供血动脉以减少术中出血。
5. 术前建立 2 个以上输液通道，最好能做锁骨下静脉或颈外静脉穿刺以便术中失血量大时可以快速输注液体或输血。
6. 术前准备神经检测仪以便术中进行神经功能监测。
7. 术前应与相关科室进行必要的沟通以便术中再出现意外时可以及时有效处理，特别是胸外科和腹部外科。

四、手术要点、难点及对策

现以胸椎肿瘤全脊柱整块切除为例讲解手术要点、难点及对策。

1. 麻醉，采用气管插管全身麻醉。
2. 体位，俯卧位，手术时间长，务必使患者俯卧舒适，避免局部压迫。
3. 切口，采用 3、5、7 原则。即单一节段的肿瘤，以病椎为中心，需切除 2~3 根肋骨，至少显露上下共 5 节椎弓根，切口长度至少达 7 个棘突的范围。
4. 显露病椎上下两个节段的椎弓根，置入椎弓根钉。
5. 向双侧剥离椎旁肌至病椎肋横关节的外侧，切开肋横关节，切开肋骨骨膜。骨膜下剥离肋骨前方达到肋椎关节。于肋横关节外侧切断肋骨，将切断的肋骨连同肋骨头取出，至此，病椎双侧的侧面已经显露。如果肋骨头受侵犯，则需在受侵犯的肋骨头外侧游离，将肋骨头连同椎体整块切除。一般需要切除双侧 2~3 根肋骨以达到充分显露的目的。
6. 将病椎棘突的脊上韧带和脊间韧带切断，应用丝锯或骨刀将椎弓根切断，将椎弓根、横突、椎板、棘突整块拿出。由于胸椎椎管较为狭窄，穿入丝锯锯断椎弓根需要特别小心，避免压迫脊髓和损伤脊髓。椎板与脊髓多有粘连，取出时需要小心剥离其间的粘连，避免损伤脊髓。至此，脊柱后方结构全部切除（图 19-6，图 19-7）。
7. 在病椎的侧面行骨膜下剥离，双侧剥离直至在中线交汇（图 19-8）。至此，主动脉和腔静脉等重要器官被剥离至前方。为了使视野更为清晰，可以切断 3 根以下的肋间动脉和肋间神经。根据大多数人的意见，双侧肋间动脉结扎 3 根或以下一般不会对脊髓血供产生严重障碍。保持骨膜下剥离非常关键，可以防止发生主动脉和腔静脉损伤等严重并发症。当肿瘤已突破骨膜，有较大的椎旁软组织肿块时，需要良好的视野，小心游离。如视野暴露良好，可以从侧方看到前方的大血管，将大血管与肿瘤分离，肿瘤的充分游离可以避免严重并发症的发生。

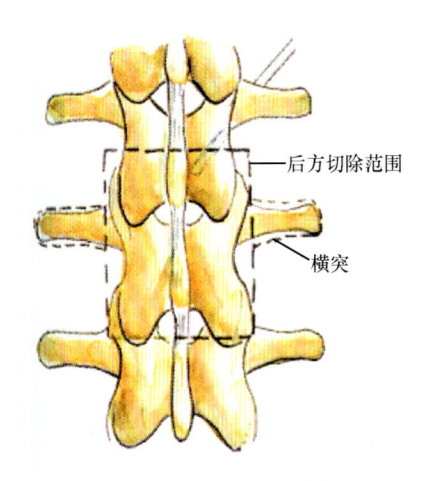

图 19-6　后方结构切除

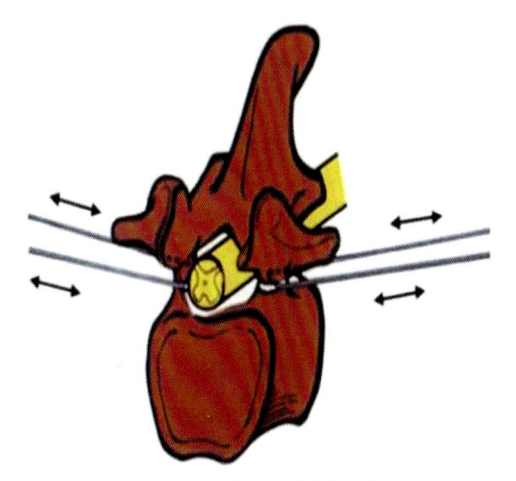

图 19-7　锯断双侧椎弓根

8. 用丝锯将病椎的上下椎间盘锯断，将要到达椎管时应停止，剩下的部分可在后侧轻轻用骨刀或其他工具切断（图 19-9）。切断椎间盘时，一定要保护好前方的血管。线锯始终保持在椎间隙很重要，因为椎间盘是阻止肿瘤扩散的屏障。由于纤维环是凸起的，刚开始锯时线锯可能打滑出现经椎体截骨的情况。可以用骨刀在纤维环轻轻开一个凹槽避免丝锯打滑。椎体游离后，轻轻将椎体向前推挤，如果椎体能够被向前方推移，则说明游离很充分，如果不能推动，则需要寻找原因，必须确保椎体能无阻力推动。至此，椎体已全部游离，可以从一侧整块旋转取出。取出时必须先将对侧固定，否则可出现脊髓损伤的严重并发症。标准的全脊柱整块切除取出的脊柱只有两部分，一为后方的附件，一为前方的椎体。

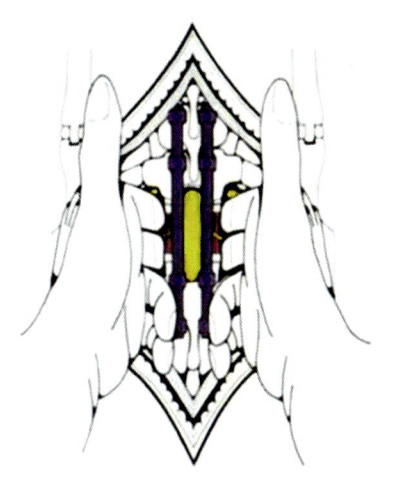

图 19-8　双侧游离在中线汇合

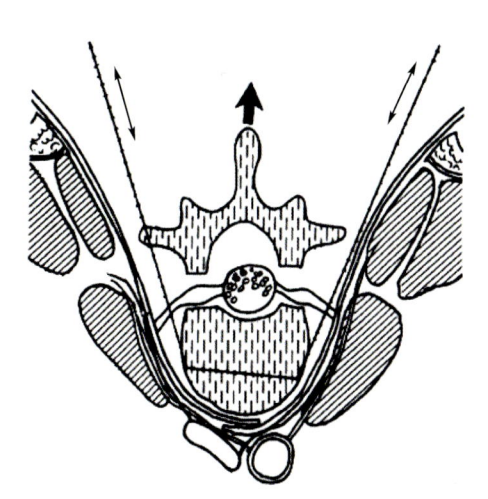

图 19-9　锯断椎间盘，保护前方大血管

9. 脊柱切除后，冲洗伤口，观察有无胸膜破损情况。更换手套和器械，在肿瘤手术切除操作中，无瘤技术和无菌技术一样，是非常重要的。

10. 重建脊柱的稳定性，可选用钛网或人工椎体，从一侧置入。固定后方椎弓根钉棒系统，轻轻加压使钛网紧紧嵌插于上下椎体间。放置引流管，缝合伤口，结束手术。

五、术后监测与处理

部分患者手术时间长，出血较多者需要送重症监护室监测1~2天，大部分患者则无此必要。

术后应关注患者的神经功能，一旦患者苏醒，应立刻询问患者的肢体感觉，检查患者的运动功能。如果发现异常，应该分析原因，必要时需要立刻再次手术探查。术中使用神经监测仪有利于及时发现问题。

术后应该避免猛然翻身，剧烈咳嗽等动作。

引流管一般2~3天后拔除，如有脑脊液漏，可能需要7~10天后拔除。

术后定期翻身，一个半月左右，可以在支具辅助下起床逐步活动。

术后伤口愈合后，继续之前的抗肿瘤治疗。

对于脊柱肿瘤患者，术后定期复查非常重要。一年内可按照术后1、3、6、9、12个月的时间段复查。术后2~3年可按照3~6个月复查一次。3年后一年至少需要复查一次。

六、术后常见并发症的预防与处理

1. 出血　是脊柱肿瘤切除中不可避免的问题，甚至可以达到6000ml以上。术中出血可来自于骨组织，也可来自椎管内静脉丛或血管损伤。前已述及，术前必须做好充分的准备。以下几点可减少术中出血：

（1）尽量做到整块切除，在肿瘤病灶外进行操作，其失血量肯定小于囊内手术。

（2）术前栓塞或术中结扎节段动脉，有研究证明，术前仅仅栓塞供血血管对术中出血减少的效果有限，术前栓塞或术中结扎双侧3对节段动脉可以减少椎体血供25%而保持脊髓血供80%，脊髓功能不受影响，从而减少术中出血。

（3）控制性低压，保持收缩压在80~100mmHg，可以减少术中出血，脊髓血供不会受到影响。

（4）椎管内静脉丛出血，术中必须准备双极电凝止血，此外使用纤维蛋白胶等止血材料也有一定效果。由于肿瘤的压迫，椎管内静脉丛可能出现怒张，一旦撕裂，出血难以控制，需要压迫较长时间来止血。预防椎管内静脉丛出血，关键在于术中避免暴力撕裂静脉丛。奇静脉、半奇静脉和副半奇静脉也可发生撕裂出现出血，很难缝合。

2. 脊髓损伤　是脊柱肿瘤切除中极为严重的并发症，而胸段是最易发生脊髓损伤的部位，因此，在脊柱肿瘤术中应常规使用神经检测仪以观察神经功能，除此之外，以下几点也需要注意：

（1）术中操作需仔细，避免机械性损伤。

（2）保护脊髓血供，双侧3根以上节段动脉损伤或单侧5根以上节段动脉损伤可以导致脊髓血供严重受损从而造成脊髓损伤。结扎根动脉（radicular artery）或根最大动脉（adamkiewicz artery）可对脊髓血供造成严重影响，必须避免。

（3）避免脊柱不稳造成脊髓损伤，行全脊柱切除后，脊柱处于不稳状态，此时极容易造成脊髓扭曲从而发生损伤，必须先固定一侧后再把椎体取出。

（4）重建椎体过长或过短，脊柱撑开过多或缩短超过一个椎体高度的1/3以上均可影响脊髓血供，发生脊髓损伤。

（5）在切断神经根时或牵拉神经根时，避免用力过度使脊髓受到牵拉。

3. 大血管损伤　腔静脉和主动脉损伤是术中致死性并发症，腔静脉壁很薄，钝性分离时较易撕裂，在游离结扎节段动脉时应避免牵拉撕裂。游离血管应锐性分离，避免钝性分离粗暴操作。操作应在直视下进行，有时可以看到大血管搏动。椎体游离后在大血管和椎体之间插入保护板有利于保护血管。

4. 胸膜损伤、血气胸　胸膜损伤多由于剥离肋骨时引起，及时发现修补多无问题，如果术中未及时发现损伤，术后将出现呼吸功能障碍、血气胸等，需行胸腔引流。在关胸时滴盐水于切口处，观察有无气泡可以发现是否有胸膜破损。

5. 膈肌损伤　多由手术中直接损伤所致，当肿瘤与膈肌粘连严重时可发生膈肌损伤，如不能直接缝合应使用膈肌补片进行修补。

6. 肺不张、肺部感染　术后鼓励患者翻身，拍背，咳嗽排痰，防止肺不张和肺部感染。

7. 神经根损伤　腰椎肿瘤手术，易损伤神经根。L_2、L_3神经根的损伤，一般不至于引起严重的运动功能障碍，但可出现麻木等感觉异常，应该尽量避免。L_4以下神经根损伤将出现严重功能障碍。

在腰椎肿瘤手术中，椎体游离后取出肿瘤时最易损伤神经。预防的办法是取出椎体时，顺着神经根做充分游离，将神经根向上下牵开，将肿瘤缓慢取出。

8. 钛网移位　使用钛网重建脊柱稳定性，术后发生钛网移位是不容忽视的问题。少数情况下，钛网向后移位可压迫脊髓导致神经症状发生。向前移位，可能压迫血管甚至刺破血管。预防钛网移位，需要选择合适的大小，修剪成合适的长度。在置入钛网后，加压钉棒系统使钛网紧密嵌入上下椎体间。

9. 下肢深静脉血栓形成　肿瘤患者一般都处于高凝状态，加上术前术后长期卧床，因此极易发生深静脉血栓，严重者可能发生致死性的肺栓塞。应鼓励患者进行肌肉锻炼，即使是瘫痪患者也应经常进行被动运动。术后应采用预防血栓的措施，一旦发现血栓形成，应行抗凝和溶栓治疗，必要时可下腔静脉置入滤器来防止血栓脱落导致肺栓塞，但亦是不得已而为之的办法。对于深静脉血栓，预防比治疗更重要。

七、临床效果评估

后路全脊柱肿瘤切除术，如果适应证和病例选择恰当，可以达到较好的肿瘤控制目的，部分患者甚至可以达到治愈的目的。

术后患者神经症状多有一定程度的改善，绝大部分患者能够做到生活自理。

影响临床效果的原因主要是脊髓损伤和肿瘤复发。脊髓损伤重在术中预防。术中保持肿瘤切除的无瘤边界在防止复发时具有重要的作用。与其他脊柱手术不同，脊柱肿瘤术后，需要继续抗肿瘤的综合治疗。

第二节　前路脊柱肿瘤切除术

前路脊柱肿瘤切除术，主要适合位于椎体的Ⅰ、Ⅱ级良性肿瘤或部分恶性肿瘤。

由于胸腰椎结构的不同，又可分为胸椎前路和腰椎前路。胸椎前路可分为经胸途径和胸膜外途径。经胸途径视野清晰，适合大部分肿瘤手术。胸膜外途径虽然不损伤胸膜，但视野狭窄，只适合少数小的良性肿瘤。

腰椎肿瘤前路手术根据节段不同可以选择肾切口或下腹部倒八字切口。L_1、L_2可以考虑肾切口入路。L_3以下可以考虑倒八字切口、腹直肌旁入路或下腹正中入路。在使用腹直肌旁或腹正中入路时，可以经腹入路或腹膜外入路。腹膜外入路对肠管的干扰较小，经腹入路显露更方便。

前路手术的术前准备，术后并发症和后路全脊柱肿瘤切除基本相同。

一、适应证

1. 位于椎体的Ⅰ级或Ⅱ级原发肿瘤。
2. Tomita 分型 1、2 型转移性肿瘤。
3. 肿瘤侵犯 3 个以上椎体时，后路全脊柱切除有可能导致脊髓血供障碍。但是即使是行前路手术，单侧的肋间动脉结扎超过 5 根也可能导致脊髓缺血。
4. 脊髓前方受压。

二、禁忌证

1. 肿瘤已侵犯主动脉、腔静脉和脊髓。
2. 肺通气功能严重受损，肺功能不佳。
3. 椎弓根受到侵犯，单纯前路手术无法做到肿瘤整块切除。
4. 胸椎肿瘤，肋骨头受侵犯，单纯前路手术无法做到整块切除。

三、术前准备

除了与后路全脊柱肿瘤切除术术前准备相同外，还需要针对肺功能进行相关检查。

四、手术要点、难点与对策（以经胸途径为例）

1. 麻醉与体位　根据肿瘤偏于哪一侧选择患侧在上的体位，术中可调节手术床的腰桥使手术侧相对张开，肿瘤切除脊柱重建完成后可调整腰桥至正常。采用气管内双腔插管全身麻醉以便术中能实施单肺通气，扩大视野。

2. 切口　始于病椎上一个椎体椎旁约4cm，与棘突平行向下，到达病椎肋骨时斜向外下方沿肋骨走行，显露肋骨。

3. 入路　显露肋骨后，骨膜下剥离病椎肋骨，切除肋骨，将肋骨连同肋骨头切除，根据肿瘤大小，可以切除2～4根肋骨增加显露（图19-10）。切开壁层胸膜，行单肺通气，将术侧肺压缩，以湿纱布垫保护，显露病椎（图19-11）。

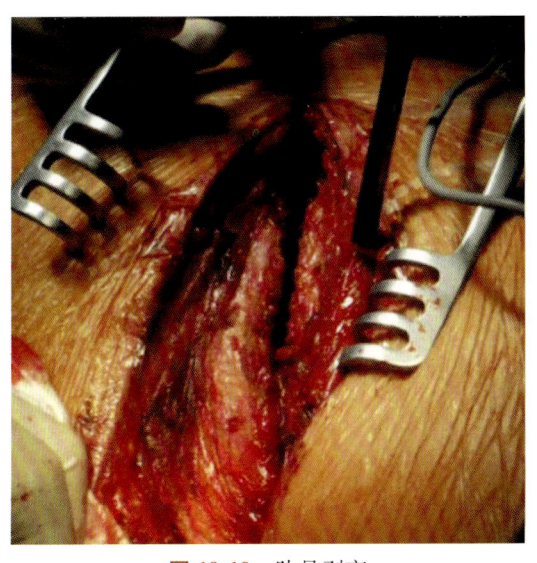

图19-10　肋骨剥离

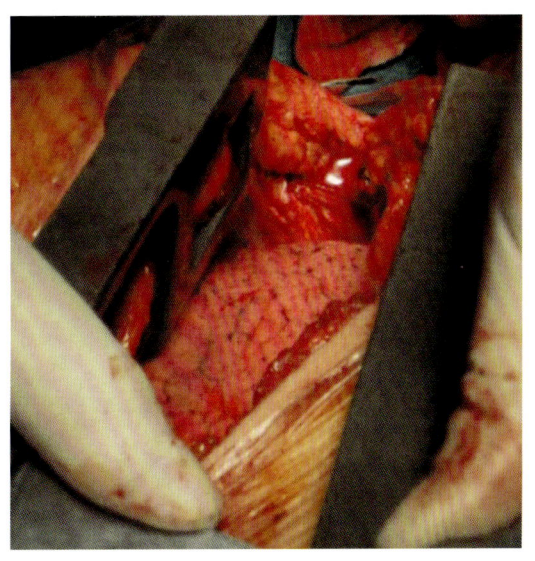

图19-11　单肺通气以利显露

4. 肿瘤显露　结扎肋间动脉，在前路手术时，最多可以结扎5根肋间动脉。骨膜下剥离，显露到椎体前方，一直游离到对侧。在肿瘤突破骨质侵犯周围软组织的情况下，无法从骨膜下剥离，这时需要从肿瘤边缘游离，必要时，可先将腔静脉和主动脉游离。游离血管有一定的风险，需要小心细致操作。血管游离后，在血管与椎体间隔以弧形拉钩保护血管。

5. 肿瘤切除　切开前纵韧带，前方纤维环，切除病椎的上下椎间盘。截断椎弓根显露硬脊膜。切断后方纤维环和后纵韧带，至此，病椎基本游离，可以行肿瘤切除并取出（图19-12）。单纯前路手术，受限于操作范围的限制，特别是胸椎管较窄，往往很难做到整块切除，大多只能做到分块切除，因此对于一侧椎弓根未受侵犯的胸椎肿瘤，更推荐后路全脊柱切除，可以有一个完整的边界。有学者提出用双蒸水浸泡切口2.5分钟，再用0.5mg/ml的顺铂浸泡2.5分钟，可灭活肿瘤细胞。

6. **脊柱重建** 采用钛网或人工椎体等进行脊柱重建。将腰桥放平，可以对钛网或人工椎体进行加压。脊柱的固定可以选用椎体钉或前路钢板固定（图19-13）。

7. **切口闭合** 置胸腔引流管，缝合胸膜。缝合后，可以少量盐水观察有无气泡，确定胸膜缝合是否严密，然后将肺复张，胸腔引流管接负压瓶。逐层缝合，关闭切口。

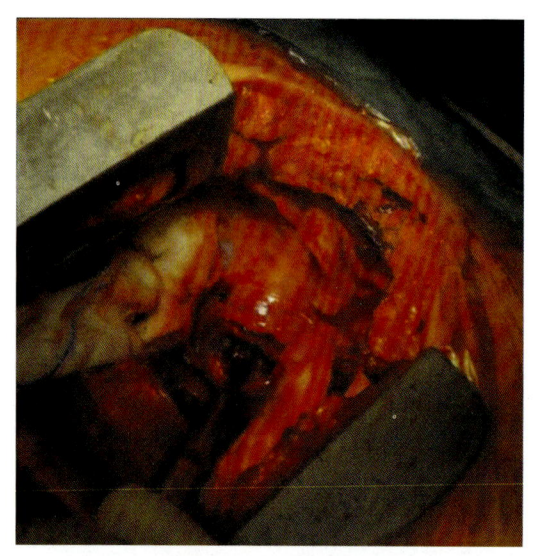

图19-12 肿瘤切除

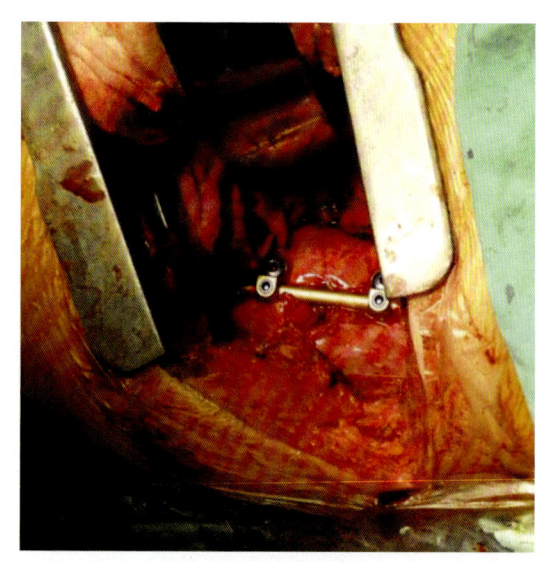

图19-13 前路重建

五、术后常见并发症的预防与处理

除了与后路全脊柱肿瘤切除多相同外，前路手术最主要的并发症如下所述。

1. **血气胸** 术后需要放置胸腔闭式引流，鼓励患者深呼吸，待引流液少于50ml时可以拔出引流。

2. **输尿管、神经损伤** 相较于骶骨肿瘤，腰椎损伤输尿管发生率较低。只有在肿瘤与周围广泛粘连的情况下才会发生。

腰大肌前方有神经经过，在腰大肌内游离容易损伤神经。将腰大肌整块向后游离可避免损伤神经。

3. **肺损伤** 多是由于术中操作不当所造成的机械性损伤，术后将出现气胸。因此在行胸椎手术时，应行单肺通气使肺充分塌陷，术中以纱布垫保护肺组织。

4. **胸导管损伤** 胸导管起源腹膜后乳糜池，自T_{12}~L_2。在胸腔内，胸导管位于椎体右前方，食管之后，在胸主动脉和奇静脉之间。在后纵隔，胸导管一般在T_3~T_6越过中线至左前方，但可在T_3~T_{11}之间任何部位越过中线，随后在主动脉弓后方绕过，至食管左缘上行，开口于左颈内静脉与左锁骨下静脉汇合处。胸导管损伤后将出现乳糜胸，术中一旦发现损伤，需要双重结扎缝合，术中未发现，术后需延期胸腔引流并伴以支持治疗。

六、临床效果评估

前路肿瘤切除，由于受到视野限制，对侧很难在直视下看到，前路操作肿瘤整块切除比后路全脊柱整块切除困难，因此只在有适应证的情况下才选择。对于需要做到广泛切除的恶性肿瘤，最好选择后路全脊柱切除。

七、前路手术特例——上胸椎肿瘤的前路手术显露

上胸椎主要指 T_1～T_4，该部位刚好在颈椎生理前凸与胸椎生理后凸的交界处，位置深在，前方有锁骨、胸骨的阻挡，深层有大血管、器官、食管及神经等，解剖结构复杂，显露较为困难。因此上胸椎的显露较为困难。

采用经胸入路，切口始于 C_7 棘突，与棘突平行向下，到达 T_4 棘突间转向胸廓，绕过肩胛骨下角。在 T_1～T_4 棘突上切断斜方肌的起点。沿肩胛下角方向切断斜方肌。在肩胛骨内切断菱形肌的止点，至此，肩胛骨能够移动。使用肩胛骨拉钩将肩胛骨牵开，显露肋骨，将肋骨切除，切开壁层胸膜，显露方法同经典经胸入路手术。该显露需要将整个肩胛骨翻转，手术创伤较大。

采用单纯的低位颈椎前入路，对 T_1 的显露一般无任何困难，有时可以显露到 T_2 甚至 T_3，这取决于胸骨切迹的位置。也可采用全胸骨劈开纵隔入路，该术式显露良好，但损伤较大。经胸骨柄入路，该入路可获得 T_3 椎体的良好显露，但对 T_4 以下显露不佳。

改良 Sandaresan 入路可以获得相对广泛的显露。

1. 体位　患者全身麻醉，仰卧位，肩胛部垫高、颈部垫一圆枕，使颈部稍过伸，并向切口对侧旋转。

2. 入路　可以采用左侧或右侧入路。对于左侧入路，需要找到胸导管，胸导管破裂会发生乳糜胸。术中如不小心撕裂胸导管，发现后要在远近侧入路，由于喉返神经在锁骨下动脉环绕，要找到喉返神经并予以保护，喉返神经在右侧的变异较多。

3. 显露　在锁骨上方 2cm 处、胸锁乳突肌外缘开始做切口，与锁骨平行向内在中线处转向下方到达胸骨角（图 19-14）。切开颈阔肌，骨膜下游离胸锁乳突肌的胸骨和锁骨附着点，向外上方牵开。在锁骨的后方切断胸骨舌骨肌，向内上方牵开。骨膜下剥离锁骨内 1/3，锯断锁骨内 1/3，在胸锁关节处游离，切断，切除锁骨备用（图 19-15）。在外侧的颈动脉鞘和内侧的气管食管间隙分离至椎前筋膜可直达病椎进行肿瘤切除和椎体重建固定等（图 19-16）。该入路对 T_3 以上显露良好，如需显露 T_4，可将胸骨柄上部或一侧切除以增加显露。

该入路术后主要并发症有肩胛带无力，胸骨后软组织损伤，如头臂静脉和前胸膜等。

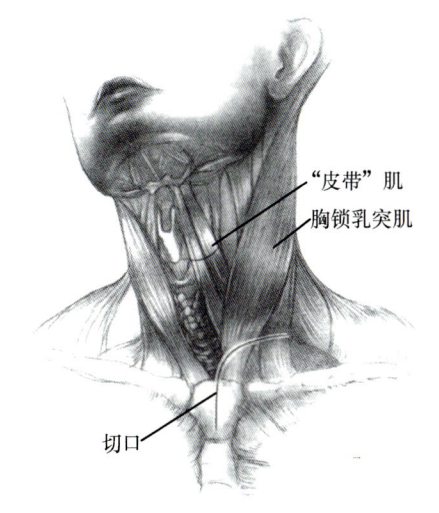

图 19-14　切口

图 19-15　切断锁骨

图 19-16　病椎显露

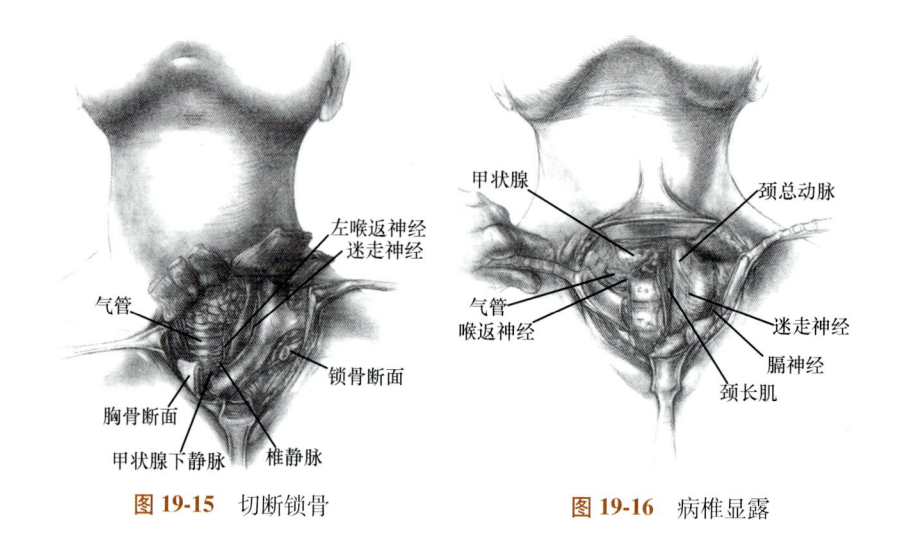

第三节　前后联合入路胸腰椎肿瘤切除术

一、适应证

1. L_4、L_5 椎体恶性肿瘤或三期良性肿瘤。
2. 肿瘤巨大或与周围组织有广泛粘连，单纯后路手术难以获得良好显露者。
3. 根据 WBB 分区，位于 3～5 区或 8～10 区的肿瘤，侧方有巨大软组织肿块，可以考虑前后联合行矢状位整块切除。

二、禁忌证

1. 患者全身状况较差，不能耐受长时间手术者。
2. 肿瘤环形围绕脊髓，无论采用哪种方式均不能获得完整的肿瘤边界者为相对禁忌证。

三、手术要点、难点与对策

1. 体位　前后联合手术可分为前后、后前等方式。
2. 后路操作　按照全脊柱肿瘤切除的操作，将脊柱的后部结构切除，并可适度往前游离。对于 L_4 肿瘤来说，往前游离多无困难，而对于 L_5 肿瘤，由于髂嵴的阻挡，往前游离困难，不可勉强。对于前后联合入路手术，后路操作有一个比较关键的步骤是在后路手术时，需要尽量从后路游离脊髓与前方的粘连，这样前路操作取出肿瘤就不会有太多的困难，也不会引起椎管内静脉丛的撕裂出血。后方将病椎的上下椎间盘后半部分从后方截断。后路操作完成后进行后路固定并关闭切口。

3. 前路切口与显露　患者翻身，取仰卧位，取倒八字切口或腹部正中切口。切开腹部肌层直达腹膜外，从腹膜外游离，将腹膜连同腹腔器官向对侧游离，直至显露腰骶角和腹主动脉分叉。

4. 前路切除肿瘤　根据血管分叉的位置，可以将血管向两侧牵开，或者向一侧牵开（图19-17）。在进行前方显露时，常规先结扎骶正中动静脉、腰节段血管减少出血。病椎上下椎间盘显露多无困难。向侧方游离直至椎弓根断端，做前方整块切除时，需将腹主动脉和下腔静脉在病椎前方做充分游离才能获得足够空间以利取出椎体。主动脉壁较厚，一般不易损伤，腔静脉壁较薄，必须十分小心，避免撕裂。

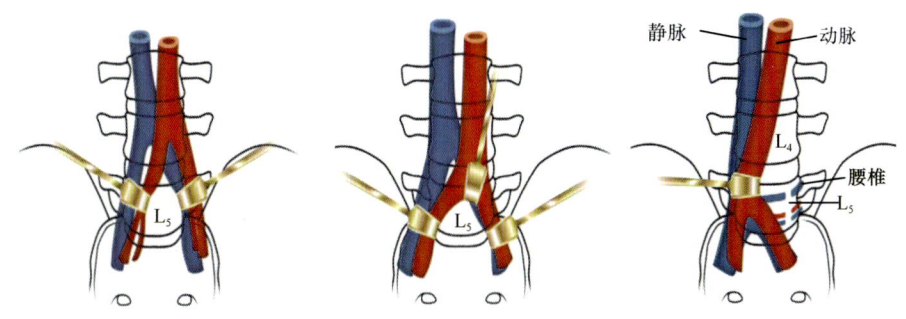

图19-17　大血管分叉与显露方式

5. 肿瘤切除　从病椎上下椎间盘切断，与后方截断处会师，至此椎体已完全游离。轻轻向前提拿椎体，可以将病椎整块取出，如遇阻碍，不可用暴力，应分析原因，再次游离。取出病椎时应保护好血管，避免锋利的断端刺破损伤血管。

6. 前路重建　将钛网修剪成合适长度，轻轻打入，放入的钛网应有一定张力以避免术后钛网松动或往前脱出。可以将上下椎体稍加撑开，这样置入钛网可以嵌插更紧。

7. 关闭切口，放置引流。

四、下腰椎前后联合入路肿瘤切除的特殊问题

下腰椎肿瘤的特殊性在于 L_5 肿瘤切除，对于 L_5 来说，切除后，后路固定只能达到 S_1，其稳定性明显不足。由于 L_5 处于腰骶两个相反弧度交汇处，前路也很难附加固定，这样有可能导致置入的假体松动。

L_5 椎体呈现前宽后窄的特点，如果置入钛网呈上下平行，与脊柱形状不匹配，达不到与上下椎的最大程度接触面。需修剪成前宽后窄的形状，但容易出现钛网脱出。通过钛网斜行向 L_4 和 S_1 置入一枚螺钉可以起到稳定钛网的作用。

第四节　单纯后路肿瘤切除术

单纯后路手术，适合于位于WBB分区1~3区和（或）10~12区的肿瘤，肿瘤的姑

息性治疗和椎体成形术。

一、单纯后路肿瘤切除

单纯后路肿瘤切除可以参见全脊柱整块切除后路部分实行。

二、胸腰椎肿瘤的姑息治疗

胸腰椎肿瘤后路减压术

1. 适应证
（1）患者身体状况较差，预期寿命较短，出现神经压迫症状，需要短期改善生活质量者。
（2）肿瘤压迫较为局限。
2. 禁忌证
（1）多节段压迫。
（2）高度恶性肿瘤；椎管呈环形压迫，单纯减压无法缓解神经症状者。
3. 手术要点、难点及对策　由于是姑息手术，患者状况较差，手术宜采用简洁方式，主要在于减压与固定，不对肿瘤进行过多干预。对于姑息手术，必须在减压后附加坚强固定，目的是使患者在短期内能够坐立或起床活动，改善生活质量。
4. 临床效果评价　单纯姑息减压仅能在短期内改善患者症状，对此，术者和患者及家属应有清醒的认识。术后最大问题是可能在较短的时间内肿瘤复发。有时单纯姑息减压的效果并不优于放射治疗。

三、椎体成形术

对于有症状的椎体血管瘤，多发性骨髓瘤或多发椎体转移性肿瘤，患者疼痛较剧烈，要求解除疼痛的患者，可根据患者情况行经皮椎体成形术（PVP）或经皮椎体后凸成形术（PKP）治疗，可起到一定程度的改善疼痛的作用。

1. 适应证
（1）转移瘤破坏椎体引起局部剧烈疼痛。
（2）病理性压缩骨折。
（3）脊柱肿瘤预防椎体塌陷。
（4）有症状的椎体血管瘤。
2. 禁忌证
（1）硬膜外脓肿、败血症、椎体骨髓炎。
（2）凝血功能异常。
（3）严重的心肺疾患。

（4）椎体骨折引起严重的脊髓压迫症状。

（5）随着带网兜椎体成形系统的出现，椎体后缘破坏为相对禁忌证。

3. 手术要点、难点及对策

（1）骨水泥呈牙膏状时进行注射，过稀则不能控制骨水泥的流向，易渗漏，且易随静脉回流。

（2）尽量一次穿刺成功，多次穿刺会出现骨水泥沿着穿刺通道渗漏。

（3）将穿刺针尽量靠抵椎体前沿开始，由前向后推注骨水泥（图19-18）。

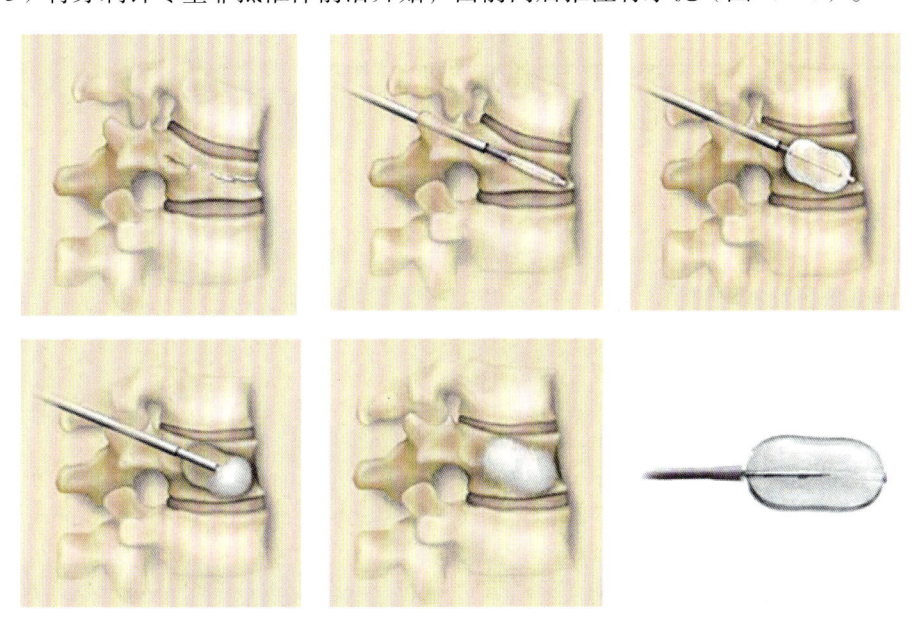

图19-18　穿刺针尽量靠抵椎体前沿开始，由前向后推注骨水泥

（4）必要时可以加用后路固定。

4. 术后常见并发症的预防与处理

（1）骨水泥渗漏：严重者渗漏到前方，硬化后压迫大血管甚至刺破血管。渗漏到后方则压迫脊髓。推注骨水泥过稀或压力太大可出现骨水泥渗漏。

（2）超敏反应：主要在于患者要有意识，虽是局部麻醉手术，术中一定要进行监测，建立输液通道。即使出现超敏反应也能紧急处理。

5. 临床效果评价　病例选择恰当，可以获得较好的效果，特别是疼痛较剧烈的患者。

（华中科技大学同济医学院附属协和医院　刘建湘）

参 考 文 献

郭世绂. 2002. 骨科临床解剖学. 济南：山东科学技术出版社.

Strickland JW. 2003. 骨科标准手术技术丛书 - 脊柱. 张永刚等译. 沈阳：辽宁科学技术出版社.

Boriani S，Weinstein JN，Biagini R. 1997. Primary bone tumors of the spine.Terminology and surgical staging. Spine，22（9）：1036-1044.

Enneking WF. 1983. Staging of musculoskeletal tumors.In：Enneking WF ed. Musculoskeletal Tumors Surgery， vol.1.New York：Churchill Livingstone，87，88.

Fisher CG，DiPaola CP，Ryken TC，et al. 2010. A novel classification system for spinal instability in neoplastic disease：An vidence-based approach and expert consensus from the spine oncology study group. Spine，35：E1221-E1229.

Kurz LT，Pursel SE，Herkowitz HN. 1991. Modified anterior approach to the cervicothoracic junction. spine，16（suppl 10）：542-547.

Roy-Camille R，Saillant G，Mazel C，et al. 1990.Total vertebrectomy as treatment of malignant tumours of the spine. Chir Organi Mov，75：94-96.

Soubeyrand M，Court C，Fadel E，et al. 2011. Preoperative imaging study of the spinal cord vascularization：Intrest and limits in spine resection for primary tumors.Europ J Radiol，77：26-33.

Stitzlein RN，Abdullah KG，Mroz TE. 2011. The management of upper thoracic spine tumors.Oper Tech Orthop，21：225-234.

Sundaresan N，DiGiacinto GV，Krol G，et al. 1989. Spondylectomy for malignant tumors of the spine，J Clin Oncol，7：1485-1491.

Sundaresan N，Shah J，Foley KM，et al. 1984. An anterior approach to the upper thoracic vertebrae.J Neurosurg，61（4）：686-690.

Tomita K，Kawahara N，Baba H，et al. 1994. Total en bloc spondylectomy for solitary spinal metastases. Int Orthop，18：291-298.

Tomita K，Kawahara N，Baba H，et al. 1997. Total en bloc spondylectomy. A new surgical technique for primary malignant vertebral tumors. Spine（Phila PA），22：324-333.

Tomita K，Kawahara N，Kobayashi T，et al. 2001.Surgical strategy for spinal metastases. Spine，26：298-306.

Tomita K，Kawahara N，Murakami H，et al. 2006. Total en bloc spondylectomy for spinal tumors：improvement of the technique and its associated basic background.J Orthop Sci，11：3-12.

Yao KC，Boriani S，Gokaslan ZL，et al. 2003. En bloc spindylectomy for spinal metastases： A review of techniques . Neurosurg Focus，15：1-6 .

第二十章 骶骨肿瘤

概 论

骶骨肿瘤可分为原发性和转移性两大类,以原发性为多。原发性又分为原发良性与恶性肿瘤。常见的原发性肿瘤依次为脊索瘤、骨巨细胞瘤、骨髓瘤、神经纤维瘤、恶性淋巴瘤、Ewing 肉瘤、神经鞘瘤、软骨肉瘤和骨肉瘤。脊索瘤约占骶骨原发肿瘤的一半,骨巨细胞瘤约占骶骨原发肿瘤的 1/3。骶骨也是转移瘤常发部位,转移性肿瘤也不少见,发生率尚待进一步准确统计。由于骶骨的解剖部位特殊,早期症状隐匿,大都不能早期就诊或早期诊断,待有神经刺激或压迫症状或出现肿块隆起时已属晚期,病变范围广泛并侵犯骶神经,治疗十分困难。

骶骨肿瘤的诊断原则是临床、影像和病理三结合分析,首先根据临床症状、体征、实验室检查及影像学表现提出初步诊断,然后经病理检查证实得出最后的诊断。

一、骶骨肿瘤的临床表现

1. 腰骶痛或腿痛 是多数骶骨肿瘤早期的唯一症状,开始时疼痛不重,多数为间歇性钝痛或隐胀痛。活动和劳动后加重,逐渐变为持续性,按慢性腰痛治疗可暂时缓解。部分有外伤史,与常见的慢性腰痛一样而长久不被注意,当作一般的腰腿痛病,疼痛加重到晚期不能缓解时,方引起重视。疼痛向下肢或会阴放射,表现为单侧或双侧坐骨神经痛,下肢麻木无力,跛行。

2. 括约肌功能障碍 肿瘤侵及马尾神经,引起膀胱、直肠括约肌功能障碍,表现为大小便困难,有排不净的感觉或尿频。肛门指诊发现肛门括约肌松弛。

3. 骶后叩压痛 骶骨病损区常有恒定的叩压痛。

4. 局部肿块 肿瘤向后方发展,则在臀部一侧或两侧或中间出现肿胀、肿块,有的患者因骶后肿块就医;肿瘤向前方发展,则在骶前出现肿块,肛门指诊常可触及肿块的大小边界并有压痛;位于 S_2 水平以上的肿块,肛门指诊只能触及肿块的下界;肿块刺激或压迫膀胱、直肠,可引起类似膀胱炎与直肠炎的症状。

二、骶骨肿瘤的实验室检查

良性和低恶性肿瘤，血常规、尿常规、血生化检查及酶学检查都基本正常。恶性肿瘤多有红细胞沉降率增高，贫血，碱性磷酸酶升高；前列腺癌转移酸性磷酸酶升高；骨髓瘤血清总蛋白增高，白球蛋白比例倒置，蛋白电泳异常，血钙升高，肾功能损害，尿中出现蛋白和管型，骨髓涂片浆细胞超过 10%。

骶骨肿瘤切除重建术

一、适应证

1. 原发于骶骨的骨肿瘤。
2. 周围组织肿瘤侵及骶骨者。

二、禁忌证

无明显手术禁忌证。

三、术前准备

1. 目前影像学较发达，可为术前准确诊断和做好手术计划提供有用资料，故骶骨肿瘤切除前除拍摄普通 X 线片外，应做 CT、MRI 等检查，并认真研究，以使手术入路、切除范围等尽量合理。
2. 术前应做选择性血管造影及栓塞。骶骨肿瘤的血运来源于：①骶外侧动脉；②髂腰动脉；③骶中动脉。骶中动脉发自腹主动脉的末端，单纯结扎髂内动脉不能完全阻断骶骨血流。术前 24～48 小时，采用选择性造影可充分显示上述 3 条主要血运来源，并可通过注入明胶海绵将其栓塞，以达到减少术中出血的作用。
3. 术前应行肠道清洗准备。术前 2 天服肠道清洁剂，术前 1 天清洁灌肠。
4. 术前一般需备血 3000ml，如术前血管栓塞成功，用血量可大大减少。

四、手术要点、难点及对策

（一）手术的重要性

骶骨肿瘤手术困难、风险高的原因：①骶椎为骨盆后壁，血循环十分丰富，手术难度大，出血多；② S_1 ~ S_3 神经参与坐骨神经的组成和括约肌的支配，若手术损伤骶神经，会造成下肢和膀胱、直肠的功能障碍；③骶椎与两侧髂骨相连，支撑躯干，骶骨全切除术后骨盆难以支撑体重，而骶骨的重建比较困难。

从解剖来看骶骨肿瘤可分高位[位于 S_2 和(或) S_2 以上]和低位[位于 S_3 和(或) S_3 以下]。高位者应在术中保留骶神经，低位者无此必要。从保留 S_1 ~ S_3 神经根出发，手术方法也有不同：高位良性肿瘤，如神经鞘瘤，可先解剖 S_1 ~ S_3 神经根，而后再切除肿瘤；高位低恶性肿瘤，如脊索瘤，也可采用类似方法，但术后需辅助放射治疗，以减少复发；高位高恶性肿瘤，如软骨肉瘤，只能通过健康组织而不是通过肿瘤切除骶骨，只能牺牲神经根，而完整切除肿瘤。

这样必然会影响下肢、膀胱和直肠括约肌功能，造成大小便失禁、鞍区麻木、臀部与足部肌力减弱、感觉减退。个别晚期高恶性原发肿瘤无远处转移的病例需做永久性结肠造瘘。为减少术中出血，可在手术前做选择性双侧髂内动脉栓塞术，1 ~ 3 天内在低温低压条件下切除骶骨，或低温低压下先暂时阻断腹主动脉后切除骶骨肿瘤。

虽然骶骨肿瘤手术有一定难度和危险性，而在一些病例仍达不到根治的目的，但手术切除常为多数骶骨肿瘤唯一有效的治疗方法，至少可减轻痛苦，延长生命。因此，除少数对射线和药物敏感的肿瘤外，只要不是病期过晚，患者全身情况不是太差，都应在充分做好术前准备，特别是大量输血准备后积极手术治疗。在不影响彻底切除肿瘤的前提下，尽可能多地保留一些正常的骶骨，以减少对骨盆支持的影响，避免重建骶骨。尽可能地保留双侧 S_1、S_2 及一侧 S_3 神经根或一侧 S_1 ~ S_3 神经根，以减少对膀胱和肛门括约肌的影响，避免大小便失禁。

（二）切除骶骨的范围

根据切除范围手术可分为 4 种。

1. 骶骨全切除术　上面从 L_5、S_1 椎间盘，两侧从骶髂关节，下面从尾骨尖，完整切除骶骨，不保留神经根。骶骨全切除术后需重建骶骨。适用于 S_1、S_2 椎骨原发性高恶性肿瘤和巨大的低恶性肿瘤广泛浸润神经而放射治疗、化学药物治疗均不敏感者。

2. 骶骨次全切除术　上面从 S_1 或 S_1、S_2 之间，下面从尾骨尖，两侧仅保留 S_1 一侧侧块和骶髂关节上份的切除，要保留硬膜囊和一侧的 S_1、S_2 神经根。骶骨次全切除后骨盆支持强度减弱一半，可以重建骶骨。适用于 S_1、S_2 椎骨原发性恶性肿瘤对放射治疗、化学药物治疗不敏感者。

3. 骶骨大部切除术　从 S_2 ~ S_3 椎骨间，在 S_2 孔平面切断骶骨，解脱骶髂关节下份，切除骶骨的远侧半，保留硬膜囊和 S_2 ~ S_3 神经根。由于完整保留了第一骶椎和双侧骶髂关节上份，骨盆的垂直负重与站立行走功能不受影响，无须重建骶骨。适用于 S_2 ~ S_3 以下对射线和药物均不敏感的原发良性与恶性肿瘤。

4. 骶骨肿瘤局部切除术　沿肿瘤基底边缘，解剖并保留骶神经和硬膜囊，将肿瘤所在的部分骶骨切除。不影响骶骨的负重功能，不影响下肢和膀胱、肛门括约肌的功能。适用于比较局限的低位、高位或偏一侧的对射线不敏感的良性肿瘤。

(三) 高位骶骨手术 [位于 S_2 和 (或) S_2 以上]

1. 高位骶骨肿瘤手术特点　高位骶骨肿瘤手术因出血凶猛、解剖结构复杂、复发率高成为骨科手术的巨大挑战。①诊断困难：骶骨肿瘤部位深在，诊断不易，往往确诊时已经瘤体巨大，骶骨或骶髂关节严重侵犯，给手术增加了难度。②影响骨盆环稳定：S_1～S_2 与髂骨一起组成骶髂关节，成为骨盆环的一部分，是人体力学自上而下传导的枢纽关节，其中 S_1 尤为重要，占据着骶髂关节力学传导的 70% 以上。③解剖结构复杂，手术难度大：骶前重要结构包括腹膜、输尿管、直肠等盆腔器官，术中需仔细保护。髂血管和骶前静脉丛的存在，使得肿瘤切除时出血量巨大。骶管内 S_1～S_2 神经根是参与支配足跖屈运动及大小便功能的重要神经。④复发率高：骶骨肿瘤多来源于脊索瘤（40%～55%）、骨巨细胞瘤（20%～25%）、软骨肉瘤，大多数对放射治疗、化学药物治疗效果不佳，而该区域的解剖特点决定了手术切除的相对有限性，因此术后容易复发。

2. 高位骶骨肿瘤切除后的外科重建策略　肿瘤切除后，高位骶骨的缺如将对脊柱和骨盆的稳定性造成明显影响。早有力学研究显示，若行骶骨 S_1 水平以下切除，骨盆环承受力将减弱 30%；而经 S_1 截除，骨盆环承受力将丧失 50% 以上。这个结论意味着，S_2 及 S_2 以下的骶骨肿瘤术后骨盆环稳定性将保留 70% 以上，行单纯手术切除即可，一般不需进行骨盆环重建。而累及 S_1 的骶骨肿瘤，术后严重影响骨盆环的稳定性，肿瘤切除后需进行骨盆环的重建。重建的内固定方式很多，早期曾使用骶骨棒、哈氏棒，目前最常使用的是腰盆钉棒系统。亦有学者采用定制型骶骨假体进行重建，然而由于假体昂贵，缺乏长期随访效果而未能推广。

3. 重建方法类型　我们将腰骶稳定性重建分为三个类型：①肿瘤切除后仍能够保留半个骶椎 S_1 者，行单侧腰髂椎弓根内固定，腰椎 L_5、骶椎 S_1 骨缺损处与髂骨间行颗粒性植骨；②累及单侧高位骶骨及骶髂关节和部分髂骨者，行单侧腰髂椎弓根内固定，腰椎 L_5 与残余髂骨间行同种异体腓骨结构性植骨支撑；③累及高位骶骨及双侧骶髂关节者，行双侧腰髂椎弓根内固定，L_5 椎体下缘与双侧髂骨间大量颗粒性植骨，并行同种异体腓骨结构性植骨支撑于双侧髂骨间。除稳定性重建外，软组织的重建同样不可忽视。骶骨肿瘤切除后，局部留下巨大空腔，只覆盖一层皮瓣，无论是髂内血管的栓塞或结扎还是外科手术操作都会影响臀部皮瓣的血供，导致术后皮瓣坏死或感染可能。对存在局部软组织缺损者，则需行二期臀大肌皮瓣修复。骶骨切除后，原有韧带和肌肉失去骨性附着点，会导致术后盆腔器官脱垂情况出现，那么在缝合伤口时尽量将骶棘韧带等盆底稳定结构紧致缝合于周围残留组织，亦有助于防止术后并发症的发生。

尽管骶骨肿瘤的手术风险巨大，然而良好的手术方案及个性化的切除及重建方案可以保证手术的成功。减少术中出血、合适地保留马尾神经功能，以及骨盆环的重建是手术计划考虑的重点。不容忽视的是，深刻了解患者对手术的预期和诉求同样是保证手术成功的重要一环（图 20-1）。

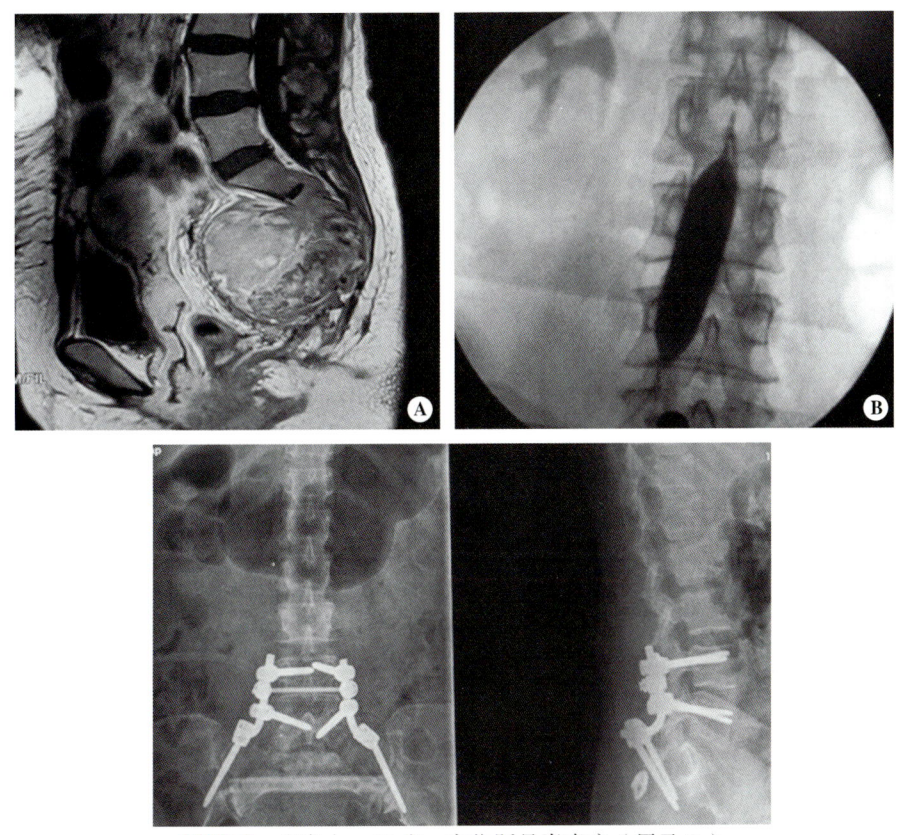

图 20-1 患者女，46 岁，高位骶骨脊索瘤（累及 S_2）经前后联合入路行骶骨肿瘤次全切＋骶髂关节稳定性重建手术。分别为术前 X 线（A）、术中腹主动脉球囊栓塞（B）、术后 X 线摄片（C）

五、术后监测与处理

1. S_3 以下切除者卧床 3 周后下地。
2. S_3 以上切除者并行骶骨重建应卧床 3 个月后拄拐起床活动。
3. 负压吸引应视引流量多少拔除，如每天引流量少于 50ml，则可以拔除。
4. 术后应留置导尿管。
5. 术后 3 天口服阿片酊，后可给予缓泻药使大便通顺。

（华中科技大学同济医学院附属协和医院　吴　强　邵增务）

参 考 文 献

郭卫，李大森，唐顺，等．2010.骶骨肿瘤的类型和临床特点.中国脊柱脊髓杂志，（05）：380-384．
卡内尔，贝蒂．2011.坎贝尔骨科手术学．11 版．王岩译．北京：人民军医出版社．
邱贵兴，戴克戎．2005.骨科手术学．3 版．北京：人民卫生出版社．
唐顺，董森，郭卫，等．2009.腹主动脉球囊阻断控制骶骨肿瘤切除术中出血的效果.中国脊柱脊髓杂志，

（02）：85-89.

吴强，邵增务，王佰川，等 . 2013. 高位骶骨肿瘤切除后的外科重建策略 . 中国骨与关节杂志，2（10）：580-583.

肖建如，贾连顺，陈华江，等 . 2003. 高位骶骨肿瘤切除与重建方式探讨 . 中华外科杂志，（08）：18-20.

胥少汀 . 2012. 实用骨科学 . 4 版 . 北京：人民军医出版社 .

杨述华，刘通顺，肖宝钧，等 . 2004. 髂内动脉栓塞后切除骶骨肿瘤 . 临床骨科杂志，（02）：127-129.

Aizenberg MR, Fox BD, Suki D, et al. 2012. Urgical management of unknown primary tumors metastatic to the spine.J Neurosurg Spine, 16（1）: 86-92.

Anderson ME, Wu JS, Vargas SO. 2016. CORR® tumor board: sacral insufficiency fractures are common after high-dose radiation for sacral chordomas treated with or without surgery. Clin Orthop Relat Res, 474（3）: 630-632.

Chen KW, Yang HL, Kandimalla Y, et al. 2009. Review of current treatment of sacral chordoma. Orthop Surg, 1（3）: 238-244.

Cho S, Park HS, Kim DY, et al. 2016. Percutaneous sacroplasty under fluoroscopic guidance combined with epidurogram for sacral insufficiency fracture resulting from metastatic tumor and osteoporosis. Pain Physician, 19（3）: E473-480.

Feiz-Erfan I, Fox BD, Nader R, et al. 2012. Surgical treatment of sacral metastases: indications and results.J Neurosurg Spine, 17（4）: 285-291.

Gokaslan ZL, Zadnik PL, Sciubba DM, et al. 2016. Mobile spine chordoma: results of 166 patients from the AOSpine Knowledge Forum Tumor database. J Neurosurg Spine, 24（4）: 644-651.

Hsieh PC, Xu R, Sciubba DM, et al. 2009. Long-term clinical outcomes following en bloc resections for sacral chordomas and chondrosarcomas: a series of twenty consecutive patients.Spine（Phila Pa 1976）, 34（20）: 2233-2239.

Imai R, Kamada T, Araki N. 2016. Working group for bone and soft tissue sarcomas. Carbon ion radiation therapy for unresectable sacral chordoma: An analysis of 188 cases. Int J Radiat Oncol Biol Phys, 95（1）: 322-327.

Ji T, Guo W, Yang R, et al. 2016. What are the conditional survival and functional outcomes after surgical treatment of 115 patients with sacral chordoma? Clin Orthop Relat Res, 2016: 1-11.

Kaneko T, Rokunohe D, Takiyoshi N, et al. 2016. Usefulness of ultrasonography in the diagnosis of ischaemic fasciitis. Clin Exp Dermatol, 41（5）: 502-505.

Li G, Fu D, Chen K, et al. 2012. Surgical strategy for the management of sacral giant cell tumors: a 32-case series.Spine J, 12（6）: 484-491.

Osler P, Bredella MA, Hess KA, et al. 2016. Sacral insufficiency fractures are common after high-dose radiation for sacral chordomas treated with or without surgery. Clin Orthop Relat Res, 474（3）: 766-772.

Parry MC, Laitinen M, Albergo J, et al. 2016. Osteosarcoma of the pelvis. Bone Joint J, 98-B（4）: 555-563.

Phukan R, Herzog T, Boland PJ, et al. 2016. How does the level of sacral resection for primary malignant bone tumors affect physical and mental health, pain, mobility, incontinence, and sexual function? Clin Orthop Relat Res, 474（3）: 687-696.

Puri A, Agarwal MG, Shah M, et al. 2009. Decision making in primary sacral tumors.Jambhekar NA.Spine J, 9（5）: 396-403.

Radaelli S, Stacchiotti S, Ruggieri P, et al. 2016. Sacral chordoma: long-term outcome of a large series of patients surgically treated at two reference centers. Spine（Phila Pa 1976）, 41（12）.

Randall RL. 2003. Giant cell tumor of the sacrum. Neurosurg Focus, 15（2）: E13.

Sciubba DM, Cheng JJ, Petteys RJ, et al. 2009. Chordoma of the sacrum and vertebral bodies.J Am Acad Orthop Surg, 7（11）: 708-717.

Suzuki K, Yasuda T, Watanabe K, et al. 2016. Association between intraosseous schwannoma occurrence and the position of the intraosseous nutrient vessel: A case report. Oncol Lett, 11（5）: 3185-3188.

Vrionis FD, Small J. 2003. Surgical management of metastatic spinal neoplasms.Neurosurg Focus, 15（5）: E12.

Wewel JT, Nunna RS, Tan LA, et al. 2016. Novel reconstruction of the anterior craniocervical junction using an expandable cage with integrated fixation after total C2 spondylectomy for chordoma. J Clin Neurosci, 30: 157-160.

Yang P, He X, Li H, et al. 2016. Therapy for thoracic lumbar and sacral vertebrae tumors using total spondylectomy and spine reconstruction through posterior or combined anterior-posterior approaches. Oncol Lett, 11（3）: 1778-1782.

第二十一章 椎管内肿瘤

概 论

一、神经鞘瘤

神经鞘瘤（neurilemmoma）是起于周围神经并由施万细胞构成的良性肿瘤，也称为施万瘤（schwannoma）。该病起病缓慢，多在中年时发现，可发生于各周围神经，但主要长于大神经干，也可发生于脊神经根。发生于椎管内的神经鞘瘤占所有脊柱肿瘤的25%，在椎管内肿瘤中占首位，以胸段最多见，其次为颈段和腰段。

（一）临床表现

病史多较长。发生于周围神经的神经鞘瘤可触到沿神经干走行的结节，压之可引起神经疼痛及麻木，一般无自发痛或不适，也不伴有神经纤维瘤病，生长缓慢并有自限性。发生于椎管内的神经鞘瘤多因顽固性根性疼痛和脊髓压迫症状而就诊。

（二）影像学表现

1. X线片 有60%左右的椎管内肿瘤可引起骨质改变，肿瘤压迫可使椎弓根内缘骨质吸收变薄或凹陷，两侧受累呈括弧状变形，重者可完全破坏。椎弓根距离增宽，即椎管的横径增宽，肿瘤向外延伸或发生神经根压迫时，可使椎间孔扩大，在斜位片可显示出来，侵蚀椎体引起严重破坏时可出现病理性骨折。
2. CT扫描 能显示肿瘤邻近组织关系，骨质破坏情况，神经鞘瘤CT可表现为低密度、等密度或混杂密度。
3. B超 神经鞘瘤常单发，有包膜，声像图上表现为圆形或椭圆形，边界清楚光滑，内部多呈均质低回声，肿瘤两端有细条状低回声带与肿瘤相连，即"鼠尾征"，肿瘤发生坏死出血时，可见小的低回声暗区，后方回声有增强效应。
4. MRI 发生于椎管内的神经鞘瘤好发于脊髓背侧，呈长椭圆形，沿椎间孔向椎管外生长，呈哑铃形（图21-1）。

（三）病理

大体所见为有包膜的梭形结节，起于神经干内，神经鞘是形成肿瘤包膜的一部分，周围无反应层，切开包膜可挤出肿瘤，一般无神经轴索从瘤中通过，因此，没有必要牺牲神经纤维来达到包膜内整块切除的目的，从包膜外边缘切除，则不牺牲神经纤维将难以完成。切片为硬灰白色、发亮的组织，无独立的像纤维瘤的纤维结构。镜下表现为肿瘤由各自独立的结节组成，每一结节有以细胞嗜伊红纤维状中心，围绕以紧密的嗜铬酸性梭形核细胞组成的薄边，周围呈柱状栅栏排列，围绕着中心如花圈。

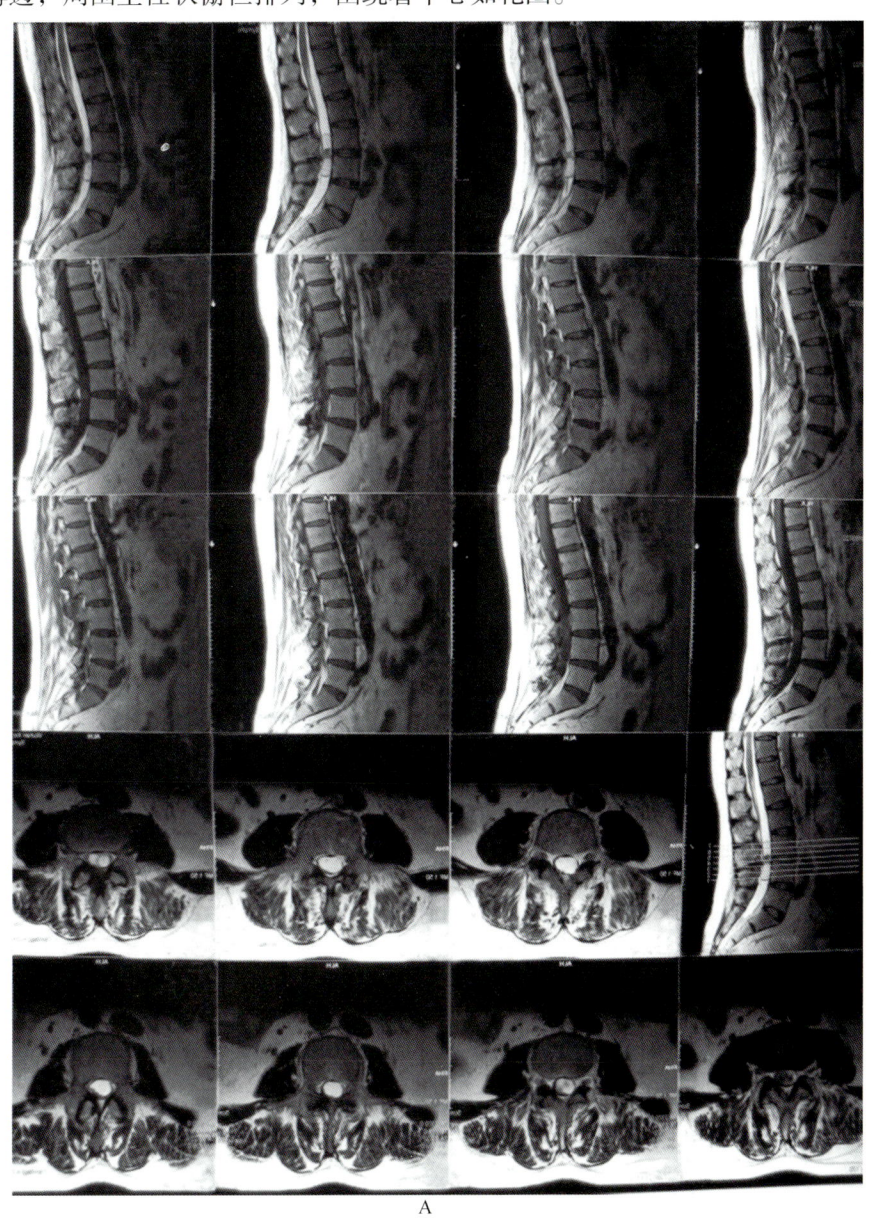

A

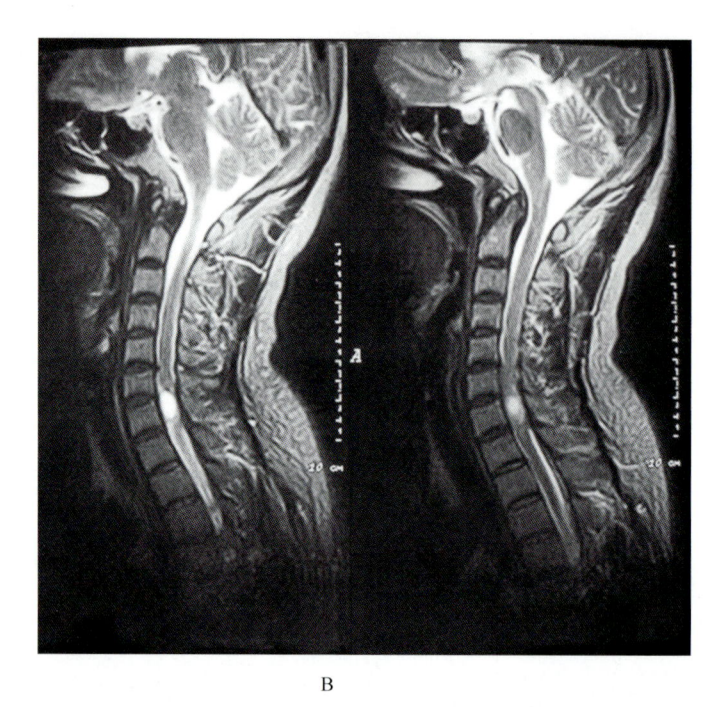

图 21-1 男，45 岁，腰椎管内神经鞘瘤（A）；女，41 岁，颈椎管内神经鞘瘤（B）

（四）治疗

唯一的治疗方式是手术切除，根治性整体切除术应为手术方案选择的首选。包膜内整块切除，包膜完整的肿瘤，其复发率很低，将神经鞘与纤维分开处理切除肿瘤则不引起神经缺失。包膜外边缘切除不能增加彻底性，但有带来神经缺失的潜在危险。神经鞘瘤恶变者极少。如系大部分切除，则复发的瘤不超过原来大小，但为持续的潜在病变，放射治疗无效。

单椎节内神经鞘瘤容易摘除，多椎节内的神经鞘瘤范围大，出血多，分界线不清楚，不易全部切除，可以先部分切除肿瘤，减小肿瘤体积后，进一步将肿瘤与神经性成分分离。对于侵犯椎旁软组织的肿瘤，由于肿瘤可能没有完整包膜并富含血管，切除时可先暴露出肿瘤上下两极的硬膜，明确解剖结构后再进一步切除。神经鞘瘤切除后易于复发，必要时可行多次手术。

二、室管膜瘤

室管膜瘤来源于脑室与脊髓中央管的室管膜细胞或脑内白质室管膜细胞巢的中枢神经系统肿瘤。好发于脊髓及脑室系统的任何部位，男多于女，多见于儿童及青年。本章节主要阐述脊髓室管膜瘤。

脊髓室管膜瘤占髓内肿瘤的第一位，为 34%～65%。它起源于脊髓中央管室管膜细胞或脊髓终丝等部位的室管膜残留物。属于胶质瘤的范畴，但与其他胶质瘤区别在于其生长方式为膨胀性生长，浸润不明显。根据组织学可分为 5 种类型：细胞型、乳头状型、上皮型、透明细胞型、混合型。该病好发年龄为 30～60 岁，尤其以 40～50 岁为发病高峰，男性发病率稍高于女性。好发生于颈段脊髓（约 1/2），少部分发生于马尾及终丝。

（一）临床表现

病史多较长，大多以肢体疼痛或麻木为首发症状。脊髓室管膜瘤根据肿瘤所在节段位置与肿瘤大小可表现出不同的临床症状，与组织学分型关系无明显相关性。临床表现早期多为神经根受压症状及逐渐出现的脊髓受压症状，随病变进展，有纵向垂直发展的倾向。病变位于颈髓且病程较短时只有上肢症状，单侧或不对称的症状为典型表现；当累及四肢时，上肢症状也重于下肢。胸髓受累者产生下肢痉挛或感觉障碍居多。当病变累及腰膨大和圆锥时，疼痛为首发症状，下肢表现为进行性麻木无力，大小便功能障碍也多见。髓内肿瘤的神经症状表现为由上向下逐步扩展，这是髓内肿瘤特有且共有的临床特征。这个特点有助于与髓外肿瘤相鉴别。

（二）影像学表现

MRI 是诊断脊髓室管膜瘤的最佳手段。MRI 平扫见脊髓增粗、肿瘤呈囊性或实质性，与脊髓边界清晰。实质部分 T_1WI 像呈等或低信号，T_2WI 像为高信号。有两个重要特征：一是由于肿瘤多位于脊髓中央，并沿脊髓中央管纵行生长，形成长圆柱状占位，两端圆钝，形成"腊肠样"现象；二是肿瘤上下极常出现囊性变，在 T_1WI 和 T_2WI 像上的信号强度介于肿瘤实质和脑脊液之间。

（三）治疗

由于肿瘤与脊髓关系密切，早期为了避免对脊髓的损伤，神经外科医生并不主张肿瘤全切，但随着各种影像学技术发展、显微外科技术的进步，以及术中电生理检测技术的发展，全切除脊髓室管膜瘤成为共识。

脊髓室管膜瘤术后是否放射治疗、化学药物治疗存在争议。目前主流观点认为，行肿瘤全切除术后无须放射治疗，未行肿瘤全切术后可考虑放射治疗。对于复发室管膜瘤患者国外有学者提出可行化学药物治疗，目前尚无标准的化学药物治疗方案。

三、骶管囊肿

骶管囊肿是一种硬脊膜的先天性缺陷，在腹压增加或动脉搏动时脑脊液的流体静力压增高，使脑脊液通过蛛网膜的薄弱处逐渐流入先天性缺陷的憩室而形成囊肿。骶管囊肿属于硬脊膜囊肿，起源于脊髓被膜，故用"椎管内脊膜囊肿"来总称这类疾病。骶管囊肿在人群中的发病率为 1%～4.6%，自 MRI 检查在临床上广泛应用以来，骶管囊肿的发现率越来越高（图 21-2）。囊肿与硬膜囊一般有交通孔，交通孔为瓣膜样。

骶管囊肿分为两种类型：一种类型是不含有脊神经根纤维的硬膜外脊膜囊肿（Nabors ⅠB 型），为先天性硬膜憩室或先天性硬膜缺陷所致蛛网膜疝出，多位于骶管 S_1～S_3 水平，常见于成年人，男女之间无明显差异。另一种类型是含有脊神经根纤维的硬膜外脊膜囊肿，又称为 Tarlov 神经束膜囊肿或脊神经根憩室（Nabors Ⅱ型），为脊髓神经根袖远端的异常扩张形成囊肿，一般位于 $S_2 \sim S_3$ 水平脊神经节或其远端，多见于成年人。

（一）临床表现

不含有脊神经根纤维的硬膜外脊膜囊肿患者多数无症状；25% 的含有脊神经根纤维的硬膜外脊膜囊肿患者有症状。骶管内有支配鞍区、大腿背侧、会阴区的感觉及运动神经，还有支配大小便的副交感神经纤维，囊肿靠近头端会压迫坐骨神经。故骶管囊肿临床表现以慢性下腰部、骶尾部、会阴部疼痛不适为主；还可伴有大腿背侧疼痛、坐骨神经痛，甚至神经源性跛行。症状具有晨轻暮重、活动后加重的特点。由于主要症状是腰腿痛，和椎间盘突出症状相似，易误诊。

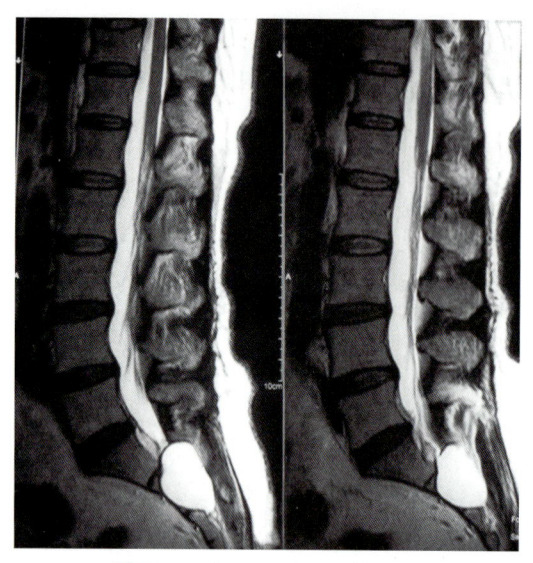

图 21-2　女，55 岁，骶管囊肿

（二）治疗

骶管囊肿常见，大多数无症状，对无症状者一般不需要处理，可先行观察。对于有症状者应在除外椎间盘突出、椎管狭窄或骶管内肿瘤的前提下手术治疗。

手术方法包括：

（1）囊肿显微切除开窗并硬膜折叠缝合术。将骶椎板切除，囊肿切除，把交通孔周围的组织折叠缝合。术后都行腰穿置管引流，避免脑脊液漏。

（2）骶椎板切除并囊肿抽吸，肌肉补片修补术。

（3）CT 引导下囊肿穿刺生物蛋白胶（FG）注射治疗。医用生物蛋白胶是一种用哺乳动物血液替代人血做的生产材料，由黏合蛋白、凝血酶、钙离子等组成，其中黏合蛋白含有纤维蛋白原，凝血因子Ⅻ等。当黏合蛋白与凝血酶混合后，纤维蛋白肽链 A、B 被凝血酶水解后，形成纤维蛋白单体，该单体疏松聚合形成网状结构而将血细胞网住以发挥止血作用。疏松聚合的纤维蛋白原单体在被激活的Ⅻ因子、钙离子作用下，形成稳定的多聚纤维蛋白原纤维，再进一步聚合成强力的纤维蛋白丝网。以此纤维蛋白网为基质，成纤维细胞和毛细血管内皮细胞增生，直接封闭囊腔口及组织缺损。由于生物蛋白胶注入囊腔内，使其囊壁与蛛网膜下隙充填后刺激成纤维细胞发生纤维化。生物蛋白胶吸收后使囊壁粘连。由于脑脊液不能进入囊腔，降低了囊肿表面神经纤维的张力和压力，解除了神经的压迫，从而使症状消失。

生物蛋白胶注射治疗骶神经根囊肿的适应证为：除外其他原因引起的神经症状，经 MRI、CT 或脊髓造影等影像学检查确诊为神经根囊肿，且临床症状较重，经系统保守治疗无效者；经手术治疗失败的病例；骶神经根囊肿伴有轻度的椎间盘突出或椎管狭窄，临床表现明显，患者不同意进行手术者。

与开放手术相比，该手术创伤小，安全性高，出血少，疗效确切，并发症少，费用低，患者痛苦小，恢复快。

（三）术后并发症

手术并发症主要包括以下几项。

1. 术后脑脊液漏　是最常见的并发症。多见于开放手术后。严密缝合切口肌层、皮下组织及皮肤分层；术后采取头低臀高俯卧位，切口用沙袋压迫，2 周后下地活动等，可防止脑脊液漏。

2. 压疮　因骶尾部血供相对较差，局部骨性隆突且软组织相对较少，术中暴露时软组织剥离较多，切口局部容易发生压疮。术后采用俯卧位减少骶部压迫，严密观察切口血供状态，可有效降低其发生率。

四、脊索瘤

脊索瘤（chordoma）发病年龄多为 41～50 岁，偶见于儿童和青年，男女发病率比约为 2.3：1。脊索瘤是起源于胚胎残余脊索组织的低度恶性肿瘤，占骨肿瘤总数的 1.06%。几乎全部发生于中轴骨，约 50% 发生于骶尾部，其次为蝶枕联合区（35%～45%）。肿瘤生长缓慢，较少发生远处转移。

（一）临床表现

临床症状和体征因发生的部位而不同，骶尾部脊索瘤可引起下腰痛，若肿块巨大可引起排便困难，或伴有下肢感觉、运动障碍；肛门指诊能触及肿块。颈胸椎脊索瘤少见，可引起瘫痪。颅骨脊索瘤可引起头痛、视神经压迫症状和内分泌紊乱。

（二）影像学表现

X 线可见患骨明显膨胀，骨内正常结构消失，呈毛玻璃样阴影。肿瘤呈溶骨性缺损，有时可穿破骨皮质向臀部及盆腔内扩展，形成边缘清楚的肿瘤性软组织块影，中间可有残余骨质硬化或散在不成形的钙化点，局部密度增高。造影检查可显示直肠、膀胱、子宫等邻近器官或组织受压推移表现。骶椎以上脊柱的脊索瘤，累及单个或 2～3 个邻近椎体时，骨质呈溶骨性破坏。有时可见散在钙化点。单个椎体损害时，可见圆形或斑点状骨质稀疏区。

CT 和 MRI 扫描可帮助确定软组织成分，钙化和硬膜外侵袭情况（图 21-3），MRI 还可帮助鉴定局部复发情况，在骨扫描中脊索瘤可表现为密度减低。

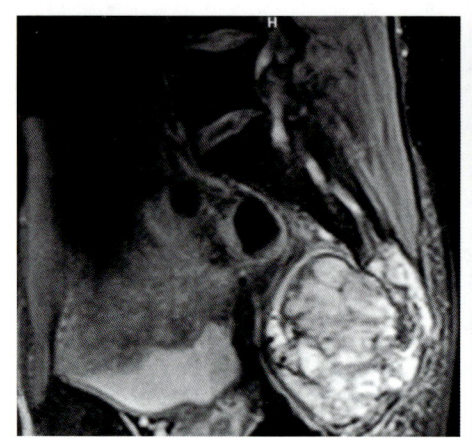

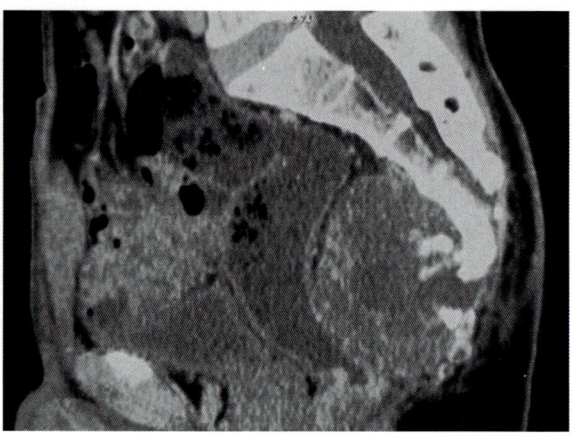

图 21-3　男，47岁，巨大骶骨脊索瘤

（三）病理

大体检查：肿瘤呈圆形或分叶状，质软呈胶状，外观是蓝灰色。可有局部出血、坏死、囊性变及钙化等。镜下：脊索瘤呈分叶状，中间有纤维隔。恶性细胞胞质嗜酸性，分化差的组织，细胞排列紧密，体积较小，边缘清晰。细胞内外黏液成分较少，分化成熟的组织，细胞排列稀疏，体积较大，呈梭形或多边形，胞质内有明显的空泡突出的黏液空泡将核推到一边，形成"空泡"样细胞。肿瘤间质中有纤维间隔，且有多量的黏液积聚，高度恶化时可见核分裂象。

（四）治疗

由于脊索瘤对放射治疗和化学药物治疗不敏感，手术切除是治疗的主要方法。椎体脊索瘤彻底切除较困难，术后可加以放射治疗以减少复发。依据病变范围，对骶骨肿瘤可行全骶骨切除或部分骶骨切除。

（五）预后

因脊索瘤难以完全切除，大多患者最终会复发，无瘤生存超过10年者罕见。脊索瘤发生转移的概率不高，位于骶尾部的脊索瘤发生转移灶较多，而颅底及骶椎以上脊柱的肿瘤转移很少。

椎管内肿瘤切除术

随着病程的发展，椎管内肿瘤患者的症状逐渐加重，由神经刺激发展为脊髓损伤，甚至出现完全性瘫痪。MRI检查能清晰显示椎管内肿瘤病变的范围，脊柱矢状位成像可充分显示脊髓的全长及椎管前后缘的关系，可用于了解髓内髓外病变及其范围，是诊断椎管内肿瘤的首选辅助检查。

一、适应证

1. 髓外硬膜下肿瘤多为良性肿瘤，一旦定位诊断明确，应尽早手术切除。
2. 硬膜外肿瘤多为恶性，患者全身情况良好，骨质破坏较为局限，可手术切除。
3. 髓内肿瘤室管膜瘤可完整切除，髓内胶质瘤与正常脊髓分界不清，只能部分切除，需充分减压。

二、禁忌证

因全身情况差，合并心、肺及肝肾功能障碍而不能耐受手术。

三、术前准备

所有患者应在意识良好状态下拍摄脊柱 X 线片、CT 及 MRI，必要时行 ECT 检查。X 线片用于术中准确定位病变脊柱节段，CT 能了解骨质侵蚀情况，MRI 主要用于了解病变组织的范围（图 21-4，图 21-5）。根据患者症状及影像学检查，明确病变的范围及手术范围，尤其是术中椎板开窗的范围及脊柱内固定的节段。脊髓损伤患者应该预防压疮的发生，如果已发生压疮需要在术前妥善处理后再手术治疗。对于高位截瘫呼吸功能不全者，应积极预防和控制肺部感染，尤其是对于老年人，术前评估肺功能，并锻炼呼吸功能。对于有泌尿系感染、发热的患者，需要控制急性感染，待体温下降后才适合手术。贫血患者可在术前少量多次输血，术中备血根据患者肿瘤范围和部位决定。

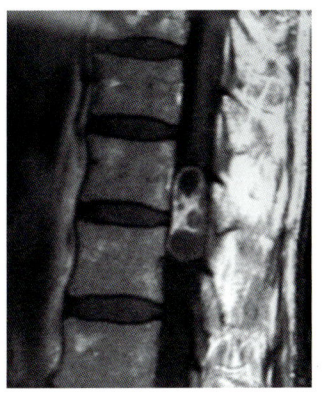

图 21-4 MRI 矢状位示胸椎管内占位

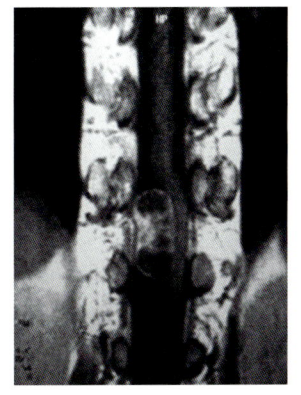

图 21-5 MRI 冠状位示胸椎管内占位

麻醉：一般采用气管内插管全身麻醉，对于不能耐受全身麻醉的患者，也可以根据情况选择硬膜外麻醉。

监测：与一般手术无明显差别，主要是心电监护，以了解患者的基本生命体征，严密监测患者术中失血量，必要时予以输血。使用电生理检测技术能对术中脊髓神经传导功能进行评估进而起到保护作用，包括运动诱发电位、体感诱发电位和肌电图等技术。椎管内肿瘤切除术中操作容易损伤神经脊髓，术中通过监测神经电生理变化能及时有效发现脊髓神经传导功能变化。协助手术医生及时、全面、有效地了解麻醉状态下的患者脊髓神经功能状态，通过报警并且帮助手术医生分析查找神经损伤原因等措施，能减少肿瘤切除术后并发症的发生概率，改善患者预后。

脊柱稳定性重建：椎管内肿瘤术后脊柱稳定的重建方式包括椎弓根螺钉固定植骨融合术、棘突椎板韧带复合体回植内固定术等方法，可根据肿瘤侵犯的范围、手术方式的选择来决定脊柱稳定性重建的方式。对于病变范围小的亦可以采用半椎板开窗肿瘤切除，保留后方稳定结构，不需行内固定手术。

四、手术要点、难点及对策

（一）髓外硬膜下肿瘤切除术

1. 体位　侧卧位或俯卧位。侧卧位对患者的呼吸影响较小，麻醉管理相对方便。一般采用右侧卧位，以减少术中对心脏和胃部的压迫，若病变切除范围需要可以采用左侧卧位。摆放体位时，需要使颈胸椎的纵轴一致。

俯卧位操作能使手术视野更为清晰。头部置于头架上，可将头部位置适当下降，可减少术中脑脊液的流失，便于手术操作。如行颈椎手术，可使头部向前倾，颈部稍后凸，便于暴露颈椎后方结构。

2. 切口、显露椎板　C形臂机术中透视定位椎体节段，取后背部正中切口，一般包括病灶上下各1~2个椎板的范围，长度需要根据病变范围决定。依次切开皮肤、皮下组织及筋膜，显露棘上韧带，按常规暴露椎板方法剥离棘突旁肌肉直达关节突，注意使用纱布填塞止血，或使用电凝止血，保持手术视野清晰。

3. 置入椎弓根螺钉　根据病变范围决定椎弓根螺钉固定的节段，一般需要固定手术切除椎板的节段，胸腰段必要时增加固定节段。固定后在C形臂机透视下确认椎弓根螺钉的位置。

4. 切除椎板暴露硬脊膜　根据病变范围咬除相应节段的棘突，分离黄韧带与硬膜外脂肪的间隙，以免切除椎板时误伤硬脊膜。然后再保留关节突的情况下咬除椎板，达到全椎板切除，可暴露硬脊膜，并分离硬脊膜周围粘连组织，使硬脊膜在椎管内有一定的活动范围。在切除的椎板骨缘使用骨蜡止血，硬脊膜外静脉丛出血可使用双极电凝或明胶海绵压迫止血，该步骤较为重要，为肿瘤的切除提供良好的手术视野。

5. 肿瘤组织暴露与切除　生理盐水冲洗创面后使用脑棉片覆盖保护硬脊膜周围。先在硬脊膜正中两旁各缝一根牵引线，使用蚊式钳轻轻向两侧牵引，沿硬脊膜中间切开，可以在带槽探钩保护下切开蛛网膜，避免损伤脊髓。肿瘤处于脊髓背侧分离和切除相对容易，暴露肿瘤组织的上下端，观察肿瘤的范围及性质，若肿瘤为囊性可考虑用细针穿刺抽液后减压而利于完整剥离。在显微镜下剥离瘤体相对安全，可在瘤体上先缝合一针牵引线，用剥离子轻轻分离到瘤蒂，在血管处可用双极电凝烧灼后切断，即可完整切除肿瘤。对于肿瘤处于脊髓腹侧者，切开硬脊膜后不能完全看到肿瘤组织，需要小心把脊髓推到一边才能看到肿瘤的边缘。在脑棉片保护的情况下轻轻推开脊髓，剪断上下齿状韧带，小心地推开脊髓，暴露肿瘤组织（图21-6）。带蒂型肿瘤易于提出后完整切除，肿瘤基底部广和（或）腹侧粘连较多时可以分块切除肿瘤，止血后尽量切除包膜，包括肿瘤附着的硬脊膜，残余部分肿瘤组织可使用双极电凝烧灼。由于脊髓组织非常娇嫩，术中操作必须小心轻柔，避免过分牵拉和挤压，注意冲洗及吸引器不能直接作用于脊髓上，必须在脑棉片的覆盖下操作。

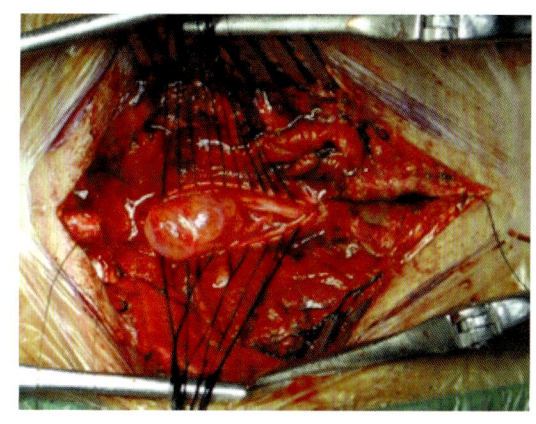

图21-6 术中见椎管内肿瘤暴露清晰

6. 修补缝合硬脊膜　仔细探查完毕后冲洗创面，彻底止血后间断缝合硬脊膜，脊膜瘤切除后硬脊膜缺损处可取周围筋膜层修补缝合，也可以使用硬脊膜补片修补，修补完毕后可覆盖明胶海绵或使用生物蛋白胶封闭。

7. 固定椎弓根螺钉并植骨融合　明胶海绵或脑棉片覆盖硬脊膜外，测量椎弓根螺钉连接杆的长度，固定可靠。剥离固定节段的横突，使用切除的棘突椎板骨粒植骨融合，也可以选择同种异体骨植骨。

8. 关闭切口　放置引流管，将骶棘肌分2~3层缝合，皮下组织及皮肤紧密缝合，勿留死腔，避免形成血肿或脑脊液漏（图21-7~图21-9）。

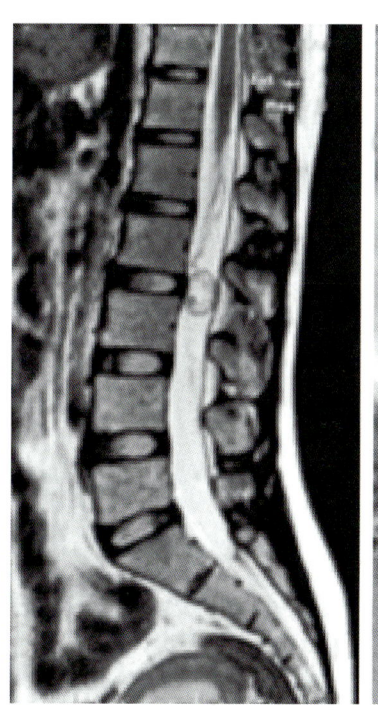

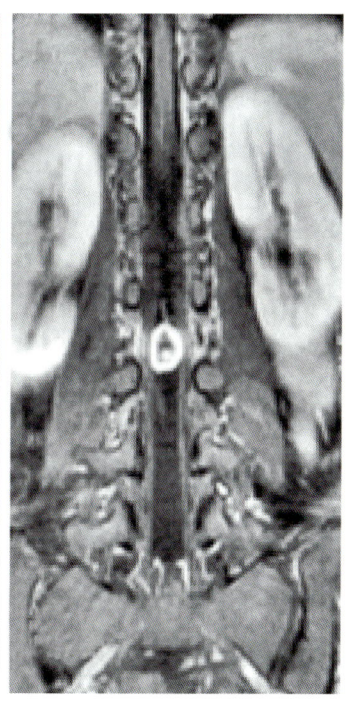

图21-7 术前MRI示腰椎管内占位

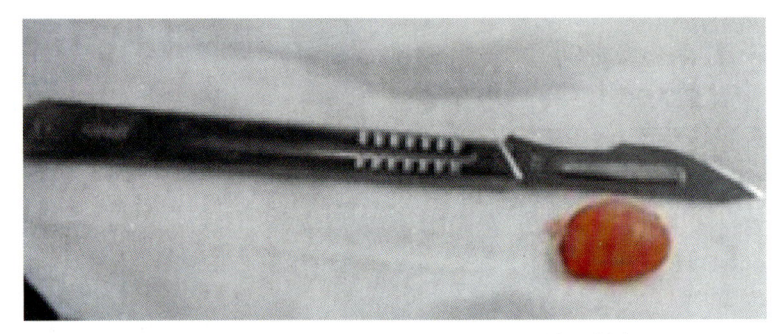

图 21-8 术中完整切除肿瘤（病理检查为神经鞘瘤）

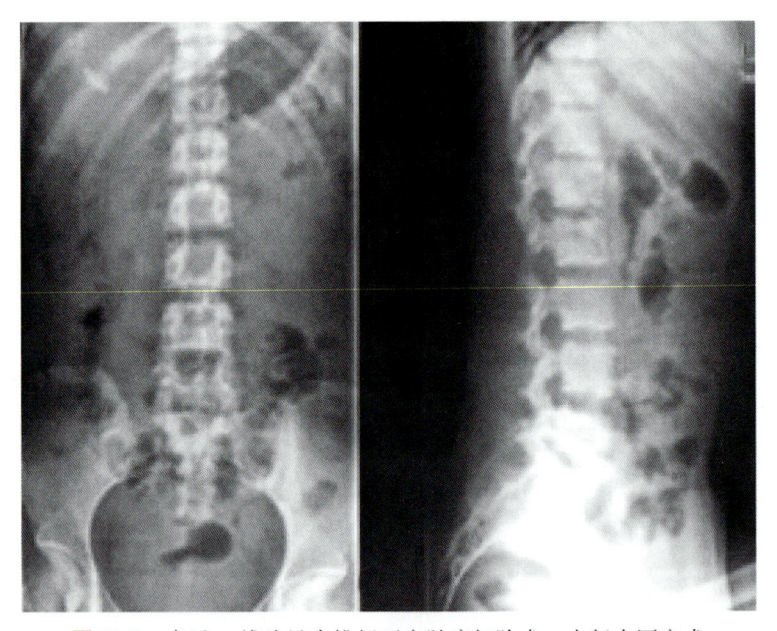

图 21-9 术后 X 线片见半椎板开窗肿瘤切除术，未行内固定术

（二）硬膜外肿瘤切除术

体位及切口与髓外硬膜下肿瘤切除术一致，根据病变范围定位椎板切除范围，上下扩大手术视野至肿瘤上下端显露为止。若为良性肿瘤，可以小心从肿瘤上下极开始剥离，争取完整切除。若为脊膜瘤，应该将有肿瘤附着的硬脊膜一起切除，缺损处使用筋膜或人工硬脊膜补片进行修补。若为神经根的肿瘤，可能无法保留神经根，需要切除神经根。恶性肿瘤与硬脊膜粘连一般较为紧密，完全切除较为困难，可切除大部分肿瘤组织，以达到减压的目的。若为哑铃形肿瘤，需要仔细探查肿瘤部位，必要时可切除部分椎弓根以暴露肿瘤组织，甚至可能需要行前后路联合手术切除肿瘤。肿瘤切除后，硬脊膜膨起并搏动良好，一般不必再切开硬脊膜探查。椎弓根螺钉固定、植骨及缝合等同髓外硬膜下肿瘤切除术（图21-10～图21-15）。

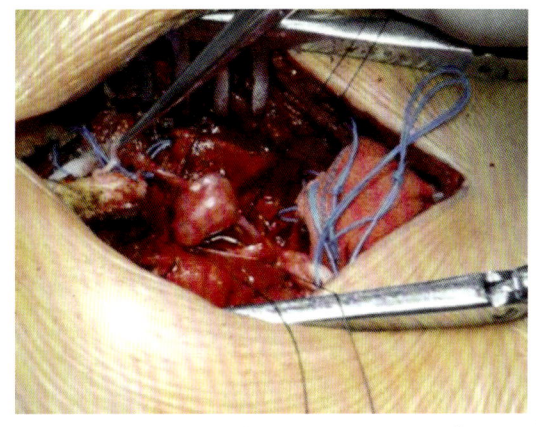

图 21-10　术中见椎管内肿瘤起源于一根神经根

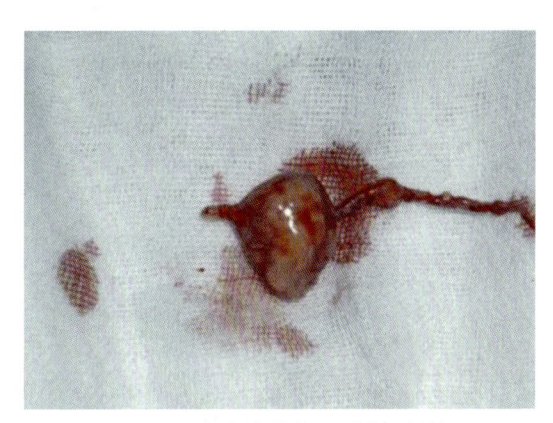

图 21-11　术中从肿瘤上下端切断神经

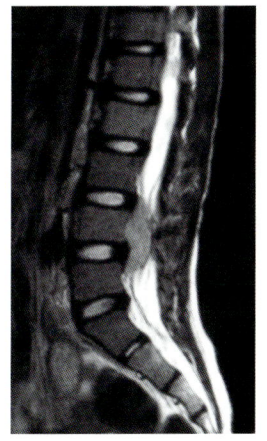

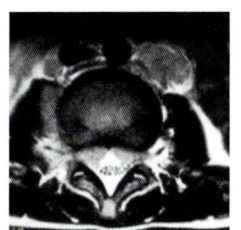

图 21-12　12 岁男性患儿，MRI 示腰椎管内肿瘤

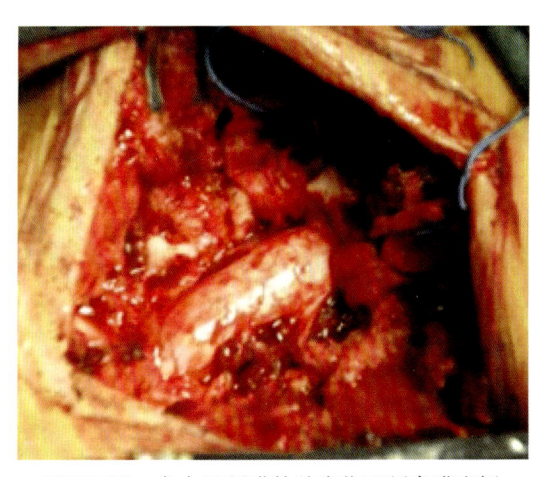

图 21-13　术中见硬膜外肿瘤位于硬脊膜腹侧

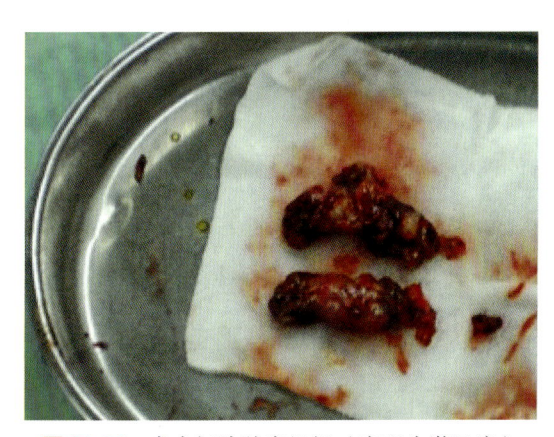

图 21-14　术中切除肿瘤组织（病理为淋巴瘤）

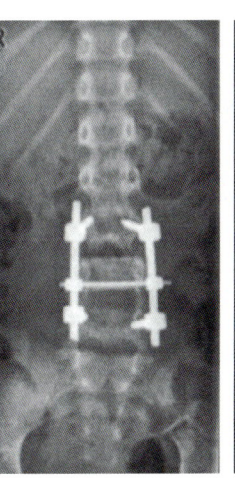

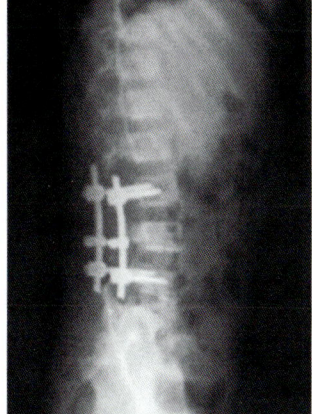

图 21-15　术后复查 X 线表现

（三）髓内肿瘤切除术

切开硬脊膜以前的步骤同髓外硬膜下肿瘤切除术。在脊髓正中静脉旁做纵行切口，切口应能显露全部肿瘤组织，这样能减少对脊髓的损伤。使用双极电凝烧灼止血后切开脊髓。在显微镜下找到肿瘤边缘，多数良性肿瘤与脊髓有微小的分界，小心分离切除。如果肿瘤与脊髓分界不清，只能做瘤内减压性部分切除术，以不损伤周围正常脊髓组织为度。整个手术需要有良好的无血的视野，否则易损伤脊髓实质。肿瘤切除冲洗后彻底止血，严密缝合硬脊膜等组织。肿瘤部分切除者，可以考虑不缝合硬脊膜（图 21-16，图 21-17）。

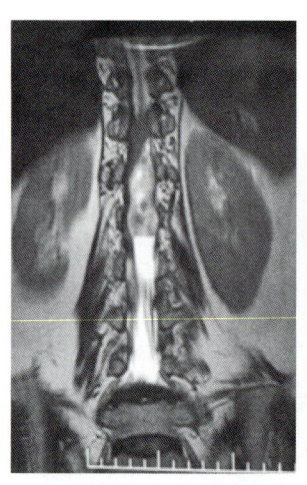

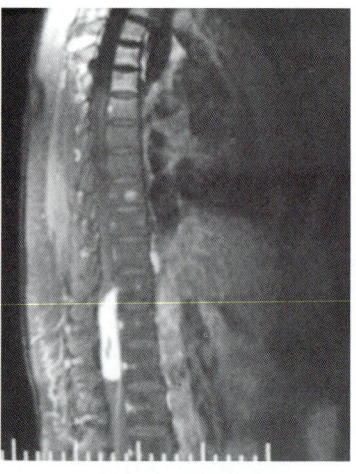

图 21-16　术前 MRI 示胸腰椎椎管内占位（室管膜瘤）

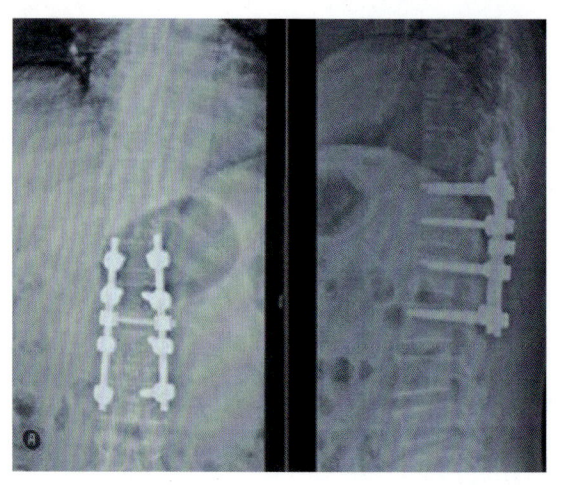

图 21-17　肿瘤切除＋椎弓根螺钉固定术后 X 线表现

五、术后监测与处理

1.术后绝对卧床，术后应观察引流量，根据术后脑脊液漏出情况决定拔除引流管的时间。

注意伤口有无脑脊液漏出情况，必要时脑脊液漏出处缝合。

2.术后观察患者神经功能情况。术前没有截瘫的患者术后出现感觉运动障碍且逐渐加重，应考虑有脊髓水肿或硬膜外血肿的可能。单纯脊髓水肿可应用甘露醇和激素治疗后减轻。如截瘫平面逐渐上升，考虑硬膜外血肿压迫造成，可行MRI检查，必要时再次手术清理血肿。如果术前即有截瘫，应加强术后的护理，包括肺炎及压疮的预防，并锻炼膀胱功能，可考虑高压氧等综合治疗。

3.术后使用抗生素预防感染发生，术后定期换药，观察伤口情况，发现可疑切口感染，应取分泌物培养，选用敏感抗生素治疗，必要时再次手术清创。

4.术后拆线时间需根据伤口愈合情况而定，如切口有渗出、水肿、脂肪液化等情况，适当延长拆线时间。

5.对于恶性肿瘤，手术后需要辅助行放射治疗、化学药物治疗。

六、术后常见并发症的预防与处理

1.脑脊液漏　是椎管内肿瘤切除术后最常见的并发症之一。但是目前对于硬脊膜修复方法和术后脑脊液漏的处理措施仍存在争议。

脑脊液的产生速度及产生量对脑脊液漏置管引流非常重要，脑脊液引流通常控制在300ml/d，引流过多过快则会导致低颅压，引起患者头痛、恶心、呕吐等症状。脑脊液漏的常见并发症包括：低颅压性头痛、伤口感染、脑膜炎、皮下窦道形成等，其中低颅压性头痛最为常见。根据脑脊液漏的时间长短头痛可为一过性或持续性，站立时加重，可伴恶心、呕吐。多数脑脊液漏不会遗留后遗症，但少数患者可形成假性脑脊膜膨出、皮下窦道形成，需二次手术治疗。

椎管内肿瘤切除术后出现脑脊液漏时，建议患者卧床休息，一般采用平卧位，对于腰椎管手术术后可以考虑头低脚高体位。当手术切口无脑脊液渗出时，可以考虑术后3天拔除引流管后加压包扎。也可以延迟到术后7天左右拔管，采用这两种方式其疗效及并发症无明显差异。

后路上颈椎手术脑脊液漏者，术后采用侧卧或侧俯卧位。术中发现脑脊液漏应尽量缝合，缝合不全或无法缝合时，可放置硬脊膜修补材料，严密缝合伤口。术后即刻留置腰大池引流管，引流量200～300ml/d。拔除腰大池引流管标准：确定伤口无脑脊液渗漏。

2.脊髓神经损伤　椎管内肿瘤的手术治疗中，容易造成脊髓神经传导功能的破坏，导致患者出现术后神经功能障碍。术中采用神经电生理监测，通过术中报警协助医生分析查找神经损伤的原因，减少术中神经损伤的发生率，改善患者预后。术后需要严密观察患者感觉运动情况，给予对症处理，稳定脊柱，脊髓神经损伤的处理见本章节的术后监测与处理。

3.感染　伤口感染与手术时间和是否存在脑脊液漏明显相关。同样也需要注意糖尿病、肥胖、吸烟等因素，在临床处理中仍应重视。由于大多数椎管内肿瘤切除术后需要放置引流管、导尿管等，术后容易发生脑脊液漏等，增加了患者感染概率。除规范合理使用抗生素预防感染外，应严密观察伤口及引流管口渗出情况，保持伤口干燥，尽早拔除尿管及引流管。伤口引流管需要控制脑脊液引流的速度，引流不畅者及时处理，且引流袋放置高度在平腋中线处，防止引流液反流。更换引流袋及伤口换药需严格无菌操作。患者一旦出现体温升高，应积极寻找原因，观察伤口情况。伤口红肿、存在分泌物等怀疑存在感染时，给予细菌培养加药敏试验，先使用广谱抗生素，以能透过血-脑屏障的为佳，待细菌培养和药敏试验结果回报后选择敏感抗生素，抗生素的使用应当足够疗程，必要时手术室行清创手术，如果形成脓肿应当尽快行脓肿切开引流，彻底清除坏死组织，深部感染可以置管冲洗引流。

4.压疮　经常发生在截瘫的患者，尤其是消瘦、年老、虚弱的患者。长时间卧床可导致压疮，但更多患者容易在住院治疗期间发生压疮，应注意预防。骶骨和足跟是压疮的多发部位。压疮通常在术后1周左右发生，使住院时间延长，死亡率也随之增加。定时为患者翻身，以及垫高小腿远端使足跟离开床垫可避免大多数压疮的发生，必要时可使用充气床垫。密切观察，加强护理，及时处理因皮肤受压而出现的红斑，可使压疮的发生率降到最低。

七、临床效果评价

椎管内肿瘤手术的临床效果可以通过 Frankel 神经功能分级、改良 Macnab 疗效评定标准，以及术后 X 线片观察脊柱稳定性来评价，影响其效果的因素包括肿瘤性质、肿瘤部位、肿瘤侵蚀的范围、手术方式的选择、固定方式的选择及术后的康复训练等。

（华中科技大学同济医学院附属协和医院　张志才）

参 考 文 献

Aichner F，Poewe W，Rogalsky W，et al. 1985. Magnetic resonance imaging in the diagnosis of spinal cord disease. J Neurol Neurosurg Psychiatry，48（12）：1220-1229.

Barbanti Brodano G，Serchi E，Babbi L，et al. 2014. Is lumbar drainage of postoperative cerebrospinal fluid fistula after spine surgery effective? J Neurosurg Sci，58（1）：23-27.

Fawzy M，El-Beltagy M，Shafei ME，et al. 2015. Intraspinal neuroblastoma：Treatment options and neurological outcome of spinal cord compression. Oncol Lett，9（2）：907-911.

Fehlings MG，Nater A，Zamorano JJ，et al. 2016. Risk factors for recurrence of surgically treated conventional spinal schwannomas：analysis of 169 patients from a multicenter international database. Spine（Phila Pa 1976），41（5）：390-398.

Fotakopoulos G，Vagkopoulos K，Gatos C，et al. 2014. Spinal cord ependymomas and the appearance of other de novo tumors：a systematic review. J Med Case Rep，8：438.

Hida K，Yamaguchi S，Seki T，et al. 2006. Nonsuture dural repair using polyglycolic acid mesh and fibrin glue：clinical application to spinal surgery. Surg Neurol，65（2）：136-142.

Jankowitz BT，Atteberry DS，Gerszten PC，et al. 2009. Effect of fibrin glue on the prevention of persistent cerebral spinal fluid leakage after incidental durotomy during lumbar spinal surgery. Eur Spine J，18（8）：1169-1174.

Kaya RA. 2015. Surgical excition of spinal intradural meningiomas through a single-sided minimally invasive approach: key-hole laminotomy. Asian Spine J, 9（2）: 225-231.

Khan MH, Rihn J, Steele G, et al. 2006. Postoperative management protocol for incidental dural tears during degenerative lumbar spine surgery: a review of 3, 183 consecutive degenerative lumbar cases. Spine（Phila Pa 1976）, 31（22）: 2609-2613.

Low JC, von Niederhäusern B, Rutherford SA, et al. 2013. Pilot study of perioperative accidental durotomy: does the period of postoperative bed rest reduce the incidence of complication? Br J Neurosurg, 27（6）: 800-802.

Samartzis D, Gillis CC, Shih P, et al. 2015. Intramedullary spinal cord tumors: Part I –epidemiology, pathophysiology, and diagnosis. Global Spine J, 5（5）: 425-435.

Samartzis D, Gills CC, Shih P, et al. 2016. Intramedullary spinal cord tumors: part II-management option and outcomes. Global Spine J, 6（2）: 176-185.

Si Y, Wang Z, Pan Y, et al. 2014. Spinal angiolipoma: etiology, imaging findings, classification, treatment and prognosis. Eur Spine J, 23（2）: 417-425.

Sun X, Sun C, Liu X, et al. 2012. The frequency and treatment of dural tears and cerebrospinal fluid leakage in 266 patients with thoracic myelopathy caused by ossification of the ligamentum flavum. Spine（Phila Pa 1976）, 37（12）: E702-E707.

Tsutsumimoto T, Yui M, Uehara M, et al. 2014. A prospective study of the incidence and outcomes of incidental dural tears in microendoscopic lumbar decompressive surgery. Bone Joint J, 96B（5）: 641-645.

Wright NM, Park J, Tew JM, et al. 2015. Spinal sealant system provides better intraoperative watertight closure than standard of care during spinal surgery: a prospective, multicenter, randomized controlled study. Spine（Phila Pa 1976）, 40（8）: 505-513.

Yadav YR, Madhariya SN, Parihar VS, et al. 2013. Endoscopic transoral excision of odontoid process in irreducible atlantoaxial dislocation: our experience of 34 patients. J Neurol Surg A Cent Eur Neurosurg, 74（3）: 162-167.

Zong S, Wu Y, Tao Y, et al. 2015. Treatment results in different surgical approaches for intraspinal tumor in 51 patients. Int J Clin Exp Med, 8（9）: 16627-16633.

Zong S, Zeng G, Du L, et al. 2014. Treatment results in the different surgery of intradural extramedullary tumor of 122 cases. PLoS One, 9（11）: e111495.

第五篇　脊柱感染性疾病

Section5

第二十二章 颈椎结核

概 论

一、概述

颈椎结核和其他骨与关节结核一样是一种继发病变,即全身结核病的局部表现,原发灶多在肺部,少数在淋巴结、消化系统和泌尿生殖系统等。

颈椎结核以 C_6 最为多见,上颈椎发病较少,仅占0.5%。颈椎结核的病灶绝大多数位于椎体,主要由于椎体易劳损,椎体上肌肉附着少,椎体内骨松质成分多,椎体营养动脉多为终末动脉。病灶发生于椎体附件者非常少见,约占6.3%。单纯椎弓根结核仅占1%。附件结核易侵犯脊髓引起压迫症状。椎间盘无血液运行,故无原发性椎间盘结核,但容易被结核菌破坏。

结核杆菌从原发病灶主要经动脉系统进入椎体,少数通过静脉系统和淋巴管反流进入椎体。在机体抵抗力下降时进入椎体的菌栓发病形成病灶。大多数(约90%)病例的椎体病灶只有一个。少数病例的病灶有2个或2个以上。每个病灶之间有比较健康的椎体或椎间盘隔开,因此也叫跳跃型病变。根据病灶的发生部位不同而将椎体结核分成三种类型:边缘型、中心型和骨膜下型。

(1)边缘型:临床多见于成人患者,病灶靠近椎间盘,容易穿破软骨板侵犯椎间盘,波及邻近椎体。以溶骨性破坏为主,死骨较少或不形成死骨。严重时相邻椎体发生塌陷而形成颈椎后凸畸形。

(2)中心型:多见于儿童,成人少见。病灶位于椎体中央。儿童椎体小,病变进展很快波及整个骨化中心,穿破周围的软骨包壳,侵入椎间盘及邻近椎体。成人椎体较大,病变进展慢,早期病变可局限在椎体中心部位,而不侵犯椎间盘及邻近椎体,因此早期症状不明显。病变以骨质破坏为主,形成死骨。少数病例死骨吸收后形成骨空洞,空洞壁的骨质轻度致密。空洞内充满脓汁或干酪样物质。晚期发展严重时,整个椎体可破坏,发生病理骨折,椎体压缩成楔形,形成颈椎后凸畸形(图22-1)。

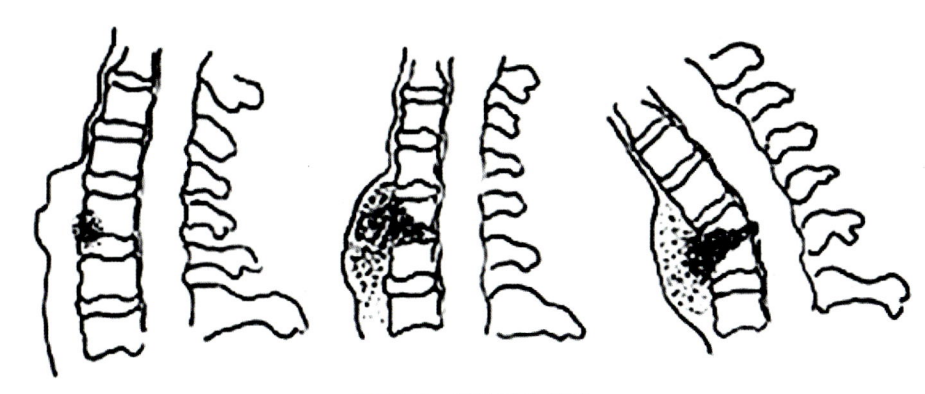

图 22-1　颈椎后凸畸形

（3）骨膜下型：临床较为少见。病灶多位于椎体前缘，以骨质破坏为主，往往无死骨形成，呈溶冰样改变。此型病变亦可因椎体外结核病变侵蚀所致。

二、临床表现

颈椎结核起病隐袭，病程进展缓慢，部分患者继往有结核病史或结核病接触史。早期症状较轻，不易发现。成年患者常误诊为风湿、劳损而给予抗风湿或其他对症治疗。儿童的轻微症状更易被忽视。有些患者早期无自觉症状，可在查体时偶然发现。有些病例直到发现寒性脓肿、颈椎畸形以至截瘫时方来就诊。只有少数患者发病比较急骤，全身和局部症状明显。

全身症状：患者常有全身不适、倦怠乏力、食欲减退、身体消瘦、午后低热、夜间盗汗、脉率加快、心慌心悸和月经不调等轻度中毒及自主神经功能紊乱的症状。如脓肿发生混合感染可出现高热。儿童患者发热可能比较明显，常有性情急躁，不喜玩耍，抱时啼哭和夜间惊叫现象。大部分患者有营养不良及贫血。患者若合并有肺结核，可出现咳嗽、咳痰、咯血或呼吸困难。合并有泌尿系统结核者，可出现尿频、尿急、尿痛和血尿等症状。

颈椎结核局部症状：颈部轻微持续性钝痛，后伸则加剧，劳累后加重，卧床休息可减轻。夜间痛不明显，患者多能较好地睡眠，这与恶性肿瘤不同。病变加重，刺激或压迫神经根后，疼痛可向肩部、上肢或枕后放射。患部棘突有压痛和叩击痛。

颈部僵硬：各方向的运动都受限制，低头视物连同躯干一同转动，多由于疼痛后病椎周围肌群的保护性痉挛所致。有些患者常有斜颈畸形；部分患者头前倾、颈短缩、喜用双手托住下颌部以免在行动中加剧疼痛，此亦称拉斯特征。寰枢椎关节负责头部旋转活动，该关节受累后头部旋转功能大部分消失。后凸畸形多不明显，多为生理曲度变平。

有些患者颈前脓肿形成，可出现咽部不适感，发声声调改变，睡眠时鼾声大作，重者可出现呼吸及吞咽困难。少数患者自口腔吐出脓汁、死骨片和干酪样物质，系咽后脓肿或食管后脓肿破溃穿入咽腔或食管所致。体检时可在咽后部及颈部两侧看见和触及脓肿。颈后三角区的波动性脓肿，多提示寒性脓肿，但需与淋巴结结核鉴别。

颈椎结核发生脊髓受压时，患者可出现痉挛性瘫痪。压迫较轻者可出现不完全截瘫，既可只有运动障碍，亦可合并有感觉障碍及括约肌障碍。压迫较重者，可出现完全截瘫而有明显的感觉障碍平面。肢体的腱反射亢进，病理反射如巴宾斯基征多为阳性。

三、检查

常规检查：包括血常规、尿常规、粪常规及肝肾功能测定等。血红蛋白偏低，白细胞一般不高，合并其他细菌感染则明显升高，淋巴细胞的比例一般较正常为高。尿粪常规检查可了解泌尿系统及肠道有无合并结核感染。肝功能多有轻度损害，一般有低蛋白血症、白球比倒置。血清电泳检查发现：病变趋于慢性时，白蛋白降低而 α 及 γ 球蛋白都可升高。应用抗结核药物可改变此种状况，但对耐药者无效。

结核菌素试验：作为一种诊断方法，仅有一定参考价值。对5岁以下没有接种卡介苗的儿童在早期诊断有帮助，阴性表明未感染结核菌，阳性表明已感染过结核菌。如由阴性转为阳性，表明结核感染发生不久。至于5岁以上儿童及成人，大部分已是阳性，做此试验对诊断帮助不大。但出现强阳性反应时，应该予足够重视。

结核菌培养：需时较长，一般阳性率为50%~60%。因此，依靠脓汁培养来确认颈椎结核的诊断率不高。

动物接种试验：阳性率较高，对诊断有帮助。但手续复杂，需时较长，费用较贵，有必要、有条件时可以采用。

病理活检：对于确定诊断具有重要价值。可采用穿刺针吸活检及手术探查切取活检。穿刺针吸活检往往取材量少诊断有困难。手术探查如发现脓汁或干酪样物质，常可确诊为结核病，如仍有怀疑可待病理诊断确定。

四、诊断

本病的诊断应结合病史、症状、体征、实验室检查和影像学表现综合分析。当病变发展到一定程度，各种症状和体征都很明显，影像学检查也很典型时，诊断一般无困难，确诊还需依靠细菌学和病理学检查。

（一）影像学检查

1.X线平片　包括胸部X线片和颈椎X线片。

胸部X线片用以了解肺部有无结核病灶。若有结核病灶，则观察其范围及活动情况。

颈椎结核起病时X线表现多不明显，一般在发病数月至1年才有阳性发现。中心型病灶早期表现为在一个或两个邻近的椎体中央骨松质中出现破坏透亮区，边缘模糊，周围一般无明显骨质增生现象。随着病变的发展，可见破坏区逐渐扩大，可以均等地向上、下两个方向扩展，或者以向一方破坏为显著，如破坏严重，可使椎体产生相应的塌陷变扁。当结核病灶侵及其附近的椎间盘使椎间隙变狭，穿过椎间盘而侵及邻近的椎体时，可见累及的一面骨质破坏。边缘型病灶早期表现为椎体前缘、上缘或下缘出现骨质破坏，常伴有附近的椎间隙狭窄。

这种病变多见于成人，病变一般发展较慢，有局限于两个椎体的倾向，中间的椎间隙可有明显的狭窄，两面的椎体有不同程度的破坏，有时可呈局限的缺损，类似许氏结节的表现。如果一个椎体的一面破坏严重，则其邻近的无明显破坏的椎体可以嵌入破坏区。

骨膜下型病灶较为典型的表现为一两个椎体旁有明显的脓肿形成，但椎体无显著破坏，仅周围与脓肿相邻部位边缘不清或不甚规则，椎间盘保持正常。其后在椎体前缘出现骨质侵蚀而凹陷，往往需用体层摄影才能清楚显示。局限于椎弓、棘突和横突的结核病灶甚为少见，表现为受累部位的骨质破坏，在其附近出现软组织肿胀阴影。寰枢关节结核则需摄开口位颈椎片。早期仅显示寰枢关节脱位或半脱位，而无骨质破坏。后期可见侧块、齿状突被破坏，甚至见到齿状突骨折。

椎前软组织阴影可增宽，气管被推向前方或偏于一侧，脓肿穿破可见含气积液腔。晚期脓肿可见钙化影。

颈椎结核在好转愈合时首先表现为骨质破坏停止进展，破坏区的边缘清楚且增密，在破坏区内逐渐出现骨质硬化现象。明显塌陷的椎体不能恢复正常，如椎间盘已破坏可经骨性强直而愈合。

2.CT　颈椎CT能显示椎体甚至附件的微小病灶。多采用横断面扫描。CT平扫骨窗可显示椎体的骨质破坏呈椎体密度不均，其内可见片状高密度影，有时呈拧碎的饼干屑样。并可显示骨质严重破坏导致椎体塌陷、后凸和椎管狭窄。颈椎结核的脓肿常出现于椎前，CT平扫显示为密度略低的椎前肿块，CT值提示为液性密度，不均匀。增强后脓肿周缘有环状强化。慢性脓肿内可出现高密度的钙化影。CT还可发现椎管内硬膜外的脓肿，椎管碘水造影后CT显示更清楚。寰枢椎结核患者多有斜颈畸形，X线平片较难显示病灶，CT平扫骨窗可显示C_1的前弓、侧块骨质破坏，C_2的齿状突椎体骨质破坏，还可显示寰枢关节前脱位及椎旁咽后脓肿。CT三维重建则更有利于观察结核引起的齿状突旋转半脱位、C_1侧方半脱位及椎管狭窄状况。CT三维重建还有利于观察枕骨大孔与寰枢复合体因结核病灶破坏而发生的相邻关系的改变。

3.MRI　比其他检查技术能更早发现颈椎结核病灶，可以减少骨质破坏、后凸畸形、截瘫的发生。颈椎MRI检查目前多采用自旋回波程序（SE序列），采用矢状位和横断面成像。结核病变侵犯的椎体、椎间盘、椎旁软组织及椎旁脓肿，在T_1加权图像上信号减低。T_2加权图像上信号增强，骨皮质模糊。在矢状面成像上可以比较清楚地显示椎前脓肿光滑的边界，且多在前纵韧带下方。脓肿向后穿破到后纵韧带下方，引起硬膜囊、神经根，甚至脊髓受压。病变严重发展后发生病理骨折，脱位也可造成椎管狭窄、脊髓受压。当脊髓受压严重时，可出现水肿，软化变性。因此在T_2加权图像上可见到髓内局限高信号区。在横断面成像上可以显示椎体破坏程度，椎旁脓肿与气管、食管及后方椎管的邻近关系。Gd-DTPA增强MRI图像能更清楚地显示椎旁脓肿。

4.放射性核素扫描　在结核侵犯部位出现放射性核素浓聚现象，可以帮助了解其他部位有无病灶。此检查敏感性好，但特异性不高，须结合其他检查参考。

5.超声波检查　颈部B超可帮助确定寒性脓肿的性质及大致范围。尤其是颈深部体检无法触及的寒性脓肿。在超声波引导下，还可行寒性脓肿的穿刺针吸活检术。

五、鉴别诊断

早期骨质破坏不明显，或症状尚不典型时，诊断往往有一定困难，应与下列疾病鉴别。

（一）颈椎化脓性骨髓炎

颈椎化脓性骨髓炎发病多急骤，体温迅速升高，中毒症状明显，白细胞可增至（10～20）×10^9/L 以上。颈部剧痛，活动受限。局部肿胀及压痛常较明显。但亚急性与慢性者多无高热，与结核很难鉴别。X 线片可见死骨形成较早，晚期椎体可见明显骨质增生及硬化，椎体间常可形成粗大的骨桥。而颈椎结核新骨形成较少。MRI 图像上脓肿的扩散方式也不一样，本病的脓肿没有规则的边界，且易破坏椎旁韧带、小关节等。而颈椎结核的脓肿多显示为光滑的边界，对韧带多无侵犯。

（二）颈椎肿瘤

椎体肿瘤常为恶性，良性者少。在恶性肿瘤中又以转移癌最多，多发生于中老年患者。颈痛多明显，且在夜间加重。椎旁阴影多为圆形。椎间盘不受侵犯。休息后、抗结核治疗无好转，且逐渐加重。有时可发现原发癌肿。

（三）自发性寰枢椎关节脱位

患者多为 10 岁以下儿童，常继发于咽部炎症。患儿手托下颌，有斜颈，颈部活动受限，极易误诊为寰枢关节结核。X 线片显示 C_1 向前脱位，齿状突向侧方和后方移位，但无骨质破坏，椎前软组织不肿。

（四）颈椎病

由颈椎间盘退行性变及其继发性改变所致。多发生于 30 岁以后，可有颈或颈肩部疼痛，颈部活动受限，有时尚有神经根及脊髓压迫症状。患者一般无高热、盗汗、颈部后凸畸形等症状。X 线平片虽有椎间隙狭窄及椎体边缘骨质增生，但无骨质破坏及椎前软组织增厚。MRI 检查可见椎间盘后凸、信号减低，多无寒性脓肿发现。

六、并发症

1. 颈椎结核常可形成寒性脓肿。颈椎椎体病变的结核性肉芽组织、炎性渗出物、坏死组织等形成脓汁穿破椎体皮质汇集到椎体一侧的骨膜下，形成局限性椎旁脓肿。病变继续发展，脓汁增加，脓汁可突破椎体前方骨膜和前纵韧带，汇集到椎体骨膜的前方和颈长肌的后方。C_4 以上病变，脓肿多位于咽腔后方，因而也称咽后脓肿。

C_5 以下病变，脓肿多位于食管后方。巨大的咽后脓肿，可将咽后壁推向前方，与舌根靠拢，因而患者睡眠时鼾声甚大，甚至引起呼吸和吞咽困难。下颈椎病变的脓汁可沿颈长肌下垂到上纵隔的两侧，使上纵隔的阴影扩大，有如肿瘤的外观。咽后、食管后脓肿都可穿破咽腔或食管，形成内瘘，使脓汁、死骨片由口腔吞下或吐出。椎体侧方病变的脓汁也可在颈部两侧形成脓肿，或沿椎前筋膜及斜角肌向锁骨上窝流注。该处脓肿可向体外穿破形成窦道。窦道形成后常经久不愈，当存在混合感染时十分难处理。

2. 颈椎结核产生的脓汁、肉芽、干酪样物质、死骨和坏死椎间盘等可凸入椎管内，压迫神经根和脊髓。病变椎体的脱位或半脱位亦可使脊髓受压，患者可出现痉挛性瘫痪。

七、治疗

关于脊椎结核治疗的历史可以追溯到 17 世纪，当时有效的治疗方法仅限于长期卧床和休息。随着抗结核药物在临床应用，外科技术的进一步发展，尤其是 20 世纪 60 年代以后颈椎结核的治疗方法的改进，颈椎结核的治愈率有了很大提高。颈椎结核也是全身结核感染的局部表现，因此治疗本病时不应忽视全身性治疗，在强调手术治疗的同时不应忽视行之有效的非手术疗法。

（一）非手术疗法

血运丰富的颈椎不但发病率低，而且病变吸收快，修复能力强。因此，不少病例可以通过非手术疗法获得治愈。

1. 一般治疗　颈椎结核多有食欲减退、身体消瘦、贫血或低蛋白血症。全身状况好坏与病灶好转或恶化有密切关系。休息和营养作为改善全身情况的一个重要步骤是治疗颈椎结核所不可缺少的。休息使机体代谢作用降低，消耗减少，体温下降，体重增加，有利于体力恢复。因此，患者要有足够的休息和睡眠。

同时改善营养状况也很重要。积极补充营养，给予可口、易消化、富于营养的食物。营养状况较差的可补给鱼肝油、维生素 B、维生素 C 等。贫血的可给铁剂、维生素 B_{12}、叶酸等。严重贫血的患者可间断输血，每周 1~2 次，每次 100~200ml。肝功能不良者需进行保肝治疗。合并感染的可给广谱抗生素，或根据药物敏感试验给敏感药物。对截瘫患者应加强护理，预防压疮，并防止肺部感染和泌尿系感染。

2. 局部制动　为了缓解、防止增加畸形，避免病变扩散，减少体力消耗，及时使患者休息，颈部制动非常重要。病情较重者可采用颈托、支架或石膏保护。病情较重或已发生截瘫者，应绝对卧床。必要时还可行枕颌带牵引或颅骨牵引。枕颌带牵引适用于小儿及病期较短、肌力较弱的患者，牵引重量为 1~2kg。

吃饭时可将牵引暂时拿下，以便开口。颅骨牵引比较安全、舒适，而且能给予较大的牵引重量，成年人可用 5kg 重量，儿童酌减，畸形纠正后可使用 2kg 维持。牵引时可以使患者仰卧，身下垫一厚褥子，枕部放在床上，使颈椎处于过伸位。对于长期应用牵引治疗的患者应注意预防枕骨结节处发生压疮。预防的方法是定时翻身，在枕骨结节下方垫一气圈，定时按摩并用酒精涂擦。

3. 药物治疗　抗结核药物的应用在颈椎结核治疗中起重要作用，可提高疗效，促进病变的愈合。目前常用的一线药物有异烟肼（INH）、利福平（RFP）、吡嗪酰胺（PZA）、乙胺丁醇（EMB）和链霉素（SM）。二线药物包括阿米卡星、卷须霉素、卡那霉素、环丝氨酸、乙硫异烟胺和对氨柳酸等。

（1）异烟肼：具有最强的早期杀菌作用，预防药物产生耐药性最好。口服吸收快，易渗入胸腔、腹腔、脑脊液和关节液中，且能渗入细胞内，故亦能杀灭细胞内的结核杆菌。成人每天用量300mg，分3次服用。小儿用量，每天每千克体重10～20mg。异烟肼对肝功能有损害，还可引起神经炎及精神症状，服用期间注意定期检查肝功能，大量服用可加服维生素B_6。

（2）利福平：灭菌作用最强。口服后经肠道吸收，在血液中能较长时间维持高浓度，能通过血-脑屏障进入脑脊液。利福平对结核病的治疗效果较好。成人剂量为每天450～600mg，可于清晨空腹服用，亦可分两次服用。儿童一般用量为每日每千克体重20mg。利福平有肝功能损害、胃肠道反应、皮肤反应、流感样反应等副作用。故肝功能有严重损害及胆道有梗阻的患者忌用，老年人、儿童、营养不良者慎用。

（3）吡嗪酰胺：具有对酸性环境中细胞内结核菌群的特殊灭菌作用。吡嗪酰胺和利福平联合则具有最强的灭菌作用。成人每天用量1～1.5g，分2～3次口服。副作用为肝功能损害，并能引起关节疼痛。

（4）乙胺丁醇：抗结核作用较强，可弥漫到人体各组织中。成人用量为每天750mg，一次服完以便获得高峰血药浓度。副作用有视力障碍。当早期出现色觉障碍时即应停药。

（5）链霉素：属抑菌药，仅对细胞外的结核杆菌有杀灭作用。口服不易吸收，肌内注射可以渗入到各种组织中，但不能或很少通过血-脑屏障。长期服用可有听神经损害和肾功能损害，注意定期检查肾功能。成人使用剂量：每天1g，分两次肌内注射。儿童用量为每天每千克体重15～30mg。

抗结核药物的使用原则是早期、足量、联合、规律用药。目前临床所用的联合用药方案很多，有研究表明：异烟肼、利福平和吡嗪酰胺三药联合使用能发挥各自作用和协同作用，作用于三种不同代谢菌群和细胞内外菌群，药物在不同pH的情况下达到杀菌和灭菌作用，从而大大缩短治疗时间。疗程一般为6～9个月。用药期间注意观察毒副反应。定期检查并及时调整。

（二）手术治疗

手术治疗见后文。

颈前路病灶清除术

一、适应证

1. 有较大的寒性脓肿并有脊髓压迫症状。
2. 影像学显示病灶内死骨及空洞形成。
3. 严重后凸畸形伴活动性结核。
4. 脓肿破溃后窦道经久不愈。

二、禁忌证

1. 活动性结核病如血源播散型结核病、侵润型肺结核，全身中毒状态控制不佳者。
2. 有心脑肺等重要器官功能障碍不能耐受手术者。

三、术前准备

一般术前常规准备，特殊患者如糖尿病患者需控制血糖至正常水平，高血压患者需控制血压等。术前还应系统使用抗结核药物 2～3 周，使病变相对稳定，体温、红细胞沉降率接近正常。对全身状况较差者应加强营养，尽量纠正贫血和低蛋白血症等。必要时输血、人体白蛋白等。寰枢椎结核有脱位发生和出现严重畸形的患者术前做牵引治疗，使脱位整复，纠正畸形。

患者仰卧位，肩部垫高，颈椎保持过伸位，头面部转向对侧。麻醉多采用气管插管静脉复合全身麻醉。必要时可行气管切开后插管。颈椎结核患者插管时需注意颈椎活动受限，声门难以暴露；颈椎椎体骨质破坏，严重者合并颈椎脱位，用力不当导致脊髓横断危及生命；气管插管或喉镜用力过猛、咽后壁脓肿破损窒息死亡；高位截瘫患者心肺代偿功能极差，对麻醉药物耐受性亦差。故插管应小心完成，并发咽后壁脓肿及截瘫者，均行清醒插管。咽后壁脓肿较大者，于插管前抽吸脓汁。

四、手术要点、难点及对策

（一）经口腔寰枢椎病灶清除术

术前 3 天开始清洁口腔，并用广谱抗生素咽部喷雾及漱口水消毒口腔。手术时患者仰卧，颈部过伸位。先在局部麻醉下行气管切开插管再全身麻醉。用开口器将口张大。口腔及咽后壁黏膜用硫柳汞液消毒。腭垂用丝线缝合在软腭上，用压舌器将舌根向下压。在切开前先用长纱条将食管及气管入口堵住，防止脓液和血液流入。在咽后壁正中脓肿最隆起处纵行切开，切口长约 4cm（图 22-2），切开脓肿壁后立即将脓汁吸走。经此切口伸入小刮匙将干酪样坏死物质、死骨和肉芽等刮净（图 22-3）。然后在骨膜下向外侧剥离咽后壁，向两侧刮除病灶时须注意避免损伤椎动、静脉（图 22-4）。病灶清除完毕后冲洗，注入抗结核药物，最后分两层缝合创口。

注意事项：

（1）显露时可用 4 根丝线缝过椎前筋膜两侧缘向两侧拉开，即可显露病椎；如有渗血，可用纱布球加压止血，然后冲洗病灶，伤口内置入链霉素粉剂，椎前筋膜与脓肿壁分别用细肠线缝合，不置引流管。

（2）经口腔手术、术野深，一切操作均通过器械间接进行，所以器械的柄要长。操作要求细致、正确，以防损伤。

（3）切开脓肿切忌偏离中线。剥离椎前筋膜时，应参考 X 线片所示椎体及椎弓宽度，切忌向两侧剥离过大，以免损伤椎动脉。

（4）清除病灶必须在直视下进行，切忌盲目搔刮，以免误伤脊髓。能清除的病灶应尽量清除，操作轻巧。切忌由前向后用力清除病灶（如用刮匙强行塞入椎间后方刮除死骨），以免将结核产物推向后方压迫脊髓，引起截瘫或死亡。因此，清除病灶时应在直视下用止血钳清除。

（5）用开口器张开口腔时，操作要轻柔，以防损伤牙齿或引起下颌关节脱位。

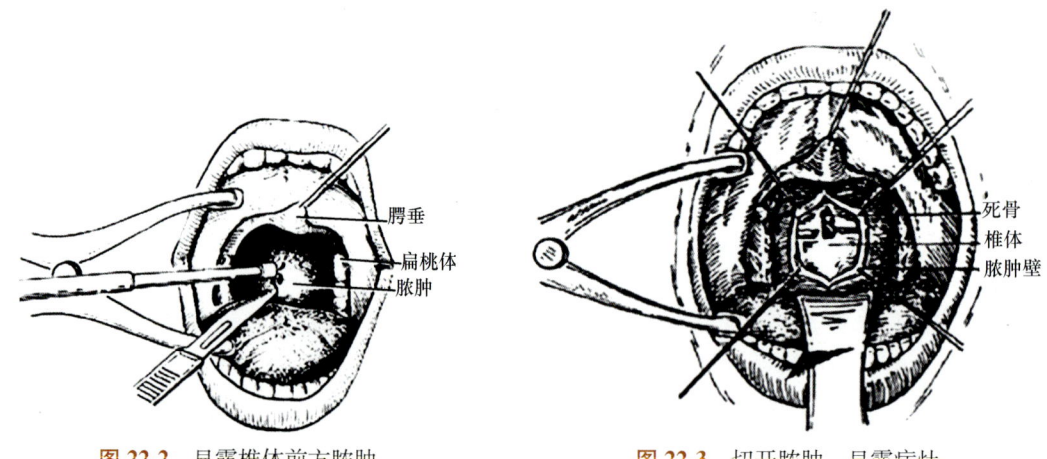

图 22-2　显露椎体前方脓肿

图 22-3　切开脓肿，显露病灶

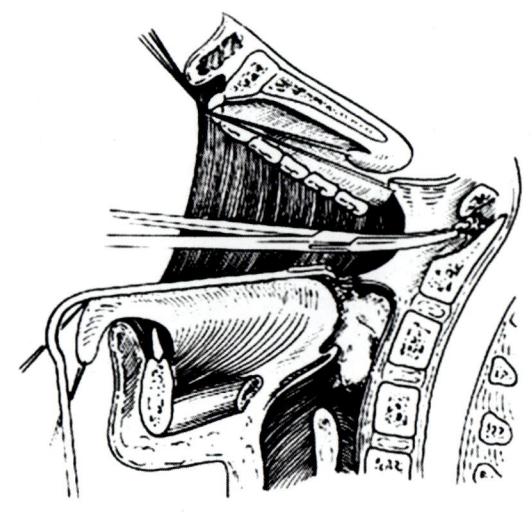

图 22-4　清除病灶

（二）$C_3 \sim C_7$ 椎体病灶清除术

手术一般从前方入路。麻醉成功后，患者仰卧，颈部过伸位。选用颈前横切口或胸锁乳突肌前缘纵行切口（图 22-5），颈后三角的寒性脓肿可采用锁骨上切口。按颈前入路途径显露脓肿后，保护好皮肤和正常组织，用手指触摸椎前软组织，确定脓肿的部位和范围，必要时可用空针试探穿刺。显露椎体前脓肿后，先穿刺证实并拍片定位。然后在前正中线纵行切开椎前筋膜与脓肿壁。颈长肌外侧，椎体与横突交界处有椎旁交感神经节和链，前斜角肌前有膈神经斜向越过，肌后有椎动脉与臂丛神经，正中切开可避免伤及。切开脓肿后吸尽脓液，向两侧剥离骨膜，但不可超过横突内侧缘，以免损伤椎动脉。必要时可以横行切断部分内侧颈长肌纤维，以充分显露病灶（图 22-6）。然后，用刮匙或止血钳清除结核性肉芽组织、死骨及坏死组织。在清除椎体后缘病变时，应小心进行，以免损伤脊髓。一般颈椎椎体较窄，椎体病灶的显露与清除比较满意，但对侧颈部软组织脓肿不能显露，应在对侧颈部加压，检查有无脓液流入病灶。如有脓液流出，可用刮匙轻轻从窦道伸入对侧脓肿内搔刮，并伸入导尿管，用生理盐水加压冲洗。如脓液黏稠不能流出，应做对侧切口清除，病情不允许者，可留待二期处理。椎体病变应清除彻底，直至周围出血的健康骨质为止。如病变椎体较多，其间未受累的椎间盘亦应同时摘除。冲洗病灶后，放入抗结核药物。

对病灶清除彻底、有椎体缺损的病例宜同时进行椎体间植骨术，以促进愈合、矫正或预防畸形。先将缺损区上、下椎体骨面修成新鲜骨面，再在前面凿一浅槽，根据缺损的大小及槽的长度，取相应的长方形髂骨一块，轻轻牵引头部，使颈过伸，拉开颈椎间隙后，嵌入颈椎病区。然后，慢慢放松牵引，置颈部于中立位，移植骨即被紧紧嵌于上、下承受骨之间。骨块可修成梯形，深面狭窄，浅面宽大，放置于椎体前面的浅槽内，故植骨不会突入椎管而压迫脊髓。但骨块不能过多高于椎体前缘，以免妨碍吞咽。如植骨不稳，可用颈椎前路钛板螺钉固定于上下椎体内。

注意事项：

（1）处理颈部静脉时，应先结扎，后切断，以防空气进入，形成空气栓塞。

（2）颈部血管、神经多，术前要熟悉解剖。术中必须保持术野清楚，按层次分离。操作力求细致轻巧，避免损伤。万一损伤血管，应立即压迫颈总动脉，吸尽血液，看清损伤部位后再作处理，切忌盲目钳夹。分离胸锁乳突肌上部时，在其后侧有副神经自内上至外下斜行，需注意避免损伤。颈动脉鞘内有喉返神经的降部，其升部上行于气管、食管之间，拉开时要轻，以免损伤。切开椎前筋膜及脓肿壁应在其前正中位，以免损伤颈长肌外缘的交感神经节及链（损伤后将引起 Horner 综合征）、前斜角肌前面的膈神经及肌后面的椎动脉、臂丛神经。

（3）清除病灶时，应注意避免损伤脊髓：①一般可用尖头咬骨钳或椎板咬骨钳扩大骨窦道口，椎体后方忌用骨凿；②清除病灶不可向椎管方向用力，以免将死骨或坏死椎间盘组织推入椎管；③摘除死骨由浅及深，应在直视下进行，深度必须严格控制，不得超过椎体范围。

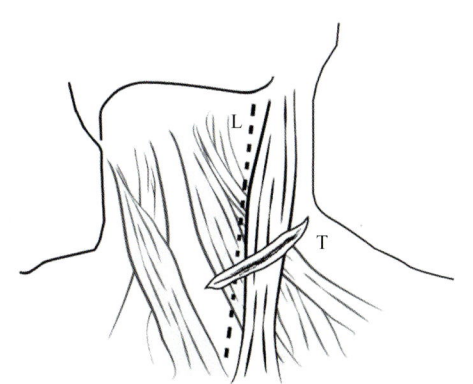

图 22-5　颈前入路选择横行或者纵行切口
T. 横行切口；L. 纵行切口

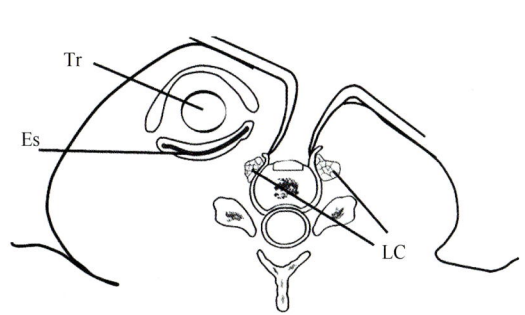

图 22-6　颈前入路显露颈椎病灶
Tr：气管；Es：食管；LC：颈长肌

（三）其他手术

寰枢椎结核行病灶清除术后，为了维持颈椎稳定性，大多在一期或者二期行 $C_1 \sim C_2$ 或枕颈融合术。寒性脓肿较大，病灶不易清除或不能长时间耐受手术者，可行单纯脓肿切开排脓术。病变严重造成椎管狭窄者，可行后路椎管探查术和椎体病灶清除术，后路行内固定术以维持稳定性和矫正畸形。目前认为结核感染并不是内固定术的禁忌证，多数学者推荐颈前路病灶清除植骨后可行前路钢板内固定融合术，仅有少数研究者行后路病灶清除融合术。

五、术后监测与处理

术后应严密观察呼吸。如有呼吸困难，应立即拆除缝线检查伤口并清除血肿、止血，必要时做气管切开。患者一般需卧床休息，下地活动时需颈托或支架保护，一般要维持保护 10~16 周。术后 2~3 个月复查，最好经 X 线检查，证明患者的病灶已稳定，植骨已融合，红细胞沉降率已恢复正常时，才允许去除颈托下地活动。术后应继续使用抗结核药物，并根据患者全身情况及病灶稳定程度制订合适的化学药物治疗方案和用药时间。加强营养和全身支持治疗。每 3 个月复查肝肾功能、红细胞沉降率和 X 线片以了解病灶愈合和病变稳定情况。

六、术后常见并发症的预防与处理

1. 喉上神经及喉返神经损伤　文献报告喉上神经损伤、喉返神经损伤的发生率分别为 0.33%~3.0% 和 5%。笔者的体会是术中无须刻意显露喉上神经和喉返神经，在分离过程中必须确保每次剪切的筋膜组织中无血管和神经。如遇血管需要结扎时应充分游离后方可钳夹，有时可因小血管出血影响术野清晰，此时应保持冷静，避免盲目钳夹。在分离到达椎前筋膜时钝性分离手法应保持用力适中，不可采用暴力，这样既可避免神经损伤，更可避免甲状腺血管损伤导致的术中出血及术后血肿。一部分患者术后 1 周内表现为吞咽动作不协调或轻度呛咳，由于恢复快，往往被误认为咽喉部因术中牵拉所致的水肿反应，而实际上是喉返神经或喉上神经受牵拉损伤所致。

2. 术后颈部血肿　表现为术后 48 小时内出现颈部肿胀、呼吸困难，发生前引流管引出血性液突然减少，颈部肿胀迅速加剧，短时间内即表现出呼吸困难。这种情况下需要于床边行紧急切口开放减压血肿清除术，随后进手术室行切口清创缝合术，严重时需要行气管切开术，并行呼吸机辅助呼吸。良好的预防措施是减少血肿发生率的关键，术中清晰显露和彻底止血是第一要素，应避免粗暴的钝性分离动作所致的血管断裂，关闭切口前应再次仔细检查伤口，处理可能存在的活动性出血，对于特殊体质的患者，如高血压患者，应对骨创面进行良好的止血，术后应注意控制血压，否则，术后骨创面将可能成为血肿的根源。此外，还要保证引流的通畅，一般来说采用负压引流管更为安全。

3. 颈脊髓或神经根损伤　术后患者出现脊髓或神经根损伤或刺激表现，表现为四肢肌力减退或者神经根刺激或受损引起的上肢放射性疼痛。对肢体肌力减退者行甲泼尼龙冲击治疗，其余患者常规早期脱水治疗，一般症状于3~7天后逐渐减轻，3个月后逐渐恢复。患者术后出现脊髓或神经根损伤或刺激症状，可能与术中器械的骚扰有关，手术操作过程中脊髓和神经根的损伤可导致严重后果，因此，术中动作必须轻柔，摘除死骨由浅及深，应在直视下进行，深度必须严格控制，不得超过椎体范围。

4. 术后脑脊液漏　术后24小时内伤口引流液为淡红色液体，术后第2天引流液颜色更淡，并逐渐增多，每日引流量可多达500ml。原因为术中分离或切除后纵韧带时硬膜出现小的破损。术中一旦出现小的裂口应注意防止其扩大，在吸去溢出的脑脊液后用明胶海绵或生物蛋白胶覆盖。因减压区域小，硬膜囊修补困难，故不必强行进行修补操作，以免损伤脊髓。患者术后均采取严格的颈部制动和切口局部适度加压，一般7天后脑脊液漏停止，切口愈合良好。若脑脊液漏得不到改善，7天后也可拔除引流管，伤口局部加压，一般都可愈合。

5. 切口感染　术后1~2周内出现切口感染征象者表现为切口局部红肿、疼痛，可有脓液渗出，部分患者发热、寒战。一般经加强全身抗感染治疗和局部伤口处理，可术后2周愈合；部分患者需要经抗感染治疗和清创缝合术，切口愈合。术前需要注意预防感染，基础疾病的治疗，术中严格无菌操作，注意器械消毒合格，术后根据情况及时调整抗生素，以及注意伤口，加强换药，当保守治疗无明显效果时，及时手术治疗。

6. 结核复发　是指脊柱结核术后病变治愈一年以后因某种原因导致病灶复活。复发的因素有：①结核耐药；②病灶清除不彻底；③术前活动性结核未得到较好控制；④自身营养及免疫情况差等。预防措施：施行规范长疗程的抗结核治疗，积极处理耐药菌株，选择合适的手术入路、手术方式，彻底清除病灶。对于结核复发以保守治疗为主，若治疗失败，患者身体条件允许也可再次手术。

七、临床效果评价

颈椎结核手术治疗的目的是：清除病灶，充分减压脊髓，重建颈椎的稳定性，防止或纠正颈椎畸形及保护神经功能。颈椎结核病灶清除术应包括彻底清除病灶内脓液，干酪样物质，肉芽组织，死骨、硬化骨质。颈椎结核病灶清除后可以改善局部血供，众多研究已表明颈椎结核病灶清除术能使结核药物更好地渗透到局部，从而更有利于发挥作用。结核的最终治愈有赖于抗结核药物联合、规律、长程的使用。

目前，对于颈椎结核治疗方式的选择尚存在不同观点。颈椎结核经早期诊断和及时治疗能够显著降低颈椎结核的死亡率，促进骨性融合。Arora等对保守治疗的效果给予充分肯定。然而，保守治疗并不能有效降低颈椎后凸畸形及神经症状发生率。目前观点普遍认为在合适的时机选择手术治疗，一期病灶清除术或病灶清除内固定术可即刻解除脊髓压迫，引流脓肿，重建脊柱稳定性，有效改善临床症状，减少并发症的发生。国内外多数研究显示，手术治疗较保守治疗能更好地改善神经功能、缓解颈痛症状。

颈椎结核的传统手术方法是前路病灶清除植骨融合术，但病灶清除后单纯植骨由于植骨界面缺乏可靠的稳定性，易出现植骨块移位、植骨不融合、假关节形成，而植骨块脱落也时有发生。自 1986 年 Morscher 等首次报道锁定钢板应用于颈椎前路手术以来，由于其能有效地提高固定节段的稳定性，有利于植骨融合，且有良好的组织相容性及安全性，已被广泛应用于颈椎病、颈椎骨折等的治疗。但其在颈椎结核方面的应用报道较少，主要原因是结核病灶为感染灶，对于感染病灶内应用内置物一直视为禁忌。但后来的研究发现：普通细菌可以在金属上形成一层保护膜，抵抗机体的反应和抗生素，但结核杆菌与其他细菌相比，在金属上形成保护膜的能力较差，临床试验也证明即使在金属存在的条件下，结核杆菌对抗结核药依然敏感，这为内置物的应用提供了理论依据。同时，研究发现，自体骨移植或者异体骨移植用于脊柱结核手术中的稳定性重建也取得了较好效果，并不会增加感染复发的概率。

近二十余年来，国内的众多研究者相继报道了颈椎结核单纯前路或者单纯后路或者前后路联合手术治疗颈椎结核的临床效果，疗效满意。总的来说，正规的抗结核治疗，彻底的病灶清除及早期稳定性重建是颈椎结核早期治愈的关键。手术方式可根据病变累及节段（单节段或多节段）、部位（上颈椎、下颈椎、颈胸段）及局部畸形（有无后凸畸形）等情况采取一期（或二期）病灶清除术联合不同的稳定性重建术式（前路、后路或前后联合入路）。同时，术后继续长程、规范化抗结核治疗，是取得良好疗效和避免病变复发的关键因素。

（华中科技大学同济医学院附属协和医院　陈　超）

参 考 文 献

鲍达，马远征，陈兴，等. 2010. 钛网充填异体骨植骨在颈椎结核治疗中的应用. 中华外科杂志，48（2）：112-115.

陈华江，王建喜，滕红林，等. 2014. 一期病灶清除术治疗颈椎结核. 中华骨科杂志，34（2）：149-155.

马远征，胡明，才晓军，等. 2005. 脊柱结核外科治疗的探讨. 中华骨科杂志，25（2）：68-73.

钱邦平，邱勇，王斌，等. 2010. 颈椎结核的手术适应证选择与疗效评价. 实用骨科杂志，16（1）：11-15.

Arora S, Sabat D, Maini L, et al. 2011. The results of nonoperativetreatment of craniovertebral junction tuberculosis: a review of twenty-six cases. J Bone Joint Surg Am, 93（6）: 540-547.

Byrne EH, Anahtar MN, Cohen KE, et al. 2016. Association between injectable progestin-only contraceptives and HIV acquisition and HIV target cell frequency in the female genital tract in South African women: a prospective cohort study. Lancet Infect Dis, 16（4）: 441-448.

Che Rahim MJ, Wan Ghazali WS. 2016. Psychosis secondary to tuberculosis meningitis. BMJ Case Rep, 2016: bcr2015213171.

Deepti BS, Munireddy M, Kamath S, et al. 2016. Cervical spine tuberculosis and airway compromise. Can J Anaesth, 63（6）: 768, 769.

Ganesan V, Mandal J. 2016. Primary oral tuberculosis in a patient with lepromatous leprosy: Diagnostic dilemma. Int J Mycobacteriol, 5（1）: 102-105.

Gao B, Liang A, Zhao J, et al. 2016. Neural arch tuberculosis of cervical spine causing compression of spinal cord. Spine J, 16（11）: e731, e732.

Hassanein HA, Elbadry MI. 2016. Selective immunoglobulin M deficiency in an adult with miliary tuberculosis: A clinically interesting coexistence. A case report and review of the literature. Int J Mycobacteriol, 5（1）:

106-110.

Linderot de Cardona K, De Gracia Scanapieco A, Braun PG. 2016. First results on small ruminant brucellosis and tuberculosis and caprine arthritis-encephalitis in El Salvador. Trop Anim Health Prod, 48（5）: 1083-1087.

Menge C, Köhler H, Moser I, et al. 2016. Nationwide cross-sectional study on bovine tuberculosis by intra vitam testing in Germany, 2013—2014. Transbound Emerg Dis. [Epub ahead of print]

Moon MS, Moon JL, Kim SS, et al. 2007. Treatment of tuberculosis of the cervicalspine: operative versus nonoperative. Clin Orthop Relat Res, 460: 67-77.

Moon MS. 2014. Tuberculosis of spine: current views in diagnosis and management. Asian Spine J, （1）: 97-111.

Pallavee P, Begum J, Samal SK, et al. 2016. Cervical tuberculosis: A diagnostic dilemma. J Obstet Gynaecol, 36（3）: 285, 286.

Pang Y, Zhao A, Cohen C, et al. 2016. Current status of new tuberculosis vaccine in children. Hum Vaccin Immunother, 22: 1-11.

Prieto-Egido I, González-Escalada A, García-Giganto V, et al. 2016. Design of new procedures for diagnosing prevalent diseases using a low-cost telemicroscopy system. Telemed J E Health, 22（11）: 952-959.

Sah SK, Zeng C, Li X, et al. 2016. CT features and analysis for misdiagnosis of parotid tuberculosis. Clin Imaging, 40（4）: 810-815.

Vijay V, Vaishya R. 2016. Tuberculous suprasternal notch abscess in a child. BMJ Case Rep, 2016: 10.

Xing S, Gao Y, Gao K, et al. 2016. Anterior cervical retropharyngeal debridement combined with occipital cervical fusion to upper cervical tuberculosis. Spine（Phila Pa 1976）,（2）: 104-110.

Yang YR, Zhuo MY, Yang F, et al. 2016. Nasopharyngeal tuberculosis complicated with tuberculous otomastoiditis: one case report. Zhonghua Er Bi Yan Hou Tou Jing Wai Ke Za Zhi, 51（4）: 297-299.

Zeng H, Shen X, Luo C, et al. 2015. Comparison of three surgical approaches for cervicothoracic spinal tuberculosis: a retrospective case-control study. J Orthop Surg Res, 10: 100.

Zeng H, Shen X, Luo C, et al. 2016. 360-degree cervical spinal arthrodesis for treatment of pediatric cervical spinal tuberculosis with kyphosis. BMC Musculoskelet Disord, 17（1）: 175.

Zhao J, Lian XF, Hou TS, et al. 2007. Anterior debridement and bonegrafting of spinaltuberculosis with one-stage instrumentation anteriorly or posteriorly. Int Orthop, 31（6）: 859-863.

第二十三章　胸腰椎结核

概　　论

结核性脊柱炎在公元前 3000 年的木乃伊中就有发现。公元前 450 年的希波克拉底医书中已有记载，而 1779 年 Pott 的记录最完整，故称 Pott 病。

一、发病率和疾病分布

在骨关节结核病中，脊柱受累占 50% 左右，最常受累的椎体是腰椎，而骶髂关节结核、骶椎结核和颈椎结核相对少见，但颈椎结核截瘫发生率较高。男性比女性略多见；儿童成人均可发生，以 20 ~ 30 岁青壮年多见。随着海洛因成瘾者增多，合并结核性脊柱炎的病例有增多趋势，应引起注意。

二、病理

椎体结核可分为中心型和边缘型两种。

（一）中心型椎体结核

中心型椎体结核多见于 10 岁以下的儿童，好发于胸椎。病变进展快，整个椎体被压缩成楔形。一般只侵犯一个椎体，也有穿透椎间盘而累及邻近椎体者。

（二）边缘型椎体结核

边缘型椎体结核多见于成人，腰椎为好发部位。病变局限于椎体的上下缘，很快侵犯至椎间盘及相邻的椎体。椎间盘破坏是本病的特征，因而椎间隙很窄。椎体破坏后形成的寒性脓肿可有两种表现：

1. 椎旁脓肿　脓液汇集在椎体旁，可在前方、后方或两侧。还可以向后方进入椎管内压迫脊髓和神经根。

2. 流注脓肿　椎旁脓肿积聚至一定数量后，压力增高，会穿破骨膜，沿着肌筋膜间隙向下方流动，在远离病灶的部位出现脓肿。例如，下胸椎及腰椎病变所致的椎旁脓肿穿破骨膜后，积聚在腰大肌鞘内，形成腰大肌脓肿。浅层腰大肌脓肿位于腰大肌前方的筋膜下，它向下流动积聚在髂窝内，成为髂窝脓肿。腰大肌脓肿还可以沿腰大肌流窜至股骨小转子处，成为腹股沟处深部脓肿。它还能绕过股骨上端的后方，出现在大腿外侧，甚至沿阔筋膜下流至膝上部位（图23-1）。

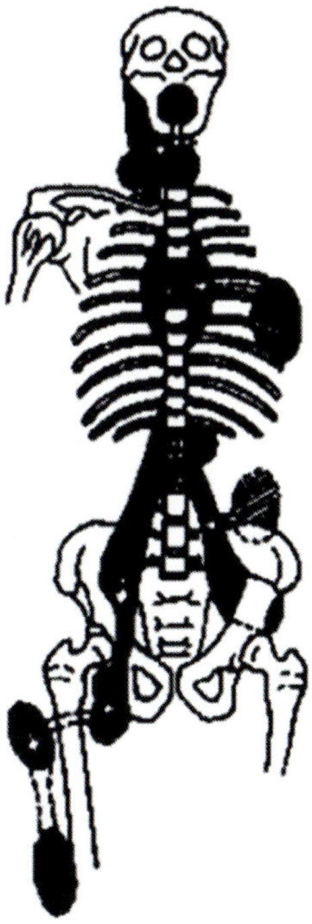

三、临床表现

典型的临床表现为病变部位疼痛和体重下降，不适，盗汗等。体格检查：局部压痛，肌痉挛和脊柱活动受限；可伴有脊柱畸形和神经系统障碍。有时以截瘫、后凸畸形、窦道为主诉。

疼痛部位与疾病的位置一致，常见胸椎，其次腰椎、颈椎、骶椎少见。有些患者可伴有椎旁脓肿、腹股沟和臀部脓肿。10%~47%的患者在疾病的过程中出现截瘫。而在胸椎和颈椎发病时，截瘫发生率更高。

颈椎结核除有颈部疼痛外，还有上肢麻木等神经根受刺激的表现，咳嗽、喷嚏时会使疼痛与麻木加重。神经根受压时则疼痛剧烈。如果疼痛明显，患者常用双手撑住下颌，头前倾，颈部缩短，姿势十分典型。有咽后壁脓肿者妨碍呼吸与吞咽，睡眠时有鼾声。后期可在颈侧摸到冷脓肿所致的颈部肿块。

图 23-1　脊柱结核寒性脓肿流注途径

胸椎结核有背痛症状，必须注意，下胸椎病变的疼痛有时表现为腰骶部疼痛。脊柱后凸十分常见，粗心的家长直至偶然发现患儿有胸椎后凸畸形才来就诊。

腰椎结核患者在站立与行走时，往往用双手托住腰部、头及躯干，向后倾，使重心后移，尽量减轻体重对病变椎体的压力。患者从地上拾物时，不能弯腰，需挺腰屈膝屈髋下蹲才能取物，称拾物试验阳性。

另一检查方法为患儿俯卧，检查者用双手提起患儿双足，将两下肢及骨盆轻轻上提，如有腰椎病变，由于痉挛，腰部保持僵直，生理前凸消失。

后期患者有腰大肌脓肿形成，可在腰三角、髂窝或腹股沟处看到或摸到脓肿。腰椎结核者脊柱后凸通常不严重，沿着骶棘肌两侧，用手指顺序按摩，亦能发觉轻度后凸畸形。少数患者发现寒性脓肿才来就诊。

四、影像学检查

X线平片：早期表现为骨质变薄。随着椎间盘周围的病变发展，可出现骨破坏，椎间隙变窄，与化脓性脊柱炎相似。前方椎体多个节段受累，椎体被侵蚀为扇贝状。中央型的病变与肿瘤类似，表现为中央变薄和骨质破坏，接着出现椎体塌陷。脊柱生理弧度出现改变，可呈后凸或侧凸畸形。偶尔可见腰大肌内脓肿吸收后残留的钙化表现。

同位素扫描通常对结核感染诊断帮助不大，锝扫描35%为阴性，而镓扫描阴性可达70%。

CT 检查对了解软组织病灶的界线，以及证实骨质破坏的程度有帮助（图 23-2）。MRI 应列为首选的检查，不仅显示骨和软组织的病变，同时可行多个切面的检查（图 23-3）。由于椎间盘对结核的反应较迟，有时 MRI 可显示正常信号的椎间盘。在形态学上 MRI 显示的变化在结核感染和化脓性感染是不同的。但其 T_1、T_2 信号与化脓性感染较相似。增强的 MRI 可以区别脓肿与肉芽组织，如果仅在周围有增强影的团块通常提示脓肿，而整个团块均增强却是肉芽肿的表现。

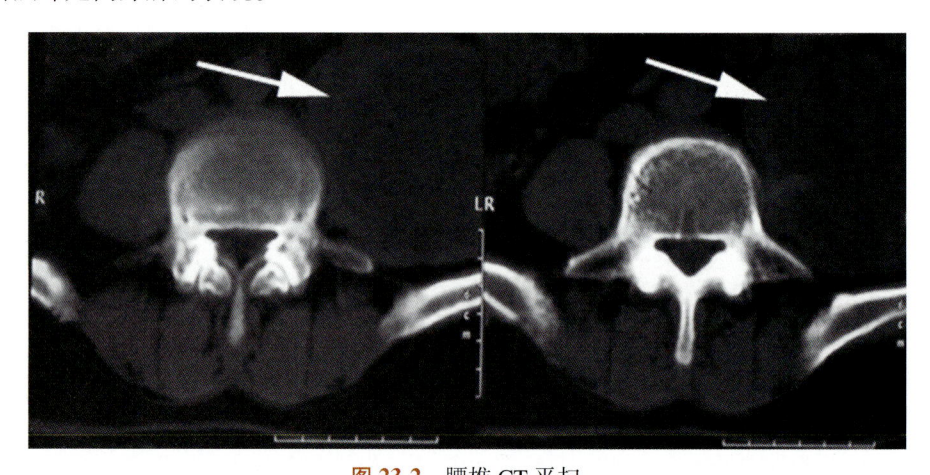

图 23-2　腰椎 CT 平扫

可见与对侧相比，左侧椎旁腰大肌（箭头所示）明显肿胀，其内低密度区为结核脓肿

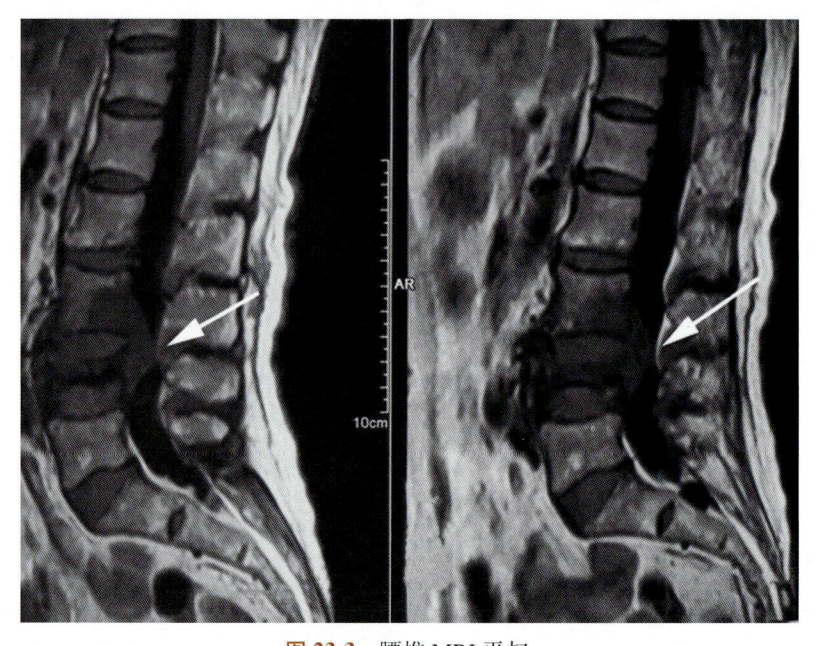

图 23-3　腰椎 MRI 平扫

可见 L_4 椎体破坏，结核病灶向后凸入椎管内，椎间盘信号变化不明显

五、诊断

根据上述临床表现及影像学检查，结合患者红细胞沉降率增快，阳性的结核菌素皮试或同时伴有泌尿系统的结核感染，晨尿培养阳性，应考虑本病的诊断。在急性肺结核患者，痰标本或胃洗液找抗酸杆菌可能为阳性，对诊断有帮助，但确诊需做椎体病灶或软组织的活检。由于椎体病变通常为溶骨性的，可伴有椎旁脓肿，CT引导下的细针穿刺活检在诊断方面非常有效。皮下脓肿穿刺若能发现病原菌，可不必做脊柱活检。

六、鉴别诊断

本病必须与以下疾病鉴别。

（一）强直性脊柱炎

强直性脊柱炎多数有骶髂关节炎症，症状以后背疼痛为主。X线检查无骨破坏与死骨，胸椎受累后会出现胸廓扩张受限等临床表现，血清HLA-B27多数为阳性。

（二）化脓性脊柱炎

化脓性脊柱炎发病急，有高热及明显疼痛，发展很快，疼痛及脊柱活动明显受限，早期血培养可检出致病菌。X线表现进展快，其特征性X线表现可作鉴别。

（三）腰椎间盘突出

腰椎间盘突出无全身症状，青壮年多见，以下肢神经根受压症状为主，红细胞沉降率正常。X线片上无骨质破坏，CT、MRI可确诊椎间盘髓核突出。

（四）脊柱肿瘤

脊柱肿瘤多见于老人，疼痛逐日加重，X线片可见骨破坏，后期可累及椎弓根，椎间隙正常，通常无椎旁软组织影。

（五）嗜酸性肉芽肿

嗜酸性肉芽肿多见于胸椎，以12岁以下儿童多见。整个椎体均匀性压扁成线条状，上下椎间隙正常，没有发热等全身症状。

（六）先天性脊柱侧凸

先天性脊柱侧凸多见于青少年，多由半椎体畸形或先天性椎体融合等因素造成，可出现程度不一的脊柱畸形，但没有发热等全身症状。

（七）退行性脊椎骨关节病

退行性脊椎骨关节病为老年性疾病，椎间隙变窄，邻近的上下关节突增生、硬化，没有骨质破坏与全身症状。

七、治疗

目标是根除病灶、治疗神经功能障碍和防止脊柱畸形。抗结核药物治疗在脊柱结核治疗过程中起主导作用,标准治疗是联合使用异烟肼、利福平、吡嗪酰胺,用或者不用乙胺丁醇。但药物治疗不能解决结核造成的骨质破坏、畸形、神经损害,持续的活动性感染或附件受累等。因此,手术治疗在脊柱结核中起着重要作用。胸椎及腰椎椎体结核主要的手术方式有:病灶清除术、前路植骨融合术、脊柱前路或后路内固定术。手术者应根据脊柱结核的发病部位、病变进展情况、椎体破坏及神经压迫状态,脊柱稳定性,结合患者生理状态,选择合适的手术方式及手术时机。

第一节 胸椎结核病灶清除术

一、适应证

1. 适用于 $T_4 \sim T_{11}$ 椎体结核。
2. 脊髓或神经根受压。
3. 椎管内结核肉芽肿。
4. 多椎体破坏,尤其是儿童发育期前,应清除病灶,植骨融合预防后凸畸形。
5. 抗结核药物效果差,大脓肿持续存在或窦道经久不愈。
6. 穿刺活检无法确诊者。

二、禁忌证

1. 病变初起,全身中毒症状严重。
2. 持续发热38.5℃以上。
3. 脓肿正在扩大。
4. 心、肺、脑、肝、肾功能等全身生理状态不能耐受手术者。

三、术前准备

1. 除一般手术的常规准备外,术前应标准抗结核治疗3~4周,体温低于37.5℃,红细胞沉降率低于40mm/h。改善营养,纠正贫血,必要时少量多次输血。
2. 麻醉 由于手术时有胸膜破裂可能,为了控制呼吸,最好选择气管内插管全身麻醉。
3. 术前30分钟预防性使用第三代头孢菌素。

四、手术要点、难点及对策

（一）经肋骨横突切除途径进行病灶清除

此法适用于任何部位的胸椎结核，不会导致胸腔感染，对心肺功能影响小。但显露不够直接和充分，手术中注意胸膜破裂可能。

患者侧卧位，术侧在上，以病椎为中心，距棘突二横指做纵行切口，长度包括两端各一个健康椎体。根据术中定位，找出病椎横突，剥离附着其上的肌肉、切开肋横突关节囊及韧带，咬骨钳咬掉大部分横突（12岁以下儿童不宜切除横突，以免产生脊柱侧凸）。

骨膜下分离肋骨，将肋骨床与胸膜轻轻推开，先用肋骨剪刀切除肋骨结节和肋骨角之间一段肋骨，然后用持骨钳或Kocher钳夹住肋骨颈部，边旋转边剥离肋骨头周围的韧带，取出肋骨头颈部。这时可能会有脓液溢出，立即用吸引器吸出。可以根据需要用同样的方法去除上方或者下方的肋骨横突。

在近脊柱侧，游离肋间血管神经束，结扎血管，切断血管神经束。紧贴椎体前方，用骨膜剥离器逐步推开增厚胸膜，并用深拉钩牵开，充分显露椎体。

彻底清除病灶，为了便于清除椎体对侧病灶，可以将椎体前缘凿掉一部分，使用各种型号弯刮匙清除各种病变组织。盐水反复冲洗。软组织和骨组织均进行组织活检，微生物培养和药敏试验。

然后可根据术前计划和术中需要，一期或二期做椎间植骨，前路或后路内固定术。

（二）经胸腔进行病灶清除

此法适用于T_4~T_{11}范围内椎体结核，直视下操作，显露充分，但开胸对心肺功能影响大。适用于椎体前缘破坏多、脊髓有压迫或椎旁脓肿破入胸腔者。

患者侧卧位，可以切除5~9肋骨中任何一根，最好切除病变椎体上一根肋骨，皮肤切口沿拟切除肋骨走行，起自腋前线至椎旁肌外缘。游离肋骨切除后切开肋骨床和胸膜，开胸器扩大切口，用生理盐水纱布保护肺组织，深拉钩拉向中线，显露椎旁脓肿。

切开壁层胸膜，游离结扎椎旁肋间血管，切开脓肿，彻底清除病灶。截瘫患者，用长弯细刮匙骚刮出病灶间隙后，再深入椎体后方，清除硬膜前的肉芽组织及死骨。盐水反复冲洗。软组织和骨组织均进行组织活检，微生物培养和药敏。

然后可根据术前计划和术中需要，一期或二期做椎间植骨，前路或后路内固定术。

关闭胸腔前做胸腔闭式引流。

（三）经胸廓胸膜外病灶清除术

此法适用于T_4~T_{11}范围内椎体结核，优点：既能充分显露，又无须开胸；缺点：容易导致胸膜破裂。

手术麻醉、体位、切口与经胸手术一致。手术要点及难点：防止胸膜破裂。切除肋骨切开肋骨床后，仔细将胸膜壁层与胸壁分离，上下达三个肋间隙，内侧过脊柱中线。

彻底清除病灶，软组织和骨组织均进行组织活检，微生物培养和药敏试验。然后可根据术前计划和术中需要，一期或二期做椎间植骨，前路或后路内固定术。

（四）胸腔镜下胸椎结核病灶清除

胸腔镜是一种新的治疗脊柱结核的方法，适用于：无脊柱不稳定、无畸形、无神经压迫症状者，可用于椎旁脓肿引流、取材活检培养、简单病灶刮除和植骨。

五、术后监测与处理

1. 术后密切注意心肺功能，胸腔引流情况，观察有无液气胸及血胸情况发生，必要时胸腔闭式引流。若出现肺水肿，呼吸功能障碍，可考虑正压通气。
2. 注意双下肢感觉运动情况，原有神经功能障碍者，截瘫平面的变化。若确定为血肿或植骨材料压迫，及时清创。
3. 继续规范化抗结核治疗，根据培养结果调整抗结核药物。
4. 术后根据伤口情况，使用抗生素 5～7 天。
5. 继续改善全身营养状态，必要时少量多次输血。
6. 根据是否植骨融合或者内固定及其可靠程度，确定卧床时间。

六、术后常见并发症的预防与处理

1. 伤口混合感染　是常见并发症之一。术前术后改善患者营养状态，必要时少量多次输血，纠正贫血，对于有慢性窦道患者，术前使用敏感抗生素 3～5 天。感染一旦发生，要及时清创引流，使用敏感抗生素。
2. 结核进行性发展，植骨吸收　术前规范抗结核治疗 3～4 周，待全身状态好转后手术，术中清创彻底，术后根据培养结果，全程规范化继续抗结核治疗，改善营养状态。一旦发生，积极寻找可能的原因，调整抗结核药物，必要时再次病灶清除。
3. 融合失败，脊柱畸形　植骨充分，可选用"髂骨三面骨皮质植骨"，辅助前路或后路脊柱内固定。根据是否植骨融合或者内固定，以及其可靠程度，确定下地活动时间。一旦发生，根据畸形程度，以及神经功能状态，确定翻修方式。

七、临床效果评价

胸椎结核可以导致骨质破坏、脓肿形成、畸形甚至截瘫，是骨结核中最危险的一种。抗结核治疗是脊椎结核主要的治疗方法，一般建议三联或四联（异烟肼、利福平、吡嗪酰胺，用或者不用乙胺丁醇）6～12 个月，对于慢性反应者，三联化学药物治疗 18 个月。

脊柱结核的手术适应证为神经功能损害、脊柱不稳、畸形、感染灶持续存在。目前没有证据证明脊柱内固定物的存在妨碍感染愈合。而且内固定的存在可以增强脊柱稳定性，促进感染的消退。

胸椎结核病灶清除后可以选择一期前路植骨融合内固定，分期的前后路联合手术适用于多发部位椎体结核，或者前路减压不彻底者。

专业的手术团队，选择合适的患者及手术方式，术后规范全程的抗结核治疗，使脊柱结核的预后有了明显改善。

第二节　胸腰段椎体结核病灶清除术

一、适应证

1. 适用于 T_{11} ~ L_2 椎体结核。
2. 脊髓或神经根受压。
3. 椎管内结核肉芽肿。
4. 多椎体破坏，尤其是儿童发育期前，应清除病灶，植骨融合预防后凸畸形。
5. 抗结核药物效果差，大脓肿持续存在或窦道经久不愈。
6. 胸腰段应力大，一般需要植骨融合内固定。

二、禁忌证

1. 病变初起，全身中毒症状严重。
2. 持续发热 38.5℃以上。
3. 脓肿正在扩大。
4. 心、肺、脑、肝、肾功能等全身生理状态不能耐受手术者。

三、术前准备

1. 除一般手术的常规准备外，术前应标准抗结核治疗 3 ~ 4 周，体温低于 37.5℃，红细胞沉降率低于 40mm/h。改善营养，纠正贫血，必要时少量多次输血。
2. 麻醉：由于手术时有胸膜破裂可能，为了控制呼吸，最好选择气管内插管全身麻醉。
3. 术前 30 分钟预防性使用第三代头孢菌素。

四、手术要点、难点及对策

1. 胸腰段结核常常同时伴有椎旁脓肿和腰大肌脓肿，手术途径应该通过胸腰两部分，胸腰联合切口（摘肾切口）。全身麻醉，侧卧位，倒八字切口根据病灶位置、范围及腰大肌脓肿大小而调整。
2. 切口上部切除横突及部分第 11 肋骨、全部第 12 肋骨，处理肋间血管神经，显露 T_{11}、T_{12} 椎体和膈肌脚。切口下部切开三层腹肌，将肾脏输尿管、腹膜及腹内容物推向中线，显示腰大肌脓肿，推开胸膜反折部在膈肌上的附着，切断膈肌脚，切口会师。

3. 彻底清除病灶，胸椎病灶容易寻找，腰椎病灶有的与脓肿相通，有的不直接相通，比较难找。对侧有脓肿者，可于对侧另做切口清除，否则一个月后再进行对侧清除。软组织和骨组织均进行组织活检，微生物培养和药敏试验。

4. 胸腰段脊柱活动度大，病灶清除后不稳定，争取一期做椎间植骨，后路内固定术。

五、术后监测与处理

1. 术后密切注意心肺功能，观察有无液气胸及血胸情况发生，必要时胸腔闭式引流。若出现肺水肿，呼吸功能障碍，可考虑正压通气。

2. 观察泌尿系统症状及腹部体征。若出现血尿考虑输尿管损伤，腹膜刺激征则考虑腹膜破裂。

3. 注意双下肢感觉运动情况，原有神经功能障碍者，截瘫平面的变化。若确定是血肿或植骨材料压迫，应及时清创。

4. 继续规范化抗结核治疗，根据培养结果调整抗结核药物。

5. 术后根据伤口情况，使用抗生素 5~7 天。

6. 继续改善全身营养状态，必要时少量多次输血。

7. 根据是否植骨融合或者内固定及其可靠程度，确定卧床时间。

六、术后常见并发症的预防与处理

1. **伤口混合感染** 是常见并发症之一。术前术后改善患者营养状态，必要时少量多次输血，纠正贫血，对于有慢性窦道患者，术前使用敏感抗生素 3~5 天。感染一旦发生，要及时清创引流，使用敏感抗生素。

2. **结核进行性发展，植骨吸收** 术前规范抗结核治疗 3~4 周，待全身状态好转后手术，术中清创彻底，术后根据培养结果，全程规范化继续抗结核治疗，改善营养状态。一旦发生，积极寻找可能的原因，调整抗结核药物，必要时再次病灶清除。

3. **融合失败，脊柱畸形** 植骨充分，可选用"髂骨三面骨皮质植骨"，辅助前路或后路脊柱内固定。根据是否植骨融合或者内固定，以及其可靠程度，确定下地活动时间。一旦发生，根据畸形程度，以及神经功能状态，确定翻修方式。

七、临床效果评价

胸腰段活动度大，结核可以导致骨质破坏、脓肿形成、畸形甚至截瘫，是骨结核中最危险的一种。抗结核治疗是脊椎结核主要的治疗方法，一般建议三联或四联(异烟肼、利福平、吡嗪酰胺，用或者不用乙胺丁醇)6~12 个月，对于慢性反应者，三联化学药物治疗 18 个月。

脊柱结核的手术适应证为神经功能损害、脊柱不稳、畸形、感染灶持续存在。目前没有证据证明脊柱内固定物的存在妨碍感染愈合。而且内固定的存在可以增强脊柱稳定性，促进感染的消退。

胸腰段椎体结核病灶清除后争取一期前路植骨融合后路内固定，分期的前后路联合手术适用于多发部位椎体结核，或者前路减压不彻底者。

专业的手术团队，选择合适的患者及手术方式，术后规范全程的抗结核治疗，使脊柱结核的预后有了明显改善。

第三节　腰椎结核病灶清除术

一、适应证

1. 适用于 $L_3 \sim L_5$ 椎体结核。
2. 硬膜或马尾神经根受压。
3. 椎管内结核肉芽肿。
4. 抗结核药物效果差，大脓肿持续存在或窦道经久不愈。

二、禁忌证

1. 病变初起，全身中毒症状严重。
2. 持续发热 38.5℃以上。
3. 脓肿正在扩大。
4. 心、肺、脑、肝、肾功能等全身生理状态不能耐受手术者。

三、术前准备

1. 除一般手术的常规准备外，术前应标准抗结核治疗 3~4 周，体温低于 37.5℃，红细胞沉降率低于 40mm/h。改善营养，纠正贫血，必要时少量多次输血。
2. 麻醉　连续硬膜外麻醉或全身麻醉。
3. 术前 30 分钟预防性使用第三代头孢菌素。

四、手术要点、难点及对策

1. 采用经腹膜外途径。侧卧位稍后仰，腰下垫枕，使腰部张开。从第 12 肋末端向耻骨联合做斜行切口，将腹膜及内容物推向中线，即可显露病椎。如显露左侧，可见腹主动脉，右侧可见下腔静脉。输尿管紧贴腹膜走行。操作轻柔仔细，防止误伤。
2. 在脓肿壁上沿腰大肌走行方向切一小口，吸出脓液后，再用手指钝性分离，扩大切口。
3. 彻底清除病灶，切除窦道，腰椎病灶有的与脓肿相通，有的不直接相通，比较难找。

软组织和骨组织均进行组织活检，微生物培养和药敏试验。

4. 一期做椎间植骨，后路内固定术。

五、术后监测与处理

1. 观察泌尿系统症状及腹部体征。若出现血尿考虑输尿管损伤，腹膜刺激征则考虑腹膜破裂。

2. 注意双下肢感觉运动情况，新的神经根损伤症状体征。若确定为血肿或植骨材料压迫，及时减压。

3. 继续规范化抗结核治疗，根据培养结果调整抗结核药物。

4. 术后根据伤口情况，使用抗生素 5~7 天。

5. 继续改善全身营养状态，必要时少量多次输血。

6. 根据植骨融合或者内固定可靠程度，确定卧床时间。

六、术后常见并发症的预防与处理

1. 伤口混合感染　是常见并发症之一。术前术后改善患者营养状态，必要时少量多次输血，纠正贫血，有慢性窦道患者，术前使用敏感抗生素 3~5 天。感染一旦发生，要及时清创引流，使用敏感抗生素。

2. 结核进行性发展，植骨吸收　术前规范抗结核治疗 3~4 周，待全身状态好转后手术，术中清创彻底，术后根据培养结果，全程规范化继续抗结核治疗，改善营养状态。一旦发生，积极寻找可能的原因，调整抗结核药物，必要时再次病灶清除。

3. 融合失败，脊柱畸形　植骨充分，可选用"髂骨三面骨皮质植骨"，辅助后路脊柱内固定。按植骨融合内固定可靠程度，确定下地活动时间。一旦发生，根据畸形程度，以及神经功能状态，确定翻修方式。

七、临床效果评价

腰椎结核是最常见脊柱结核，结核可以导致骨质破坏、脓肿形成、畸形及马尾神经损伤。抗结核治疗是脊椎结核主要的治疗方法，一般建议三联或四联（异烟肼、利福平、吡嗪酰胺、用或者不用乙胺丁醇）6~12 个月，对于慢性反应者，三联化学药物治疗 18 个月。

脊柱结核的手术适应证为神经功能损害、脊柱不稳、畸形、感染灶持续存在。目前没有证据证明脊柱内固定物的存在妨碍感染愈合。而且内固定的存在可以增强脊柱稳定性，促进感染的消退。

腰段椎体结核病灶清除后可以选择一期前路植骨融合后路内固定，分期的前后路联合手术适用于多发部位椎体结核。

专业的手术团队，选择合适的患者及手术方式，术后规范全程的抗结核治疗，使脊柱结核的预后有了明显改善。

(华中科技大学同济医学院附属协和医院　肖宝钧　韩艳久)

参 考 文 献

Abdeen K. 2016. Efficacy of titanium mesh cages for anterior column reconstruction after thoracolumbar corpectomy. Asian Spine J, 10（1）: 85-92.

Cheng Z, Wang J, Zheng Q, et al. 2015. Anterolateral radical debridement and interbody bone grafting combined with transpedicle fixation in the treatment of thoracolumbar spinal tuberculosis. Medicine (Baltimore), 94（14）: e721.

Gao Z, Wang M, Zhu W, et al. 2015. Tuberculosis of ultralong segmental thoracic and lumbar vertebrae treated by posterior fixation and cleaning of the infection center through a cross-window. Spine J, 15（1）: 71-78.

Hong-Qi Z, Yong C, Jia H, et al. 2015. Modified pedicle subtraction osteotomies (mPSO) for thoracolumbar post-tubercular kyphosis in pediatric patients: retrospective clinical cases and review of the literature. Childs Nerv Syst, 31（8）: 1347-1354.

Muheremu A, Niu X, Wu Z, et al. 2015. Study on anterior and posterior approaches for spinal tuberculosis: a meta-analysis. Eur J Orthop Surg Traumatol, 25 Suppl 1: S69-76.

Ren HL, Jiang JM, Wang JX, et al. 2016. Is duration of preoperative anti-tuberculosis treatment a risk factor for postoperative relapse or non-healing of spinal tuberculosis? Eur Spine J, 2016: 1-9.

Shen X, Huang X, Xiao S, et al. 2015. Surgical treatment of selected patients with multilevel contiguous thoracolumbar spinal tuberculosis by only posterior instrumentation without any bone fusion. Int J Clin Exp Med, 8（10）: 18611-18619.

Shi J, Tang X, Xu Y, et al. 2014. Single-stage internal fixation for thoracolumbar spinal tuberculosis using 4 different surgical approaches. J Spinal Disord Tech, 27（7）: E247-257.

Singh R, Magu NK. 2015. Evaluation of the behavior of spinal deformities in tuberculosis of the spine in adults. Asian Spine J, 9（5）: 741-747.

Sudprasert W, Piyapromdee U, Lewsirirat S. 2015. Neurological recovery determined by C-reactive protein, erythrocyte sedimentation rate and two different posterior decompressive surgical procedures: a retrospective clinical study of patients with spinal tuberculosis. J Med Assoc Thai, 98（10）: 993-1000.

Tosun B, Erdemir C, Yonga O, et al. 2014. Surgical treatment of thoracolumbartuberculosis: a retrospective analysis of autogenous grafting versus expandable cages. Eur Spine J, 23（11）: 2299-2306.

Yan YQ, Xia ML, Dai JP, et al. 2015. Treatment of thoracolumbar spinal tuberculosis with single posterior debridement, bone grafting, internal fixation and local chemotherapy. Zhongguo Gu Shang, 28（4）: 323-326.

Yin XH, Zhou ZH, Yu HG, et al. 2015. Comparison between the antero-posterior and posterior only approaches for treating thoracolumbar tuberculosis ($T_{10} \sim L_2$) with kyphosis in children: a minimum 3-year follow-up. Childs Nerv Syst, 32（1）: 1-7.

Zhang H, Zeng K, Yin X, et al. 2015. Debridement, internal fixation, and reconstruction using titanium mesh for the surgical treatment of thoracic and lumbar spinal tuberculosis via a posterior-only approach: a 4-year follow-up of 28 patients. J Orthop Surg Res, 10（1）: 150.

Zhou T, Li C, Liu B, et al. 2015. Analysis of 17 cases of posterior vertebral column resection in treating thoracolumbar spinal tuberculous angular kyphosis. J Orthop Surg Res, 10: 64.

第二十四章 脊柱感染

概论

一、化脓性脊椎炎

化脓性脊椎炎比较少见。临床上有两种类型,一种为椎体化脓性骨髓炎,另一种为椎间隙感染。

(一)椎体化脓性骨髓炎

椎体化脓性骨髓炎的致病菌以金黄色葡萄球菌最为多见。病原菌进入脊椎的途径有三种:①通过血液途径播散,先有皮肤及黏膜化脓性感染病灶,经血液途径播散;②邻近脊椎的软组织感染直接侵犯;③经淋巴引流蔓延至椎体。

本病多见于成人,以腰椎最为常见,其次为胸椎,颈椎发病少见。病变多数局限于椎体,向椎间盘与上下椎体扩散,偶有向椎弓扩散侵入椎管内的。大多数病例则形成椎旁脓肿,在腰椎多为腰大肌脓肿,在上颈椎则为咽后壁脓肿。病变发展迅速,并有硬化骨形成,彼此融合成骨桥,甚至出现椎体间融合。

起病常急骤,有畏寒、寒战及高热,毒血症症状明显。腰背痛或颈肩痛明显,卧床不起,不能翻身或转颈。椎旁肌肉痉挛明显,并有叩击痛。大型腰大肌脓肿可在股部触及。

治疗上必须使用足量有效的抗生素,血培养可以帮助检出致病菌与挑选合适的抗生素。椎旁有炎性脓肿或椎体有明显破坏必须手术。绝对卧床可以缓解疼痛并有利于组织的修复。

(二)椎间隙感染

椎间隙感染的致病菌以金黄色葡萄球菌与白色葡萄球菌最为常见。细菌进入椎间隙的途径有两种:①经手术器械的污染直接带入椎间隙,如椎间盘手术后感染;②经血液途径播散,皮肤黏膜或泌尿道感染都可以经血液播散至椎间盘内。以泌尿道感染最为常见,细菌来自脊椎静脉丛的反流。

因手术污染所致的椎间隙感染的起病或急骤,或缓慢。由溶血性金黄色葡萄球菌所致的感染往往起病急骤,有寒战与高热,腰背痛加剧,并有明显的神经根刺激症状,患者因剧烈疼痛而不敢翻身，轻微的震动都可以触发抽搐状疼痛而大叫。体征则有腰部肌痉挛与压痛，活动障碍，原有的神经根刺激体征都加重，做直腿抬高试验时甚至足跟难以离开床面，而患者往往因疼痛剧烈而拒绝做任何检查。由毒性较低的细菌，如白色葡萄球菌所致的感染则起病缓慢，全身症状与体征都比较轻，病程趋向于慢性。

血源性椎间隙感染一般见于年轻成人，儿童则比较少见，腰椎的发病率较高。一般起病缓慢，有发热、食欲缺乏等症状，腰椎病变者都有腰背痛与坐骨神经痛。体征则有压痛，腰肌痉挛和活动障碍，经过石膏、抗生素治疗后症状可缓解，一旦活动过多或停止治疗症状又加重。病程趋向慢性。在发热期白细胞计数增高，但红细胞沉降率持续增快提示病变仍处于活动期。

椎间隙感染的 X 线表现：早期 X 线检查往往无异常发现。至少在 1 个月后才出现椎体内虫蚀状破坏，一旦出现 X 线征象，发展迅速，向邻近椎体蔓延，可见椎旁脓肿。经过治疗后约 1/2 病例病变局限于椎间盘内，另 1/2 病变炎症扩散至邻近椎体，后期表现为出现骨桥，极为硬化，但很少有骨性融合。MRI 检查可以发现椎体内破坏灶有硬化骨形成（图 24-1）。

治疗以非手术疗法为主，选用足量抗生素与全身支持疗法。由于诊断往往迟延，特别是血源性椎间隙感染诊断不易，使局部组织粘连明显，手术操作困难，并发症多，因此手术仅适用于：①神经症状进行性加重；②骨质破坏明显，脊柱畸形及不稳定；③有较大脓肿形成；④感染复发；⑤保守治疗无效。手术可行病变椎间盘切除，椎管及神经根周围减压并同时做病变椎体植骨融合内固定（图 24-2）。因手术难度较大，手术者必须具备丰富的临床经验。

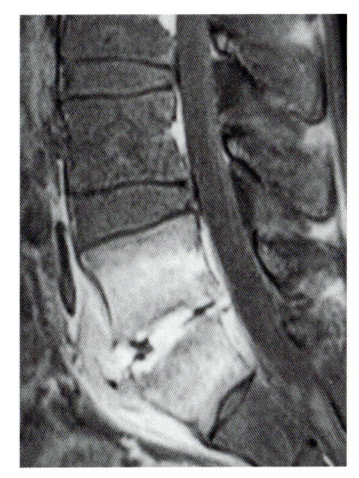

图 24-1 化脓性脊椎炎 MRI
椎体内破坏灶有硬化骨形成

二、脓性椎间盘炎

脓性椎间盘炎简称椎间盘炎，指椎间盘及相邻软骨板的感染性病变。以腰椎发病最多，占 74%；胸椎次之，占 13.2%；颈椎最少，占 2.8%；且绝大部分为一个椎间盘感染。根据发病过程，脓性椎间盘炎分为原发性和继发性两型。原发性脓性椎间盘炎临床少见，多发生于儿童，大部分由血行感染所致，年龄由 11 个月至 14 岁不等，男女之比约为 1.4：1。继发性脓性椎间盘炎多继发于椎管穿刺、造影、手术及其他侵袭性操作或邻近软组织感染病灶的扩散。

（一）病因病理学

脓性椎间盘炎是发生于椎间盘的一种感染性疾病。椎间盘由纤维环、髓核及软骨板组成，纤维环为其周边部的纤维软骨组织，质地坚韧、致密而富有弹性。椎间盘感染后由于受纤维环的约束不易向周围扩散，而侵蚀上、下椎体的骨缘，使椎体的上、下缘骨质破坏。椎

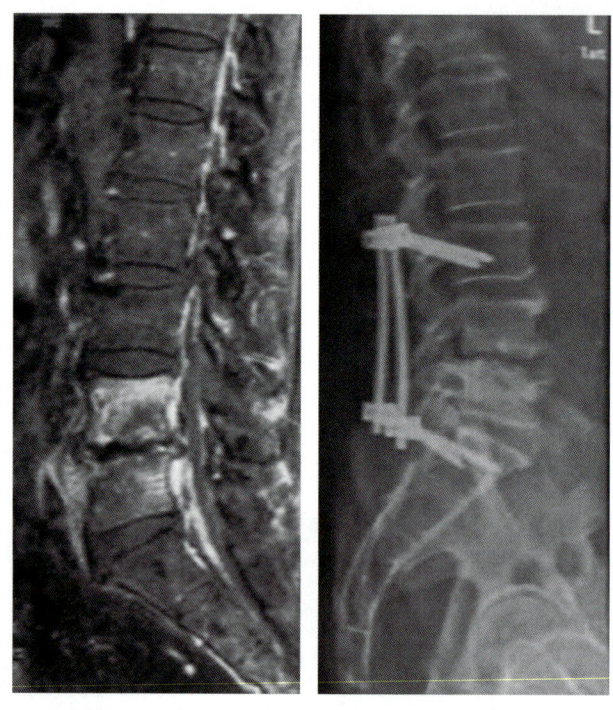

图 24-2 男性，76 岁，$L_4 \sim L_5$ 脊柱感染行椎体植骨融合内固定术

间盘的血液供应较差，随年龄增大而逐年减少，血管口径变细，一般在 13 岁以后已无血管穿入深层，因而抗感染能力较弱，椎间盘的修复能力也相对较弱。有许多细菌可致感染，常见的有金黄色葡萄球菌，其次是表皮葡萄球菌，吸毒患者常见的感染细菌为铜绿假单胞菌。脊柱手术是继发性感染最多见的因素，呼吸道与皮肤感染较少发生血源性感染，流产后与产后感染也可能是发生感染的一种原因。良好免疫反应的患者完全可以不经过治疗而克服感染。侵入菌种的毒性和程度不同，其病理改变可轻重不一。毒性较强的金黄色葡萄球菌，由于可分泌一种溶解软骨的溶软骨酶而致使局部组织被吞噬，并迅速引起椎间隙的狭窄及骨性融合。归纳起来，感染主要有以下几种方式。

1. 入侵式感染　多因各种操作，如腰椎穿刺、脊柱手术或脊髓造影等，将细菌带入椎间隙，金黄色葡萄球菌最为多见，其他如溶血性链球菌、肺炎双球菌及白色葡萄球菌等亦可遇到。国外统计椎间盘造影的感染率约为 0.1%，普通手术后感染率为 0.1%～2.8%。

2. 血源性感染　主要见于儿童全身败血症继发脓性椎间盘炎。以腰椎最多，约占 80%，菌种多为革兰氏阴性菌。也可是全身某处病灶，如中耳炎、疖疮、毛囊炎等通过血循环而抵达脊柱。

3. 局部感染蔓延　除脓性脊柱炎伴发椎间盘炎外，一般情况较为少见。也可因椎旁化脓性炎症（椎旁脓肿等）由外向内侵蚀达椎体、椎间盘，还可因盆腔内炎症或泌尿生殖系统炎症通过盆腔静脉而达脊椎上静脉或静脉窦形成感染。

（二）临床表现及诊断

患者症状轻重取决于感染途径、年龄、全身状态、菌种毒力和其他因素，因此对每一个患者均应全面考虑。

1. 全身症状　除一般炎症性全身反应外，血源性者多起于菌血症和败血症，因此常伴有高热、寒战、甚至昏迷等严重中毒症状。起病多在术后第 2~3 天，患者体温突然升高，多超过 38.5℃，一般持续 1~2 周。严重感染者体温可骤升至 40℃。外伤性或入侵式者全身症状多较轻。局部蔓延者，视原发灶情况而轻重不一。

2. 局部症状　血源性者早期局部症状与体征多不明显，主要是因为炎性病变尚未完全局限，加之全身反应剧烈而易掩盖局部症状，要详细询问，全面仔细检查。入侵式者局部症状与体征均较重，多有手术病史，先有原有症状的减轻，后多在术后 2~5 天开始发病，迟发者较少。体温升高同时，局部椎间节段疼痛加剧，且呈跳痛状，夜晚加剧。主要表现为：

（1）腰背痛：多主诉腰背痛，尤以活动时为甚。伴有椎管内感染时，则可出现双下肢放射痛或其他根性症状。表现为突发性、剧烈性疼痛，症状在转身，周围环境刺激及夜间尤为明显。疼痛可向骶尾部、髋关节、腹股沟区、上腹部放射。

（2）叩痛：多早期出现，直接叩击病变椎体棘突有明显疼痛，主要由于炎性椎间隙受振动所致。

（3）活动受限：亦为早期出现的症状，严重者甚至在床上翻身活动也感疼痛，惧怕翻身，由于炎症刺激窦椎神经，反射性引起腰背部肌肉痉挛，导致生理弯曲减小，常见拾物试验及下肢卷曲试验阳性。体格检查常有双侧椎旁肌痉挛，脊柱活动障碍。

（三）实验室检查

主要观察白细胞、红细胞沉降率、C 反应蛋白的改变。一般白细胞升高明显者仅占 46%，红细胞沉降率多增快，占 83%~89%。近年来认为 C 反应蛋白增高可以更敏感地提示感染存在，占 69%~100%。

（四）影像学改变

X 线片早期多无阳性发现，一般在 6~8 周以后方可显示椎间隙狭窄及椎节表面纹理模糊，渐而呈硬化性改变，可以分为四个阶段：第一阶段为椎间隙变窄，发生在起病开始 3 个月内。第二阶段从 3 个月开始，表现为软骨下骨质进行性硬化，邻近椎体密度增加。第三阶段为邻近椎体骨板进行性不规则，椎体缘出现反应性硬化（图 24-3）。第四阶段为椎间隙成气球样改变伴椎体侵蚀，仍可见邻近椎体密度变化。

MRI 检查可更早更敏感地发现骨性及软组织中炎性反应的异常表现，国外报道可达 93%~97%。MRI 检查可早期发现椎间隙 T_1 低信号、T_2 高信号的变化，合并有渗出物，但需要与术后血肿及反应性水肿相鉴别。椎间盘失去正常形态和信号，呈不同程度肿胀增厚，边界模糊，部分病变椎间盘表现为破裂、碎裂或消失。病变椎间盘邻近的软骨椎板及椎体骨松质均可见不同程度的受累破坏，多呈长 T_1 长 T_2 信号，边缘模糊，少数呈混杂长 T_1、混杂长 T_2 信号。部分椎间盘周围软组织肿胀增厚，横断面呈环绕椎体的软组织肿块影（图 24-4~图 24-7）。

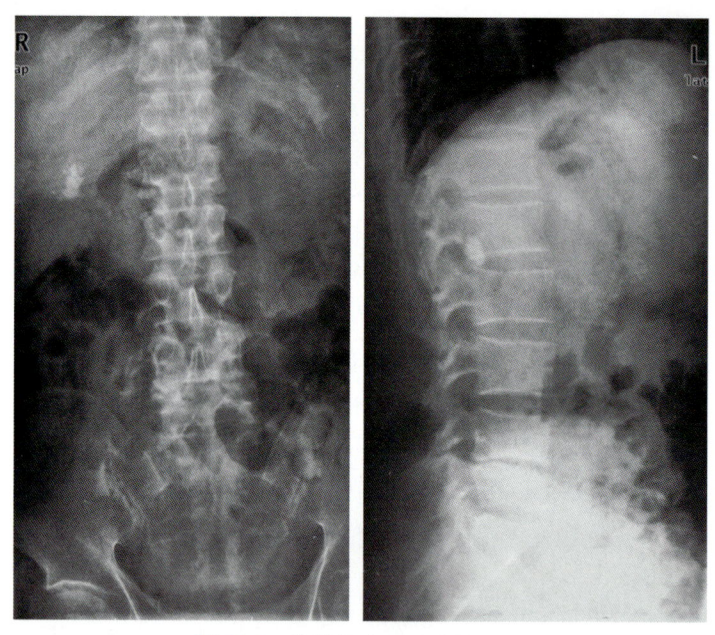

图 24-3 椎体缘出现反应性硬化

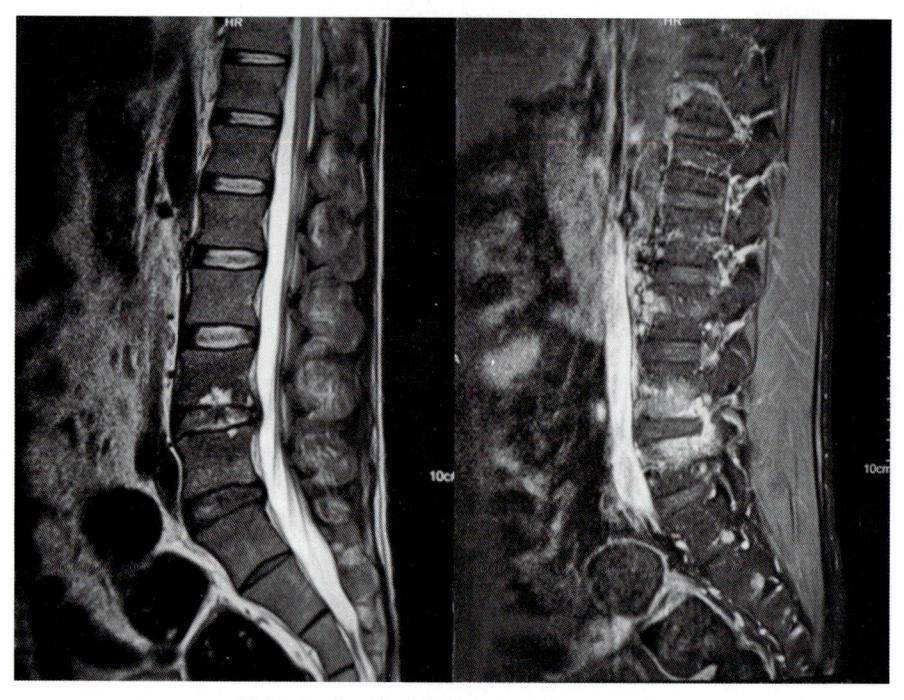

图 24-4 典型化脓性椎间盘炎的 MRI 表现

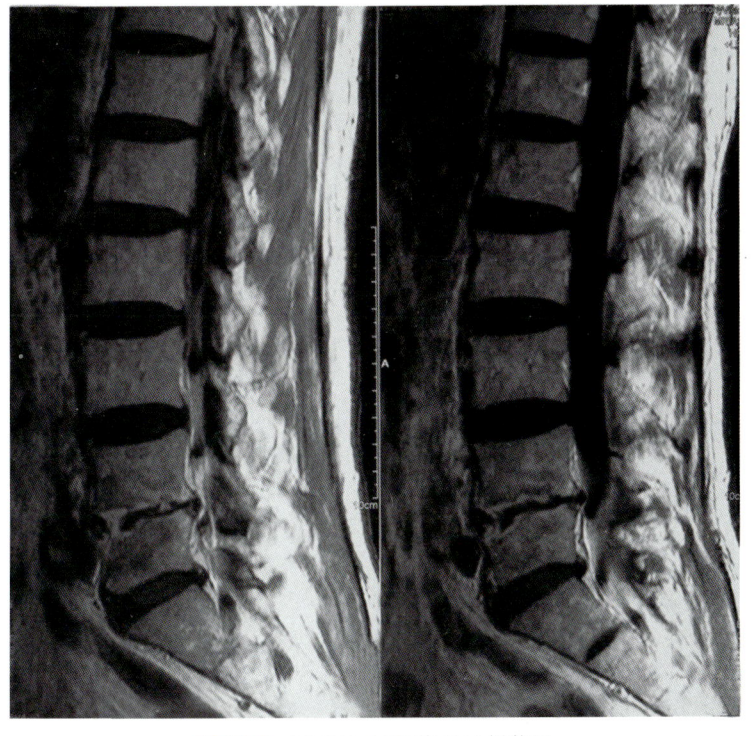

图 24-5　MRI T$_1$ 加权像显示低信号

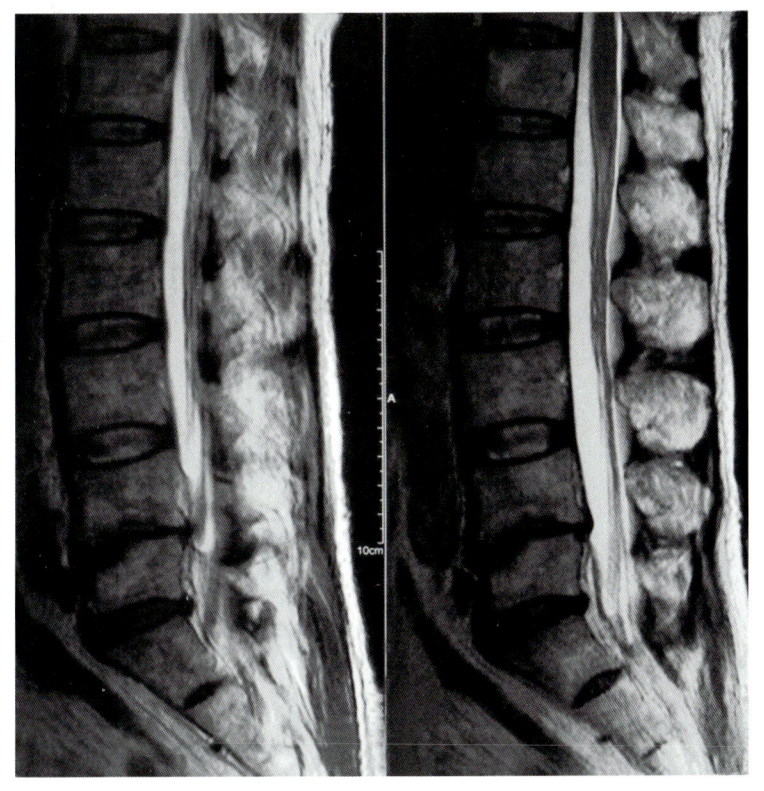

图 24-6　MRI T$_2$ 加权像显示高信号

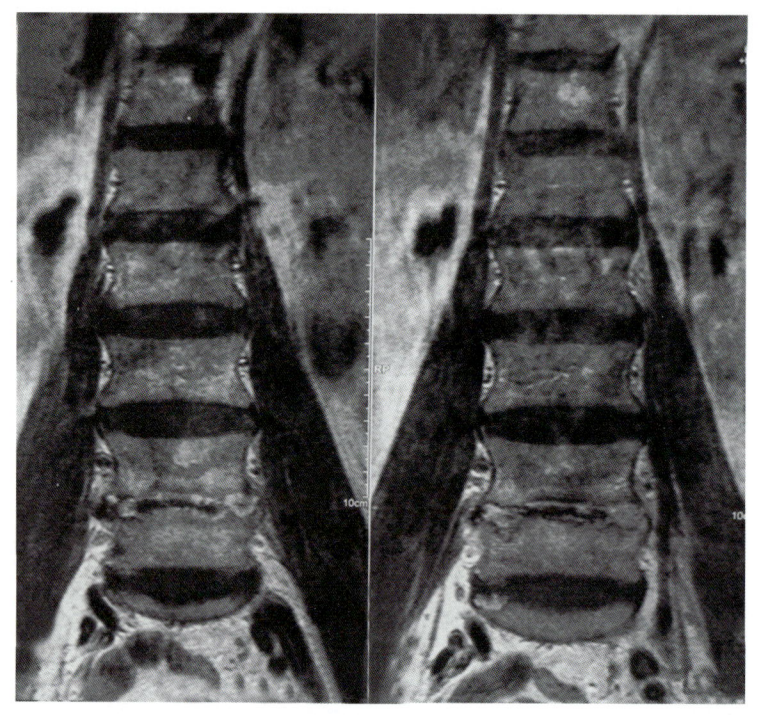

图 24-7　椎体间隙变窄，L_4 椎体下缘与 L_5 椎体上缘可见椎体骨质破坏

（五）鉴别诊断

本病主要与术后其他并发症，如切口感染、局部血肿形成等相鉴别，但两者亦可伴发，应注意观察。对于临床表现不典型者，还应与以下病变鉴别。

1. 风湿病　较多见，且易伴有腰背部症状及发热。但本病有以下特点：①游走性关节痛。②侵犯多个关节，且较表浅。③对阿司匹林类药物反应敏感。④全身中毒症状较轻。⑤血培养阴性，抗"O"试验多阳性。

2. 类风湿关节炎　有以下特点：①主要累及四肢手足小关节。②双侧对称性发病，后期手足变形。③伴发腰痛，但症状轻微。④类风湿因子多为阳性。⑤全身无明显炎性反应。

3. 脊柱结核　有以下特点：①发病缓慢，病程较长。②多有结核临床表现，慢性消耗体质。③以胸腰段多见，拾物试验多阳性。④X线片以破坏为主，椎间隙多明显受累，甚至消失。⑤椎旁寒性脓肿发生率高于化脓性者，尤其是腰大肌或椎旁阴影明显增宽。

4. 其他　包括原发、转移的恶性肿瘤，伴有病理性骨折的代谢性疾病等。此外本病尚应与伤寒性脊柱炎、强直性脊柱炎等疾病鉴别。

（六）治疗

对于椎间盘炎的诊断和治疗目前还没有完全的定论，但是大多学者认为还是应该及早诊断、及早治疗与手术治疗相结合，有助于减少病残率。对于手术方式多采用传统的切开，病灶清除加手术重建，如果再次感染，抗感染药物无效则需再次手术。

除非严重感染所致的椎间盘炎,一般均采取非手术疗法,手术及非手术治疗方式如下:

(1)早期大剂量广谱抗生素对本病转归及预后治疗起决定性作用,应及早进行,并随时根据细菌培养结果和药敏试验及时调整合理的抗生素。用药时间需较长,一般不少于1个月。术前即应用广谱抗生素有助于避免术后发生椎间隙感染。

(2)绝对卧床,以促进炎症的局限与消退。

(3)全身支持疗法,主要包括水电解质平衡、输血及其他增强机体抵抗力的有效措施。

(4)局部制动、止痛药使用等。

(5)微创治疗。经皮椎间盘切吸术(PLD)用于治疗椎间隙感染,还可同时获取足够的组织以进行病理组织学检查和微生物学培养,是一种损伤小,效果好的诊断性治疗方法。此方法经健侧椎板间隙入路,避开患侧瘢痕组织,解剖层次清楚,不易损伤血管神经,可以清除残余椎间盘及炎性肉芽组织,迅速解除腰痛及腰背肌痉挛症状。具有微创手术的优势,且不干扰腰椎的生物力学结构,术后恢复快。

(6)合并截瘫或其他神经症状者,应在控制全身病情的情况下及时行椎管减压和病灶清除术。可以迅速清除感染组织,解除疼痛。同时明确致病微生物种类,针对性治疗。伴有压迫症状者可以手术解除压迫。

(7)有明显骨性破坏或脊柱不稳定因素者可行内固定及植骨融合术。预防和矫正脊柱畸形,恢复脊柱稳定。

如诊断已明确,多数椎间盘炎仍需治疗9~24个月,才能彻底消除症状和改善X线表现。反复感染和免疫功能低下者可引起迟缓性并发症,如脊柱后凸、瘫痪和肌肉病变。

脊柱感染手术治疗

脊柱感染包括椎体感染、椎间盘炎、椎体间盘炎、硬膜外脓肿等一系列脊柱感染病变,占整个骨关节系统感染的2%~7%。本节重点论述椎体化脓性骨髓炎与椎间隙化脓性感染的治疗。

一、椎体化脓性骨髓炎

(一)适应证

1. 足量抗菌治疗后病情继续恶化。
2. 出现神经系统并发症。
3. 进行性脊柱畸形及不稳定。
4. 难以忍受的疼痛。
5. 需要手术切开取活检。

(二)禁忌证

1. 年老体弱不能耐受手术者视为本手术的禁忌证。

2. 感染性休克。

（三）手术要点、难点及对策

1. 颈椎前路入路　适用于 $C_3 \sim C_7$ 椎体骨髓炎。从气管和颈血管鞘间隙进入椎体，食管和气管牵向对侧，要注意椎体侧方的椎动脉不受损伤。打开后纵韧带，彻底清除椎管内的炎性肉芽组织。病变部位的椎间盘即使正常也应该完全摘掉，从病灶中取出的组织进行细菌培养，从前方植骨进行椎体融合。

2. 胸椎后外侧入路　适用于胸椎椎体骨髓炎，$T_6 \sim T_{10}$ 者可行胸病灶清除术，经肋横突入路切除肋横突和对应病灶椎体的数厘米肋骨，分离骨膜进入椎体。如果胸膜破损就会导致脓胸，所以要谨慎剥离。病灶清除后的空隙用肋骨植入，有时担心被植入的肋骨是否会形成死骨，只要充分进行病灶清除及持续冲洗引流，创口可以一期愈合，所植入骨可以成为活骨。$T_6 \sim T_{10}$ 感染经胸手术更为便利。

3. 腰椎前入路　适用于腰椎椎体骨髓炎，经前方入路进行病灶清除，有脓时病灶清除很容易，从硬膜外入路，大动脉的壁厚不必十分担心，但因腔静脉壁薄且腰静脉屈曲怒张要十分小心。用骨膜剥离器沿前纵韧带钝性分离，或从右侧入路，能在直视静脉的情况下进行清除。

4. $L_5 \sim S_1$ 手术经前方入路　适用于腰骶椎椎体骨髓炎，在腰骶部左右髂血管交叉处切开骶前筋膜及骶前韧带显露病灶进行切除。注意因长期的炎症刺激骶前静脉高度怒张，会造成难以控制的出血。先切以小口吸出病灶处的脓液，逐步清除病灶。在病灶部减压后，屈曲的静脉会萎缩，再逐步扩大切口，进行彻底的病灶清除，然后植骨。

5. 手术入路的选择　前路后路的选择仍存在争议。由于化脓性脊柱炎的病理主要影响椎体和椎间隙，采用前路主要是由于前路直接到达感染中心，便于感染的清创和重建稳定。后路便于脓肿的引流和置入后路内固定器。有时，为达到外科手术的目的而采用联合入路。与其他两种入路相比，联合入路有降低感染复发率和再次手术的趋势。联合入路手术相对较大的创伤并不增加死亡率，前路手术主要用于颈椎损害和患有更多并存症的患者，这也许是前路手术死亡率较高的原因。再次手术的原因是移植物挤出，术后不配合所致的脊椎骨折，置入物移位引起神经根受压，神经功能恶化及内固定失败。

6. 一期手术或二期手术的优缺点　关于一期手术还是二期手术的问题仍存有争议。由于细菌残留可能污染内置物并导致持续性感染，不敢一期手术完成清创及内固定。二期手术治疗与一期手术相比，有中间康复期，二期手术有如下优点：手术时间更短，失血更少，对一般状况较差的患者安全性更高。一期手术也有一些优点，如并发症低，住院时间短及早期稳定。目前一致认为，选择哪种治疗方案应基于外科医生的经验和患者的病情及一般健康状况。另外，这些问题视患者的整体状况而定，有些患者不适合二次麻醉及手术或长期的固定。

（四）术后监测与处理

术后抗生素的应用与非手术治疗的用药过程相似。在未波及骨感染的硬膜外脓肿的减压术后，静脉注射抗生素 2 周。术后根据细菌培养、药物敏感试验和连续的实验室检查结果（红细胞沉降率和 C 反应蛋白），选择敏感的抗生素。根据经验对有静脉吸毒史的患者，选择对革兰阴性菌敏感的抗生素。

术后功能康复根据手术的不同而不同。前路减压融合而未行器械内固定的患者，需要外部制动保护 3 个月。而行前后路联合手术的患者，不需要长期佩戴支具和管型石膏。除了这些常用的原则，外科医生常根据自己的意愿，决定术后制动时间。尽管存在不同，绝大多数医生建议早期的、循序渐进的活动，可预防长期卧床出现的并发症。

（五）术后常见并发症的预防与处理

1. 脑脊液漏　预防关键是在手术中动作轻柔避免损伤硬膜，而手术需切开硬膜时应注意严密缝合，如硬膜缺损较大应及时修补。
2. 神经损伤。
3. 脊柱不稳。

二、椎间隙化脓性感染

（一）适应证

1. 以椎间隙破坏为主，伴有椎间不稳。
2. 抗生素药物治疗无效，脊柱顽固性疼痛。
3. 有脊髓或神经根受压。
4. 不能长期卧床者（如高龄、糖尿病等）。

（二）禁忌证

1. 年老体弱不能耐受手术者视为本手术的禁忌证。
2. 感染性休克。

（三）手术要点、难点及对策

1. 减压术　一般采取硬膜外麻醉法麻醉，麻醉成功后，患者俯卧于脊柱骨科手术支架上，从后路顺原切口进入，显露手术椎间隙，用脑棉保护好神经根，用髓核钳、刮勺将坏死组织彻底清除，先用过氧化氢溶液反复冲洗椎间隙，再用 4% 冰盐水反复冲洗，将 16 万 U 庆大霉素注入椎间隙；伤口负压引流 48～72 小时；拆线后行石膏腰围固定，定期复查红细胞沉降率和 C 反应蛋白。
2. 减压术加内固定术　手术加内固定治疗方法：一般采用连续硬膜外麻醉法，麻醉成功后，患者俯卧于脊柱骨科手术支架上，取后正中切口进入，暴露手术间隙，将病变椎间隙炎性坏死组织彻底清除，先用过氧化氢溶液冲洗间隙，然后用大量生理盐水冲洗，并向椎间隙内注入庆大霉素针剂；病灶清除及减压后，显露双侧椎板，暴露出受累间隙上下椎的椎间关节及横突，以关节突外侧连线与横突根部中线的交点确定为椎弓根钉进钉，用锥子在椎弓根处钻一骨洞，丝锥攻出螺纹，置入椎弓根钉，X 线摄片椎弓根位置良好，然后，安置椎弓根内固定系统，系统安置完毕，严密止血，生理盐水冲洗创面，于椎管外放置负压引流一根，逐层缝合伤口。

3.脊柱融合和减压术后出现感染　须彻底地清创和冲洗。内固定器械不需要取出，但须更换固定棒或松动的螺钉。应放置负压引流管或开放包扎切口。反复的清创是有效治疗的关键，有时为了有效覆盖固定物和伤口，需进行局部组织瓣转移和扩张。

（四）术后监测与处理

术后抗生素应用1周，同时用庆大霉素配制的生理盐水持续冲洗，冲洗时间常需要1周。拔管指征：①冲洗液清澈透亮，无浑浊物；②无发热，腰痛缓解或消失；③血常规及红细胞沉降率正常或接近正常；④冲洗液细菌培养阴性。

（华中科技大学同济医学院附属协和医院　夏　天）

参 考 文 献

Abbara A，Tivey A，John L，et al. 2016. Whole spine imaging is justified in tuberculous spondylodiscitis but not pyogenic spondylodiscitis. J Infect，72（1）：125，126.

Galhotra RD，Jain T，Sandhu P，et al. 2015. Utility of magnetic resonance imaging in the differential diagnosis of tubercular and pyogenic spondylodiscitis. J Nat Sci Biol Med，6（2）：388-393.

Georgakopoulos A，Pneumaticos SG，Sipsas NV，et al. 2015. Positron emission tomography in spinal infections. Clin Imaging，39（4）：553-558.

Hsu LC，Tseng TM，Yang SC，et al. 2015. Bilateral portal percutaneous endoscopic debridement and lavage for lumbar pyogenic spondylitis. Orthopedics，38（10）：e856-863.

Ikuta K，Masuda K，Yonekura Y，et al. 2016. Percutaneous transpedicular interbody fusion technique in percutaneous pedicle screw stabilization for pseudoarthrosis following pyogenic spondylitis. Asian Spine J，10（2）：343-348.

Iwai H，Asada M，Kajitanil A，et al. 2016. What we can learn from a case of medical malpractice-physician's presumption leads to treatment error of pyogenic spondylitis. Nihon Geka Gakkai Zasshi，117（1）：55，56.

Joo EJ，Yeom JS，Ha YE，et al. 2016. Diagnostic yield of computed tomography-guided bone biopsy and clinical outcomes of tuberculous and pyogenic spondylitis. Korean J Intern Med，31（4）：762-771.

Kim YM，Choi SM. 2016. Posterior only approach for lumbar pyogenic spondylitis with short instrumentation and prolonged suction drainage. Spine（Phila Pa 1976），41（17）：E1022-1029.

Lin Y，Li F，Chen W，et al. 2015. Single-level lumbar pyogenic spondylodiscitis treated with mini-open anterior debridement and fusion in combination with posterior percutaneous fixation via a modified anterior lumbar interbody fusion approach. J Neurosurg Spine，23（6）：747-753.

Matsuo M，Rikimaru F，Higaki Y，et al. 2016. A case of hypopharyngeal cancer with stenosis，perforation，and pyogenic spondylitis development after chemoradiotherapy. Int J Surg Case Rep，20：104-108.

Tsuru A，Setoguchi T，Kawabata N，et al. 2015. Enrichment of bacteria samples by centrifugation improves the diagnosis of orthopaedics-related infections via real-time PCR amplification of the bacterial methicillin-resistance gene. BMC Res Notes，8：288.

Yoon YK，Jo YM，Kwon HH，et al. 2015. Differential diagnosis between tuberculous spondylodiscitis and pyogenic spontaneous spondylodiscitis：a multicenter descriptive and comparative study. Spine J，15（8）：1764-1771.

索　引

A
AO/OTA 分类　155

B
爆裂骨折　150，152
边缘型椎体结核　308

C
C_2 齿突骨折　109
Chance 骨折　151，152
Cobb 角　193
侧隐窝狭窄　079
成人退变性脊柱侧凸　225

D
Denis 三区分类　154
骶骨骨折　154
骶管囊肿　279

F
附件骨折　153

G
Gardner Wells 牵引　144
Gibbons 分类　156
骨折-脱位　151，152

H
后路椎间融合术（PLIF）　087
后外侧经椎间孔入路椎间融合术（TLIF）　090
后纵韧带骨化　020

寰椎　240
寰椎骨折　107

J
肌瘫痪　060
肌萎缩型脊髓侧索硬化症　006
脊髓型颈椎病　003
脊索瘤　281
脊柱畸形　057
间歇性跛行　060
肩关节周围炎　006
健侧直腿抬高试验　062
僵硬性畸形　182
交感神经型颈椎病　005
结核性脊柱炎　308
经寰椎侧块及枢椎椎弓根螺钉固定技术
　（Harms）　116
经皮椎体成形术（PVP）　266
经皮椎体后凸成形术（PKP）　266
颈部扭伤　005
颈椎病　002
颈椎后纵韧带骨化　019
颈椎先天性融合　172
颈椎椎弓不连接　175

K
Klippel-Feil 综合征　172

开门式椎板成形椎管扩大术 025

L

Lenke 分型 196

M

Magerl 技术 118

Mears-Rubash 切口 159

马尾综合征 060

梅尼埃病 007

弥漫性特发性骨肥厚症 020

N

脓性椎间盘炎 321

Q

强直性脊柱炎的后凸畸形 175

青少年特发性脊柱侧凸 193

屈颈试验 004

全脊柱切除 254

R

柔软性畸形 182

S

Sabiston 分类 156

Sandaresan 入路 263

Schmidek 分型 157

Smith-Peterson 截骨术 234

神经根出口狭窄 079

神经根型颈椎病 003

神经肌肉型脊柱侧凸 213

神经肌肉性颈椎畸形 175

神经鞘瘤 276

食管压迫型颈椎病 005

室管膜瘤 278

枢椎 241

锁骨下动脉缺血综合征 007

T

唐氏综合征 173

退变性脊柱侧凸 221

退行性腰椎滑脱 096

脱位 151

W

腕管综合征 006

X

下颈椎后入路固定融合手术 134

下颈椎前后入路联合手术 140

下颈椎损伤分型（SLIC） 125

下颈椎椎弓根螺钉内固定术 137

先天性脊柱侧凸 185

楔形椎 185

楔状 521 233

胸段脊髓压迫综合征 043

胸廓出口综合征 006

胸腰椎骨折 149

胸腰椎骨折减压复位内固定术 151

胸椎管狭窄症 043

胸椎后纵韧带骨化 043

胸椎黄韧带骨化症 047

胸椎间盘突出症 027

血管性间歇性跛行 080

Y

压缩骨折 150

仰卧挺腹试验 062

腰椎关节突关节综合征 064

腰椎管狭窄症 078

腰椎滑脱 095

腰椎间盘突出症 056, 080

游离型 058

Z

枕骨髁骨折 106

枕寰关节脱位 106

直腿抬高加强试验 062

直腿抬高试验 062

中心型椎体结核 308

中央椎管狭窄 078

肿瘤切除术（减瘤术） 255

椎弓峡部 095

椎弓峡部裂 095

椎管内肿瘤 242

椎间孔狭窄 079

椎间盘膨出 058

椎间盘韧带复合结构（DLC） 126

椎间盘凸出 058

椎间盘突出 058

椎间盘脱出 058

椎间盘源性疼痛 058

椎间隙感染 320

椎体化脓性骨髓炎 320

锥体束征 003

坐骨神经痛 059

其他

"Letters"分类 157